Aesthetic Plastic Surgery
Medical Services and Clinical Knowledge

미용성형 실무자 필독서

미용성형 의료서비스와 임상지식

대표저자 황소민

감수 대한성형외과학회

Second Edition

미용성형 의료서비스와 임상지식 [2판]

둘째판 1쇄 인쇄 | 2025년 5월 19일
둘째판 1쇄 발행 | 2025년 6월 5일

지 은 이 황소민 외 11명
발 행 인 장주연
출판기획 최준호
책임편집 박미애
편집디자인 조원배
표지디자인 김재욱
일러스트 김경열
발 행 처 군자출판사(주)
등록 제4-139호(1991. 6. 24)
본사 (10881) **파주출판단지** 경기도 파주시 회동길 338(서패동 474-1)
전화 (031) 943-1888 팩스 (031) 955-9545
홈페이지 | www.koonja.co.kr

ISBN 979-11-7068-263-9
정가 55,000원

미용성형 실무자 필독서

미용성형 의료서비스와 임상지식

Second Edition

대표저자

황소민

대한미용성형외과학회 회장(2025년 4월~)

부산대학교병원 성형외과 교수(1997년~2004년)

좋은문화병원 미용성형재건센터 센터소장(2004년~2016년)

K성형외과병원 병원장(2016년~)

대한성형외과학회 영호남학회 이사장 & 회장(2015년~2019년)

대한성형외과학회 상임이사(2014년~2020년)

대한미용성형외과학회 상임이사(2010년~2020년)

대한미세수술학회 회장(2018년~2019년)

대한수부외과학회 회장(2019년~2020년)

인제의대, 부산의대 성형외과 외래교수

중국 절강성 온주의대 성형외과 객좌교수(2013년 ~)

세계 3대 인명사전 모두 등재(IBC, ABI, MWW)

저자

(가나다순)

권태일
동명대학교 뷰티산업학과 조교수
국제보건미용학회 회장
대한네일미용사회 감사
한국미용학회 상임이사

김광석
(現) 전남대학교 의과대학 성형외과학교실 교수
(前) 대한성형외과학회 이사장
(前) 대한미세수술학회 이사장
(前) 대한수부외과학회 이사장

김종서
대한성형외과 보톡스 필러 실리프팅 연구회 회장
한국 독일 미용 학회 회장
김종서성형외과 대표원장

박은준
서경대학교 헤어디자인학과 교수
한국미용학회 편집위원
대한미용교수협의회회장 역임

박재우
대한성형외과학회 레이저성형연구회 회장 역임
대한성형외과학회 지방성형연구회 회장 역임
대한성형외과의사회부회장 역임
대한의학레이저학회 부이사장

박정연
(現) 원광대학교 뷰티디자인학부 교수
(現) 대한피부미용교수협의회 부회장

오득영
(現) 가톨릭대학교 서울성모병원 성형외과 교수
(現) 가톨릭대학교 성형외과학교실 주임교수
(現) 대한미용성형외과학회 이사장

우미옥
(現) 창신대학교 미용예술학과 교수
한국메이크업디자인학회 학회장 역임
국제보건미용학회 학회장 역임
동아대학교 대학원 이학박사

유현식
(로이쌤)
(現) 코리아뷰티에이전시 대표
(現) 라로이 뷰티브랜드 대표
(現) 이가자뷰티아카데미 대표원장

장정현
동의과학대학교 의료피부미용과 교수
대한피부미용교수협의회 회장 역임
국가직무능력표준(NCS) 피부미용 개발 & 집필위원

한은희
(서비스경영 컨설턴트)
(現) HR에듀나우, 울림교육컨설팅 수석 강사
(대학 및 교육기관 등 의료 서비스 관련 강의 진행)
K성형외과병원 상담실장
인제대학교 병원경영학 석사/보건학 박사 과정

Preface

머리말

우리나라의 미용성형이 세계 최고의 수준이라는 것은 알려진 사실이지만, 미용성형의 안전한 시술과 만족스런 결과를 위해서는 의사뿐만 아니라 간호사, 상담사, 행정직원 모두 같이 안전하게 운영되는 의료기관이 되어야 합니다.

지난 2020년 1월에 본 교재의 첫째판을 만드는 과정에서 확인된 사실인데, 우리나라가 세계 최고의 미용성형 국가답게 성형전문 의학서적은 분야별로 많이 있으나, 미용성형 실무자를 위한 미용성형의 의료서비스와 임상지식에 대한 교재가 없는 실정입니다.

그동안 대학병원 교수, 전공의 수련병원 지도전문의, 병원급 성형외과병원 등 30년 가깝게 성형외과 진료에 전념하면서 터득한 운영과 지식을 활용하여 교재를 집필하게 되었고, 본인 스스로에게도 의료서비스와 임상지식을 정리하고 되새겨보는 좋은 계기가 되었습니다.

본 교재의 첫째판이 출간된 이후 미용성형 관련 개원가의 의료진과 실무자들 이외에도 보건대학의 미용관련 학과에서 교재로 채택되는 등 꾸준히 활용되고 있기에, 이러한 사실을 토대로 첫째판에서 부족했던 분야에 대해 훌륭한 저자들이 분야별로 보강하여 개정판이 나오게 된 것입니다. 한층 보완된 내용의 교재를 통해 미용성형의 전반적 지식을 이해하는 것도 중요하지만, 의사들이 임상적으로 자주 사용하는 의학 용어를 부서가 다른 직원들도 쉽게 이해할 수 있어야 하기에 그림과 증례로 부연설명 하였으며, 의학용어에 익숙할 수 있게 한글과 영문 용어도 같이 표기하였습니다. 미용성형에 종사하는 실무자라면 누구나 숙지해야 할 미용성형의 분야별 내용들을 누구나 알기 쉽게 이해할 수 있도록 정리하였습니다.

항상 믿음과 격려로 응원해준 가족에게 고마움을 대신하며, 이 책이 나오기까지 많은 노력을 아끼지 않으신 군자출판사 장주연 사장님과 직원들, 임상적 내용과 보건대학의 미용학 관련 내용의 집필을 흔쾌히 수락하고 보강해주신 저자분들에게 감사드립니다.

이 책이 미용성형에 종사하는 모든 의료진과 실무자, 보건대학의 미용관련 학과 전공자들에게 좋은 지침서가 되기를 바랍니다.

2025년 4월 말

대표저자

대한미용성형외과학회 회장

황 소 민

축사

안녕하십니까?

『미용성형 의료서비스와 임상지식』의 개정판 발행을 진심으로 축하합니다.

의료기관에서 행해지는 의료행위는 의사의 책임아래 다양한 직종의 실무자가 역할을 분담하여 행하게 되므로 각 실무자는 역할을 수행하기 위해 필요한 지식을 갖추어야 합니다.

성형외과학은 크게 미용성형 분야와 재건성형 분야로 나눌 수 있는데, 미용성형 분야는 다른 전문진료과목과는 다른 여러 가지 특성을 가지고 있어서 실무자를 위한 교재가 필요하지만, 적절한 교재가 없는 실정이었습니다. 이러한 때에 미용성형 분야의 실무자를 위한 교재인『미용성형 의료서비스와 임상지식』이 첫째판에 이어 개정판이 출판되어 기쁘고, 미용성형 분야의 의료서비스가 개선되고 실무자의 능력이 향상될 것이라고 믿습니다.

국민과 함께하는 대한성형외과학회는 모든 국민이 인류 보편적 가치인 건강한 삶을 누리기를 희망하고, 이를 위한 일익을 담당하기 위해 노력하고 있습니다. 생존과 기능보다 양질의 삶을 원할 때 국민이 선택하는 미용성형 관련 의료행위의 안전성을 높이는 것은 대한성형외과학회의 책무이며 추구하는 목표입니다.

이에 대한성형외과학회는 '미용성형 의료서비스와 임상지식'을 첫째판부터 감수하였고, 개정판 또한 감수하면서 미용성형 분야의 실무자를 위한 교재로 적합하다는 것을 확인하였습니다. 이 출판물은 미용성형에 종사하는 실무자라면 숙지해야 할 미용성형의 의료서비스, 안전한 미용성형을 위한 수술에 관계된 주의사항과 점검사항, 미용성형의 분야별로 누구나 알기 쉽게 이해할 수 있도록 자세하게 설명하고 있습니다. 이것을 통해서 전반적인 미용성형 의료서비스가 개선되고 실무자의 능력이 향상될 것이라고 믿습니다. 또한 이 교재가 계속 수정, 보완됨으로써 미용성형 의료서비스의 안전하고 원활한 수행을 위한 교재의 역할을 지속적으로 할 수 있기를 기대합니다.

『미용성형 의료서비스와 임상지식』의 무궁한 발전을 기원합니다.

2025년 4월

대한성형외과학회 이사장

이 원 재

목차

PART 1 의료서비스의 이론과 실무

PART 2 임상 총론

PART 3 임상 각론

PART 1 의료서비스의 이론과 실무

1 / 의료서비스의 개념

1. 서비스의 정의

서비스(service)의 어원은 라틴어로 노예라는 뜻의 세르부스(Servus)에서 유래된 말로, 노예들이 주인이나 권력자의 이익을 위해 자기 자신을 희생하는 자기희생의 상태를 의미하였다. 그러나 점차 남에게 이익을 위해 봉사하는 행위의 의미로 발전하였다. 현대적으로 와서는 자기의 정성과 노력을 남을 위하여 사용한다는 의미로 고객과 서비스를 제공하는 사람 간에 동등한 위치에서 상대방이 베푸는 배려에 대하여 서로 감사하고 만족을 느끼는 것이라고 볼 수 있다. 고객에게 진심으로 감사하고, 어떤 감정과 감동을 느낄 수 있도록 부드러운 말과 따뜻한 마음으로 소통하는 것이 참다운 서비스의 본질이다. 이러한 서비스를 통하여 고객들이 감동을 받고 공감대를 확산해나가는 것이 결국에는 기업이나 병원 등에서는 고객을 향한 궁극적인 목표가 된다는 의미이다.

2. 의료서비스의 정의

의료서비스란 의료인이 주체가 되어 환자를 진찰하고 치료하는 행위뿐만 아니라 환자를 치료하는 행위와 관련된 일련의 모든 서비스를 의미한다. 의료서비스는 본질적인 서비스를 나타내는 의료인이 직접 제공하는 의료행위 자체(예: 외래, 진료, 수술, 입원 등)와 부가적인 의료서비스를 나타내는 환자의 치료에 도움을 주는 서비스(예: 청결, 친절, 예약의 편리성 등)로 구성된다. 의료서비스는 건강을 유지하고 개선하기 위한 진료와 치료, 예방, 검진 등을 제공하며,

환자의 신체적, 정신적, 사회적 요구를 충족시키기 위한 종합적인 서비스를 제공하고 관리한다. 현대 사회에서 이러한 의료서비스는 중요한 영역 중 하나로써, 모든 사람에게 평등하고 공정한 의료서비스를 제공하는 것이 중요하다.

3. 의료서비스의 특성

(1) 무형성(Intangibility)

서비스는 구매 이전에는 볼 수도, 느낄 수도, 맛볼 수도, 냄새를 맡을 수도 없다. 실체가 아닌 수행, 체험, 경험이기 때문이다. 특히 의료서비스의 경우는 서비스를 경험하기 전이나 그 이후에도 서비스의 가치를 정확하게 평가하기 어렵고, 서비스를 잘못 택했을 경우에는 생명까지 위험한 상황이 벌어질 수 있으므로 환자들은 더더욱 선택에 대해 불안감을 가지고 조심스럽게 접근하게 된다. 이러한 무형성의 특성을 극복하기 위해서는 환자의 서비스 만족도를 높일 수 있도록 하는 것이 중요하다

(2) 이질성(Heterogeneity)

서비스는 제공자에 따라서 서비스의 질이 달라진다. 동일한 서비스 제공자라고 하더라도 언제(when), 어디서(where), 어떻게(how) 전달하는지에 따라 제공되는 서비스는 다르게 인식된다. 의사가 수술하는 경우에는 그 사람의 기분 상태, 시간 또는 장소 등에 따라서 수술의 결과가 달라질 수 있는 것이다. 의료 서비스는 특히 서비스의 주체인 사람의 의존도가 높아 같은 서비스 제공자라 하더라도 업무 컨디션이나 성향, 시간, 장소 등 서비스하는 사람에 따라 표준화하기 상당히 어려운 특성이 있다.

(3) 동시성(Inseparability)

서비스는 제공자와 제공받는 자가 함께하는 자리에서 생산되고 소비되며, 재화처럼 생산과 소비가 거의 동시에 이루어진다. 즉, 제공받는 자가 직접 활동에 참여하여야만 서비스 상품이 생산되어 소비된다는 것이다. 보통 병원에 들어서면 접수하는 순간부터 의료서비스의 생산과 소비가 이루어진다. 그 동시적 과정에서 진료 및 치료 효과가 서서히 나타나는 경우가 있기도 하고 서비스의 가치가 곧 바로 소비되지 않는 부분도 있으나 서비스 생산과정에서 환자가 참여한다는 점은 명백한 사실이다. 동시성은 불가분성 또는 비분리성이라고도 한다.

(4) 소멸성(Perishability)

재화는 한번 구매하면 후에도 계속 사용하고 남길 수 있는 반면에 서비스는 생산과 소비가 동시에 일어나기 때문에 저장되지 않고, 재고 상태를 유지할 수 없음을 의미한다. 즉, 병원은 환자가 없거나 입원실이 공실이라면 의료서비스를 생산하는 시설과 인력의 낭비를 초래하여 수입의 감소를 가져오게 된다. 따라서 수요와 공급을 조절하고 관리하는 일이 필요하며, 서비스 제공자의 측면에서 서비스 받는 자의 성향 등을 파악하는 일이 필수적인 요소가 될 것이다.

4. 의료서비스의 단계

사전 서비스 (Before Service)	병원에 대한 정보수집에 따른 사전 광고와 안내 등 고객이 병원에 직접 방문하여 의료서비스를 경험하기 전까지의 서비스 예) 주차장, 병원 게시물, 병원 간판 등
제공시점 서비스 (On Service)	환자가 병원에서 직접 경험하게 되는 서비스 예) 의사의 진찰, 검사 등
사후 서비스 (After Service)	병원에서 서비스를 제공받은 후 서비스에 대한 만족도를 확인하고 불만사항을 해결하여 주거나, 이후 안내에 대한 서비스 예) 해피콜, 리콜, 방문진료를 위한 전화 등

5. 의료서비스 핵심단어(Key-word)

핵심단어	의미
S (sincerity)	**성실**(sincerity), **미소**(smile), 신속(speed)의 3S가 넘치는 서비스
E (energy)	생생하고 **힘이 넘치는** 서비스
R (revolutionary)	언제나 새로운 것을 **혁명적이고** 신선하게 제공하는 서비스
V (valuable)	고객에게 매우 **가치 있는** 서비스
I (impressive)	감명 깊고 **인상적인** 서비스
C (communication)	**의사소통**이 있는 서비스
E (entertain)	사려 깊은 배려가 있고 **즐겁게 해주는** 서비스

2 의료서비스의 코디네이터

1. 의료서비스의 코디네이터

1) 병원 코디네이터의 정의

빠르게 변화하고 있는 의료계 환경 속에서 없어서는 안 될 존재로 부각되고 있는 직종이 병원 코디네이터(hospital coordinator)이다. 코디네이터라는 단어는 조정자, 진행자 그리고 부서 간을 부드럽게 연결시켜주는 역할을 수행하는 사람이라는 사전적 의미를 가지고 있다. 병원 코디네이터는 병원에 종사하는 코디네이터를 총칭하는 것으로, 병원에서 의료진과 환자, 환자와 직원, 의료진과 직원의 관계를 원활하게 조정하고, 최적의 효과가 나도록 조정, 중재, 관리하는 병원서비스 전문가이다. 의료시장의 개방과 선진 병원으로서 경쟁력을 갖추기 위해 환자(고객)만족 서비스를 강조하고 있고, 환자 만족 중심의 의료기관으로 바뀌어가고 있다. 이러한 의료서비스에 대한 높은 요구와 함께 병원 코디네이터도 같이 부각되고 있는 것이다.

병원 코디네이터는 병원의 환자만족을 위해 의료서비스에 대한 기획, 관리, 개선의 업무를 담당하며, 더 나아가 환자들의 응대서비스, 진료지원, 상담, 케어, 의료서비스 기획 및 마케팅, 직원교육 등의 업무를 담당하는 의료서비스 전문가로 점점 세분화되어가고 있다.

2) 병원 코디네이터 역할

의사들이 많이 배출되고 경쟁이 치열해지면서 병원도 가만히 앉아서 오는 환자만을 진료해주던 시대는 지났다. 과거의 강압적이고 딱딱한 태도로는 환자를 유치할 수 없으며, 진정한 의미의 치료도 어려운 상황이다. 그래서 병원의 서비스 경쟁력을 높이고, 양질의 서비스를 효과적으로 수행함으로써 가치를 높여주는 병원 코디네이터 역할이 강조되고 있는 것이다.

병원에서 전문적인 진료, 처방, 시술과 수술은 의사가 전담하는 것이다. 그리고 의료진들이 자칫 놓치기 쉬운 환자의 진료 전·후 상담, 일정관리, 사후관리, 병원 이미지 확립, 직원 간 친절서비스 교육, 병원을 찾는 환자들을 위한 편안한 병원 환경 조성, 병원마케팅과 기획 등을 전담하는 것이 병원 코디네이터의 역할이라 할 수 있다.

병원 코디네이터는 진료 전 기본 정보나 진료 후 의사의 설명을 다시 듣고 싶어 하는 환자들에게 상세하게 설명해주고, 환자의 관심사에 대하여 이야기를 나눌 수 있는 적극적인 자세가 요구된다. 대화 중에 필요한 정보가 입수되면 의료진이나 환자에게 각각 알려주고, 의료진과 환자 간의 의사소통을 도와주는 것이다. 따라서 병원 코디네이터는 외향적 성격에 긍정적이고 유연한 사고 및 태도 그리고 어려운 상황에서도 미소를 잃지 않는 것이 필요하다.

병원 코디네이터의 종류는 병·의원의 규모와 진료서비스의 형태에 따라 다르다. 소형 규모의 병원에서는 개인에게 다양한 역할을 요구하는 경우가 대부분이라 직무나 종류를 정확하게 구분하기는 어렵지만, 직무가 나름 구분되어 있는 중형 이상 규모의 병원이나, 프랜차이즈 병원의 경우에는 보다 전문화 및 세분화되고 있는 추세이다. 그리고 직무에 따라 실무경험을 요구하는 경우가 있기 때문에 처음부터 모든 직무를 소화하는 경우보다 연차가 더해갈수록 전문화된 업무로 전환하는 경우가 많다. 보편적으로 구분하고 있는 병원 코디네이터의 종류는 아래와 같으며, 이 중 코디네이터의 직무 비중을 제일 크게 차지하는 것은 리셉션 코디네이터, 진료·상담 코디네이터, 서비스 코디네이터이다.

(1) 리셉션 코디네이터

리셉션은 응접, 접대, 환영이라는 사전적 의미를 가지고 있다. 리셉션 코디네이터(reception coordinator)는 환자가 병원에 방문 시 제일 먼저 이루어지는 접점이며, 환자는 물론 동반고객을 포함한 외부고객 맞이와 응대가 리셉션 코디네이터의 주된 역할이자 위치이다. 이를 위해 전화응대 및 기본 상담, 접수 데스크와 대기실 환경 관리 등 리셉션 주변에서 일어나는 상황을 예상 또는 점검 관리하는 것이 주요 업무이다. 병원의 얼굴이라 할 수 있는 리셉션 코디네이터는 분위기로 신뢰를 주어야 하며, 밝고 차분하고 남에게 부담을 주지 않는 호감 가는 인상과 듣기 좋은 목소리가 중요하다. 또한 다양한 환자들을 상대하다 보니 폭넓은 상식도 필요하다.

(2) 진료·상담 코디네이터

진료·상담 코디네이터(treatment·counsellor coordinator)는 병원 전체 환경과 분위기를 관리하고, 개별 환자에 대한 구체적인 진료 및 수술 계획, 비용 등 관련된 상담과 업무를 책임지는 사람이다. 의료진의 진료가 원활히 진행될 수 있도록 치료를 중계하고, 진료 전후 상담과정을 통해 환자가 치료와 수술 결정을 하도록 도와준다. 본격적인 진료에 들어가기에 앞서 지난번 진료 또는 수술받은 결과에 대해 묻기도 하고, 요즘 날씨나 환자들의 관심사에 대해서 대화를 나누기도 한다. 또한 의료진이 진료에 전념하느라 생길 수 있는 부족한 부분을 보완하거나 응대하는 일을 담당하며, 의사 다음으로 환자들에게 많은 부연설명을 해야 하므로 정확한 정보와 지식이 필요하다.

(3) 서비스 코디네이터

서비스 코디네이터(service coordinator)는 진료 외적인 서비스에 관계된 모든 일을 관리한다. 환자들과 직접적인 일

대일 접촉을 통해서 그들의 불편 사항을 들어주고 직접 해결해주기도 한다. 환자들이 병원을 편리하게 이용할 수 있도록 서비스 절차와 환경을 관리한다.

시각적인 것뿐만 아니라 배경음악이나 진료시간대와 환자 취향에 맞춰 바꿔주는 서비스, 병원 특유의 냄새를 없애고 쾌적한 환경을 만들어주는 서비스, 진료를 받는 환자는 물론 동행한 고객에게 건네는 음료 서비스 등 찾아보면 일일이 열거하기 어려울 정도로 다양하다. 병원 서비스를 향상시키기 위해 여러 가지 아이디어를 내는 업무 및 정기적인 직원 교육을 맡기도 하고, 병원 서비스 평가를 위한 직원과 환자를 상대로 하는 만족도 조사 역시 서비스 코디네이터가 하는 부분이다.

(4) 의료관광 코디네이터

의료관광 코디네이터(medical tour coordinator)는 의료시장 개방과 함께 생겨난 새로운 직종으로, 외국인 환자를 대상으로 의료진과 외국인 환자 간의 치료 및 수술에 관한 전반적인 부분을 원활하게 의사소통할 수 있도록 유도하여 통역과 진료 안내 및 관광연계 활동을 진행한다. 외국인 환자 유치, 관리를 위한 지원, 진료, 처방, 치료 과정 등의 설명과 더불어 입원, 퇴원, 퇴원 후 상태 관리까지 모든 것을 곁에서 도와주는 것이 의료관광 코디네이터의 역할이다. 영어를 비롯하여 중국어, 일본어, 러시아어 등 해당 국가의 언어가 능숙해야 하고, 해당 국가에 대한 문화와 국제매너에 대한 전문지식이 요구된다.

(5) 텔레마케팅 코디네이터

텔레마케팅 코디네이터(telemarketing coordinator)는 전화를 통한 지속적인 환자 관리 및 환자 예약 관리를 담당한다. 일반적인 전화 응대 업무를 넘어, 환자와 병원 간의 원활한 소통을 돕고 병원의 이미지를 높이기 위해 병원 내 전문 콜센터를 만들면서 이러한 역할을 수행하기 위한 텔레마케팅 코디네이터의 수요가 늘어나고 있다.

(6) 마케팅 코디네이터

병원은 단순히 치료만을 제공하는 장소가 아닌 환자들에게 더 나은 경험을 제공하고 차별화된 서비스를 제공하기 위한 장소로 바뀌고 있다. 마케팅 코디네이터(marketing coordinator)는 이렇게 변화하는 의료계 시장조사와 고객분석을 통해 병원 외부 및 내부 홍보 마케팅을 계획하고 진행하는 업무를 수행한다. 또한 디지털 시대에 맞춰 온라인 플랫폼을 활용한 마케팅 전략을 제안하고, 다양한 소통 채널을 통해 환자들이 쉽게 접근할 수 있도록 한다.

3) 병원 코디네이터 역량

(1) 의료서비스 태도(Attitude)

병원 코디네이터의 업무 특성상 다양한 사람들을 상대하고 여러 가지 상황에 대처해야 하므로 매사에 긍정적이고 유연한 사고방식을 가지고 있어야 한다. 그렇지 못하고 환자를 이해하는 마음이 부족할 때는 환자와 다른 모두에게 불필요한 사람이 될 수도 있다. 또한 다른 직원들에게 서비스에 대해 조언하고 지도해야 하므로 병원 내부에서 모범이 되어야 하는데, 출퇴근 시간, 근무태도, 직원 간의 예절 등 성실한 태도가 아주 중요하다

(2) 의료서비스 기술(Skill)

병원 코디네이터는 우선 자신의 이미지를 만드는 기술과 자기관리능력을 갖추어야 한다. 직접 만나서 하는 대화 기술은 물론이고 전화나 문서를 통한 대화 기술도 매우 중요하다.

그중에서도 병원에서 가장 중요하게 생각하는 역량은 정해진 시간 내에 환자의 요구를 파악하고, 우리 병원의 진료를 제대로 설명하여 환자의 욕구를 만족시킬 수 있는 능력이다. 컴퓨터로 환자의 정보를 수집하여 데이터베이스(data base)로 만들어 활용하는 능력, 환자 의견을 조사하는 방법을 통해 정보를 만드는 능력, 문서를 보기 좋게 작성하는 능력도 병원 코디네이터로서 필요한 기술이다.

(3) 의료서비스 지식(Knowledge)

지식만으로 사람을 평가하는 것은 위험하지만, 병원 코디네이터 업무를 제대로 수행하기 위해서는 정확한 지식과 최신 지식을 빠르게 습득하려는 노력은 필수적이다. 전반적인 기초지식을 튼튼히 할 필요가 있는데, 관련 전문지를 통해 병원 환자만족에 대해 이해하고 사회 전반의 이슈에 대해서도 공부해야 한다. 병원 조직과 직무를 이해하고, 병원의 경영 방침 및 정책을 정확하게 숙지해야 한다. 또한 진료 상담을 하기 위해서는 의학전문용어를 알아야 하며, 원무행정 절차 및 규정, 회계, 직원 복리후생 관련 지식을 알아야 하고, 환자 심리와 상담지식을 계속해서 공부하여야 한다.

4) 병원 코디네이터 기본예절

(1) 인사와 인사예절

병원은 다른 곳과 달리 몸과 마음이 불편한 사람들이 치료를 목적으로 찾아오는 곳이므로, 환자 대부분은 병원에 대한 불안감을 가지고 있으며, 작은 일에도 흥분하기 쉽다. 그러므로 너무 밝은 표정으로 일관된 인사를 하기보다는 병원에 내원하시는 다양한 환자층에 맞추어 적절한 인사말과 함께 정중히 인사하며, 아무 생각 없이 기계적으로 하는 인사보다는 상대방의 상황을 생각한 인사말을 건네는 것이 좋다.

① 인사의 중요성

- 인사는 환자와 만나는 처음이며, 친절의 시작이다.
- 인간관계의 문을 여는 중요한 첫걸음이다.
- 환자에 대한 마음의 표현이다.
- 업무의 활력소가 되고 인간관계에서 부드러운 역할을 한다.

② 바람직하지 않은 인사

- 표정이 없는 무뚝뚝하고 무표정한 인사
- 할까 말까 망설임이 느껴지는 인사
- 고개를 숙이지 않은 채 입으로만 하는 인사

- 고개만 까딱하고 숙이는 인사
- 엉뚱한 곳을 쳐다보며 건성으로 하는 인사

③ 인사의 종류

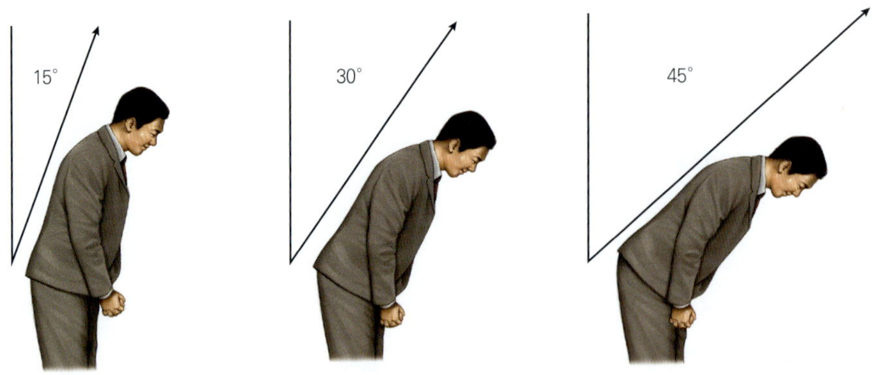

(목례) (보통례) (정중례)

- **목례:** 15도 각도의 가벼운 눈인사이다. 고개만 꾸벅하는 인사가 아니라 허리부터 15도 정도의 각도로 숙이며, 숙인 상체를1초가량 예의를 표하는 것이 좋고, 짧은 시간에 이루어지는 인사이므로 반드시 미소를 보내는 것을 잊지 말아야 한다.
- **보통례:** 인사 중 가장 많이 하는 인사로, 상대에 대한 일반적인 인사이다. 약 30도 각도의 인사이다. 인사말을 같이 해야 하며, 숙인 상체를 너무 빨리 올리면 가벼운 느낌이 들기 때문에 상체(허리)를 30도 정도 숙였을 때 그 자세로 2-3초 정도 멈춰 있다가 올린다. 시선을 2 m 정도 앞에 바닥을 볼 때 30도 정도의 각도가 된다.
- **정중례:** 진심으로 정중함을 표현할 때 사용하는 인사법으로 약 45도 각도의 인사이다. 상체(허리)를 45도 정도로 깊숙이 숙이고 시선은1 m 정도 앞에 바닥을 보며, 보통례 인사보다 조금 더 길게 하도록 한다. 가장 정중한 표현이므로 가벼운 표정이나 입을 벌리고 웃는 행동 등은 하지 않는 것이 좋다.

	상황	인사말(예시)
목례	- 병원의 복도나 실내에서 만났을 때 - 화장실과 같은 개인적인 공간 - 두 번 이상 만났을 때 - 엘리베이터 같이 협소한 공간	"안녕하세요" "네, 말씀하십시오" "실례합니다" "식사 맛있게 하셨어요?" "무엇을 도와드릴까요?"
보통례	- 보편적인 맞이 인사, 배웅인사 - 주로 업무상 만나게 되는 고객, 상사	"안녕하십니까?" "어서 오십시오" "안녕히 가십시오!"
정중례	- 깊은 감사와 존경을 표할 때 - 진심 어린 사과를 하는 경우	"대단히 감사합니다" "정말 죄송합니다"

(2) 대화예절과 기본자세

의사소통의 기본은 대화이다. 대화를 할 때는 상대에 따라 호칭과 말씨가 달라져야 하고, 대화의 내용에 따라 목소리, 표정, 말의 속도 등이 달라져야 하기 때문에 대화는 생각보다 어렵다. 대화예절에서 먼저 갖추어야 할 것은 고운 말씨와 바른 말씨이며 대화를 할 때는 먼저 상대방의 입장에서 생각하는 자세가 되어야 한다.

병원에서도 당연히 대화가 중요한 역할을 하고 있는데, 간단한 인사말을 비롯하여 보고와 지시, 질문과 답변, 상담 등 모든 것이 대화에 의해 이루어지고 있기 때문이다. 대화에서 가장 중요한 것은 이야기의 내용을 정확하게 전달하는 것과 경청이며, 대화를 통해 자신의 생각을 정확하게 전달하여 상대방을 이해시켜야 한다. 때와 장소에 맞는 적합한 대화를 하고 있는가를 생각하면서 적절한 대화를 하여야 한다. 또한 자신이 사용하는 화법이나 단어에 주의하면서 대화를 해야 한다.

① 말할 때의 자세

- 적절한 화법을 골라서 사용한다.
- 때와 장소를 가려서 이야기한다.
- 습관적인 말의 사용을 피한다.
- 상대방이 이해하기 쉬운 말을 사용한다.
- 유쾌하지 않은 화제는 피한다.
- 밝고 명랑한 표정으로 말한다.
- 정확한 발음과 적절한 속도로 말한다.

② 들을 때의 자세

- 상대방의 정면을 바라본다.
- 편안한 자세를 취하되 너무 흐트러진 자세는 삼간다.
- 맞장구를 치며 관심을 나타낸다.
- 시선을 자주 마주친다.
- 선입관이나 편견을 버리고 상대방의 입장에서 듣는다.
- 상대방의 말을 중간에 가로막지 않도록 한다.

5) 병원 코디네이터 이미지 만들기

(1) 이미지란?

이미지(image)란 마음속에 그려지는 사물의 감각적 영상과 심상이고, 타인의 거울에 비친 모습이며, 남에게 공개하도록 허락한 나의 전체이다. 한 사람 또는 한 병원의 모습을 떠올리면 그 이름과 함께 마음속에 떠올려지는 얼굴, 생김새, 표정, 음성, 말투, 옷차림, 함께 있을 때의 느낌, 성격 등 수많은 생각들이 떠오르면서 점차 하나의 형체가 만들어진다. 환자의 입장에서 코디네이터의 이미지는 곧 병원의 이미지가 된다. 병원 서비스에 대한 환자의 평가는 '병원 이미지'에 의해 좌우되므로, 코디네이터는 자신의 가치를 높이고, 병원의 이미지를 높이기 위해 끊임없이 이미지를 관리해야 한다.

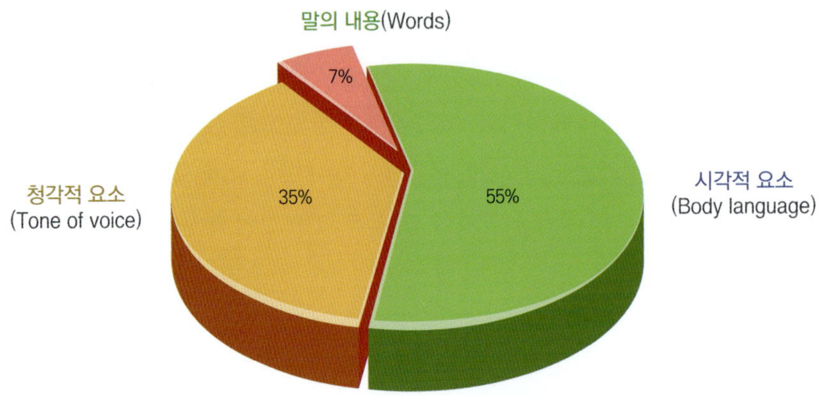

▲ Albert Mehrabian Professor at UCLA

미국의 심리학자인 앨버트 메라비안(Albert Mehrabian)의 법칙에 따르면, 사람들은 어떤 것에 대한 인식을 할 때 시각적 정보를 55%, 청각적 정보를 38%, 그리고 대화의 내용을 7% 활용한다고 한다. 즉, 커뮤니케이션에서 비언어적 요소들이 더 중요함을 가지는 것이고 코디네이터의 이미지에도 눈에 보이는 표정, 옷차림, 자세, 행동 등이 55%, 음성이나 억양, 말투가 38%, 그리고 대화내용이나 단어가 7% 정도 영향을 주는 것이다.

(2) 이미지 관리

- **1단계:** 나에게 어울리는 이미지를 점검하고 정하는 단계
- **2단계:** 이미지의 개념을 결정하는 단계. 병원 코디네이터의 기본적인 이미지는 청결하고 단정함이다. 자신이 속한 병원에서 원하는 이미지가 어떤 것인지 분석을 통해 이미지의 개념을 결정한다.
- **3단계:** 좋은 이미지를 형성하는 단계. 좋은 이미지를 창출하기 위해서는 먼저 매너를 익혀야 한다. 좋은 표정, 인사하기, 단정한 용모, 부드럽고 상황에 맞는 말씨, 바르고 절도 있는 자세와 행동은 매너의 기본이고 이러한 모든 요소를 골고루 갖추어야 한다.
- **4단계:** 이미지를 겉으로 표현하고 관리하는 단계. 좋은 이미지는 짧은 시간 안에 만들어지는 것이 아니다. 자신의 이미지를 가꾸는 데 열심히 노력하고 관리해야 한다.

[이미지관리 Check List]

구분	체크항목	상	중	하
표정	호의적이고 적극적인 표정인가요?			
	밝고 경쾌한 행동이 준비되어 있나요?			
	지금 자신의 얼굴 표정이 마음에 드나요?			
헤어	청결하고 단정하게 정리되어 있나요?			
	눈과 귀를 가리지 않고 단정한 상태인가요?			
	머리핀이나 액세서리가 너무 크거나 화려하지 않나요?			
	유니폼과 잘 어울리는 스타일인가요?			
화장	NO 메이크업의 상태는 아닌가요?			
	아이섀도나 립스틱 색상은 적당한가요?			
	피부처리와 화장이 흐트러지지는 않았나요?			
복장	지정된 유니폼이나 정돈된 정장을 착용했나요?			
	옷의 상태가 청결한가요? 보기 흉한 얼룩은 없나요?			
	지나치게 구겨지지는 않았나요?			
	옷의 조화가 잘 이뤄져 깔끔한 이미지를 연출하나요?			
신발	깨끗하게 닦여 있나요?			
	근무복에 어울리는 스타일인가요?			
	뒤축이 벗겨지거나 닳아 있지는 않나요?			
	구겨 신지는 않았나요?			
스타킹	색깔은 적당한가요?			
	예비 스타킹을 가지고 있나요?			
액세서리	귀걸이는 화려하지 않은 것으로 착용했나요?			
	본인의 이미지와 복장에 어울리는 것으로 했나요?			

3 의료서비스 술 전 관리

1. 의료서비스 술 전 관리

1) 환자 정보 분류

(1) 초진 및 재진

구 분	의미
초진 환자	처음 병원에 내원한 환자 또는 환자가 장기간 내원하지 않아 의무기록이 폐기되었거나, 전산상의 자료가 없는 경우
재진 환자	해당 병원에 진료를 받은 기록이 있고 같은 증상으로 일정 기간 동안 계속 진료를 보는 경우

초진 환자는 우리 병원을 처음 방문하므로 낯설고 긴장된 심리상태임을 고려해 세심한 안내와 편안함을 느낄 수 있는 친절한 응대가 매우 중요하다. 특히 절차와 예상 대기시간, 담당 의료진에 대한 사전 안내 등 병원에 대한 정보를 간단히 전달하는 것도 좋은 방법이며, 고객의 요청이 있기 전에 화장실, 음료 이용 방법 등 시설에 대한 설명도 사전에 해줄 수 있으면 좋다. 재진 환자는 초진과 달리 낯선 환경에 대한 긴장감은 많이 없지만, 처음 내원 시 받았던 서비스 만족도가 줄어든다는 느낌이 들지 않도록 신경을 써야 한다. 특히 지난번 방문 후 궁금했던 점이나 증상에 대한 경과를 지속적으로 묻는 것이 중요하다.

(2) 외래 및 입원

구 분	의 미
외래 환자	병원을 방문하여 당일에 간단하게 의료서비스를 받고 귀가하는 환자(입원하지 않고 진단 및 치료를 받는 환자)
입원 환자	병원에 입원하여 의료서비스를 받고 있는 환자(병원에서 24시간 수용되어 계속적인 치료 및 진료를 받는 환자)
낮 병동 환자	외래와 입원의 혼합된 중간 형태의 개념으로 입원 수속은 하되, 병원에 수용되어 낮 동안만 의료서비스를 받고 저녁에 퇴원하는 환자

입원 환자의 경우 병원의 낯선 환경에 잘 적응할 수 있도록 병실 및 시설물에 대한 안내, 입원 환자의 진료 및 치료에 대한 자세한 안내가 매우 중요한 부분이다. 입원 환자의 병력이나 상태에 관하여 충분한 정보를 입수하고, 환자가 주의하여야 할 사항이나 금지하여야 할 사항은 따로 메모하여 환자나 보호자에게 안내하며, 병원의 직원들도 공유할 수 있도록 하여야 한다. 특히 수술 전후의 환자에게는 따뜻한 격려의 말이 큰 위안이 되므로, 수술의 사례를 들려주거나 손을 잡아주는 등의 따뜻한 서비스의 제공이 요구된다. 환자의 회복에 도움이 되는 운동이나 기타 정보 등을 제공하는 것도 좋은 서비스라고 할 수 있다.

(3) 환자정보 분류를 위한 문진표 작성

문진은 질문을 통해 환자의 증세와 가족 병력사항 등을 파악하는 진단법을 말하는 것이고, 문진표는 이러한 환자의 사항들을 표로 만들어 기록하는 서식이다. 짧은 진료시간에 많은 정보를 파악할 수 없으므로, 문진표는 진료시간의 절약 및 환자의 파악에도 도움을 준다. 가장 큰 장점은 원하는 항목들을 체계적으로 빼놓지 않고 얻을 수 있다는 것이며, 문진표에 적힌 환자의 상태를 토대로 하여 치료 및 수술 관련해 분류할 수 있고, 상담진료 시에도 유용한 자료로 이용할 수 있다. 그래서 문진표의 항목들은 쉬운 말로 지루하지 않게 작성할 수 있도록 하여야 한다. 의료서비스 소통에서 일어날 수 있는 병원과 환자와의 생각의 차이를 최소화하기 위해서는, 환자와 진료 전 문진표를 활용한 코디네이터의 문진 상담이 매우 중요하다.

이와 같은 문진표를 활용한 소통에서 특히 주의해야 할 점은, 환자의 호소를 듣고 진료기록부에 작성할 때 환자가 언급하는 내용에 대한 사실과 의견을 잘 구분하여 작성해야 하는 것이다. 개인의 추측이나 사적인 의견을 예측하여 기록하는 것은 바람직하지 않다. 특히, 환자와 대화 중 기록할 수 있는 주 증상에 대해서는 가능하면 전문용어로 기록하는 것이 좋고, 질병에 관한 기록은 의학용어를 사용하는 것이 좋으며, 표현이 애매한 경우에는 환자의 표현을 그대로 기록한다. 또한 환자의 개인적인 성향에 관한 기록은 성향분석에 관련된 용어 또는 병원 직원들과 별도로 정한 용어로 문진표에 표시해주고, 이런 표시들은 고객의 눈에 보이지 않게 주의하도록 한다. 이러한 문진표를 활용한 진료는 환자관리에 있어서도 유용하고, 환자 고유의 성향을 파악하고 환자에게 맞춤식 응대를 하는 데 큰 도움이 될 수 있다.

2) 의료서비스 매뉴얼 관리

(1) 접점별 서비스 응대

접점은 영어로 moment of truth (MOT)라고 사용하는데, 스페인의 투우 용어를 영어로 옮긴 것으로, 스웨덴의 마케팅 학자인 리처드 노먼이 서비스 품질관리에 처음으로 사용하였다고 한다. 스페인의 투우 경기에서 목숨을 잃을 각오를 하고 나서는 투우사가 소의 급소를 정확히 노려서 찔러 죽이는 찰나의 순간에 모든 것이 결정된다는 것으로, 그 순간에 성공하면 다행이지만, 만일 실수하게 되면 투우사가 그 이전까지 아무리 최선을 다했다 하더라도 허무하게 목숨을 잃을 수도 있다. 즉, 피하려 해도 피할 수 없는 순간 또는 실패가 허용되지 않는 매우 중요한 순간을 의미한다.

MOT의 개념을 서비스에 인용한 것은 1970년대 말 석유파동으로 인해 2년 연속 적자를 기록한 스칸디나비아 항공에 39세의 젊은 나이로 사장에 취임한 얀칼슨이 1987년 'Moments of Truth '란 책을 펴낸 이후 MOT라는 말이 급속하게 알려지게 되었다. 고객이 평소에 하듯이 이용하여 아무 인상도 받지 않았다면, 그것은 결정적 순간이 아니라는 개념을 경영에 도입하였고, 직원이 고객 한 사람을 응대하는 시간은 15초에 불과하며 이 결정적 순간이 기업의 성공을 좌우함을 강조하였다.

얀칼슨은 MOT의 개념을 소개하기 위해 불결한 접시를 자주 예로 들었다. 만약 승객들이 기내에서 제공되는 자신의 음식 접시가 지저분하다는 것을 발견하게 되면, 그들은 그 순간에 자신이 탑승하고 있는 비행기 전체가 불결하다고 느끼게 된다고 말했다. 그는 고객이 직원들과 접하는 처음 약 15초 동안의 짧은 순간이 회사의 이미지, 나아가 사업의 성공을 좌우한다고 강조했다. 얀칼슨은 MOT 경영방침을 실시한 지 불과 1년 만에 스칸디나비아 항공을 연 800만 달러 적자회사에서 7,100만 달러의 이익을 내는 흑자회사로 탈바꿈 시 켰으며, 1983년 최우수 항공사, 1986년에는 고객서비스 최우수 항공사로 선정되었다.

병원에서 접점(MOT)이라는 것은 의료서비스를 통해서 병원과 접촉하게 되는 환자가 병원 전체에 대한 이미지를 형성하게 되는 결정적인 순간이다. 직원이나 의사가 환자와 만나는 순간 외에도 전화 안내, 내원, 검사, 진료, 상담 등 환자가 접촉하는 모든 시점들이 해당되며, 환자와 만나는 모든 순간들이 환자에게 좋은 인상을 줄 수 있도록 접점의 관리가 철저하게 이루어져야 한다.

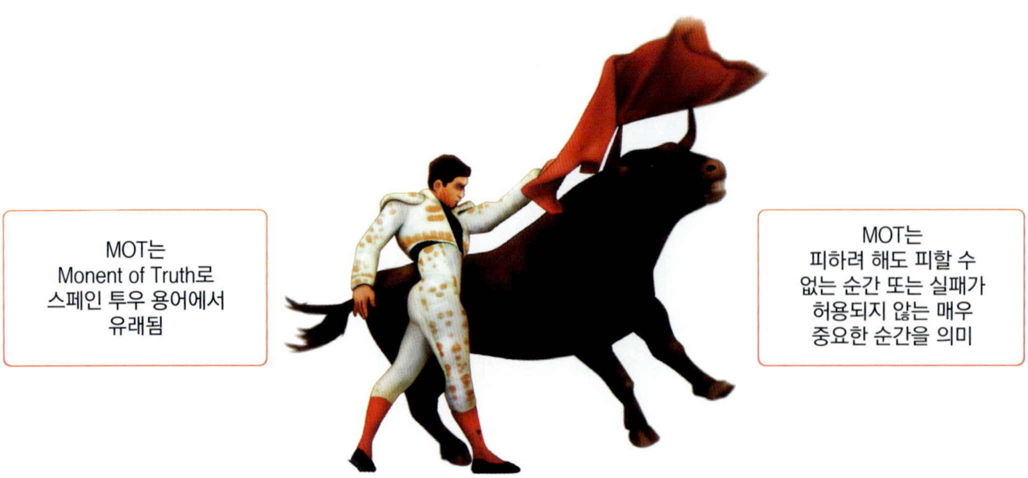

(2) 접점(MOT)의 3요소 및 중요성

Hardware (시설과 장비)	Software (체계와 절차)	Humanware (인적응대)
주차장 시설, 병원의 시설, 인테리어, 화장실, 대기실, 진료실, 치료실, 의료장비 수준 등	내부시스템, 진료절차, 이벤트, 대기시간, 환자만족도 조사, 이용의 편리성, 조명, 음악 등	서비스 마인드, 응대태도, 신속한 대응과 배려, 적극성, 책임감, 용모, 커뮤니케이션 능력 등

위의 3가지 요소 중에서 인적응대인 humanware가 환자 만족 지수 항목의 40-80%를 차지한다고 한다. 환자는 우리 병원에 들어오면서 접하는 사람이 경력직인지 신입사원인지 임시 직원인지 구별할 이유가 없고, 그 모든 사람을 그냥 우리 병원의 직원으로 인식하며, 그 직원과 만나거나 접할 때마다 만족과 불만을 느끼게 되는 것이다. 즉, 환자접점 서비스에서 인적 응대를 어떻게 실천하느냐가 환자 만족과 환자 감동을 줄 수 있는지의 척도가 될 것이고, 인적 응대가 가장 중요하다 하여도 과언이 아니다.

※ MOT 관리의 중요성과 관련된 서비스 법칙

100-1의 법칙: 100-1=99가 아니라 100-1=0 이라는 법칙으로, 서비스는 덧셈이 아니라 곱셈의 관계여서 서비스 100가지 중에 1가지의 접점이 불만족하면 99가지의 접점에 대한 만족이 남는 것이 아니라 100가지 서비스 전체에 대한 불만족이 남게 된다.

(3) 환자접점 5단계

- 1단계: 환자의 입장에서 생각하고 병원과 만나는 시작부터 끝까지의 접점을 찾아본다.
- 2단계: 환자접점 단위(unit)를 이미지, 접수, 대기실, 게시판 등으로 설계한다.
- 3단계: 우리 팀의 환자접점 시나리오를 만든다.
- 4단계: 나의 환자접점 시나리오를 만든다.
- 5단계: 새로운 표준안대로 훈련하고 행동한다

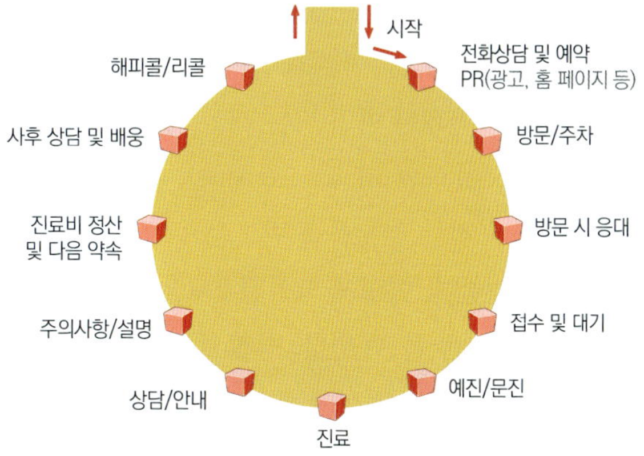

▲ 리셉션 데스크 환자접점 사이클(MOT Cycle) 사례

환자접점 사이클(MOT Cycle)이란 환자가 병원과 처음 접촉해서 떠날 때까지 서비스 행동의 전체 과정을 환자의 입장에서 그려보는 방법이다. 시계모양의 도표로서 서비스 사이클 차트라고도 하며, 원형 차트의 1시 방향에서 시작하여 순서대로 기재한다. 우선적으로 환자접점을 목록으로 만들어 환자가 서비스 받는 시점부터 서비스 완료시점까지를 정리한다. 이 과정에서 서비스의 접점 부분에서 불량하거나 부족한 포인트가 있는지를 환자의 입장에서 분석한다. 병원의 각 부서의 직원들은 자신이 맡은 부분만 이해하는 경향이 높으므로, 환자가 서비스와 접하는 부분을 전체적으로 이해함으로써 더 나은 서비스의 전달 과정이 되도록 서비스 전달 시스템을 재구축하는 데 목표가 있다. 또한 전체와 팀 단위의 환자접점 사이클(MOT Cycle)이 찾아지면 나의 환자 접점은 어떻게 개선할 것인지를 알아볼 수 있다.

(4) 서비스 매뉴얼 작성방법

병원 내 서비스수준 향상을 위한 서비스 행동의 표준화를 위하여 매뉴얼 작업이 필요하다. 서비스 매뉴얼이 만들어지면 원내 서비스 문제점의 파악 및 개선이 보다 더 쉬워지고, 현장 진단 및 직원의 서비스제공 수준에 대한 평가가 가능하며, 향후 책으로 만들어서 신입직원의 서비스 교육을 진행하는 데에 유용한 자료로도 활용이 가능하다. 또한 부서별 업무를 한눈에 파악할 수 있으며, 기존 매뉴얼에 대한 문제점을 지속적으로 파악할 수 있다. 직원들의 업무능률을 빠른 속도로 향상시킬 수 있는 것도 장점이다. 매뉴얼 작성에 가장 중요한 핵심은 모든 사람이 업무를 진행하던 중에 일어났던 일을 빠짐없이 기록해 두는 것이다. 기록할 때는 사건, 배경, 처리방안, 평가사항, 차후 문제가 발생했을 때 요구되는 대안 등에 관해 구체적으로 기록하고 유형에 따라 분류해 두어야 한다. 일반적으로 병원 매뉴얼의 종류에는 진료 서비스 매뉴얼, 의료 서비스 매뉴얼, 상담 서비스 매뉴얼, 병원 소독 매뉴얼, 부서 매뉴얼, 교육 매뉴얼 등이 있다.

매뉴얼 준비를 위해서는 모든 직원들이 동참해야 하고, 병원의 환경이나 정책 등에 의해 변화가 생길 시 정기적으로 수정해나가야 한다. 만들 때에 주의할 점은 실현 가능한 내용들로 정리하여야 하며, 서비스 행동에 대한 구체적 제시와 시각적인 자료를 적절히 활용하는 것도 좋다. 예를 들면 그 상황에 맞는 그림을 삽입하거나 실제 업무 상황에 맞는 사진을 찍어서 그대로 매뉴얼에 싣는 것도 많은 도움을 줄 수 있다.

(5) FAQ 매뉴얼

FAQ (frequently asked question)는 이용자가 자주 하는 질문에 대한 대답을 미리 정리하여 놓은 것을 말한다. 병원에서는 병원 이용 안내나 환자의 주요 질문 등을 정리하여 홈페이지 게시판이나 병원 블로그에 올려 놓는 경우가 제일 많다. 또는 오프라인 공간에서도 볼 수 있도록 인쇄한 파일 또는 책을 병원 내 대기실에 비치하여 대기시간 중에 활용할 수 있도록 하기도 하며, 최근에는 SNS (social network services/sites), 유튜브(You Tube) 같은 미디어를 활용하기도 한다. FAQ 매뉴얼은 부서별로 환자들이 자주 하는 질문들을 빈도순으로 순위를 정해서 정리하며, 질문에 대한 해당 부서 및 담당 직원이 질문에 대한 답변을 정리한다. 이렇게 작성된 FAQ 매뉴얼은 직원 교육을 통해 전 직원이 숙지하여야 환자응대 시 환자만족도 부분에서 큰 효과를 볼 수 있다. 병원 내 컴퓨터 화면이나 텔레비전 화면을 통해 보여주며 대기시간 활용 및 정보를 제공하기도 하는데, 의료 지식에 관한 질문은 의료진의 도움을 받아 정리하도록 한다.

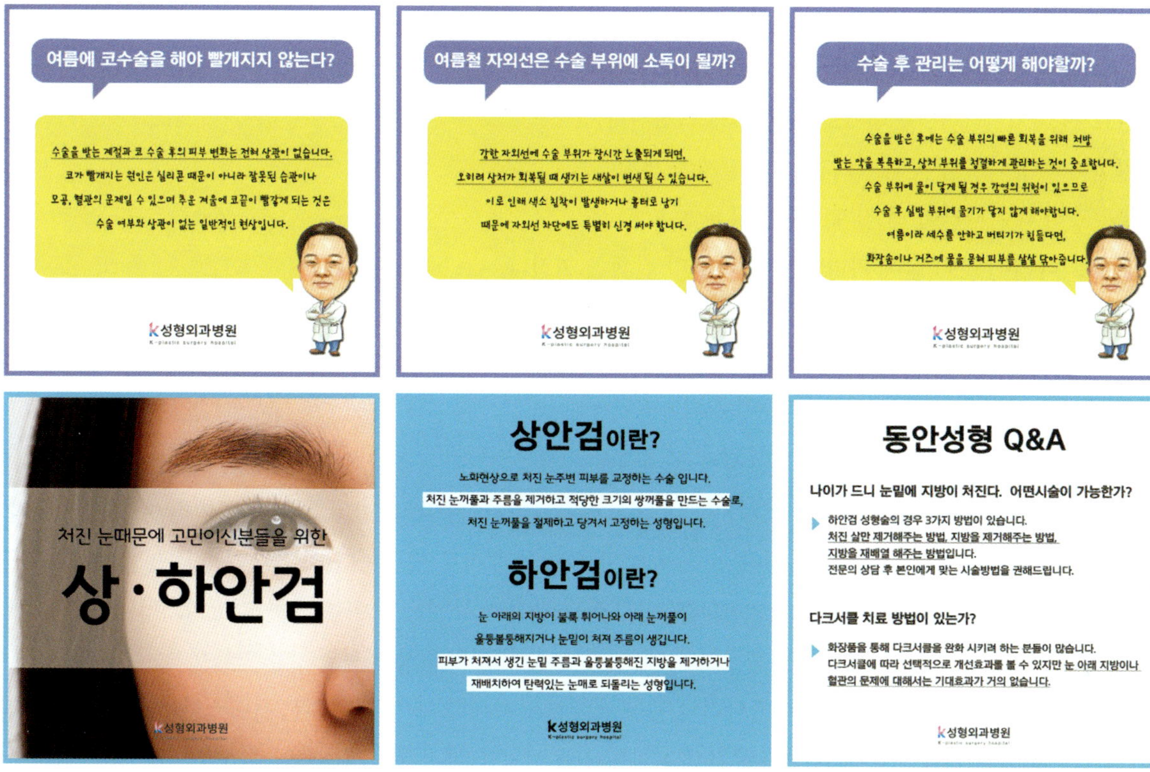

▲ FAQ내용을 SNS에 게시해서 안내하는 서비스 예시

3) 대기 고객 및 시간관리

(1) 대기시간의 중요성

최근 의료서비스에서 가장 큰 환자의 불만 요소는 긴 대기 시간에 비해 진료할 때 상담 시간이 너무 짧다는 것이다. 병원의 입장도 충분히 이해할 수 있는 것은 하루 동안 진료해야 할 환자 수는 많고 시간은 짧다 보니, 이런 상황에서 개개인의 상담 시간까지 늘리다 보면 쉽게 피로를 느낄 수 있게 되는 것이다. 반대로 환자의 입장도 이해할 수 있는 것은 환자는 육체적, 정신적으로 불안한 심리상태이므로 대기시간을 실제보다 더 길게 느끼게 되는 것이다. 환자를 대상으로 한 설문조사를 보면 대기시간에 대한 불만이 항상 상위를 차지하고 있는 것을 볼 수 있는데, 이런 대기시간의 문제를 '3시간 대기, 3분 진료'라는 말로 비유하기도 한다. 병원마다 서비스를 강화하고 있는 요즘에는 대기시간 관리가 잘 이루어지지 않으면, 주변 병원에 환자를 빼앗기는 요인이 될 수 있다. 즉, 대기시간 단축은 병원 서비스의 가장 핵심인 것이다. 따라서 환자 또는 그 가족의 입장이 되어 대기시간에 대한 면밀한 검토를 해보아야 하며, 대기 시간을 획기적으로 줄이는 것이 환자의 만족도를 크게 높일 수 있다는 것을 알아야 한다. 환자의 만족도를 높이기 위해 진료 전 대기시간을 줄일 수 있는 방법을 적극적으로 찾아봐야 할 것이며, 전문 상담요원을 배치하고 대기실 환경관리 등을 통해 대기시간의 불만을 해결하려는 방법을 모색해야 한다.

(2) 대기시간 관리의 기본 원리

- 아무 일도 하지 않고 있는 시간이 뭔가를 하고 있을 때보다 더 길게 느껴진다.
- 진료 전 대기가 진료 중 대기보다 더 길게 느껴진다.
- 원인이 설명되지 않은 대기시간이 더 길게 느껴진다.
- 불공정한 대기시간이 더 길게 느껴진다.
- 혼자 기다리는 것이 함께 기다리는 것보다 더 길게 느껴진다.
- 서비스가 가치 있을수록 환자들은 더 오랫동안 기다릴 것이다.

(3) 대기환자를 위한 환경관리

대기실은 환자의 긴장감을 덜어주고, 안정된 상태에서 진료를 받을 수 있도록 편안하고 쾌적한 공간이어야 한다. 진료를 받기 위해 10분에서 1시간 이상을 대기해야 하는 경우, 그 시간을 활용하지 않고 무의미하게 보낸다면 환자는 병원에서 시간을 낭비했다고 생각할 수 있다. 그래서 환자를 위한 배려로 병원마다 대기실 문화를 형성해나가고 있다. 어떤 병원은 대기환자를 위해 음악회를 열기도 하고, 시간을 지정해 공연을 보여주는 곳도 있다. 또 병원의 대기실을 화원처럼 꾸민다거나 미술관과 같이 그림을 전시하기도 하며, 도서관 못지않게 북카페를 만들어 놓은 곳도 있다. 여성을 주 환자로 하는 성형외과나 피부과, 비만클리닉 등에서는 네일아트나 메이크업 관련 서비스를 제공하기도 한다. 핸드폰을 많이 사용하는 요즘 시대적 흐름에 맞춰 와이파이나 충전기를 설치하는 병원들도 늘고 있다.

대기실은 병원홍보를 하는 공간으로도 적극 활용된다. 병원 리플렛, 전단지, 소식지, 칼럼 등을 적절하게 잘 배치하여 진료상품에 대한 소개도 하고, 병원 내 TV를 통해 방송 출연이나 수술 사례들을 상영하여 의료진에 대한 신뢰도도 높일 수 있다. 대기실에는 음료대가 준비되어 있어야 하는데, 정수기는 눈에 띄는 곳에 설치하여 환자가 불편하지 않게 이용할 수 있도록 해야 한다. 환자의 취향에 맞춰 커피, 녹차 등 여러 종류의 차를 구비해 놓기도 하고 미니 카페처럼 만들어 대기시간을 카페 이용하듯이 활용하는 병원들도 있다. 대기실 주변에 먹다 버린 종이컵, 휴지 등을 정리하고 휴지통은 적어도 하루 2번 이상 비우도록 한다. 대기실에 음악을 틀어놓는 경우라면, 대기환자의 연령대, 날씨, 계절, 시간대 등에 따라 선정하고, 계속 같은 음악이 지루하게 반복되고 있지는 않는지 확인한다. 특히 식사시간 후를 포함하여 하루에 2회 이상 창문을 열어 환기시켜 주는 것이 필요하다. 병원의 특유한 냄새를 최대한 줄이고, 은은한 향기요법을 시행하는 병원들도 많이 증가했다. 긴장감 해소와 두통해소에 도움을 주는 라벤다나 페퍼민트 같은 아로마 향을 선호하는 병원들도 있다. 그리고 온도, 습도도 대기하고 있는 환자들에게 체감 정도를 직접 확인하여 수시로 관리하도 록 하여야 한다.

(4) 대기환자 서비스

① 대기시간을 효율적으로 관리하기 위해서는 사전 진료 예약제를 적극 활용한다.
② 환자와 직원 간의 원활한 소통을 활용한다.
③ 환자가 부당한 대우를 느끼지 않도록 공정한 대기시스템을 구축한다.
④ 접수와 동시에 환자에게 관심을 가지고 서비스가 시작되었다는 느낌을 주도록 한다.
⑤ 총 예상 대기시간을 알려준다.

⑥ 고장 난 기계 등 병원에서 이용되지 않는 자원은 보이지 않도록 한다.

(5) 대기환자 응대 요령

① 환자에게 예약현황, 진료실 상황 등을 고려하여 진료 시작 시까지 필요한 대기시간을 설명하고 양해를 구한다.

② 환자가 기다리는 동안 볼거리, 차 등을 제공하여 환자가 느끼는 대기시간을 줄인다.

③ 대기시간이 길어지는 경우 추가로 기다려야 하는 시간과 지연된 이유를 설명한다.

④ 예상된 대기시간보다 많이 지연되는 경우 일정한 간격으로 환자에게 알리고 환자가 불편사항이 없는지 수시로 점검한다.

⑤ 환자의 상황을 진료에 적극 반영하도록 의료진과 직원 사이를 오가며 상황을 전달한다.

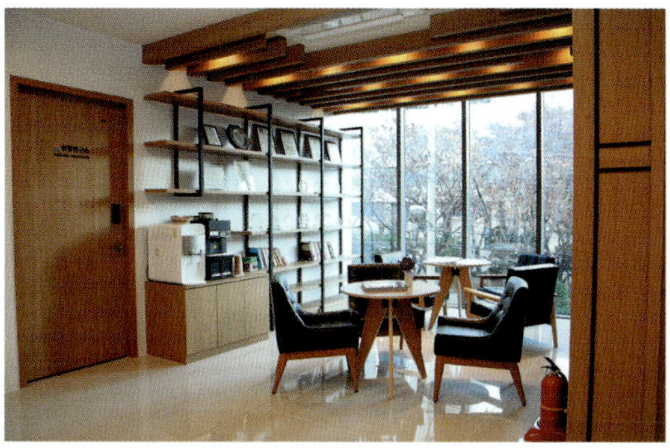

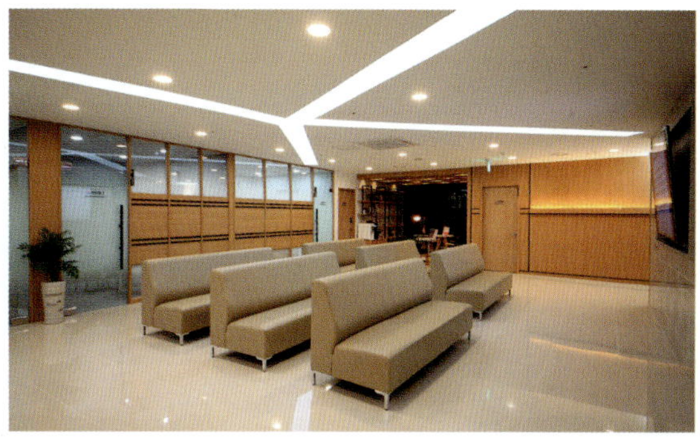

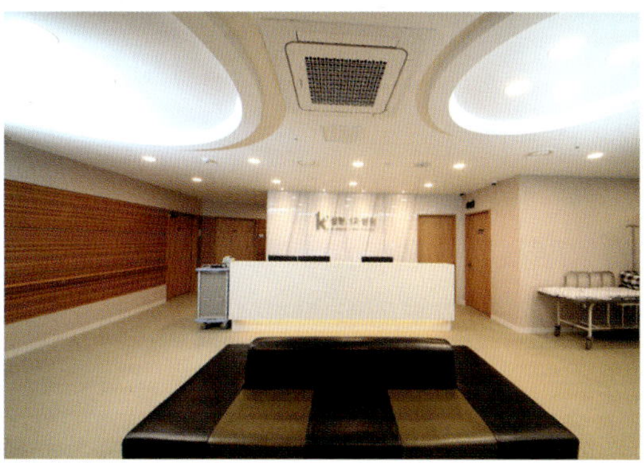

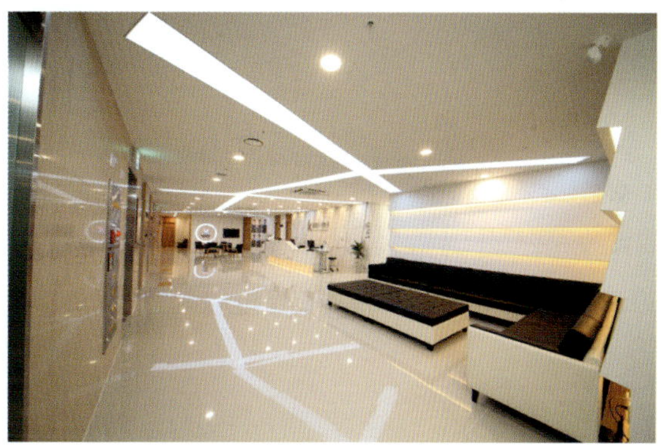

4 / 의료서비스 예약 관리

1. 의료서비스 예약 관리

1) 온라인 예약

예약이란 장래에 어떤 계약을 체결할 것을 약속하는 것으로, 사전 약속이라는 의미이다. 예약은 재고로 쌓아 둘 수 없는 소멸 적인 특성을 가지고 있다. 온라인 예약을 하려는 환자는 병원까지 오지 않고 자신이 원하는 날짜에 예약을 할 수 있으므로 시간을 절약할 수 있고, 병원도 예약을 위해 내원하는 환자의 혼잡을 피하고 쾌적한 병원을 유지할 수 있다.

(1) 전화 예약

전화 예약은 환자가 직접 병원에 전화를 걸어 내원을 원하는 날짜와 시간을 조율 후에 예약을 하거나 또는 사전 상담이나 진료를 위한 별도의 약속을 잡는 방법으로 환자의 종류에 따라 응대하는 방법이 조금씩 다르다. 대형병원이나 규모가 있는 병원의 경우 별도의 콜센터를 두고 있는 경우가 많으며, 콜센터에서는 환자의 전화 통화를 조직적으로 처리하는 프로그램을 설치하여, 환자와 병원 모두에게 다양한 서비스를 제공하고 있다.

※ 예약 전화 응대의 기본 요령

① 밝은 목소리로 상냥하게 병원의 상호가 정확하게 전달되도록 받는다.

② 전화벨이 2-3회 울릴 때, 한손으로는 수화기를 들고 다른 한 손은 메모할 준비를 한다.

③ 먼저 인사하고, 환자의 예약 사항에 대한 질문에 대해 정확히 응대하며, 응대자의 소속과 이름을 밝힌다.

④ 상대방의 말을 충분히 경청하면서 응대하되, 통화가 길어지거나 다른 확인이 필요한 경우에는 환자의 연락처를 메모하여 잠시 후에 다시 전화를 걸어 응대할 수 있도록 융통성을 발휘한다.

⑤ 용건 통화가 마무리되면 중요한 통화 내용을 요약하여 복창한다. 특히 예약한 일정과 병원 위치에 대해서는 반복하여 설명해준다.

⑥ 끝 인사를 하고 상대가 전화를 먼저 끊는 것을 확인한 후에 수화기를 내려놓는다.

⑦ 예약이 완료되었을 경우, 환자는 자신의 예약이 정확하게 성립되었는지 확인하고 싶어 한다. 이에 병원에서는 예약이 완료되었음을 환자에게 재확인시켜주어야 한다.

⑧ 환자들에게 안내해주어야 하는 사항에는 담당의사, 예약 날짜, 예약 시간, 필요시 방문 전 준비사항 등에 대하여 안내한다. 예약 완료 후 문자(SMS)메시지를 발송하기도 한다.

※ 전화 예약응대를 위한 시나리오 예시

아래의 시나리오 예시를 참고하여 더 많은 상황의 시나리오를 작성해보도록 한다.
(예약 변경, 재진 예약, 예상하지 못했던 의료진 일정으로 일정 조율 및 재 예약 경우 등)

▶ 상황 – 초진환자(지인의 소개, 광고, 인터넷 검색 등)

직원: 안녕하십니까? ㅇㅇ병원입니다. 무엇을 도와드릴까요?

환자: 눈 상담 예약을 하려고 하는데요.

직원: 네, 혹시 상담을 원하시는 원장님이 계신가요?

환자: 얼마 전에 방송에 나오셨던데… 그 원장님이요.

직원: 얼마 전에 방송에 나오셨던 분은 ㅇㅇㅇ 원장님이십니다. 원장님 진료 상담은 매주 ㅇ, ㅇ, ㅇ요일 가능하세요. 원하시는 날짜가 있으신가요?

환자: 그럼 다음주 ㅇ요일 가능한가요?

직원: 다음주 ㅇ월 ㅇ일 ㅇ요일 말씀하시는 거 맞으시죠? 그날은 오후 3시에 상담이 가능 한데 괜찮으신가요?

환자: 네, 그날 오후 3시 괜찮아요.

직원: 그러면 예약을 위해 성함과 연락처 부탁드리겠습니다.

환자: ㅇㅇㅇ이구요, 연락처는 ㅇㅇㅇ-ㅇㅇㅇㅇ-ㅇㅇㅇㅇ입니다.

직원: 네, ㅇㅇㅇ님, ㅇ월 ㅇ일 ㅇ요일 오후 3시 ㅇㅇㅇ원장님 눈 상담 예약이 완료되었습니다. 불러주신 연락처 ㅇㅇㅇ-ㅇㅇㅇㅇ-ㅇㅇㅇㅇ으로 예약문자 발송 해드리겠습니다. 혹시 다른 궁금하신 사항은 더 없으신가요?

환자: 없어요.

직원: 네, 문의사항 있으면 언제든 연락주세요. 감사합니다.

(2) 인터넷 예약

인터넷의 발달로 병원예약 운영시간에 구애받지 않고 자유롭게 예약할 수 있는 방법으로, 병원 홈페이지를 통해 내원을 원하는 날짜와 시간 등을 입력하는 방법이다. 병원의 전산 시스템이 발달되어 있다면 비용 절감 면에서 효율적이라는 장점이 있다. 하지만 인터넷이 익숙하지 않은 환자들도 있을 수 있기 때문에 인터넷 예약방법에 대한 내용을 전화로 문의할 수도 있으니, 안내자는 인터넷 예약 방법과 그 과정을 잘 설명할 수 있어야 한다.

(3) 병원 예약시스템의 효과

병원 이용자 만족의 증대, 병원 업무능률의 증대, 병원인력관리의 효율화, 병원관리의 용이성, 병원 환자 증가, 비용절감 효과, 환자 불만 사전 예방 등과 같은 많은 장점과 효과들이 있으며, 예약 제도를 통해 병원의 홍보, 문자 및 메신저에 의한 건강정보 제공 및 소통의 증진까지도 가져올 수 있다.

(4) 병원 예약시스템의 문제점

병원에서는 환자의 예약 불이행으로 인한 수입 감소를 막기 위해 공급보다 많은 예약을 하여 예약된 진료시간에 정확하게 의료진을 만나는 것이 매우 어려운 문제를 낳기도 한다. 특히, 규모가 큰 병원의 경우 진료대기시간이 과도하게 길기 때문에 올바른 예약제도의 필요성에 대한 인식이 높아지고 있다. 현재 병원에서 운영되고 있는 외래진료 프로세스의 문제점은 예약환자와 당일접수 환자를 동시에 진료한다는 것이다. 진료시간이 지연되어 내부 및 외부 환자의 불만족의 원인이 되고 있다. 과도한 예약은 업무의 효율성 저하 및 병원의 이미지 저하, 그리고 초진환자의 높은 예약 부도율의 원인이 되므로 효율적인 예약관리가 필요하다.

2) 오프라인 예약

오프라인 예약은 환자나 보호자가 병원을 직접 방문하여 예약 담당자와 진료일정을 협의하여 진행한다. 병원을 방문해서 예약을 하는 경우는 환자의 내원 내역, 인적사항, 유형에 따라 병원을 처음 방문하는 환자일 수도 있지만, 주로 치료의 과정에서 다음 내원 일을 예약하고 가는 경우가 많다. 이런 환자의 경우에는 과거 환자의 내원 내역, 인적사항, 유형 등을 파악하여 다음에 다시 병원을 방문했을 때 시간을 단축하고 서비스의 질을 높일 수 있도록 하여야 한다.

※ 오프라인 예약응대를 위한 시나리오 예시

아래의 시나리오 예시를 참고하여 더 많은 상황의 시나리오를 작성해보도록 한다.
(초진환자, 예약 지연, 누락, 예약 시간 이후 방문 등의 경우 등)

▶ 상황 - 무리한 예약을 요구하는 환자

환자: 다음 예약이 금요일 오후인데 오전으로 바꾸고 싶어요.
직원: [미소를 띤 얼굴로 환자를 바라보며] 네, 예약을 변경하고 싶다는 말씀이시죠?
제가 예약 스케줄을 한번 확인해보겠습니다.
[예약 스케줄 확인 후 안타까운 표정을 지으며] ㅇㅇㅇ님, 금요일 오전을 말씀하시는 것이 맞으시죠?
환자: 네, 제가 일이 생겨서 오후는 안 돼서 오전에만 시간이 가능해서요.

직원: ○○○님, 죄송합니다만, 금요일 오전은 예약 인원이 너무 많아서 오시면 정말 많이 기다리실 가능성이 많으세요. 1시간에서 2시간 정도 예상하셔야 합니다.

환자: [불쾌해하며] 그래요? 근데 그때밖에 안 돼서… 기다리더라도 갈게요.

직원: [미소 지으며] ○○○님, ○월 ○일 금요일 오전 11시30분으로 예약 변경해드리겠습니다. 오셔서 많이 기다리실 수 있지만 최대한 빨리 보실 수 있게 도와드리도록 하겠습니다.

※ 주의사항:

무리한 예약을 요구하는 환자를 응대할 때는 무조건 거절하는 방법만 있는 것이 아니다. 발생과 예측 가능한 상황을 환자에게 사전에 필수적으로 설명해주어야 한다. 또한 환자에게 미소 짓고 부드러운 말을 사용하도록 한다.

3) 예약 관리

예약은 소멸적인 특성으로 인하여 재고로 쌓아두거나 저장해 놓을 수 없기에 주의를 기울여야 한다. 환자의 예약 취소와 불이행은 다른 환자의 진료예약을 방해할 수 있을 뿐만 아니라 병원의 진료 공백으로 인한 수익의 감소를 초래할 수 있다. 즉, 병원은 예약환자와 당일 접수환자를 동시에 진료하므로 예약상태와 취소여부의 파악이 빨리 이루어져야 진료시간의 지연과 내부 및 외부 환자의 불만을 감소시킬 수 있다.

병원에서 일하는 모든 직원은 "이 시간은 환자분을 위해 특별히 비워 둔 시간입니다"라고 강조하여, 예약한 환자가 '내가 안 가도 다른 사람을 진료 보겠지'라는 생각으로 연락 없이 약속을 어기지 않도록 예약에 대한 권리와 책임을 알려주는 노력이 필요하다.

(1) 예약 관리의 중요성

① 효율적인 진료 시스템 운영

동시에 많은 환자를 진료할 수 없는 환경이고, 의사와 스텝, 의료기구, 진료시간이 한정되어 있다. 환자가 밀릴 때는 너무 밀리고, 한가할 때는 너무 한가한 문제로 효율적인 진료 예약 운영이 필요하다.

② 매출과의 관계

예약 취소는 매출의 감소뿐 아니라 다른 환자들을 위한 치료 기회의 상실을 초래한다.

③ 대기시간 최소화

병원에서의 환자 불만 요인 1위인 대기시간을 최소화할 수 있다.

④ 비용적인 측면

효율적으로 예약관리가 이루어지고 있는데도 불구하고 쉬는 인력이 있다면 인원 절감으로 인한 인건비 절감의 효과가 있다. 반대로 항상 예약 인원을 소화할 수 없다면, 필요 인원을 충원하여 병원의 확장을 고려해보아야 할 것이다. 또한 비슷한 진료의 환자를 모아서 예약하여 진료함으로써 재료비 절감 효과도 있다.

(2) 예약 관리의 기본 원칙

① 예약 스케줄을 환자에게 직접 보여주지 않는 것이 좋고, 직접 보면서 고르게 하는 것보다는 2-3개 정도 범위를 제시하여 그중에서 선택하도록 배려하는 것이 더욱 좋은 이미지를 만든다.

② 대기시간에 민감한 환자는 오전 진료의 첫 시간 또는 오후 진료의 첫 시간에 예약하여 최대한 대기시간을 줄이도록 한다.

③ 예민한 환자, 불만족을 항의하는 컴플레인(complain) 환자, 질문이 많은 환자 등 특별한 환자들은 일반 환자의 2배 이상의 진료시간이 필요하다. 예약 시에는 이 부분을 고려하여 시간을 배정하고, 이런 환자들을 동시에 같이 예약하지 않도록 한다.

④ 하루의 첫 내원 환자는 약속 시간을 잘 지키는 사람으로 예약한다.

⑤ 약속 시간을 상습적으로 잘 어기는 환자는 항상 부도율에 대비하도록 한다.

⑥ 신규 환자의 예약은 최대한 원하는 시간에 예약이 가능하도록 배려하며, 가급적 빨리 예약해준다.

⑦ 월요일 혹은 공휴일 다음날 예약 없이 내원하는 경우가 많으므로 이에 대비한다.

(3) 예약 변경사항의 관리

환자의 외래진료, 입원진료, 수술, 검사 등에 대한 예약 변경으로 병원의 다른 일정도 모두 조정되어야 하므로, 이에 대해 각 부서에 환자의 진료예약 변경을 전달하고 공유하여 예약 변경에 관한 소통이 원활할 수 있도록 해야 한다. 예약변경으로 인하여 환자의 진료에 차질이 발생하지 않도록 하고, 최상의 환자관리를 하도록 하여야 한다.

[예약프로그램을 활용한 예약 관리 사례]

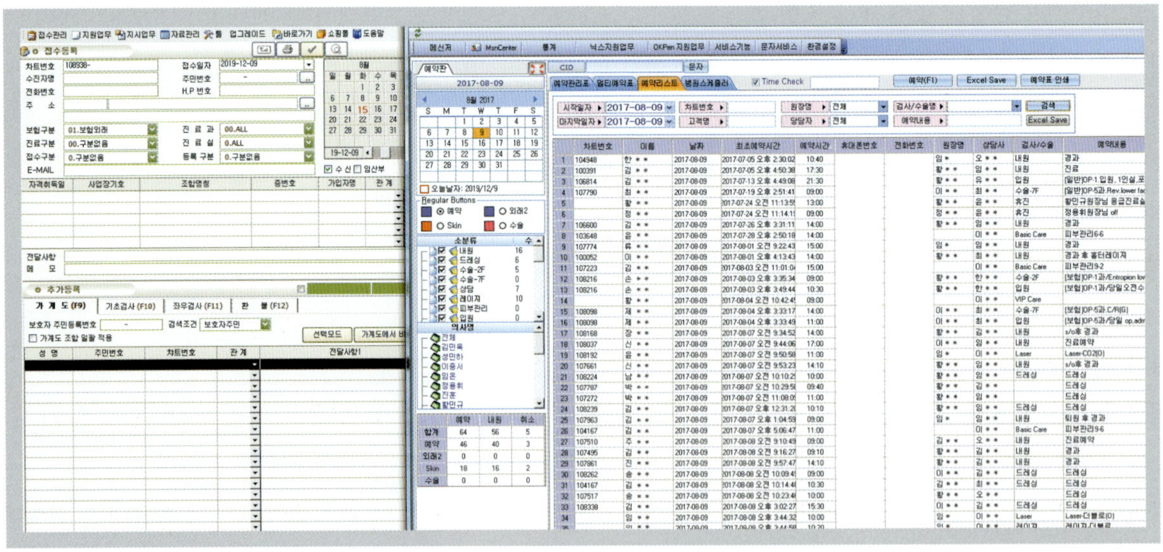

5 / 의료서비스 상담 관리

1. 온라인 상담

환자는 병원을 내원하기 전에 무엇보다 높은 의료수준과 응대 수준을 기대하며 병원을 선택한다. 이때 거리, 위치, 입소문, 최신 치료 등의 경향에 따라 병원을 선택하는 기준이 달라지는 것이다. 병원 코디네이터의 서비스 영역을 크게 구분하자면 대면 서비스와 비대면 서비스로 구분할 수 있는데, 환자는 보다 정확한 정보와 본인에게 적합한 병원 선택을 위해서 비대면 서비스인 온라인 상담을 원하는 경우가 많고, 온라인 상담의 여부에 따라 병원을 선택하는 경우도 많다.

온라인에서의 접점은 환자와 유선상에서 첫 대면하는 시기이고, 동시에 환자가 병원에 대한 인상을 받는 시기이므로 신중하고 전략적인 대응이 필요하며, 환자와 잠재 고객을 유치하는 데 매우 중요한 첫 접점이다. 온라인 접점에서 대표적인 예로는 홈페이지(home page), 블로그(blog), SNS 등을 들 수 있다.

1) 온라인 상담(인터넷 응대)

홈페이지나 블로그, 병원에서 운영하는 SNS 등을 보고 방문한 환자들은 사전에 병원에 대한 정보를 접하게 되므로, 정확한 정보와 빠른 수정사항으로 신뢰감을 구축해야 한다. 홈페이지의 게시판은 환자들의 실시간 질문이 게시되므로 담당자를 정하거나 매일 일정한 시간에 답을 달아 신뢰감을 주도록 한다.

홈페이지의 팝업창의 경우, 정보전달의 요소로 활용하여 병원의 행사나 이벤트 등의 요소로 활용하는 것이 좋다. 그리고 시기와 목적에 맞는 게시판 관리가 필요하다.

2) 온라인 상담 글 작성

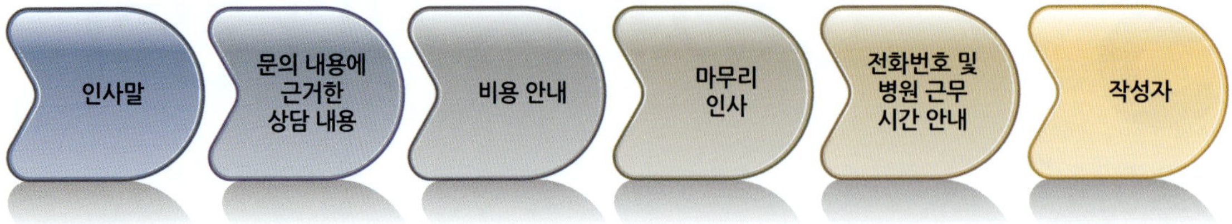

주로 홈페이지를 통한 문의에 대한 상담 응대로 궁금한 부분에 대해 빠른 응대로 답변을 하도록 한다. 과거에는 게시판에 올린 글들을 클릭만 하면 누구나 볼 수 있었으나, 현재는 비밀번호 등록 등으로 본인의 상담부분만 볼 수 있게 하고 있다. 또한 자세한 부분은 상담 시 기입한 이메일 주소로 따로 전달되기도 한다. 인사말의 경우 병원의 첫인상을 결정할 수 있는 부분인 만큼 계절적, 시간적으로 그리고 분위기에 잘 어울릴 수 있게 적절하게 선택하여 작성하도록 한다. 상담 내용은 환자가 문의했던 부분을 중심으로 알기 쉽게 내용을 정리하여 게시한다. 정확하고 빠른 답변만큼 중요한 것이 비대면 상태의 환자의 마음을 읽는 것이다. 단순하게 미리 준비된 상담리스트의 글을 복사하여 반복적으로 붙여 사용한다면 무성의한 답변으로 좋지 않은 인상을 줄 수 있다.

비용 문의 내용은 병원에서 규정해놓은 FAQ에 해당하는지 확인한 후, 적절한 문구와 함께 말하도록 하는데, 비대면에서의 비용 안내는 정확함이 어려우므로 '비용은 수술방법 및 환자의 상태에 따라 추후에 달라질 수 있습니다.'라는 추가 문구를 사용하는 것도 방법이다.

문의한 환자의 휴대전화로 문자 메시지를 보내서 답변 등록이 완료되었음을 알려주는 것도 좋은 방법이다.

예시) 'ㅇㅇ님의 온라인 상담 글에 대한 답변이 완료되었습니다. 추후 다른 문의나 예약 시 ㅇㅇㅇ -ㅇㅇㅇㅇ으로 연락 주세요.'

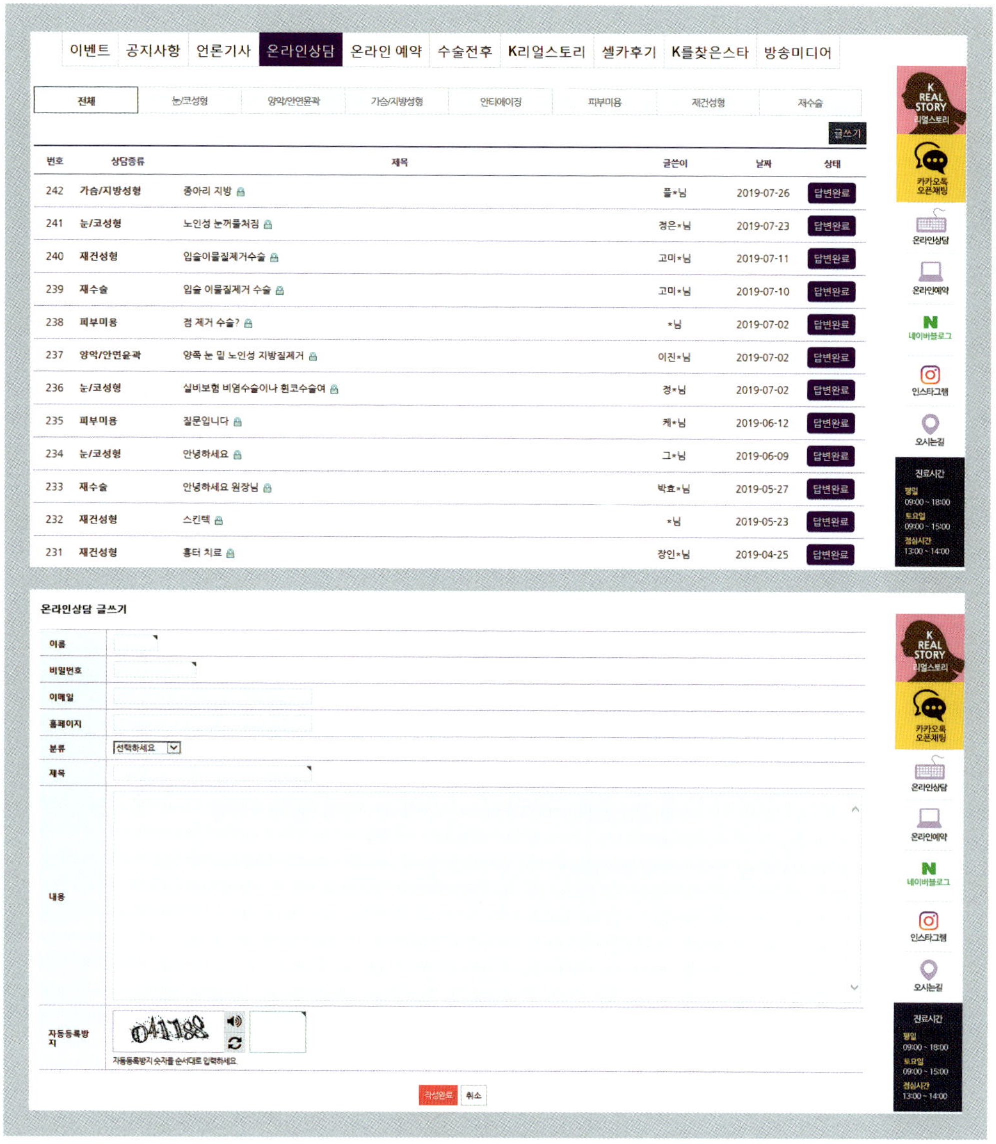

▲ 홈페이지 온라인 상담사례

2. 전화 상담

스마트폰의 급속한 발전과 보급으로 우리의 삶에서 전화가 차지하는 비중이 매우 높아졌다. 병원에서도 진료나 예약에 대한 문의부터 상담에 이르기까지 많은 업무를 전화로 하고 있다. 환자가 병원과 만나는 거의 최초의 통로이자 진입로라고 할 수 있다. 또한 병원마케팅에서 빠져서는 안 되는 부분이며, 비대면 서비스의 대표라고 할 수 있다. 그러나 얼굴을 보지 않고 내용을 전달해야 하는 수단인 만큼 응대하는 직원의 음성의 높낮이, 말투, 뉘앙스, 태도 등에 많은 영향을 받는다. 따라서 보이지 않는 또 하나의 얼굴이라고 생각하고 전화 상담 예절은 병원을 알리는 데에 매우 중요한 요소임을 인식하여, 전화 걸기와 받기, 상황별 응대 매너까지 잘 익혀 둘 필요가 있다.

PART 1 의료서비스의 이론과 실무

1) 전화응대 기본 매너

(1) 정확성

- 음성을 바르게 하고 어미를 명확히 한다.
- 성명, 일시, 장소 등은 천천히 정확하게 전한다.
- 상대가 이해하지 못할 전문용어나 틀리기 쉬운 단어는 사용하지 않는다.
- 내용의 요점이 상대에게 정확히 전해졌는지 확인하고 복창한다.
- 중요한 부분을 강조한다.
- 환자의 의도를 정확하게 파악할 수 있는 듣기 능력을 배양해야 한다.
- 업무에 대한 정확한 전문지식을 갖추어야 한다.

(2) 친절성

- 눈앞에 환자를 맞이하는 마음으로 전화응대를 한다.
- 상대방을 존중하면서 잘 듣고자 하는 열린 마음으로 응대한다.
- 필요 이상으로 소리를 크게 내거나 웃지 않도록 한다.
- 말을 가로채거나 혼자서 말하지 않는다.
- 상대가 감정적으로 말을 하면 이쪽에서는 한발 물러서서 언쟁을 피하도록 한다.
- 경박한 단어는 사용하지 않는다.

(3) 신속성

- 전화를 걸기 전에 요건을 육하원칙(5W 1H)으로 말하는 순서와 요점을 정리한다.
- 불필요한 말은 반복하지 않는다.
- 필요한 농담이라도 정도가 지나치지 않게 한다.
- 대면 서비스보다 전화상에서 고객은 시간을 더 길게 느끼는 경향이 있으므로, 환자의 입장에서 환자의 시간을 존중하여 아껴 주려는 노력이 필요하다.

2) 전화 받기 매너

① 전화기 옆에서 항상 메모 준비를 해두는 습관을 들여야 한다.
② 전화벨이 3번 울리기 전에는 받아야 한다.
③ 밝고 친절하게 병원명, 부서명, 이름을 먼저 밝힌다.
예) '감사합니다. ○○성형외과 ○○○입니다.'
④ 바로 통화하기 어려울 때는 그 사유를 정확하게 설명해야 한다.
⑤ 상대방이 누구를 찾는지 확인한 후 대신 받아도 되는지 파악한다.

⑥ 상대방이 전화를 건 이유를 정확히 판단하고 답변한다.
⑦ 부재중 메모는 5W 1H에 의거하여 정확하게 기재한다.
⑧ 용건을 듣고 메모한 내용을 다시 재확인한다. 재확인은 숫자, 성함 등 잘못 듣기 쉬운 내용이 있으므로 확실히 반복하여 확인하도록 한다.
⑨ 추가 문의사항을 물어보고, 없으면 끝인사를 한 후에 마무리한다.
예) '다른 궁금한 사항은 없으십니까? 감사합니다.'
⑩ 상대방이 전화를 끊은 후에 수화기를 내려 놓는 습관을 가진다.

3) 전화 걸기 매너

① 필요한 내용을 메모할 수 있도록 메모지를 준비해 놓는다.
② 대화할 내용을 정리하고 난 후 전화를 건다. 통화할 내용을 미리 5W(What, When, Where, Who, Why) 1H(How) 형태를 이용하여 정리 한다.
③ 전화번호를 확인한 후 번호를 누른다(전화번호를 미리 인지한다).
④ 상대방이 나오면 본인의 소속과 성명을 이야기하고 인사한다.
⑤ 시간, 장소, 상황을 고려하여 전화 건 목적을 이야기한다.
⑥ 중요 내용을 확인하고 메모한다.
⑦ 용건이 끝났으면 확실한 마무리 인사를 한다.
예) '감사합니다' 또는 '좋은 하루 되세요' 등의 확실한 마무리 인사
⑧ 상대방이 전화를 끊은 뒤 잠시 있다가 전화를 끊는다

☎ 전화메모 ☎			
일시	월 일 시 분	받은사람	
전화 주신분		연락처	
용건			
통화결과	□ 전화 다시 하신다고 하셨습니다. □ 전화 해달라고 하셨습니다. □ 전화 왔었다고 전해달라셨습니다. □ 알았다고만 하셨습니다.		

▲ 전화 메모지 양식 예시

3. 진료환자 상담

환자를 응대해야 하는 소통을 상담이라는 표현으로 정의하기도 하는데, 상담은 한자어의 뜻에 따라 크게 두 가지로 구분해서 설명할 수 있다. 상담(相談)이란 문제를 해결하거나 궁금증을 풀기 위하여 의논함이라는 뜻이고, 상담(商談)이란 상업상의 거래를 위하여 가지는 대화나 협의를 한다는 의미로 사용된다. 병원에서 환자를 상담한다는 것은 환자와 동반 내원한 보호자 등과 치료 전반에 대한 이야기를 나누는 것이며, 환자에게 좋은 서비스를 제공하기 위한 상담을 하기 위해서는 신뢰가 필요하다. 환자에게 효과와 확신을 전달하기 위 해서 모든 초점은 환자와의 대화로 이어지며, 상담자의 태도에 따라 관계가 달라지므로 이에 대해 잘 알고 응대해야 한다.

1) 환자 상담 시에 갖추어야 할 자세

① 환자 지향적인 사고를 가져야 한다.
② 직업의식, 프로의식, 책임의식을 가지고 임하여야 한다.
③ 상담에 따른 전문적인 수준을 갖추어야 한다.
④ 긍정적이고 적극적인 사고를 할 줄 알아야 한다.
⑤ 원활한 대인 관계 능력을 보유하여야 한다.
⑥ 환자 심리를 안정시키는 상담 능력 및 소통 기술이 필요하다.
⑦ 자기 관리를 갖추고 있어야 한다.

2) 진료 상담의 대화의 기술

① 진료실에서 하는 모든 대화는 상담의 일부라는 것을 명심한다.
② 일상적인 얘기도 필요할 경우 진료기록지에 적는다.
③ 진료 전 대화도 중요하지만 진료 후가 더 중요하다.
④ 예, 아니오로 답변할 수 있는 질문보다는 환자의 생각을 말할 수 있는 질문을 한다.
⑤ 설명한 내용에 대해 환자가 완전히 이해할 수 있도록 쉬운 말로 풀어서 설명한다.
⑥ 의료진의 설명이 끝난 후에도 비용이나 일정 등에 대해 부담을 느낀다거나 문의사항이 있다면 따로 시간을 내어 해결한다.
⑦ 환자가 이해하기 쉬운 용어를 사용하고, 안내 책자와 사진 등 시각적인 자료를 적극 활용하여 설명한다.
⑧ 공손하고 분명한 말투와 적극적인 자세로 상담에 임하여 병원과 담당 의료진에게 신뢰감을 가질 수 있도록 한다.

3) 환자 응대 화법

말은 어떠한 단어를 사용하여 어떻게 말하느냐에 따라서 득이 될 수도, 독이 될 수도 있다. 단어 하나만으로도 환자는 자신이 고급서비스를 받고 있는지 하급서비스를 받고 있는지 판단하게 된다. 환자를 응대할 때 가장 많이 사용되고 필요한 화법들을 정리해 보는 것이 좋다.

쿠션화법	단호한 표현보다는 미안함의 마음을 먼저 전해서 사전에 쿠션의 역할을 할 수 있는 말을 전하는 화법 죄송합니다만~ 안타까우시겠지만~ 실례합니다만~ 바쁘시겠지만~ 번거로우시겠지만~ 수고스럽겠지만~
신뢰화법	정중한 화법 70%: ~입니다. ~입니까? (다까체) 부드러운 화법 30%: ~예요, ~죠? (요죠체)
레어드화법	사람은 "~이렇게 해" 같은 명령조의 말을 들으면 반발심이나 거부감이 들기 쉽다. 의뢰나 질문형식으로 바꿔 말하면 훨씬 더 부드러운 대화가 될 수 있다. ~ 좀 해주시겠습니까? ~ 좀 부탁해도 될까요?

4) 경청

대화에서 가장 중요한 것은 듣기이며, 특히 환자상담에서 경청은 매우 중요한 요소이다. 환자의 욕구와 니즈를 파악해야 대화가 부드럽게 진행되는데, 환자는 상담자에게 마음을 열기까지 시간이 걸리기 마련이다. 그러므로 상담자는 경청을 통해 상대의 말에 귀 기울이는 것이 중요하다. 경청은 귀로 상대의 말을 듣는 것뿐만 아니라 눈으로 상대의 얼굴에 나타난 감정을 듣는 것도 포함한다.

▶ 경청 시 주의할 점

- 팔짱을 끼고 듣거나 손장난을 하는 것
- 대답을 안 하거나 건성으로 듣는 것
- 눈을 쳐다보지 않고 무관심한 태도를 보이는 것
- 말참견을 하는 것
- 말에 트집 잡고 늘어지는 것
- 말을 중간에 끊는 것
- 주위를 두리번거리고 시계를 자꾸 쳐다보는 것
- 상대를 너무 뚫어지게 쳐다보는 것

5) 상담실 환경 관리

① 거울: 손거울, 탁상용 거울, 경우에 따라 확대경이 필요할 때도 있다. 상담실에 유리창문이 있을 경우 밖의 풍경이 보이지 않도록 차단하고 무늬가 없는 블라인드를 사용하되 빛이 투과되지 않는 것이 좋다.

② 달력: 다음 진료 또는 수술 일정을 잡을 때 필요하다. 최소 3개월 정도를 볼 수 있는 달력이 적당하며 상담사 개인 일정이나 메모가 되어 있는 것은 좋지 않다.

③ 상담매뉴얼: 모든 상담사가 표준화된 상담을 진행할 수 있도록 상담매뉴얼을 배치 하고 상담 전에 참고할 수 있도록 한다.

④ 시각 자료: 대체로 수술 전후나 치료를 보여주기 위해 사진을 활용한다. 컴퓨터 모니터로 보여주기도 하며, 책으로 만들어 두기도 한다.

⑤ 병원에 대한 소개자료: 병원의 철학과 가치가 명시된 자료, 병원의 지역사회 활동 등과 같은 관련 자료들을 비치하여 병원에 대한 신뢰감과 이미지를 높일 수 있다.

⑥ 의료진소개 파일: 자세한 프로필을 준비하여 미리 정보를 제공하면 보다 친밀감을 높일 수 있고 구전 효과로 이어질 수 있다. 진료실로 가기 전 복도나 대기실 벽면에 전시하여 의사의 신문, 잡지, 학회지 칼럼 혹은 TV 출연 장면 등을 담은 사진을 넣어 비치하거나 병원을 잘 알릴 수 있는 자료 등을 구비해 놓도록 한다.

⑦ 유명인 사진: 병원에 다녀간 환자 중 유명인의 사진과 서명을 전시한다.

⑧ 리플렛(leaflet), 브로슈어(brochure): 안내 책자는 상담 시 활용하거나 고객이나 보호자들이 머무는 공간에 잘 보이게 비치한다. 공간이 좁다면, 데스크에서 병원 진료를 마치고 가는 신규 환자에게 코디네이터가 직접 전해주는 것도 효과적인 방법이다.

6) 보호자(동반고객) 관리

병원을 내원하여 상담하는 환자 만큼이나 중요한 것이 동반 고객이다. 환자가 진료 받는 중에도 끊임없이 병원에 대한 평가를 내리며, 잠재환자로서의 역할도 수행한다. 상담 후에도 내원환자가 병원을 선택하는 데 지대한 영향을 미치게 되므로 동반고객에 대한 응대와 관리가 중요시된다.

TIP!

보호자(동반고객)을 위한 응대

- 보호자(동반고객)는 또 한 분의 고객이다.
- 환자와 보호자를 번갈아 바라보고 함께 교감하는 것이 중요하다.
- 환자의 요구를 반영하고 보호자와의 의견교환도 이루어져야 한다.
- 사전에 환자에게 확인하여 보호자 상담 동참 여부를 결정한다.
- 보호자 의견이 너무 많이 개입되어 환자를 배제한 상담이 되지 않게 주의한다.
- 비용의 지불권을 보호자가 가지고 있다고 하더라도 환자의 상태와 의견을 중시한 상담이 되어야 한다.

4. 불만환자 상담

환자들은 진료를 받는 중 병원의 여러 가지 불편사항으로 진료에 대한 불만, 원무와 행정절차에 대한 불만, 직원의 불친절에 대한 불만 등을 호소하게 된다. 이러한 불만을 표시하는 환자는 우리 병원을 위해 자신의 시간과 돈을 들여 가며, 귀중한 정보를 제공해주는 귀한 환자이다. 불만이 생겼을 때 불만을 숨기는 경우보다 알린 후에 즉시 해결되는 경우가 오히려 충성 환자가 된다는 뜻이다. 그래서 불만이 있다면 환자들이 이야기할 수 있도록 창구를 열어야 한다.

1) 불만 처리의 중요성

① 불만 환자의 유지와 개선은 이윤증대에 기여한다.
② 병원에 대한 좋지 않은 평판을 사전에 방지하게 된다.
③ 불만이 심화되어 법적 소송으로 가는 비용이 절감된다.
④ 환자의 불만 장기화를 막아 자원과 시간이 절약된다.
⑤ 병원경영에 유용한 정보획득이 가능하다.

2) 환자를 화나게 하는 7가지 태도

무관심 | 무시 | 냉담 | 거만 | 경직화 | 규정제일 | 발뺌

3) 불평 환자 행동 유형

고객 유형	내용
침묵 고객	침묵한 채 피해를 그대로 수용하는 고객. 이미 가지고 있는 부정적인 생각으로 다른 문제점을 찾아내려고 한다.
전환 고객	아무런 말 없이 다른 병원으로 옮겨가는 고객. 고객은 어떤 언급도 하지 않기 때문에 왜, 어떻게 고객을 잃었는지 알 수 없다.
전언 고객	자신의 불평을 친구와 이웃에 전하는 고객. 원래 불만족한 고객뿐만 아니라 그에게 영향을 받은 다른 사람까지 잃게 된다.
진정 고객	제3의 기관에 진정하는 고객. 소송이나 감사를 일으킬 수 있고, 언론까지 가세하게 되면 부정적 이미지의 급속한 확산을 초래할 수 있는 최악의 경우이다.
토로 고객	병원에 불평을 털어놓는 고객. 유일하게 긍정적인 경우이다. 병원은 고객의 요구를 이해하고, 문제를 파악하여 교정할 수 있을 뿐만 아니라 고객의 신뢰를 회복할 기회를 갖게 된다.

4) 불만응대(컴플레인) 처리 기법(MTP)

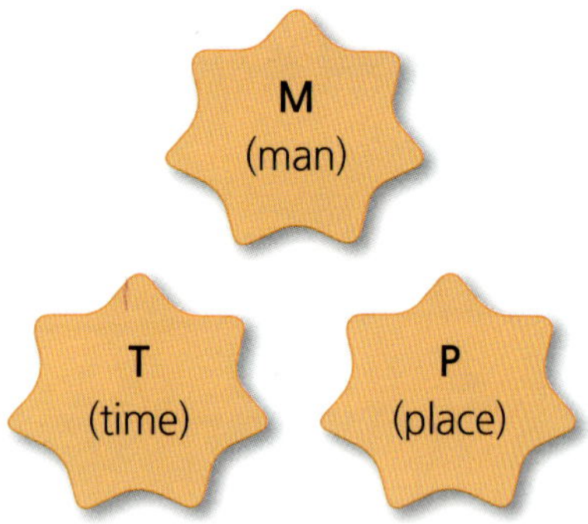

M (man) : 응대자 바꾸기
담당직원에서 책임자로, 코디네이터에서 실장 또는 원장으로, 가능한 상급자로 응대자를 바꿔서 응대를 하도록 한다.

T (time) : 시간 바꾸기
환자가 진정할 때까지 기다린다. 처음에는 대꾸를 하지 않고 경청만 한다.

P (place) : 장소 바꾸기
조용한 장소로 안내하여 따뜻한 음료를 대접하는 등 생각할 수 있는 시간을 갖게 한다. 서 있는 경우라면 편안한 의자로 안내하여 앉도록 권유한다.

5) 불만응대(컴플레인) 처리 기법(HEAT)

구분	응대방법	응대태도
H	Hear them out	✓ 고객으로 하여금 불만사항을 다 털어놓을 수 있게 끝까지 들어준다. ✓ 중간에 변명을 하거나 말을 가로막는 것, 건성으로 듣거나 불성실한 태도를 보이면 고객은 분노한다.
E	Empathize	✓ 고객의 불만을 깊이 공감하고 충분히 들어준다. ✓ 선입견을 버리고 관심 있게 듣는다. ✓ 중요내용은 메모를 하면서 듣는다.
A	Apologize	✓ "불편을 끼쳐드려 정말 죄송합니다."라고 정중히 사과한다.
T	Take responsibility	✓ 문제 해결책을 검토한다. ✓ 자신이 파악한 문제의 원인이 맞는지 확인한다. ✓ 친절하고 신속하게 해결책을 전달하고 처리한다. ✓ 불만 해결 사항을 알기 쉽게 설명한다. ✓ 어려운 것을 먼저 정중하게 말하고, 가능한 것을 나중에 책임지고 해결해 드린다고 설명한다.

6) 불만 환자 응대의 기본 요령

① 환자의 성향을 잘 파악하여 대처한다.

② 환자의 입장을 깊이 생각하고 공감해주며, 환자의 마음을 먼저 위로한다.

③ 병원의 규정을 거론하거나 변명하려 들지 말고, 환자의 말을 먼저 경청하도록 한다.

④ 환자의 불편을 업무적으로 받아들이고 인격적으로 상처받지 않도록 한다.

⑤ 상담자의 개인감정을 드러내지 않는다.

⑥ 환자를 바꿀 수 없다는 것을 명심하고, 환자의 가치관을 바꾸려 하지 않는다.

7) 불만 환자 응대 시 태도 및 주의 사항

① 당황하지 말고 겸손하게 끝까지 환자의 말을 경청하며 필요한 내용은 메모한다.
② 대화할 때 차트정리, 전화통화와 같은 산만한 행동을 하지 않는다.
③ 환자가 매우 화가 나 있다는 것을 잘 알고 있음을 감정이입을 통해 보여준다.
④ 문제 발생 원인을 동료나 조직에 전가하지 않는다.
⑤ 자신 있게 환자와 눈을 마주치면서 대화하도록 한다.
⑥ 설명은 사실대로 하며, 성의 있게 답변하고 사과한다.
⑦ 문제점을 해명하거나 변명을 늘어놓지 않도록 한다.
⑧ 환자의 불만을 잘 처리하여 병원 이미지를 향상시킨다.
⑨ 환자로 하여금 내가 기꺼이 도울 것이라는 느낌을 주고, 신속하게 해결해나간다.
⑩ 감정이 다소 상하더라도 동요되지 말고 침착하고 차분하게 이야기한다.
⑪ 환자가 의문을 제기한 사항에 대해서는 명확하게 답변을 하고, 잘 모르는 사항에 대해서는 양해를 구한 다음 사실을 확인하여 답변한다.
⑫ 무리하게 "Yes"라고 답하지 말고, 최선을 다한 "No"가 되도록 한다.

5. 상담일지 작성

병원의 신환은 매일 있다. 그래서 그때그때 제대로 정리되지 못한 환자데이터는 병원경영과 소개환자 창출 및 환자 관리에 도움이 되지 못한다. 상담일지는 환자의 인적 사항과 연락처, 상담 일정 및 내용, 상담 결과 등을 일목요연하게 기재하면 된다. 상담 일지를 작성하면 치료 진행 사항을 파악할 수 있으며, 향후 필요에 의해 환자 관리 및 마케팅 등에 활용할 수도 있다. 상담자가 일일이 환자를 기억하는 것에 대한 불확실한 기억보다는 정확한 기록으로 환자응대를 하는 것이 좋으며, 각 접점에서도 동일하게 응대를 할 수 있다. 이러한 환자 응대로 향후 한 사람의 환자가 평생 동안 이용할 수 있게 하는 것이 좋다. 상담일지는 상담 기간에 이루어진 상담 내용을 기록하는 문서이므로, 사실에 근거하여 정확하게 작성하여야 하며, 외부에 유출이 되지 않도록 신경을 써야 한다.

1) 상담일지의 종류

① 일일상담일지
② 신환 상담일지
③ CRM (customer relationship management, 고객관계관리)일지
④ 불만 환자 및 온라인 환자 상담일지

2) 환자상담일지 작성

① 가능하면 매일 기록하여 데이터가 누락되는 일을 방지한다.
② 코디네이터나 상담자뿐만 아니라 원내 직원들이 아는 정보도 같이 기록한다.
③ 치료진행 여부 등을 자세하게 기록한다.
④ 상담일지는 특정 장소에 보관하여 정보유출에 주의한다.

3) 신환 상담 통계 및 일지 작성

① 총 신환 수 대비 소개환자나 내원경로에 따른 환자의 비율, 치료가 연결된 환자와 중단 환자도 기록하여 통계에 활용한다.
② 직원 및 지인소개는 CRM일지에 반영하여 소개환자에게는 감사의 표시를, 직원소개 경우에는 비용과 치료 규모에 따라 인센티브를 제공한다.

[상담일지 양식 예시]

<table>
<tr><th colspan="8">신환 상담일지</th></tr>
<tr><td colspan="8">년 월 일</td></tr>
<tr><th rowspan="2">차트 번호</th><th rowspan="2">성함</th><th rowspan="2">수술명</th><th rowspan="2">상담사</th><th rowspan="2">담당의</th><th colspan="2">Result</th><th rowspan="2">비고</th></tr>
<tr><th>수술일</th><th>보류사유</th></tr>
<tr><td></td><td></td><td></td><td></td><td></td><td></td><td></td><td></td></tr>
<tr><td></td><td></td><td></td><td></td><td></td><td></td><td></td><td></td></tr>
<tr><td></td><td></td><td></td><td></td><td></td><td></td><td></td><td></td></tr>
</table>

6 / 의료서비스 술 후 관리

1. 환자 사후 관리

환자 사후 관리는 환자 정보관리의 결과물을 효과적으로 활용할 수 있는 범주 가운데 하나이다. 먼저 환자 사후관리를 어떠한 목적으로 해야 하는가와 사후관리를 통해서 무엇을 얻고자 하는가에 대한 질문과 해답을 얻으려는 노력을 기울여야 한다. 일반적인 통계를 보면 기존환자 유지비용보다 신규환자 유치 비용이 평균 7배나 더 많은 것으로 나타났다. 따라서 병원에서는 신규환자를 유치하는 것도 중요하지만, 기존환자의 유지에 더 많은 관심을 가지고 다양한 전략을 진행해야 할 것이다. 특히, 치료나 시술 혹은 수술 후 경과관리 만족도를 높이는 것은 소개 환자를 유치하는 데 있어 매우 중요한 부분이라 할 수 있다.

1) CRM의 개념

고객관계관리(customer relationship management, CRM)란, 관계마케팅의 일환으로서 고객정보를 효과적으로 이용하여 고객과의 상호적인 관계를 구축하고 관리하는 행위 또는 활동을 뜻한다. 즉, 병원에서 CRM이란 다양한 수단으로 환자 정보를 기록하고, 그 정보들을 이용해서 환자들의 선호 사항이나 필요한 요소들을 얻고 활용하는 것으로 요즘은 컴퓨터 프로그램화되어 많이 활용되고 있다.

2) CRM의 특성

① CRM은 환자지향적이다.
② CRM은 환자 개개인을 대상으로 하는 1:1 마케팅이다.
③ CRM은 고객생애가치(customer lifetime value)를 통한 장기적 이윤을 추구한다.
④ CRM은 쌍방향적이면서도 개인적인 소통을 필요로 한다.
⑤ CRM은 환자에 대한 상세한 데이터베이스의 구축이 필요하다.
⑥ CRM은 조직내부의 모든 운영과정의 통합과 교재화하는 매뉴얼(manual)을 요구한다.

3) CRM의 장점

환자의 정보들을 획득할 수 있으며, 환자의 요구에 맞추어 서비스를 제공할 수 있다. 또한 CRM을 통하여 치료, 시술, 수술의 장점 및 부작용 등 정확한 정보를 제공할 수 있으며, 내원경로를 통한 환자 소개자 관리, 상담 예약 시 사전 문자발송 등을 함으로써 기존 환자들과 장기간 관계를 유지할 수 있다. 병원의 경우 구전 효과도 매우 높은 분야여서 새로운 환자 유치에도 도움이 된다.

환자 유치	환자 유지	평생 환자
환자 확보	관계 유지	관계 강화
어떤 특성을 가진 잠재환자가 우량환자가 될 가능성이 높은가? 잠재환자는 어디에 있으며 어떤 요구를 가지고 있는가?	신규환자를 어떻게 유지시킬 것인가? 어떻게 하면 환자의 이용률을 높일 수 있는가?	이탈환자의 이유는 무엇이며 어떻게 이탈을 막을 것인가? 일반환자를 어떻게 우량환자로 만들 것인가?

CRM의 단계별 목표*(출처: 대한병원 코디네이터협회, 병원 코디네이터)*

4) 해피콜(Happy call)

해피콜은 당일 상담이나 진료를 받고 간 환자에게 병원 서비스에 대한 만족도를 직접 확인하는 방법이다. 이를 통해 불만은 병원 자체 내에서 흡수하고 만족도를 높이자는 의도인데, 환자의 만족도를 확인하는 차원에서 이루어지는 특별한 서비스라고 생각하면 된다. 고객과의 원활한 관계를 지속적으로 유지함으로써 고객 관리가 수월해지고, 횟수를 거듭하면서 직접 판매와도 연결시킬 수 있다는 장점 때문에 처음에는 서비스 분야의 기업에서 많이 이용하였다. 차츰 병의원의 환자에 대한 서비스에 관심이 높아지고, 환자들의 서비스 요구 역시 높아지면서 이제는 대부분의 활동에서 해피콜 서비스를 하지 않으면 되지 않을 정도로 일반화되었다. 그래서 규모가 크거나 네트워크(network)가 되어 있는 병원의 경우 자체 콜센터를 통해 이러한 업무를 조직적으로 실시하고 있다.

※ 해피콜의 종류

① 처음 내원 후 만족을 묻는 해피콜
② 환자 생일날 생일 축하 메시지
③ 계절별 특성을 활용하여 안부를 묻는 메시지
④ 검사 및 치료 결과에 대한 안내 메시지

5) 리콜(Recall)

리콜은 환자와의 지속적인 교류를 위해서 실시하는 방법 중의 하나로 이미 진료를 받은 환자에게 다음에 필요한 정기적인 관리나 이후 필요한 진료의 시기와 방법 등을 미리 알려주는 일종의 맞춤 환자서비스이다. 매스컴에서 자주 오르내리는 자동차나 기타 제조업체에서 말하는 리콜과는 다른 개념이다. 코디네이터는 리콜을 할 때 다음과 같은 목표를 달성해야 한다.

※ 리콜의 목표

① 병원에서 지속적인 관심을 보이고 있음을 환자가 알게 한다.
② 환자가 병원에 대한 신뢰감을 갖도록 만든다.

※ 리콜 방법

과거에는 리콜 방법으로 우편엽서나 카드 형태의 메시지를 통해 환자에게 정보를 주었다. 최근에는 인터넷과 스마트폰의 발달로 전자우편이나 문자메시지 등의 형태로 리콜 하는 병원들이 대부분이지만, 정보화 시대에 손으로 직접 쓴 편지 한 장이 더욱 인간적일 수도 있다. 단, 환자가 원치 않아 할 수도 있으므로 사전에 동의를 구하는 것이 좋다.

리콜 방법은 병원 사정에 따라 여러 가지 방법 중 하나를 선택할 수도 있고 병행할 수도 있는데, 1차 리콜 후 반드시 직접 통화하여 다시 확인하는 것이 가장 확실한 방법이다.

※ 리콜의 종류

종류	방법	장점	단점
내원 당일 다음 약속	진료가 끝난 환자와 약속 차후 내원의 중요성 강조 (진료기록지에 내원일 기록)	시간이 들지 않음	확신이 없고, 담당자가 챙기지 않으면 잊혀짐
전화 시스템	일정 기간 후 전화상으로 리콜 하는 방식	환자의 반응 즉각 확인 반응 결과에 따른 진료 계획 수립 가능	부재중 직접 연락 불가 제3자 통화 시 확인 불가
문자 시스템	규칙적인 메시지 발송으로 환자와의 정기적인 접촉을 시도하는 방식	환자가 언제든지 볼 수 있고, 환자의 반응을 기다릴 수 있음	단순 광고물로 무시할 가능성이 높고, 반응을 즉시 알 수 없음(비용, 시간 소요 많음)

2. 환자만족도 조사

병원이 제공하는 서비스에 대하여 서비스 이용자인 환자가 서비스 활동 전반이나 특정 서비스를 평가하고 조사하는 것이다. 병원이 제공하는 서비스가 환자 중심적으로 구체적이고 다양하게 이루어지고 있는지의 여부, 환자의 기대 충족 여부를 측정함으로써 향후 병원 서비스의 방향과 수준 설정을 위한 기준으로 활용한다. 이러한 활동의 궁극적인 목적은 환자 만족을 극대화하여 환자 충성도를 확보하는 데 있다. 고객마다 특성이나 가치판단 기준 및 경험이 다르므로 같은 의료서비스를 받은 환자라도 이에 대한 만족도나 반응이 다를 수 있다. 의료서비스에 대한 환자 만족도는 다음과 같은 특징들을 갖게 된다.

- 환자 만족도의 의료서비스의 다양한 차원과 속성들이 복합적으로 작용하여 환자에게 평가된다.
- 환자 만족도는 동적인 과정을 통해 형성되며, 시간이나 상황에 따라 변화한다.
- 환자 만족도는 태도나 행위 등을 통해 반응이 표현된다.
- 환자 만족도의 형성에는 환자의 다양한 특성이 반영된다

1) 환자 만족도 서비스 평가의 측정

구분	고객 만족도 평가 요소
신뢰성 (Reliability)	약속한 서비스를 믿게 하며 정확하게 제공하는 능력. 약속한 진료 및 서비스 시간 준수, 환자의 문제 발생 시 대처 태도, 진료비 청구의 적절성 등이 평가 대상
확신성 및 보장성 (Assurance)	고객들에게 보여 주는 의료 서비스의 질과 예절, 고객들로 하여금 신뢰, 능력, 신용을 느끼게 해주는 능력 등을 평가
유형성 (Tangibles)	서비스는 보이지 않으므로 소비자들은 유형의 설비나 장치, 직원들의 외모 및 차림새 등으로 서비스의 질을 측정
공감성 (Empathy)	문제를 해결할 때 환자의 개인적인 요구에 대한 배려, 환자에 대한 관심, 환자 요구의 경청, 환자 지향적인 시간 배려, 진심 어린 서비스 등을 평가
고객 반응성 (responsiveness)	환자들의 다양한 요구에 얼마나 즉각적인 서비스를 제공하는지의 여부를 평가

2) 환자 만족도 조사방법 - 서베이(Survey) 조사

조사방법	장점	단점
대인 면접법	• 응답자를 직접 대면하여 충분한 시간을 갖고 조사를 실시하기 때문에 질문 내용을 정확하고 자세히 설명해 줄 수 있어 양질의 정보를 얻어낼 수 있다. • 응답자의 확인이 가능하고, 상대적으로 응답률이 높은 편이다. • 정해진 조사기간 내에 조사를 할 수 있다. • 표본분포의 통제가 가능하다.	• 현장조사로 인해 조사비용이 비교적 많이 소요된다. • 질의응답 과정에서 조사원이 응답자의 응답에 영향을 미칠 수 있다. • 응답자의 익명성이 보장되지 않는다.
전화 조사법	• 비교적 저렴한 비용의 조사방법이다. • 신속하고 간편하게 실시할 수 있다. • 익명성이 보장되어 응답률도 높은 편이다. • 지역과 거리와 관계없이 조사표본의 분포의 폭을 넓힐 수 있다.	• 조사시간이 짧아야 하는 특성으로 질문내용이나 질문유형을 다양하게 하는 데 있어서 한계가 있다. • 응답자와 통화가 불가능하거나 안되는 경우 제외되는 문제점이 있다.
우편 조사법	• 조사원을 투입하지 않으므로 조사원 사용비용을 절약할 수 있다. • 익명성이 보장되어 솔직한 응답을 기대할 수 있다. • 면접의 오류 발생이 낮다. • 지역 관계없이 조사표본의 분포 폭을 넓힐 수 있다.	• 응답자가 질문내용을 잘 이해하지 못할 경우 설명이 불가능하다. • 응답률은 전체 발송량의 10~20% 정도로 낮은 수준이다.
인터넷 조사법	• 조사 대상자수의 증가에 따른 추가 비용의 발생이 미미하다. • 설문문항에 동영상, 3차원 이미지 등의 입체적인 질문이 가능하다. • 24시간 장소를 구애받지 않고 쌍방향 커뮤니케이션을 통해 조사를 할 수 있다. • 설문의 회수가 빠르고 실시간으로 분석이 가능하다. • 조사 대상자의 범위를 광범위하게 할 수 있다.	• 인터넷 설문을 스팸으로 생각하여 응답에 참여하지 않을 가능성이 높다. • 조사 대상자가 인터넷을 사용하는 사람으로 한정되고, 조사에 능동적인 사람만이 응답하게 되어 조사의 대표성을 상실할 가능성이 있다.

3) 고객의 소리(VOC)

고객의 소리(voice of customer)란 병원의 고객인 환자들이 병원에 들려주는 소리로서, 병원에서는 다양한 채널을 통해 환자의 소리를 들을 수 있다. 병원 홈페이지의 게시판, 전화, 환자 의견 카드, 편지 등 환자의 소리에 잘 응답하여 불만사항을 해결해주어야 한다. 또한 환자의 소리를 잘 정리하고 분류하여 병원 서비스 품질을 개선하는 데 필요한 정보로 활용할 줄 알아야 한다. 환자 소리함은 익명성이 보장되기 때문에 많은 정보를 획득할 수 있다는 장점이 있는 반면 회수율이 낮다는 단점이 있다.

① 환자 의견 카드, 홈페이지 게시판 등 채널을 다양화한다.

② 환자의 소리를 한곳으로 모아 정리한다.

③ 정리한 환자의 소리를 검토하고 내용별로 분류하여 그 결과를 병원 전체 직원에게 알리고 공유하도록 한다.

④ 환자들이 제기하는 내용에 대해 대응자료를 표준화하고, 이를 병원서비스 매뉴얼에 반영한다.

⑤ 정리된 환자의 소리를 토대로 하여 새로운 서비스를 기획하거나 더 나은 서비스를 위한 정보로 활용 한다.

4) 설문 문항 작성시 유의사항

① 문항의 구성은 간결하고 명확하게 한다.
② 각 문항의 구성은 단 하나의 질문으로 한다.
③ 부정하는 표현은 사용하지 않는다.
④ 해석이 두 개 이상으로 될 수 있는 문장은 되도록 사용하지 않는다.
⑤ 응답자들이 이해하기 쉬운 단어를 사용한다.
⑥ 항상, 모두, 절대로, 아무도 등과 같은 전체 긍정이나 전체 부정어를 포함하는 문장을 사용하지 않도록 한다.
⑦ 만약에, 왜냐하면 등의 단어를 포함하여 쓰지 않는다.

5) 환자 만족도 개선 프로세스

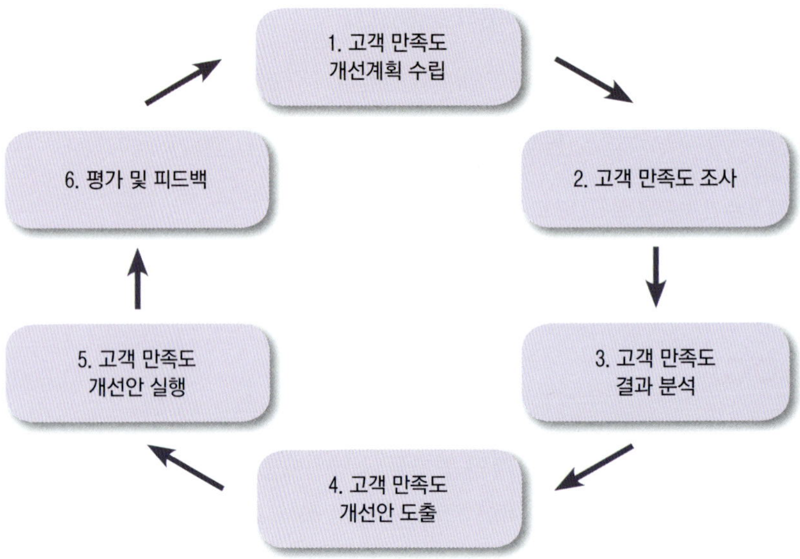

6) 환자 만족도 개선안 도출

만족도 조사에서 도출된 각각의 문제점들에 대하여 원인을 분석하고, 결과를 토대로 타당성이 높은 개선안을 선정하고, 선정된 개선안의 실행 계획을 세우는 단계이다. 개선 계획은 팀원 및 팀 관리자와의 논의를 통해 수립하도록 한다. 의료서비스의 특성상 개선단계에서 중요한 것은 현장에서 직접 부딪히는 실무자들의 아이디어가 최대한 반영된 개선안을 찾는 것이다. 현장 실무자의 의견을 수렴하지 않고 개선안을 만들게 되면 실행에 많은 어려움을 겪을 수 있고 효과적이지 않기 때문이다.

7) 환자 만족도 개선활동 평가 및 피드백

① 의료서비스는 지속적인 관리가 매우 필요하다.

② 개선안을 실행하고 난 후에는 반드시 평가가 이루어져야 한다.

③ 코디네이터는 각 개선안을 실행하고 얻은 성과를 파악하고 자료를 수집한다.
평가 결과물을 통해서 개선안이 바람직한 결과를 얻었는지 확인하고, 그렇지 못한 경우에는 해당 부서에 피드백을 주어 해당 개선안의 실행을 중단하거나 단점을 보완해나가야 한다.

④ 개선안을 실행한 후에는 꾸준히 효과를 거두는지 정기적인 관리가 필요하다.

⑤ 환자 만족도의 수치로 보아 개선안의 효과가 작거나 감소하고 있다면 적절한 조치를 취할 수 있도록 대응 계획안을 수립한다.

[서비스 설문조사표 예시]

서비스 설문조사

안녕하세요 OO성형외과입니다. 저희는 환자분들이 원하시는 친절하고 쾌적한 병원을 만들기 위해 여러분의 소중한 의견을 듣고자 합니다.
설문에 응해주시는 내용은 환자분의 진료기록과는 전혀 상관이 없으며, 여러분의 의견 하나하나를 소중히 생각하고 반영하여 더욱 편안하고 환자를 생각하는 병원이 될 수 있도록 하겠습니다.

1. 병원에 들어섰을 때 직원들은 미소와 큰소리로 인사하며 맞이해줬나요?
   ① 항상 그렇다 ② 가끔 그렇다 ③ 아니다 ④ 전혀 아니다

2. 직원들끼리 잡담을 하며 모른 체하거나 무표정으로 응대한 적이 있나요?
   ① 항상 그렇다 ② 가끔 그렇다 ③ 아니다 ④ 전혀 아니다

3. 병원내부가 항상 청결하다는 생각이 드시나요?
   ① 매우 그렇다 ② 그렇다 ③ 보통이다 ④ 아니다 ⑤ 매우 아니다

4. 대기시간에 활용할 만한 것들이 충분히 배려되어 있다고 생각하시나요?
   ① 매우 그렇다 ② 그렇다 ③ 보통이다 ④ 아니다 ⑤ 매우 아니다

5. 원장님은 환자의 질문에 관해 충분한 설명을 해주나요?
   ① 매우 그렇다 ② 그렇다 ③ 보통이다 ④ 아니다 ⑤ 매우 아니다

6. 우리병원 방문 시 가장 불편했던 점은 무엇인가요?
   ① 교통편 ② 직원들의 불친절 ③ 의사의 불친절 ④ 대기시간
   ⑤ 병원시설 ⑥ 기타( )

7. OO성형외과를 다른 사람에게 추천한 적이 있나요?
   ① 있다 ② 없다

8. 있다면 그 이유는 무엇인가요?
   ( )

9. OO성형외과에 개선점이나 바라는 점이 있다면 간략하게 적어주세요.
   ( )

귀하의 의견을 귀중한 자료로 삼아 보다 나은 서비스로 모시겠습니다.
설문에 응해서 좋은 의견 주셔서 대단히 감사합니다.

PART 2

임상 총론

1 미용성형의 안전관리지표
2 의료분쟁 예방을 위한 진료기록부와 수술동의서
3 수술 전후 임상사진
4 성형수술 환자의 정신과적 측면
5 안전한 수술을 위한 수술 전후 점검과 유의사항
6 수술 후 상처치료와 약물치료
7 수술실 위생관리
8 수술장비와 수술기구
9 마취의 종류, 마취제, 주의사항
10 응급상황과 응급처치

1 / 미용성형의 안전관리지표

미용성형 환자의 안전한 수술과 만족스런 결과를 위해서는 의사뿐만 아니라 업무를 보조하는 간호사, 상담사 등 모든 직원들이 의학미용의 의료서비스 자세와 기본 임상지식을 갖추어 치료와 감염예방을 익히며, 수술의 목적과 방법을 이해하면서 응급상황에서 대처 능력을 갖추어야 한다. 환자 안전에 최선을 다할 수 있는 환자 안전 관리지침을 익히기 위해서는 이러한 미용성형의 의료서비스와 임상지식을 쉽게 이해할 수 있도록 평소 교육이 되어야 환자와의 원활한 소통과 안전한 진료의 목표를 달성할 수 있다.

안전한 성형수술을 위해서는 수술 전에 직접 수술할 의사와 충분히 상담하는 것이 무엇보다 중요하다. 대부분의 경우에 운영의 편의를 위해 상담실장이 환자와 상담하고 수술을 결정하는데, 이는 불법이며 환자에게 수술의 정확한 정보를 제공하지 못한다. 상담실장이나 코디네이터의 역할은 수술할 의사와 상담한 수술내용의 충분한 이해를 돕기 위해 부연설명을 하거나 수술 전 준비사항과 수술 후 주의사항을 설명하고, 수술 일정과 비용 등을 정하는 것이다. 수술 전 상담에서는 어떤 부위를 수술할 것이며, 수술방법, 수술 전후 주의사항, 수술 후 부작용과 합병증에 대해서도 꼼꼼히 설명하여 의사와 환자 간의 충분한 소통이 필요하다. 이러한 수술 전 설명 사항은 진료기록부에 잘 기록해 둬야 하고, 설명을 바탕으로 수술동의서도 환자로부터 받아야 한다.

안전한 수술을 위해서는 수술 전 점검사항을 잘 파악하고 유의사항을 잘 알려줘야 하는데, 환자의 평소 건강상태와 질병 유무를 파악하여 수술에 지장 없게 검사하고 수술 전에 유의해야 할 사항과 준비사항을 알려줘야 한다. 수술 당일에는 환자의 신상정보, 수술 부위, 수술방법, 마취 방법에 따라 수술에 차질이 없도록 수술 준비가 되어야 하며, 의사와 환자는 수술 전에 서로 정확히 확인하여야 한다.

수술실에서 직원은 수술실 장비와 기구들을 숙지하여 수술방법에 맞게 장비와 기구가 준비되어야 하고, 마취방법에 따라 마취의 종류와 마취제의 특성에 대해 숙지해야 한다. 특히 마취제는 환자의 몸에 들어가 직접 약물작용과 마취작용을 하므로 엄격히 관리되어야 한다.

수술 후에는 환자의 상처치료와 약물치료가 필요한데, 성형외과에서 사용하는 상처 치료방법과 소독약물의 종류에 대해 숙지해야 하며, 약물치료에 사용되는 항생제, 소염제, 진통제, 소화제 등 사용 약물에 대해서도 관리를 잘 해야 한다. 수술이란 마취상태에서 마취약과 약물이 투여되는 과정에 이루어지는 것이기 때문에 언제 어떤 방식으로 응급상황이 발생할지 예측할 수 없으므로, 응급상황에 대처할 수 있는 기구와 약물을 항상 준비해 둬야 하며 유사시 문제없이 해결할 수 있는 능력을 갖추어야 한다.

2 / 의료분쟁 예방을 위한 진료기록부와 수술동의서

질병치료를 위한 외과적 수술에 비해 성형수술은 환자의 자율적인 선택이 강한 의료행위이기 때문에 의사의 설명 내용과 환자의 선택권이 매우 밀접한 관계에 있다.

성형수술 관련 의료분쟁은 의사와 환자 간의 복합적 문제가 결부되어 있는데, 설명 부족에 따른 비현실적 기대와 사소한 불만족에서부터 장애, 사망에 이르기까지 다양하게 나타난다. 이러한 의료분쟁은 의료인의 설명의무와 주의의무가 관건이며, 이러한 의무들에 최선을 다했는지를 진료기록부에 작성하지 못하면 책임을 묻게 되므로 진료기록부와 수술동의서를 신중하게 설명하고 꼼꼼하게 기록해 두어야 한다.

1. 진료기록부

진료기록부에는 환자의 기본정보, 외래기록지, 수술기록지, 외래 또는 입원 경과기록지, 간호기록지 등 다양하다. 환자의 기본정보에는 개인 신상, 과거 또는 현재 앓고 있는 질환(특히 정신과 병력), 수술 과거력(특히 성형수술 포함), 현재 복용 중인 약물 등을 기록하고, 키, 몸무게, 혈압 등을 측정한다.

외래기록지에는 환자와 처음 진료를 보며 상담했던 내용을 자세히 기록하는 초진기록지가 있는데, 첫 상담을 통해 수술여부를 결정하는 과정이 들어있으므로 의사의 설명내용과 환자의 선택권에 있어 매우 중요한 자료가 된다. 그러므로 진료에서 수술까지 최대한 설명하고, 설명을 바탕으로 환자 스스로 결정하게 해야 하며, 특히 분쟁의 소지가 있는 경우에는 설명을 더욱 신중하게 하여 문제 중심의 진료기록을 꼼꼼히 해야 한다.

수술 후에는 수술기록지를 양식에 맞추어 자세히 기록하여야 하며, 수술 중 특이사항이 있었던 부분에 대해서도 자세히 기록해 둬야 한다.

수술 후 입원 여부에 따라 외래 또는 입원 경과기록지를 통해 수술 후 환자의 상태, 상처의 상태, 특이사항 등을 자세히 기록하며, 이때 간호사도 경과에 대한 간호기록지를 작성한다.

의료법에 의하면, 의료인은 진료기록부, 간호기록부 등 진료에 관한 기록을 갖추어 두고, 환자의 주된 증상, 진단 및 치료 내용 등 의료행위에 관한 사항과 의견을 상세히 기록하고 서명하여, 일정 기간 보관하여야한다. 진료기록부를 거짓으로 작성하거나 고의로 사실과 다르게 추가 기재, 수정하여서는 안 된다고 법으로 규정해 두었으며, 위반할 경우 행정처분을 받는다.

2. 수술동의서

수술동의서는 그동안 의료진이나 의료기관의 자율적 결정에 따른 것이지 의료법의 의무사항은 아니었지만, 2017년 6월부터 의료법에 의해 환자에 대한 설명과 동의 의무를 법으로 부과하였다.

의료법에 의하면, 의사는 생명이나 신체에 중대한 위해를 발생하게 할 우려가 있는 수술, 수혈, 전신마취의 경우에는 환자에게 의료내용을 설명하고 서면 동의를 얻어야 한다. 동의 내용은 환자에게 발생하거나 발생 가능한 증상의 진단명, 수술의 필요성, 방법과 내용, 설명의사 및 수술에 참여하는 주된 의사 성명, 수술 후 발생 예상되는 후유증 또는 부작용, 수술 전후 환자의 준수사항 등이다. 또한 환자에게 동의를 받은 사항 중 수술방법 및 내용, 수술에 참여하는 주된 의사가 변경된 경우에는 변경 사유와 내용을 환자에게 서면으로 알려야 한다. 이러한 내용이 포함된 수술동의서(마취동의서)는 수술과 마취 방법에 맞추어 설명되고 환자에게 서명 받아야 한다. 그러므로 수술과 마취에 대한 전반적 수술동의서와 수술별 수술동의서를 따로 서명받아야 하며, 수술별 수술동의서는 임상 각론의 수술부위별 소개에서 수술별로 소개한다.

의료분쟁은 생기지 않게 예방하는 것이 좋으나, 피할 수 없는 상황이므로 현명하게 대처하고 해결하는 것이 중요하다. 이상의 모든 문제들을 해결하기에 앞서 의사 스스로 정직과 도덕성이 기본되는 윤리적 규범이 필요한데, 이는 의사의 개인적 생활태도, 환자에 대한 윤리, 진료 윤리, 의료광고 윤리를 지키며, 의료분쟁에 있어서도 윤리적 규범을 준수하여 환자와 사회로부터 신뢰를 굳건하게 해야 한다.

등록번호	
성 명	

□ 수술
□ 시술
□ 검사
□ 마취
□ 의식하진정

동의서

공정거래위원회
표준약관 제10003호
(2016. 6. 22. 개정)

1. 환자의 현재 상태(검사결과 및 환자의 고지에 따라 유/무/미상으로 나누어 기재)

진단명			
수술, 시술, 검사명			
참여 의료진	주치의(집도의 1)	(이름:)	□ 전문의(전문과목:), □ 일반의(진료과목:)
	주치의(집도의 2)	(이름:)	□ 전문의(전문과목:), □ 일반의(진료과목:)
시행예정일			

과거병력(질병 · 상해 전력)		알레르기	
특이체질		당뇨병	
고 · 저혈압		마약사고	
복용약물		기도이상 유무	
흡연여부		출혈소인	
심장질환(심근경색증 등)		호흡기질환(기침 · 가래 등)	
신장질환(부종 등)		기타	

* 수술참여 집도의가 다수인 경우 모두 기재해 주시기 바랍니다.
주치의(집도의 1, 2) 기재란 기재요령: 주치의(집도의 1) 항목에는 환자의 주치의(집도의) 정보를 기재, 주치의(집도의 2) 항목에는 당해 수술 · 시술 등에 있어 주치의(집도의 1) 이외에 추가적으로 주치의의 역할(주된 수술역할 등)을 담당하는 의사가 있는 경우에 한하여 작성

2. 설명사항

* 각 항목의 구체적인 내용은 수술 · 시술 · 검사의 특성에 따라 개별적으로 기재할 수 있습니다.
* 개별적 기재 내용 중 중요한 사항에 대하여는 굵은 글씨로 표시하거나 밑줄을 강조하는 것이 바람직합니다.

등록번호	
성 명	

20 년 월 일 시 분

환자명 : **(서명 또는 날인)**
주민등록상의 생년월일: **집 전 화:**
주소: **휴대전화:**

대리인(환자의): **(서명 또는 날인)**
주민등록상의 생년월일: **집 전 화:**
주소: **휴대전화:**

*** 대리인이 서명하게 된 사유**
□ 환자의 신체적 · 정신적 장애로 인하여 약정 내용에 대하여 이해하지 못함
□ 미성년자로서 약정 내용에 대하여 이해하지 못함
□ 설명하는 것이 환자의 심신에 중대한 나쁜 영향을 미칠 것이 명백함
□ 환자 본인이 승낙에 관한 권한을 특정인에게 위임함
(이 경우 별도의 위임계약서를 본 동의서에 첨부하여야 합니다)
□ 기타

* 의사의 상세한 설명은 이면지 또는 별지를 사용할 수 있습니다.(이 동의서에 첨부함)
* 환자(또는 대리인)는 이 동의서 또는 별지 사본에 대한 교부를 요청할 수 있으며, 이 요청이 있을 경우 지체 없이 교부하도록 합니다. 단, 동의서 또는 별지 사본 교부 시 소요되는 비용을 청구할 수 있습니다.
* 수술(검사, 시술) 후 보다 정확한 진단을 위하여 추가로 특수 검사를 시행할 수 있으며, 이 경우 추가비용을 청구할 수 있습니다.

________________ 병원(의원)장 귀하

K 성형외과병원
K-plastic surgery hospital

등록번호 :
이 름 :
생년월일 :
병 실 :

성형외과 수술 · 마취 동의서

진단명 :		
수술명 :		
주치의(설명의사) : ㊞		
키:	몸무게:	혈액형:

본인은 본인(또는 환자)에 대한 수술(검사, 마취)의 필요성, 내용, 예상되는 합병증, 후유증
(
) 등에 대한 설명을 의사로부터 들었으며, 본 수술(검사, 마취)로써 불가항력적으로 야기될 수 있는 합병증 또는 환자의 특이체질로 인해 우발적 사고가 일어날 수 있다는 것을 이해하고, 수술(검사, 마취)에 협력할 것을 서약하며, 이에 따른 의학적 처리를 주치의 판단에 위임하여 수술(검사, 마취)하는데 동의합니다. 또한 환자의 수술 전/후에 시행한 혈액검사, 조직검사, 방사선 촬영 및 이미지 촬영은 교육 및 연구 자료로 익명으로 사용될 수 있음을 허락합니다.
I understand that photography/video recording taken before/during/after the operation & specimens of blood, tissue or other body products obtained for diagnostic purposes or removed at operation may be retained for possible use in medical reserch and development.
When used, all data will be anonymous.

1. 환자가 평소에 알고있던 질환이나 복용 중인 약물을 자세히 기술하세요.
   고혈압( ), 심장병( ), 당뇨( ), 간염( ), 결핵( ), 천식( ), 약물 / 음식 알레르기( )
   현재 감기( ), 현재 임신 ( ), 기타 ( ), 없음( )
2. 환자가 과거에 수술하신 적이 있으십니까?
   (예 / 아니오 :)

20 년 월 일 시 분

환 자 : ㊞
보호자(대리인) : ㊞ (환자와의 관계 :)
생년월일 :
주소 또는 연락처 :

- 대리인이 서명하게 된 이유
  - ☐ 환자의 신체, 정신적 장애로 인하여 진정에 대하여 이해하지 못함
  - ☐ 미성년자로서 약정 내용에 대하여 이해하지 못함
  - ☐ 설명하는 것이 환자의 심신에 중대한 나쁜 영향을 미칠 것으로 명백함
  - ☐ 환자 본인이 승낙에 관한 권한을 특정인에게 위임함
    (이 경우 별도의 위임 계약서를 본 동의서에 첨부하여야 합니다.)
  - ☐ 기타 : ______
- 의사의 상세한 설명은 이면지 또는 별지를 사용할 수 있으며(본 동의서에 첨부) 환자(또는 대리인)가 본 동의서 사본을 원하는 경우 이를 교부합니다.
- 수술에 대한 전반적 설명은 따로 들었으며 수술전후 주의사항에 대해선 안내문과 함께 설명 들었습니다.

K성형외과병원 귀하

K성형외과병원
K-plastic surgery hospital

성형외과 수술 · 마취 동의서

3 / 수술 전후 임상사진

1. 임상사진의 표준화

임상사진은 진료기록부 중의 하나로서, 글이나 그림으로는 묘사할 수 없는 신체의 변화를 상세히 묘사할 수 있기 때문에 성형수술 환자에게는 매우 중요한 정보가 된다. 임상사진은 수술 전, 수술 중, 수술 후로 나누어 찍는데, 수술 전 사진은 환자의 수술 전 모습을 그대로 보관하고 환자가 바라는 바를 구체적으로 아는데 도움을 주며, 수술 후 사진은 수술 전 사진과 비교해서 수술이 잘 되었는지 평가하는 데 필요하며, 수술 중 사진은 수술 중 절제된 신체부위나 수술 중 특이사항에 대해 보관하는 것이다.

이외에도 임상사진은 교육과 홍보에도 사용되며, 의료분쟁 때 의사를 변호할 수 있는 매우 중요한 자료가 되므로, 수술 전후 정확하고 일관성 있게 찍어 두어야 한다.

임상사진에 있어 가장 중요한 것이 사진의 일관성이기 때문에 항상 동일한 장비, 환경, 조건을 사용하는 것이 중요하므로, 과거에는 이런 조건들을 맞추기 위해 카메라 본체, 렌즈, 필름, 조리개, 셔터스피드, 초점거리 등 기술적인 부분까지 모두 갖추어야 했지만, 요즘은 디지털 카메라의 발전과 대중화로 이런 복잡성은 많이 해결되면서 임상사진의 활용이 쉬워졌다.

각각 다른 광원의 빛은 다른색을 쓰고 있는데, 백열등 아래 찍은 사진은 노란색을 많이 띠고, 형광등은 푸른색을 많이 띤다. 그러므로 조명이 항상 일정한 사진실(그림 3-1)을 두는 것이 좋으며, 그렇지 못하더라도 사진 촬영 장소와 환경은 일정한 곳에서 시행한다.

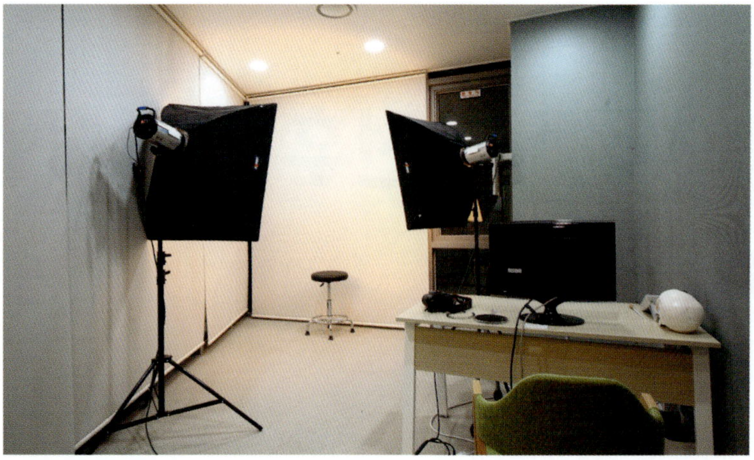

그림 3-1 조명이 항상 일정한 사진실

촬영할 때 환자와 카메라 간 거리에 조금만 차이가 있어도 크기에 변동이 생기므로 일관된 사진을 찍기 위해서는 미리 일정한 거리를 정해두는 것이 좋고, 환자의 자세가 조금만 달라져도 사진에는 상당한 차이가 있으므로 환자의 자세도 일정하게 표준화해야 한다. 그러므로 수술 전후 사진이 임상적으로 정확히 기록되고 서로 비교해 볼 수 있으려면 일관성을 유지하기 위해서 장비, 조명, 환자의 자세, 카메라의 각도 등 항상 표준화된 조건으로 촬영되어야 한다.

진료기록부와 마찬가지로 수술 전후 임상사진도 윤리적 규범에 따라 취급해야 하므로 사진을 찍기 전에 환자로부터 승낙의 동의서를 받아야 하며, 환자는 임상사진을 거부할 권리가 있다. 또한 환자의 사진을 출판물, 강의, 홍보 등에 사용하려면 사전에 환자로부터 이러한 목적에 사용해도 좋다는 승낙의 동의서를 받아야 한다.

2. 수술부위별 기본 임상사진

임상사진 중 얼굴에서 가장 많이 사용되는 환자의 자세와 사진의 종류는 정면사진(AP view), 측면사진(lateral view), 45도 사면사진(oblique view), 비저사진(worm's eye view)이다(그림 3-2).

얼굴 정면사진은 머리의 두정부에서 쇄골까지 포함되게 찍으며, 측면사진은 정면사진 자세에서 90도 돌려 앞은 코끝 전방에 여백이 있게 하고 뒤로는 귀를 포함하여 후두부까지 포함되게 찍으며, 45도 사면사진은 정면사진 자세에서 45도 돌려 찍으며, 비저사진은 턱 끝을 치켜 올려 코끝이 양쪽 눈썹 사이에 있도록 해서 찍는다.

이러한 기본 사진을 중심으로 수술 부위별 기본적 표준임상사진을 찍는데, 어떤 부위를 찍든 환자의 정보와 얼굴 정면사진은 항상 찍어두어 환자를 식별할 수 있게 한다.

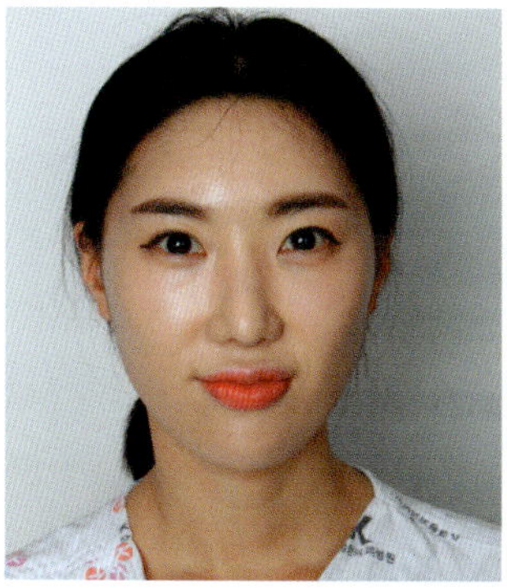

정면사진(AP view)

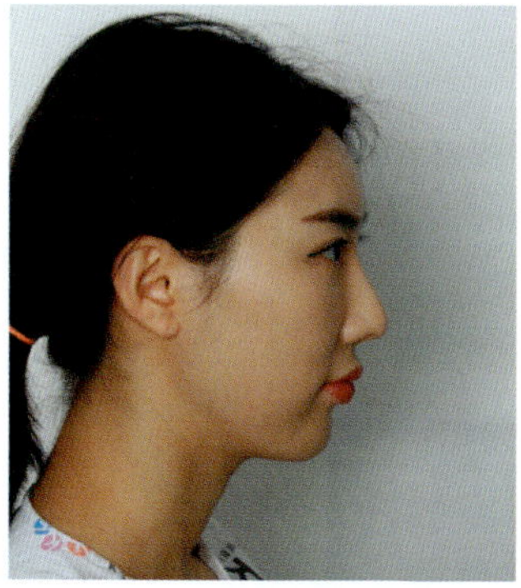

우측 측면(Right lateral view)

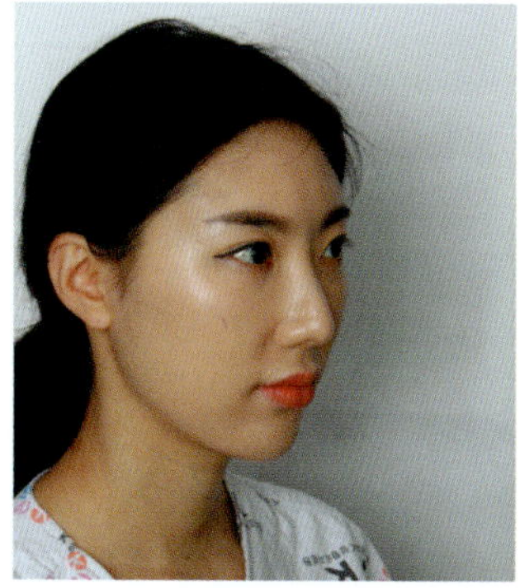

우측 45도 사면(Right oblique view)

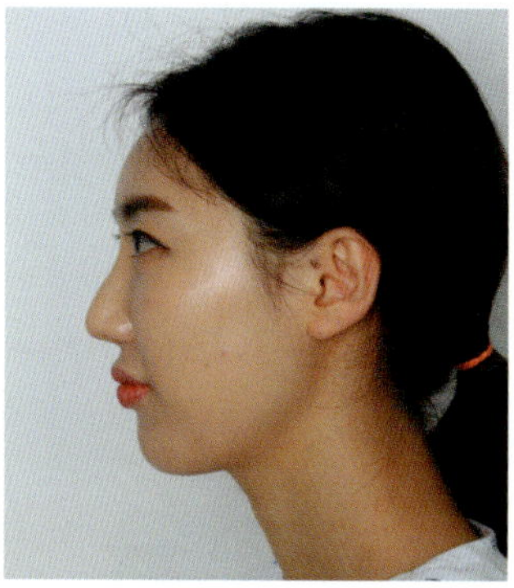

좌측 측면(Left lateral view)

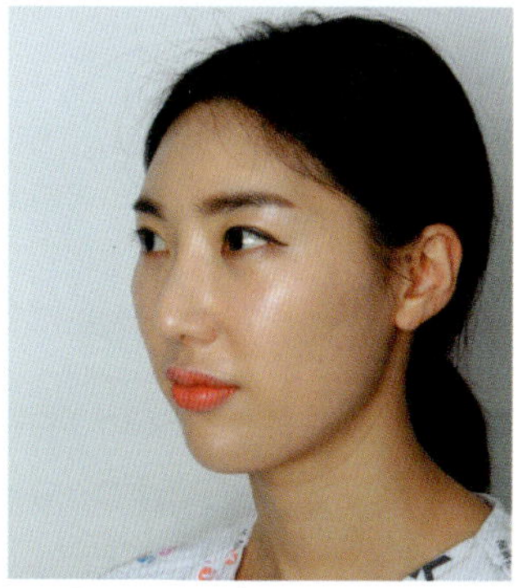

좌측 45도 사면(Left oblique view)

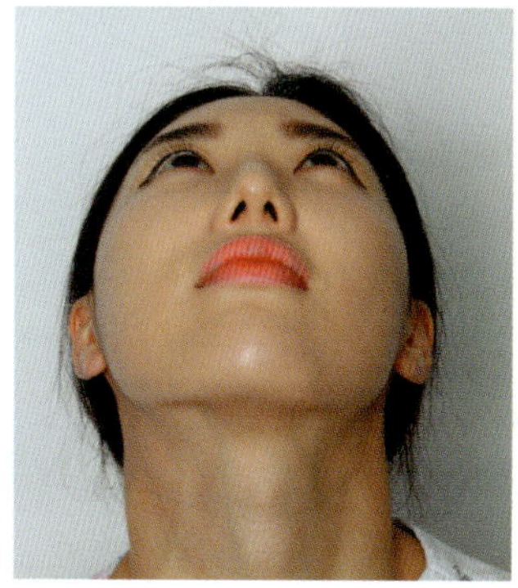

비저(worm's eye view)

그림 3-2 수술부위별 기본 임상사진

1) 얼굴사진(그림 3-3)

얼굴 정면사진, 우측 측면사진, 우측 45도 사면사진, 좌측 측면사진, 좌측 45도 사면사진, 비저사진 등 기본적으로 6장이다. 안면거상술 때는 목 전체가 보이도록 쇄골까지 포함시키며, 안면윤곽 또는 턱교정수술 때에는 구강견인기(mouth-lip retractor)를 이용하여 정면과 양측 45도 사면의 치아교합상태를 추가로 촬영한다.

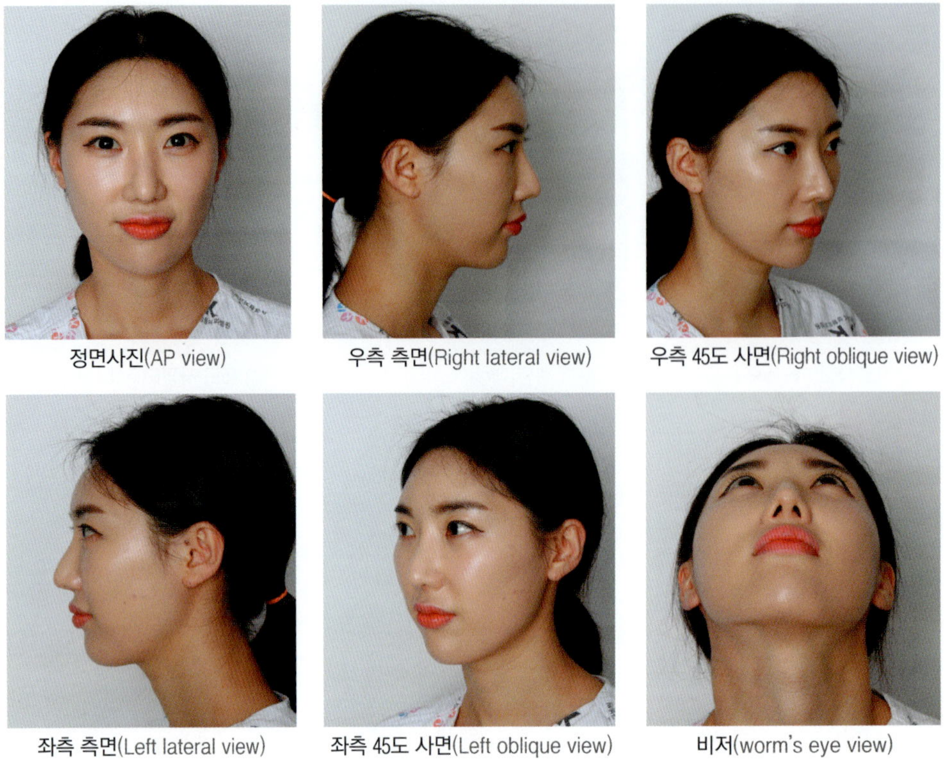

그림 3-3 얼굴사진

2) 눈사진(그림 3-4)

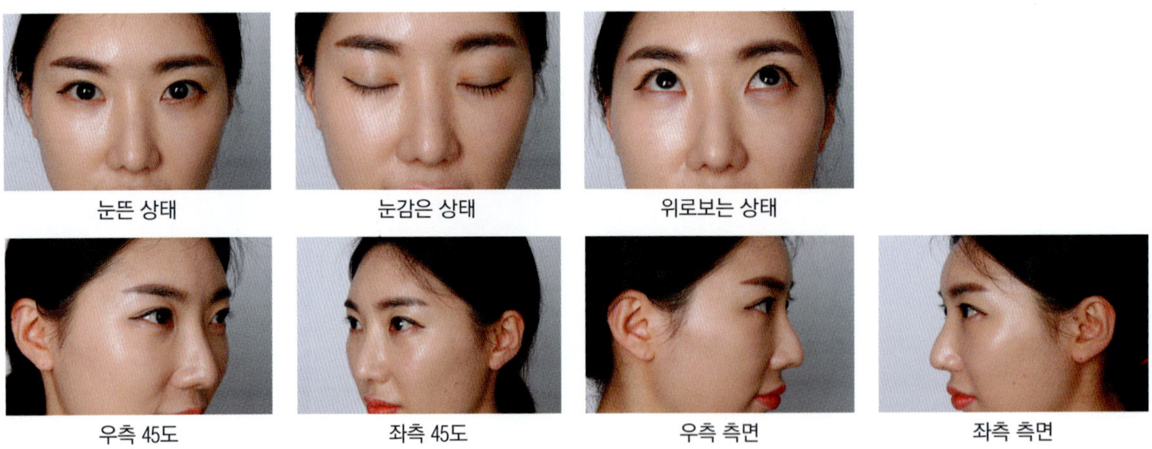

그림 3-4 눈사진

쌍꺼풀 수술, 상안검 또는 하안검성형술 때 촬영하는 것으로, 카메라를 수평으로 눕혀서 위로는 눈썹과 이마, 아래로는 코끝이 보일 정도로 근접 촬영하는데, 근접 정면사진(눈뜬 상태, 눈감은 상태, 위로 보는 상태), 근접 양측 45도 사면사진, 근접 양측 측면사진 등 기본적으로 7장이다.

3) 코사진(그림 3-5)

코성형 때 촬영하는 것으로, 카메라를 수직으로 세워 코를 중심으로 근접촬영 하는데, 근접 정면사진, 근접 양측 45도 사면사진, 근접 양측 측면사진, 근접 비저사진 등 기본적으로 6장이다.

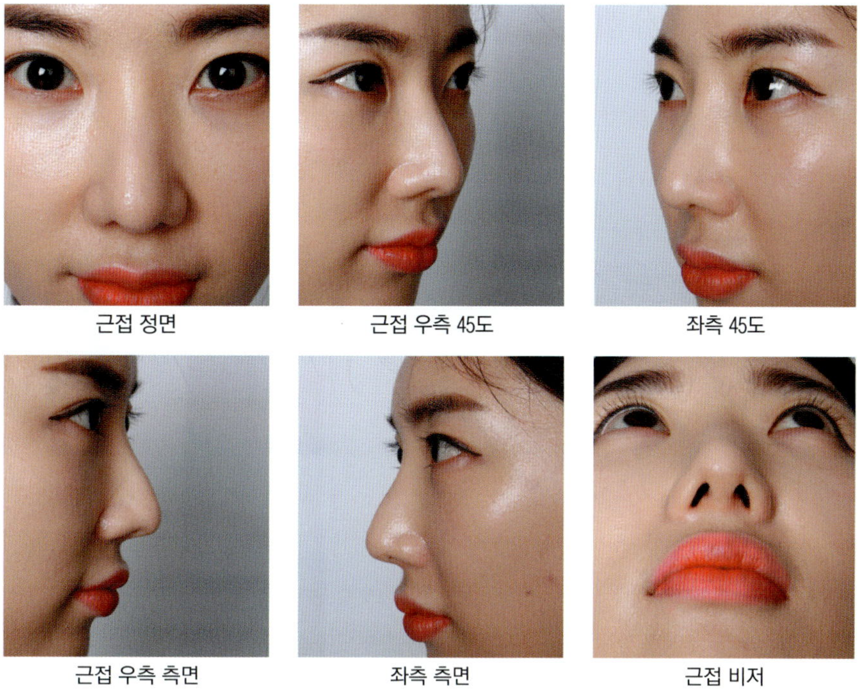

그림 3-5 코사진

4) 가슴사진(그림 3-6)

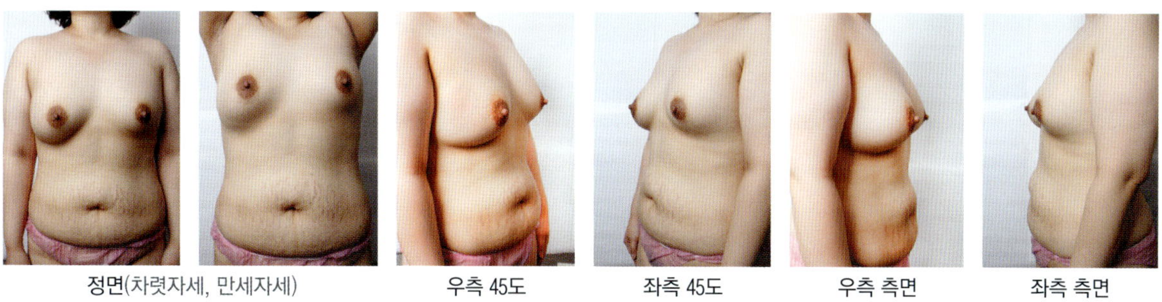

그림 3-6 가슴사진

유방확대술, 유방축소술, 함몰유두 등 유방성형술 때 촬영하는 것으로, 카메라를 수직으로 세워 위로는 어깨와 쇄골이 포함되고, 아래로는 하복부가 포함되게 찍는다.

정면사진(차렷자세, 만세자세), 양측 45도 사면사진, 양측 측면사진 등 기본적으로 6장이다.

5) 복부사진(그림 3-7)

복부성형술, 지방흡입술 때 촬영하는 것으로, 배꼽을 중심으로 카메라를 수직으로 세워 위로는 쇄골이 포함되고, 아래로는 허벅지가 포함되게 찍는다. 정면사진, 양측 45도 사면사진, 양측 측면사진, 후면사진 등 기본적으로 6장이다.

가슴사진 또는 복부사진 등 사진을 찍기 위해 환자가 옷을 벗어야 할 때에는 직원이나 보호자가 함께 있도록 한다.

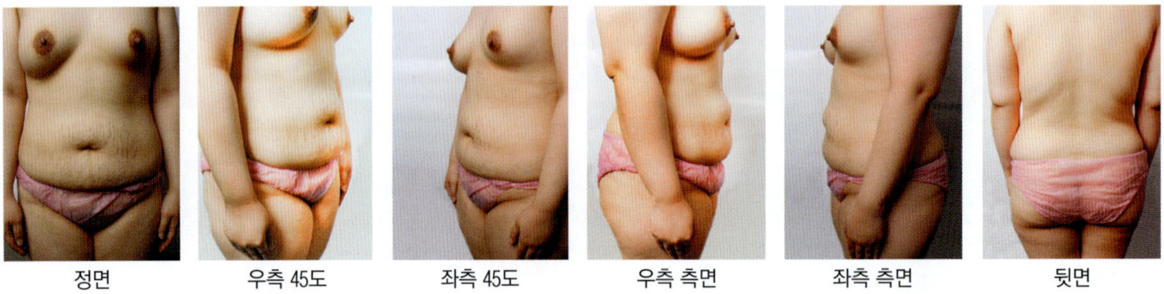

그림 3-7 복부사진

4 / 성형수술 환자의 정신과적 측면

성형수술은 개인의 심리적인 요구와 밀접한 연관을 갖고 있을 뿐만 아니라 그 시대와 사회문화적 현실 상황과도 깊이 관련되어 있다.

평가방식에 따라 다를 수 있지만, 성형수술을 원하는 사람 중 정신질환을 가진 경우가 많고, 약 20%는 정신과적 약물을 복용하고 있다고 한다. 성형수술을 받고자 하는 사람들은 나름대로의 충분한 이유가 있겠지만, 다른 부위의 기형이나 질환을 치료하는 환자들보다 정신과적 문제점을 가진 비율이 높으므로, 환자 자신뿐만 아니라 환자의 가족과 친구 등 주위 사람들의 조언이 매우 중요할 수 있다. 그러므로 수술 전 상담을 통해 환자의 성격, 심리상태, 생활환경, 직업, 사회활동 등을 파악한 후 환자의 궁금증과 욕구, 수술에 대한 이해 정도, 수술 후 만족 가능성 등을 서로 이해해야 신뢰를 만들 수 있다.

성형열풍, 성형공화국이라는 말이 생길 정도의 사회분위기를 감안하면 성형수술에 대한 정신과적 측면은 좀 더 넓게 해석되어야 하지만, 환자의 주장이 과도한 환상을 갖거나 현실성이 떨어지고, 성형수술에 대한 기대치와 욕구가 커지면 실망도 커질 수밖에 없다.

예를 들어 신체의 한 부분 못생긴 것이 실패, 조롱, 불행의 원인이라 생각하거나 수술 받고나면 자신의 생활이 신통하게 좋아질 것으로 기대하는 경우, 잘 지내다가 최근에 슬픔, 실패, 좌절 등을 맛보고 수술로써 이러한 정신적 수렁에서 벗어나려는 경우, 지나친 기대 또는 비현실적인 성형결과를 집요하게 요구하는 경우, 작은 기형인데도 집착하는 경우, 기형이 없는데도 있다고 우기며 수술을 조르는 경우, 오랫동안 여러 가지 수술을 탐닉하면서 계속 수술을 요구하는 성형수술중독 등 현실감에서 동떨어진 생각과 목적으로 성형수술을 받으려 하는 사람이 있다면 가족과 친구 등 주위 사람들의 관심과 조언이 매우 중요하며, 필요하다면 수술 전 상담 때 같이 동행하여 그러한 수술 동기를 의사와 솔직히 상담해야 한다. 수술 전에 심한 불안감을 느끼는 환자일수록 수술 후에 정신과적 문제가 일어날 확률이 높으므로 수술 전에 환자의 불안 정도를 파악하는 것도 중요하다.

최근에는 성형수술이 많이 일반화되다보니, 중학교 저학년의 어린 나이에도 불구하고 성형수술을 받기 원하거나 실제로 많이 행해지는 것을 볼 수 있다. 하지만 우리 몸은 부위별로 성장시기가 다르고, 그래도 아직은 성형수술이 우리 문화에는 대중화되지 못해 주위의 편견으로 어린 나이에 정신적 갈등을 느낄 수 있기 때문에 적절한 수술시기를 선택해야 한다.

성형수술을 받고자 하는 환자 중 수술해서는 안 될 주의를 요하는 환자를 정리해보면 다음과 같다. 타인의 압력에 못이겨 수술을 받으려는 사람, 과도한 기대를 가진 사람, 다른 더 큰 기형이 있음에도 사소한 기형에 집착하는 사람, 사소한 기형을 과장하는 사람, 우울증 성향이 있으면서 그 중 최근 생활변화로 인해 우울한 사람, 자신의 신체를 지나치게 완벽하게 만들고 싶은 사람, 자기애 성향이 강해 남의 칭찬에 의존하는 사람, 수술 목적이 애매한 사람, 상담 중 의사를 불편하게 느끼도록 하는 사람, 상담 중 귀찮게 요구하는 것이 많은 사람 등이다. 이러한 성형수술 환자의 심리와 정신과적측면은 상담 중에만 파악되는 것이 아니라, 접수, 의사 상담, 상담사 상담, 예약, 수술 및 치료 과정에 모두 드러나기 때문에 상담 의사뿐만 아니라 간호사, 상담사, 행정직원 모두가 관심을 가지고 서로 소통해야 한다.

크든 작든 성형수술을 받는다는 것은 소중한 시간, 육체적 고통, 경제적 부담을 안으며 시행하는 큰 용기이기에 자신감을 갖는 계기로 만들어야 한다. 이러한 과정 속에 병원에서 일하는 모든 직원들은 환자의 심리상태를 이해하고 친절하게 정성을 다해야 한다.

성형수술은 다른 외과적 수술에 비해서 더욱 밀접한 의사와 환자관계의 형성이 요구되므로, 수술 전에 반드시 개인 상담을 통해 수술의사와 환자 사이의 신뢰 형성과 대화소통을 확립하는 것이 매우 중요하다.

5 / 안전한 수술을 위한 수술 전후 점검과 유의사항

1. 활력징후(Vital sign)

안전한 수술을 위해서는 수술 전후에 항상 환자의 전신상태를 면밀히 관찰하면서 유사시에 대비해야 한다. 그 중 활력징후는 환자의 몸 상태를 파악할 수 있는 객관적 자료이며, 환자의 상태에 따라 민감하게 변하기 때문에 혈압, 맥박, 호흡, 체온의 활력징후를 수시로 측정해야 한다.

1) 혈압(Blood pressure, BP)

혈압은 수축기와 이완기 혈압으로 구분하며, 심장이 수축하여 심장 밖으로 혈액이 나올 때의 혈압을 수축기 혈압, 반대로 심장이 이완되면서, 심장으로 혈액이 들어갈 때의 혈압을 이완기 혈압이라 하고, 120/80mmHg(수축기/이완기 혈압)과 같이 동시에 표기한다.

혈압을 재는 부위는 심장의 위치와 비슷한 상박부의 상완동맥에서 주로 측정하며, 성인의 정상범위는 100~140/50~90mmHg 정도이다. 그러므로 고혈압은 140/90mmHg 이상, 저혈압은 90/60mmHg 이하이다.

2) 맥박(Pulse rate, PR)

심장에 있는 피가 동맥으로 밀려나오면서 심장박동에 따라 일어나는 동맥의 주기적인 파동을 말하는데, 주로 손목 부위의 요골동맥(radial artery), 목의 경동맥(carotid artery)에서 검지와 중지를 대고 지긋이 눌러 잴 수 있다. 성인의 정상 맥박수는 분당 60~100회 정도이며, 100회 이상인 경우를 빈맥(tachycardia), 60회 이하인 경우를 서맥(bradycardia), 규칙성을 잃고 불규칙하게 뛰는 경우를 부정맥(arrhythmia)이라고 한다.

3) 호흡수

호흡수는 숨을 들이마시고 내쉬는 것을 한 번으로 보는데, 호흡을 잴 때는 가슴과 복부 부위의 상하운동으로 확인할 수 있으며, 성인의 정상호흡수는 분당 12-20회 정도이다.

요즘은 맥박-산소포화도 계측기(pulse oximeter)(그림 5-1)를 비침습적으로 손톱에 간단히 장착하여 환자의 혈중 산소 포화농도를 간접적으로 측정할 수 있어 호흡 상태를 파악할 수 있을 뿐만 아니라 환자의 맥박 상태도 같이 측정할 수 있다.

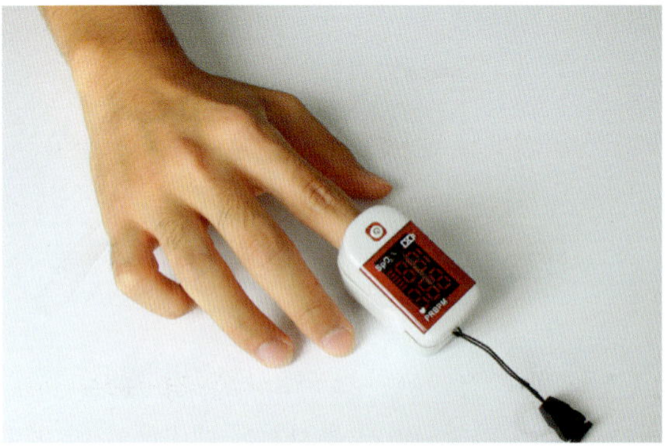

그림 5-1A 맥박-산소포화도 계측기 휴대용

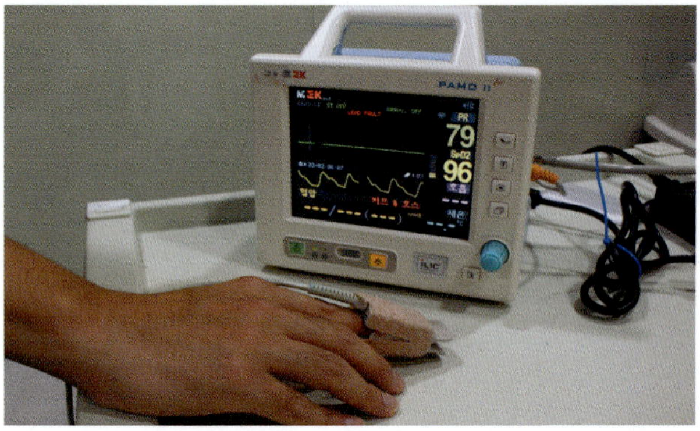

그림 5-1B 맥박-산소포화도 계측기

4) 체온

체온의 측정부위는 수은 체온계를 이용하여 입안, 겨드랑이에서 주로 측정하지만, 근래에는 귀속 온도를 측정할 수 있는 귀 체온계(그림 5-2)를 이용하여 신체 내부의 온도 변화를 알수 있으며, 적외선 체온계의 측정원리를 이용한 비접촉식 체온계로 피부 접촉없이 이마의 측두부에서 간단히 체온을 측정할 수 있다. 성인의 정상체온범위는 35.8-37.5도(평균 36.5도)이다.

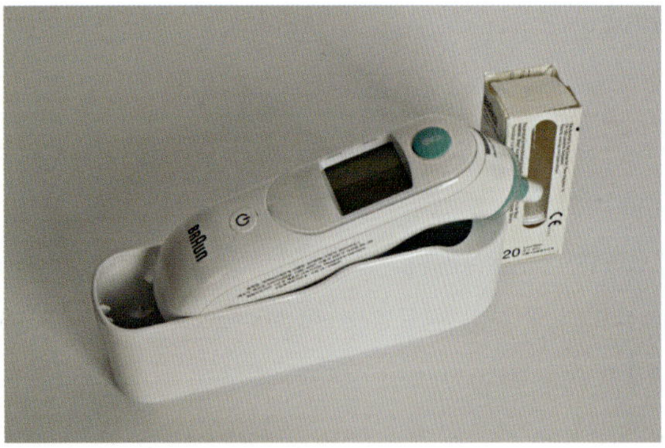

그림 5-2A 귀 체온계

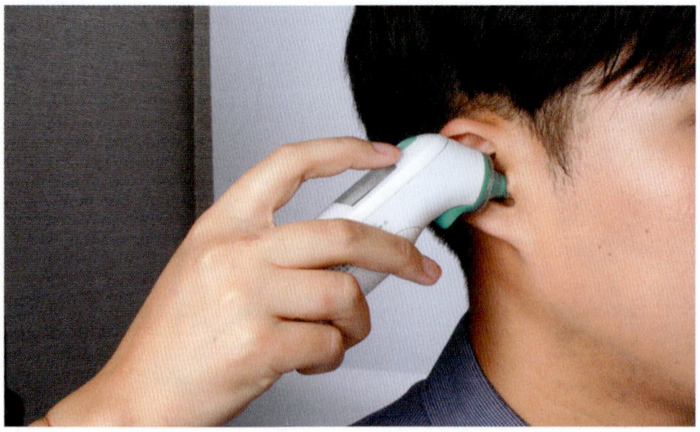

그림 5-2B 귀 체온계 재는 방법

2. 수술 전 점검사항

환자의 전반적 건강상태에 대해 먼저 알아봐야 하는데, 과거 또는 현재 앓고 있는 병, 과거 시행받은 수술, 수술 또는 마취로 인한 부작용과 후유증, 현재 복용중인 약물, 과거 복용했던 약물 중 부작용, 술과 흡연 여부, 기타 알레르기 등 환자의 과거력에 대해 충분히 알아봐야 한다.

요즘은 중년의 환자들이 증가하는 추세이므로 당뇨와 고혈압에 대해 관심을 가져야 하는데, 마취에서부터 영향을 줄 수 있고, 수술 중 출혈이 많아 붓기나 멍이 오래갈 수 있으며, 특히 당뇨의 경우에는 상처가 잘 낫지 않을 수 있을 뿐만 아니라 염증과 감염의 문제를 일으켜 좋지 않은 결과를 초래할 수 있다. 당뇨약의 경우에는 수술 당일 아침에 금하며, 고혈압약과 갑상선약은 복용하게 권한다.

특히 심혈관 질환이 있어 혈액순환을 위해 아스피린, 와파린, 비타민E 등 항응고제를 복용 중이거나 호르몬제, 한방성분 등을 평소 복용하고 있는 경우에는 수술 중이나 수술 후에 출혈 경향을 높이므로 1~2주 전부터 중단해야 한다.

흡연은 니코틴으로 인해 피부 혈관수축과 저산소증을 일으켜 상처회복에 좋지 않을 뿐만 아니라 전신마취를 할 경우에는 수술 후 폐 합병증 가능성이 있으므로 수술 전 1~2주는 금연하는 것이 좋고, 음주는 상처회복에 좋지 않으므로 수술 1주 전부터 상처가 회복될 때까지 금주하는 것이 좋다.

또한 수술 전에는 감기 등 상기도 감염에 걸리지 않도록 주의시켜야 하며, 가래와 기침이 있는 경우에는 전신마취와 수면마취가 위험할 수 있다.

환자가 수술 당일 수술실에 들어왔을 때에는 환자의 신상 확인, 수술명과 수술부위(특히 좌측과 우측 구분), 액세서리와 귀금속 부착 여부, 마취종류에 따른 금식시간 확인 등 수술에 필요한 준비사항을 꼼꼼히 확인해야 한다.

3. 수술 후 점검사항

국소마취 또는 수면마취로 수술을 시행했더라도 마취제에 민감하거나 수술로 인한 긴장으로 정상적 상태가 아닐 수 있으므로 수술 직후 무리하게 일으켜 세우거나 움직이게 하지 말고, 의식이 완전 회복된 후에도 수술실 간호사의 도움 하에 회복실로 옮겨져야 하고, 정맥주사의 수액을 유지한 채 회복실에서 충분히 회복한 후 귀가할 수 있도록 도와준다.

전신마취로 수술을 시행한 경우에는 환자가 마취에서 깨어 자발적 자가호흡이 완전히 돌아온 후, 마취의사의 지시에 따라 수술대에서 회복실로 이동하는 침대에 옮겨져 회복실로 간다. 회복실로 옮겨진 후에는 산소마스크를 연결하여 마취제의 농도를 낮게 하고 빨리 호흡이 안정되게 하며, 환자가 완전히 회복될 때까지 맥박-산소포화도 측정기를 통해 맥박과 산소포화도를 측정할 뿐만 아니라 혈압을 수시로 측정해야 한다.

환자가 전신마취에서 완전히 회복되면 입원실로 옮기면서 입원실 담당 간호사에게 수술명, 수술방법, 수술부위의 출혈정도, 주의사항 등을 잘 인계해 줘야 한다.

환자가 입원해 있는 동안에도 규칙적으로 활력징후를 측정해야 하며, 특히 수술부위에 출혈은 없는지, 환자가 특별히 불편해하는 부분은 없는지 확인해야 한다.

수술 다음날부터 상처치료를 시작하는데, 상처치료와 약물치료 이외에도 수술부위의 안정과 붓기 관리를 위해 가볍게 찜질을 한다. 수술 후 첫 2-3일 동안은 붓기가 생기는 시기이므로 혈관수축을 위해 냉찜질이 좋고, 그 후에는 온찜질을 해줌으로써 혈관확장을 시켜 붓기를 빨리 빠지게 해준다.

6 / 수술 후 상처치료와 약물치료

1. 상처치료 소독제

인체의 피부에는 정상적으로 많은 정상세균총(normal flora)들이 존재하므로 피부를 절개하고 수술하는 동안 이런 정상세균총이 상처에 침입하게 되므로 수술부위를 잘 소독하여 정상세균총의 숫자를 수술 전에 최대한 줄여야 하고, 수술 후에는 상처에 염증이나 감염이 발생하지 않도록 상처치료를 잘 해야 한다.

이때 사용되는 피부 소독제와 상처 치료제로는 베타딘, 제파논, 보릭, 알코올, 과산화수소, 식염수 등이 많이 사용되고 있는데, 희석농도는 사용 부위와 목적에 따라 다르다.

1) 베타딘(Betadine)(그림 6-1)

포비돈(povidone), Iodine, Iodophor로도 분류되며, 세균, 결핵균, 진균, 바이러스 등 가장 광범위한 살균작용 효과가 있으면서 눈이나 점막에 자극이 적고, 착색현상이나 알러지 반응도 적은 것으로 알려져 있다. 성형외과 영역에서는 얼굴을 제외한 모든 부위에 가장 많이 사용되고 있는데, 소독 효과는 마르면서 나타나기 때문에 사용 후 3~5분 정도 경과해야 효과가 있으며, 염증 또는 감염이 의심되는 상처에 가장 효과 있다.

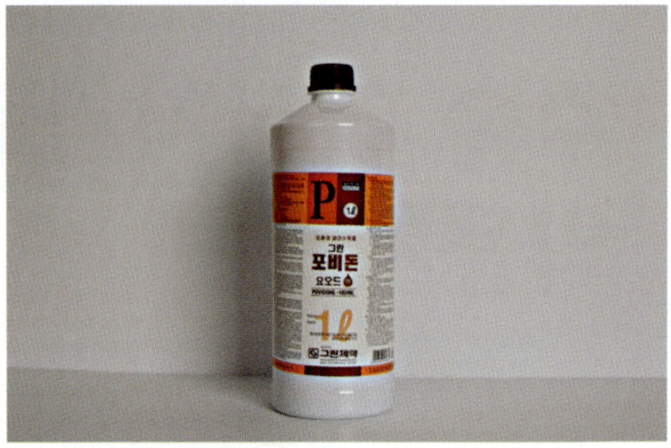

그림 6-1 포비돈(povidone)

2) 제파논(Zephanon)(그림 6-2)

염화벤잘코늄(benzalkonium chloride)을 증류수에 희석한 것으로, 세균, 진균, 바이러스에 광범위한 살균작용이 있다. 과산화수소나 알코올 소독제와는 다르게 눈, 점막, 상처 부위에 자극을 주지 않으므로 성형외과 영역의 얼굴 부위 피부 소독과 상처치료에 널리 사용되고 있다.

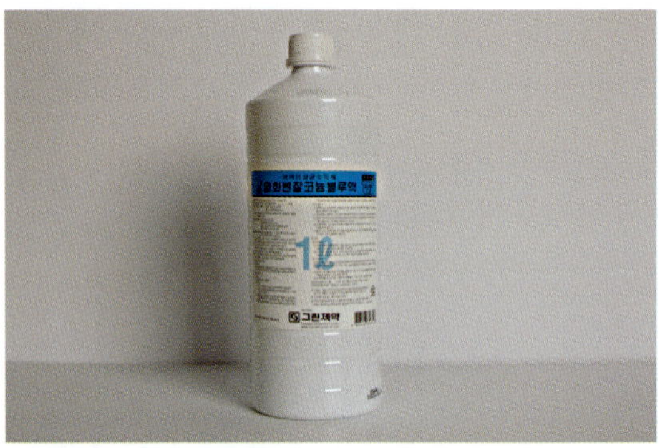

그림 6-2 염화벤잘코늄(benzalkonium chloride)

3) 보릭(Boric acid)

붕산을 증류수에 희석한 것인데, 가장 약한 소독 약품이므로 눈, 점막, 상처 치료에 많이 사용된다.

4) 알코올(Alcohols)(그림 6-3)

에탄올(ethanol)의 농도가 효력을 결정하는 요소이며, 세균, 진균, 바이러스 등에 광범위하게 작용하지만, 눈과 상처에 자극을 주어 손상을 일으킬 수 있으므로 주로 피부 소독제로 사용된다. 지방 성분을 녹이는 특성이 있으므로 피지(皮脂)가 있는 부위에 효과적이다.

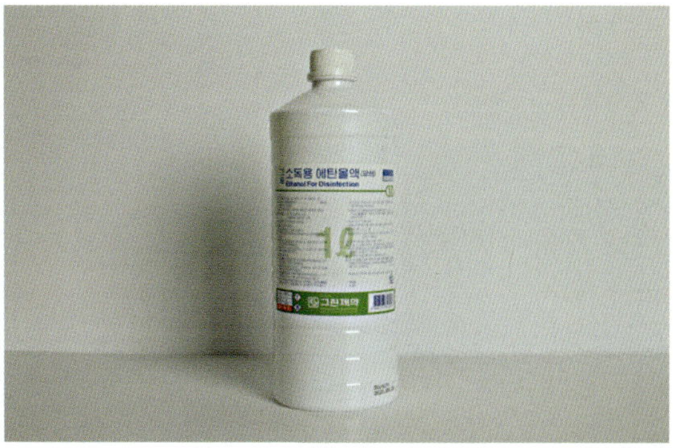

그림 6-3 에탄올액(ethanol)

5) 과산화수소(H_2O_2)(그림 6-4)

호기성과 혐기성 세균, 진균, 바이러스 등에 광범위한 살균작용을 나타내는데, 상처에 닿으면 산소를 유리시켜 흰색의 거품이 발생하는 발포작용으로 상처 표면을 소독하므로 상처 초기의 피딱지(blood clot)가 있거나 거즈가 피와 상처에 엉킨 상처치료에 효과적이다.

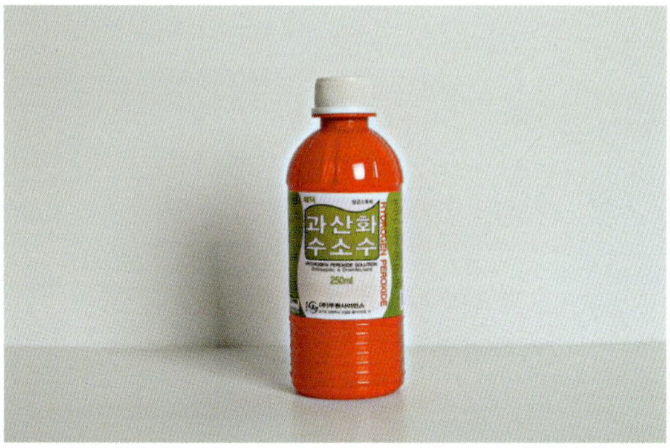

그림 6-4 과산화수소수(H_2O_2)

6) 식염수(Saline)

성형외과 영역의 가장 많은 수술 부위가 얼굴이며, 특히 쌍꺼풀 수술 등 안검성형술이 많은데, 이러한 수술들은 대부분 수술 부위에 감염이 없는 상태에서 이루어지는 무균수술(clean surgery)이면서 예방적 항생제도 복용하기 때문에 상처부위에 염증이나 감염이 잘 발생하지 않으므로 식염수 젖은 솜이나 거즈로 상처부위를 잘 닦아 치료하고 연고제품을 도포하는 것이 좋다.

수술 후 첫날 상처치료가 가장 중요한데, 상처부위에 흘러나온 피가 응고되어 봉합선에 붙어 있으면 염증과 흉터를 남길 수 있으므로 식염수 또는 과산화수소로 응고된 피를 깨끗이 제거해준다(그림 6-5).

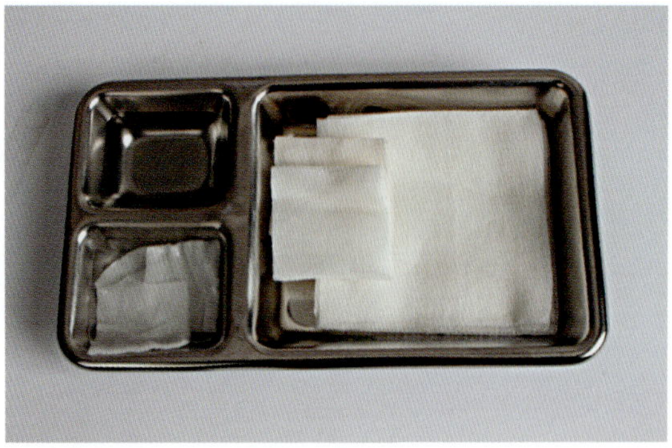

그림 6-5 드레싱 통에 식염수 적신 솜과 거즈

2. 상처치료 연고

1) 안연고(그림 6-6)

테라마이신, 토브라마이신 안연고가 많이 사용되는데, 성형수술의 가장 많은 부위가 안검수술이며, 안검수술 후에 일반 항생제 연고는 눈을 자극할 수 있으므로 안연고가 사용되고, 안검수술 후 각막염 또는 결막염 예방에도 효과가 있다.

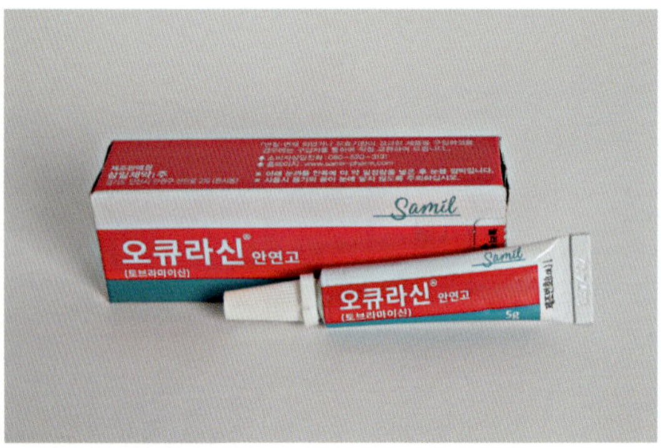

그림 6-6 토브라마이신 안연고

2) 항생제 연고(그림 6-7)

네오마이신 황산염(마데카솔), 퓨시드산 나트륨(후시딘) 등 항생제 성분이 들어있는 연고로서, 상처의 세균증식을 억제하여 염증이나 감염을 예방할 수 있다.

또한 상처에 딱지가 생기면 상처의 치유력을 방해하고 회복을 늦게하기 때문에 이러한 항생제 연고를 도포해줌으로 상처부위가 건조해지지 않고 촉촉하게 유지하는 보습 환경을 제공하여 상처에 딱지가 생기지 않고, 상처치유를 보다 빠르게 도울 수 있다.

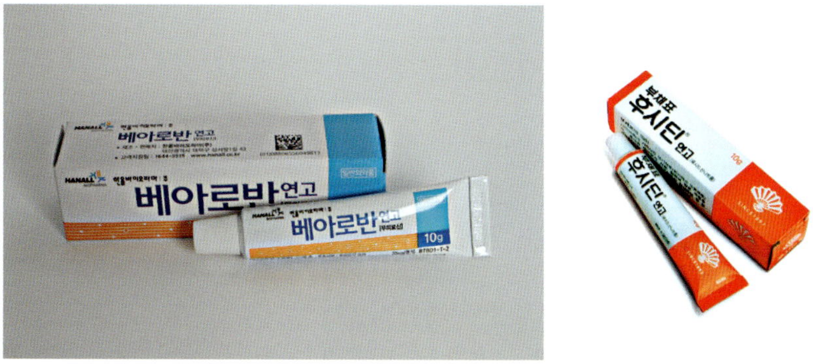

그림 6-7 무피로신(베아로반) 연고, 퓨시드산 나트륨(후시딘) 연고

3) 상처 재생연고(그림 6-8)

안연고나 일반 항생제 연고 이외에 상처치유에 좋은 역할을 하는 성분들을 이용하여 세포기능 촉진, 염증반응 조절, 상피화 촉진 등을 일으켜 상처치료에 도움을 주는 연고들이 있다. 상피성장인자(epidermal growth factor, EGF)의 경우에는 상피화를 촉진하고 섬유모세포를 자극하여 육아조직형성, 혈관 생성을 도와준다.

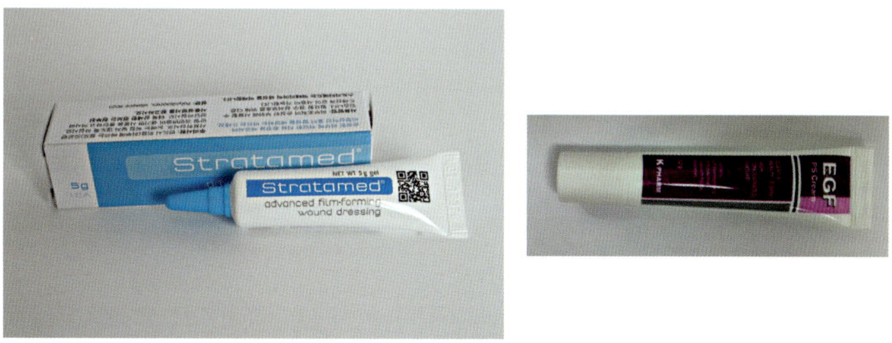

그림 6-8 상처 재생연고(stratamed), EGF 연고

4) 흉터 연고(그림 6-9)

상처가 생기면 치유과정을 3단계로 나누는데, 1단계는 지혈과 세균 제거의 염증기, 2단계는 새로운 혈관과 콜라겐을 합성하는 증식기, 3단계는 채워진 새살이 원래의 피부 모양으로 자리를 잡아가는 성숙기로 나누어진다.

상처치료 연고는 1단계 염증기와 2단계 증식기에 사용되고, 흉터연고는 3단계 성숙기에 사용하게 되는데, 이러한 성숙기가 보통 6개월 정도 지속되므로 이 기간 동안 흉터연고를 꾸준히 사용한다.

여러 종류의 흉터연고가 있는데, 포함된 성분에 따라 추출물 연고와 실리콘 연고로 크게 나눌 수 있다. 추출물 연고는 양파, 병풀 추출물, 헤파린, 알란토인 등의 성분을 함유하여 성숙기의 흉터조직에 존재하는 각질세포와 섬유모세포를 안정화 시켜 콜라겐의 과대생성을 막고 콜라겐을 정상화시키는 효과가 있다. 실리콘 연고는 피부와 흉터에 바르면 얇은 실리콘 막이 형성되어 피부를 코팅하므로 피부와 실리콘 막 사이에는 수분과 산소가 머물게 되어 흉터보습을 유지해준다. 이것은 흉터의 건조함을 막아주는 보습기능으로 흉터가 비대해지는 것을 막고 흉터를 안정화시킨다.

요즘은 추출물과 실리콘이 같이 함유된 흉터연고도 있다.

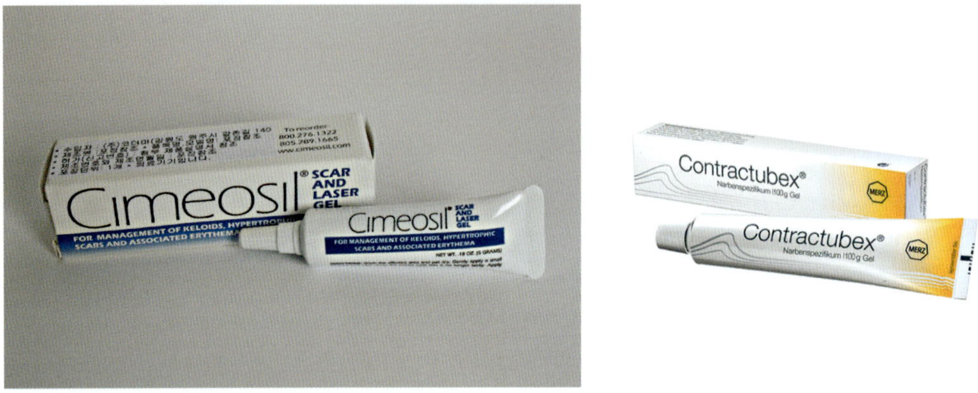

그림 6-9 흉터연고(cimeosil), 흉터연고(contractubex)

3. 상처치료 제품(Dressing materials)

상처치료의 원칙은 삼출물과 독소를 제거하고, 염증과 감염을 예방하며, 상처표면의 보습환경을 유지해 주는 것인데, 이러한 목적을 위해 다양한 종류의 상처치료 제품이 있다.

1) 거즈(Gauze)

일반적인 치료 방법으로 앞서 설명된 상처치료 소독제와 연고를 사용한 후 거즈로 상처를 덮어주고 반창고를 고정하는 방법이다. 요즘은 거즈 위에 접착테이프가 부착되어 있는 제품도 많다.

2) 파라핀 거즈(Paraffin gauze)(그림 6-10)

파라핀과 항생제 성분이 흡수된 거즈로써 표면이 부드럽고 삼출물이 자유롭게 통과할 수 있다. 제품으로는 Sofratulle, Bactigras 등이 있다.

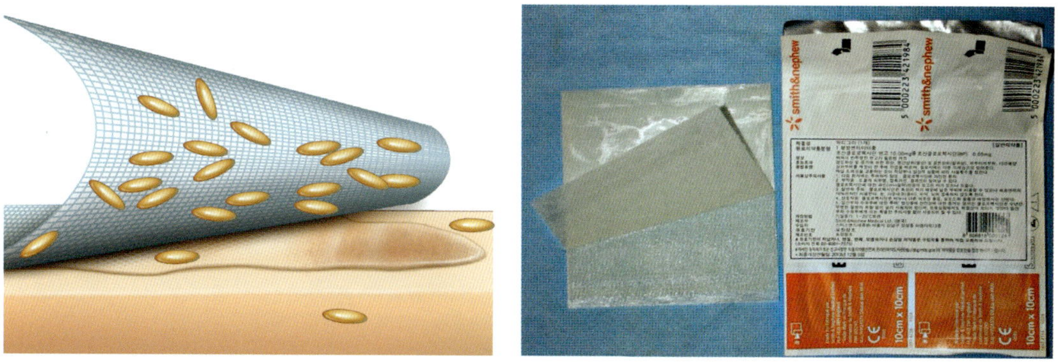

그림 6-10 파라핀거즈(bactigras), 파라핀거즈 단면

3) 투명 필름(Transparent film)(그림 6-11)

반투과성 보호막을 사용하여 산소와 수증기는 통과하고, 세균의 침입은 방지하며, 얇고 유연한 투명필름이라 상처 관찰도 용이하다는 장점이 있으나, 흡수력이 없어 분비물이나 삼출물이 있는 상처에는 사용되지 않는다. 제품으로는 Tegaderm 등이 있다.

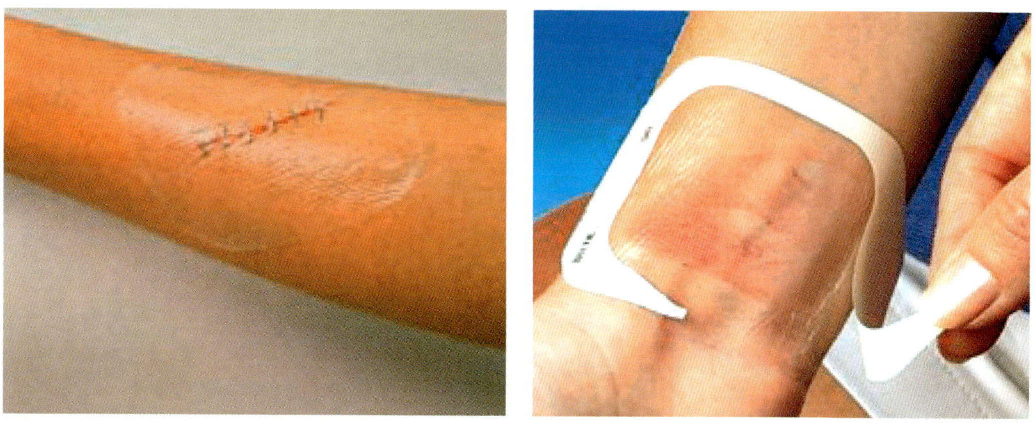

그림 6-11 투명필름(tegaderm), 상처부위에 투명필름을 적용

4) 폼(Foam)(그림 6-12)

상처 접촉 필름·흡수 폼·보호 필름으로 구성되어, 상처의 보호와 쿠션을 제공할 뿐만 아니라 삼출물이 많은 상처의 흡수 효과가 있다. 제품으로는 Allevyn, Medifoam, Mepilex 등이 있다.

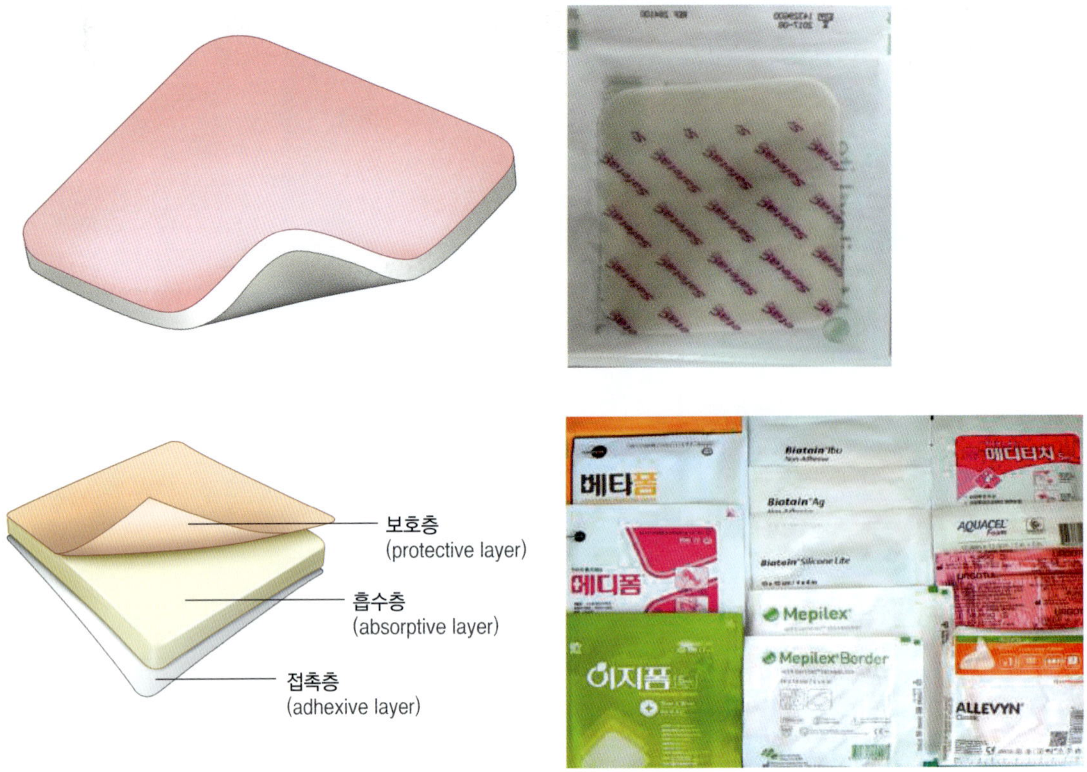

그림 6-12 폼(mepilex), Foam의 3차원 구조단면, 여러 종류의 foam 드레싱제

5) 하이드로콜로이드(Hydrocolloids)(그림 6-13)

친수성 미립자와 소수성 고무입자로 구성되어, 흡수성, 접착성, 폐쇄성 특성을 지니고 있는데, 친수성 성분이 삼출물 흡수와 괴사조직 제거의 효과가 있으며, 겔을 형성하여 상처표면의 치유환경을 유지하여 육아조직 형성과 상피화를 동시에 진행시킨다. 제품으로는 duoderm 등이 있다.

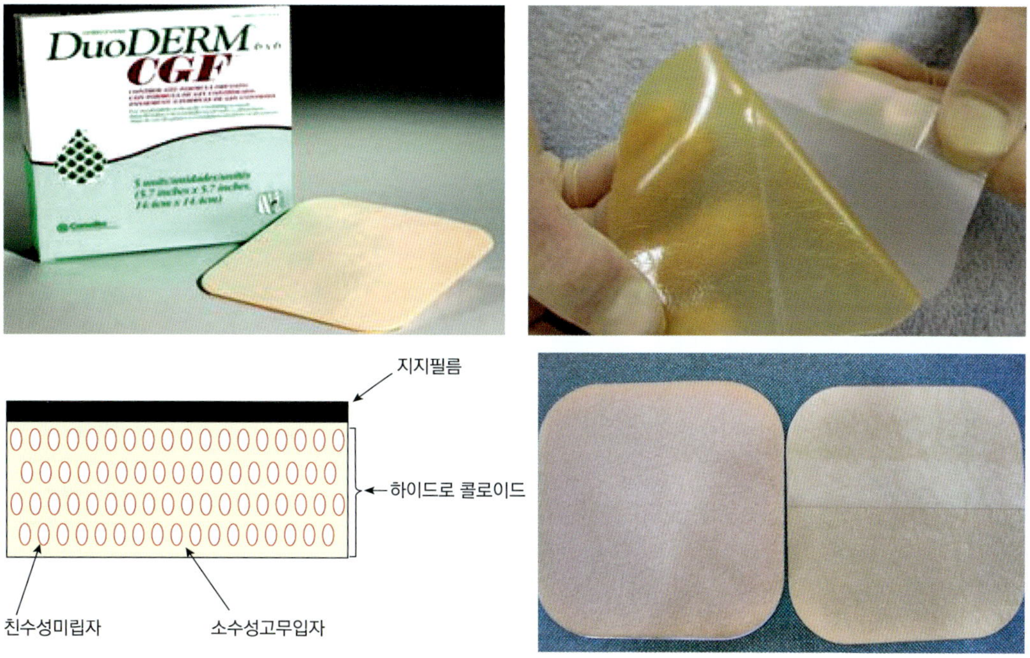

그림 6-13 hydrocolloids (duoderm), 하이드로콜로이드 드레싱제의 구조

4. 약물치료

수술 후 염증과 감염을 예방하기 위해 상처치료와 관련된 소독제, 연고, 상처치료 제품들을 앞서 소개했으며, 염증과 감염의 예방을 위한 항생제뿐만 아니라 진통제, 소염제, 소화제도 다양하게 사용되고 있다.

1) 항생제(Antibiotics)

무균수술의 원칙을 잘 지켜 수술을 시행한다면 항생제의 사용은 필요 없다는 보고가 많지만, 최근 보형물의 사용이 늘어나고 미용목적의 수술 후에 감염이 발생했을 때 돌이킬 수 없는 결과를 초래할 수 있기에 일반적으로는 수술 후 짧은 기간 동안 예방적 목적의 항생제를 투여하는 경우가 많다.

그람양성과 음성균에 작용하는 항생제로는 페니실린계 항생제로 아목시실린(amoxicillin), 암피실린(ampicillin) 등이 있으며, 페니실린 내성균에 효과 있는 1, 2세대 세팔로스포린(cephalosporin)계 항생제가 있고, 아미노글리코사이드(aminoglycoside)계 항생제로 겐타마이신(gentamicin), 아미카신(amikacin) 등이 널리 사용되고 있다.

2) 진통소염제

수술 후 통증이 예상되거나 통증과 염증을 예방하기 위한 목적으로 진통소염제가 사용되는데, 아세트아미노펜(acetaminophen), 이부프로펜(ibuprofen), 염산 트라마돌(tramadol HCl) 등이 사용된다.

3) 소화제

수술 중 투여되는 마취에 의해 수술 후 구토와 메스꺼움을 호소할 수 있고, 수술의 스트레스로 인해 소화위장관의 문제를 예방하며, 항생제와 소염진통제의 투여로 인한 소화위장관 부담을 줄이기 위해서도 소화제나 제산제를 같이 사용한다.

4) 스테로이드(Steroid)

부신피질호르몬인 스테로이드는 보형물이 사용되는 성형수술이나 수술 후 부종이 예상되는 경우에는 급성 붓기를 완화시키고 염증예방에 도움이 되기 위해 1~2일 단기간 사용되나, 오래 사용하면 오히려 상처 회복을 방해하므로 주의해야 한다.

7 수술실 위생관리

1. 멸균소독기

상처소독에서 소개된 소독약들은 상처소독뿐만 아니라 수술부위의 소독과 수술기구의 소독에도 사용되고 있는데, 수술실과 치료실에서 사용되는 장비와 기구의 멸균소독을 위해서는 고압증기 멸균소독기와 EO가스 멸균소독기가 널리 사용되고 있다.

1) 고압증기 멸균소독기(Autoclave)(그림 7-1)

고압증기 멸균소독기는 1기압보다 높은 압력을 가하여 물의 끓는 점을 100℃ 이상으로 높일 수 있으므로, 15 psi 고압과 120~130℃ 고온의 증기를 30~40분 동안 가해 기구에 묻은 각종 병원균과 미생물을 제거하는 물리적 멸균소독 방법이다.

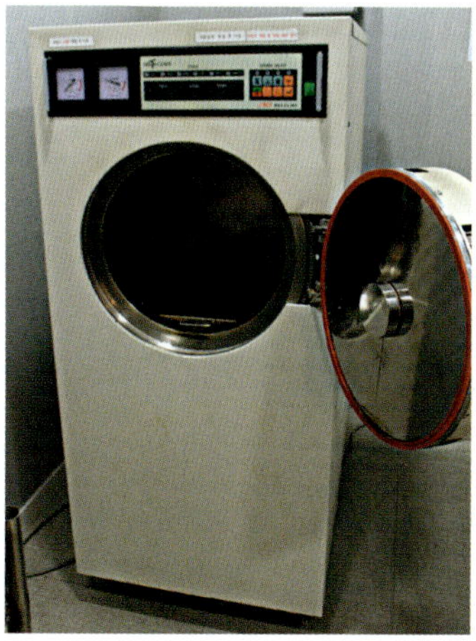

그림 7-1 고압증기 멸균소독기(autoclave)

단단하고 열에 강한 대부분의 수술기구, 수술포와 같은 면제품을 대량으로 쉽고 간단히 소독할 수 있으며, 1회 소독으로 관리를 잘하면 2주 정도의 유효기간을 둘 수 있다. 그러나 열에 약한 플라스틱과 고무제품인 마취튜브, 내시경이나 테이프 종류, 보형물 등은 소독할 수 없다.

2) EO가스(Ethylene oxide gas) 멸균소독기(그림 7-2)

38~55℃ 저온, 40~60% 습도에서 EO 가스를 농도에 따라 3~7시간 통과시켜 기구에 묻은 각종 병원균과 미생물 제거하는 화학적 멸균소독 방법이다.

EO가스 특성상 피부에 닿으면 화상을 입을 수 있고, 장시간 노출 시 오심, 구토, 현기증을 초래하므로 배기시설이 잘 되어야 한다. EO가스 멸균 후 소독물품을 공기에 노출시키는 시간은 소독물품에 따라 달라질 수 있으나, 일반적으로 50~60℃에서는 8~10시간 가량이며, 실내온도에서는 24시간 정도 노출시키는 것이 좋다.

고압고열의 고압증기 멸균소독기로 멸균하기 힘들었던 섬세한 수술기구, 플라스틱, 고무제품, 테이프 종류, 보형물 등의 종류가 소독에 좋으며, 1회 소독으로 4주 정도의 유효기간을 둘 수 있고, 밀봉포장한 경우에는 6개월 장기 보관이 가능하다.

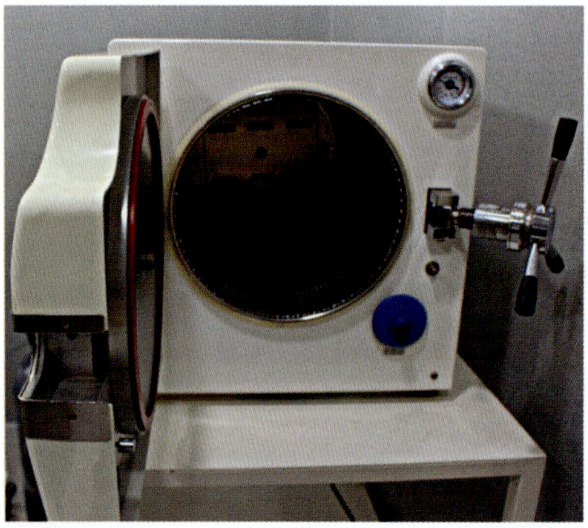

그림 7-2 EO 가스(ethylene oxide gas) 멸균소독기

2. 수술실 공기정화설비(그림 7-3)

수술실은 효율성, 안전성, 감염조절을 고려하여 설계되어야 하며, 온도는 20~24℃를 유지하고, 습도는 최소한 50%를 유지하며, 수술실 내 공기를 여과시키는 환기와 냉난방 시설을 잘 갖추어 세균감염을 최소화해야 한다. 수술실의 좋은 환경을 유지하기 위해 공기정화설비는 필수적이며, 특히 전신마취를 시행하는 경우에는 수술의 감염 위험도에 따라 고효율 미립자 공기필터(HEPA filter) 또는 시간당 15회 이상 공기순환하면서 시간당 3회 이상 외부 공기 유입이 가능한 95% 이상의 고성능 필터 사용을 의무화하고 있다.

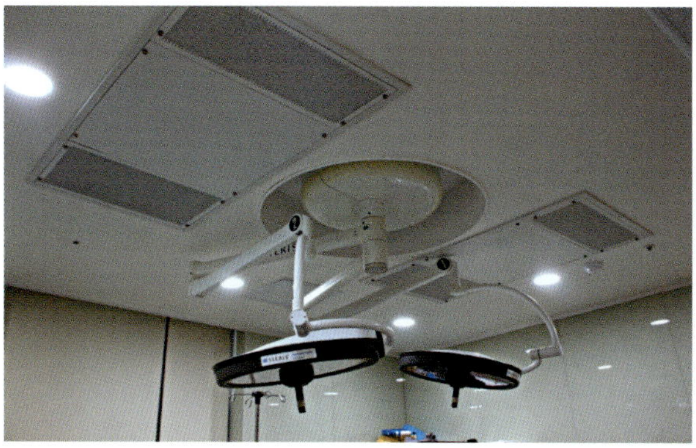
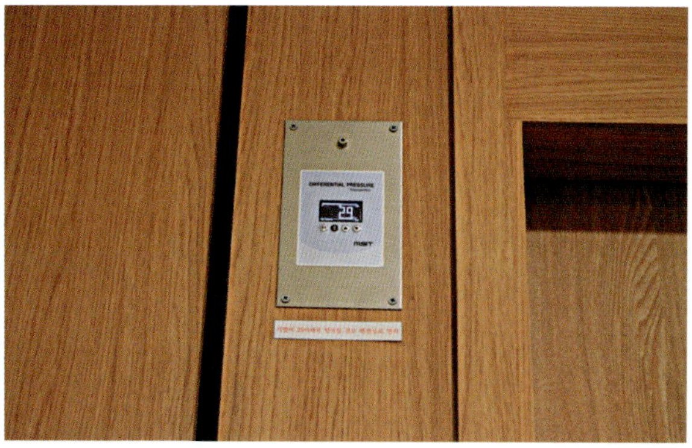

그림 7-3 수술실 - 고효율 미립자 공기필터(HEPA filter)

3. 수술 준비

수술실은 병원 내 어느 공간보다도 위생과 청결이 유지되어야 하기 때문에 수술실 복장에서부터 손소독 세척, 수술부위 드랩까지 어느 하나 소홀해서는 안된다.

1) 수술실 복장

수술복은 일단 수술실에 들어오면 경의실에서 매일 수술복으로 갈아입어야 하고, 수술실 밖으로 나갈 때는 수술복을 벗고 수술실에 입고 들어온 옷으로 다시 갈아입는다. 수술복 이외에 수술모자를 착용하며 머리카락이 모자 밖으로 나오지 않도록 하고, 마스크를 착용하여 코와 입을 덮어주어야 하며, 수술실 내 전용 수술신발을 신어야 한다.

2) 외과적 손 씻기(Hand scrub)(그림 7-4)

수술 장갑을 끼고 수술을 하지만, 수술 중에 수술 장갑에 구멍이 나거나 찢어지면 수술부위를 감염시킬 수 있으므로 수술 전에 손과 팔뚝을 소독제를 이용하여 깨끗이 씻어주므로 피부에 있는 정상 세균층을 제거할 수 있는데, 이것을 외과적 손 씻기라고 한다. 외과적 손 씻기의 순서는 흐르는 물에 손과 팔뚝을 먼저 씻고, 7.5% 베타딘 비누로 손가락 끝에서 팔꿈치관절 위까지 솔을 이용하며 거품을 내면서 문지르는데 손바닥, 손톱, 손톱밑, 손가락 사이사이, 손등의 순서대로 반복하여 2분 정도 문지른다. 그 후 흐르는 물에 문지른 거품을 헹굴 때는 물이 손가락 끝에서 팔꿈치 쪽으로 씻겨 내리도록 한다. 그 후 멸균수건으로 물을 닦을 때에는 먼저 수건의 윗부분으로 손을 먼저 닦고, 다시 수건을 길게 접어 손목에서 팔꿈치 방향으로 물기를 닦는다. 손을 닦고 난 후에는 팔꿈치보다 손을 높게 들고, 두 손을 마주 잡지도 않는다. 외과적 손 씻기에 소요되는 시간은 손과 팔뚝을 포함하여 5분 정도이다.

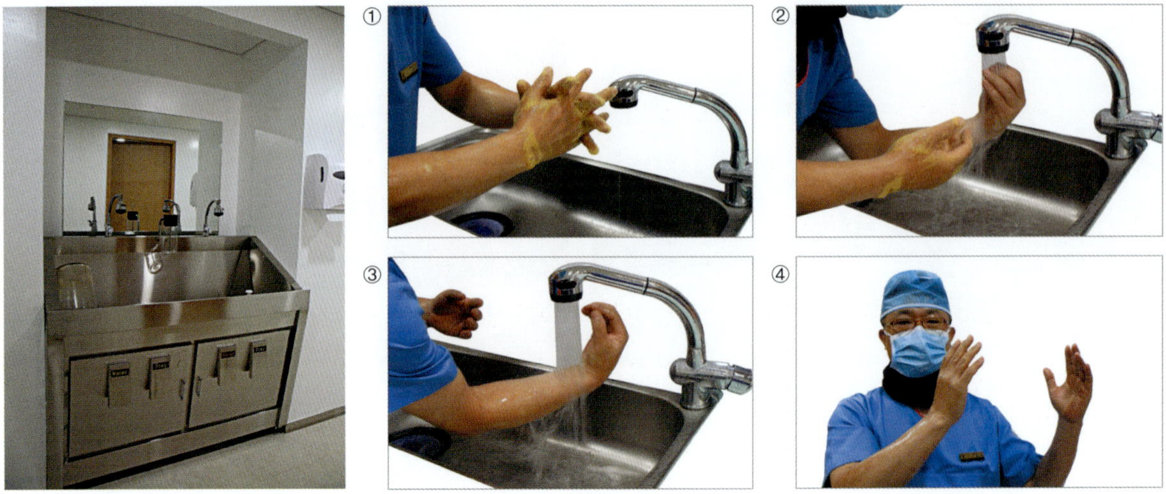

그림 7-4 외과적 손 씻기(hand scrub) 방법

3) 수술 가운(Gown)(그림 7-5)

외과적 손 씻기가 끝나면 멸균된 수술가운을 입고 수술대로 가서 환자의 수술부위를 소독하고 포로 덮어 수술 준비를 하게 되는데, 수술가운은 면 수술가운과 일회용 수술가운으로 나눌 수 있다.

면소재의 면 수술가운은 수술 후 고압증기 멸균소독기에서 멸균 후 재사용 가능하다는 경제적 장점이 있으나, 시간과 공간의 관리측면과 안전측면에서 요즘은 일회용 수술가운이 많이 사용되고 있다.

일회용 수술가운도 친환경 소재를 이용하여 소각 후 물과 이산화탄소로 분해되며, 통풍이 좋아 인체의 땀은 외부로 배출되고 외부의 오염물질은 내부로 흡수되지 않는 방수 특성과 가볍고 착용감이 좋으므로 안전하고 편리하다.

수술가운을 입는 과정은 외과적 손 씻기가 잘 된 상태에서 가운을 집어 들어 먼저 양손을 넣고 수술가운이 밑으로 펼치도록 한다. 등쪽에서 간호사가 옷 안쪽의 팔 부분을 잡아당겨 손이 수술가운의 소매 밖으로 나오게 한 후 등과 목의 끈을 묶는 동안 수술자는 수술장갑을 착용 후 수술가운 전체를 고정하는 끈을 묶는다.

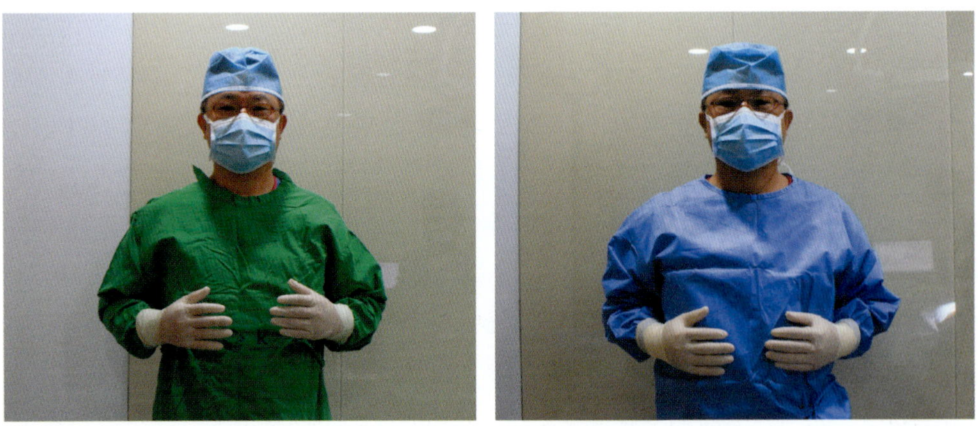

그림 7-5 면 수술가운 착용상태, 일회용 수술가운 착용상태

4) 수술장갑(Glove)

수술장갑의 재질은 일반적으로 천연고무 라텍스를 사용하는데, 파우더(powder)가 포함되고 천연고무 라텍스 수술장갑을 사용할 경우 파우더가 라텍스의 단백질과 결합해 장갑을 쓰거나 벗을 때 공기 중에 비산되어 라텍스 알레르기를 유발할 수 있고, 파우더가 염증, 호흡기 질환 등을 유발할 수 있어 파우더 없는 수술장갑의 사용을 의무화하고 있다.

수술장갑은 수술가운을 입는 과정에 수술간호사 도움으로 끼는 방법이 있고, 스스로 수술 장갑을 끼는 방법이 있다(그림 7-6). 수술간호사의 도움으로 수술장갑을 낄 때는 좌측과 우측에 맞추어 장갑 속으로 손을 집어 넣은 후 수술가운의 소매 위를 덮어주면 된다. 수술자 스스로 수술장갑을 끼는 경우에는 요령을 숙지해야 하는데, 먼저 왼손으로 오른쪽 수술장갑의 접어진 부분 가장자리를 잡고 장갑 속으로 오른손을 집어 넣은 후 오른손으로 왼쪽 수술 장갑의 접어진 사이로 오른손 손가락들을 넣어 잡은 채 장갑 속으로 왼손을 집어넣는다. 양손을 끼운 후 위로 올리면서 수술가운의 소매 위를 덮어주고 손가락들을 깊이 집어넣으면서 정리해 준다. 수술 장갑의 크기는 6, 6.5, 7, 7.5, 8번이 일반적으로 사용되며, 번호가 클수록 크다.

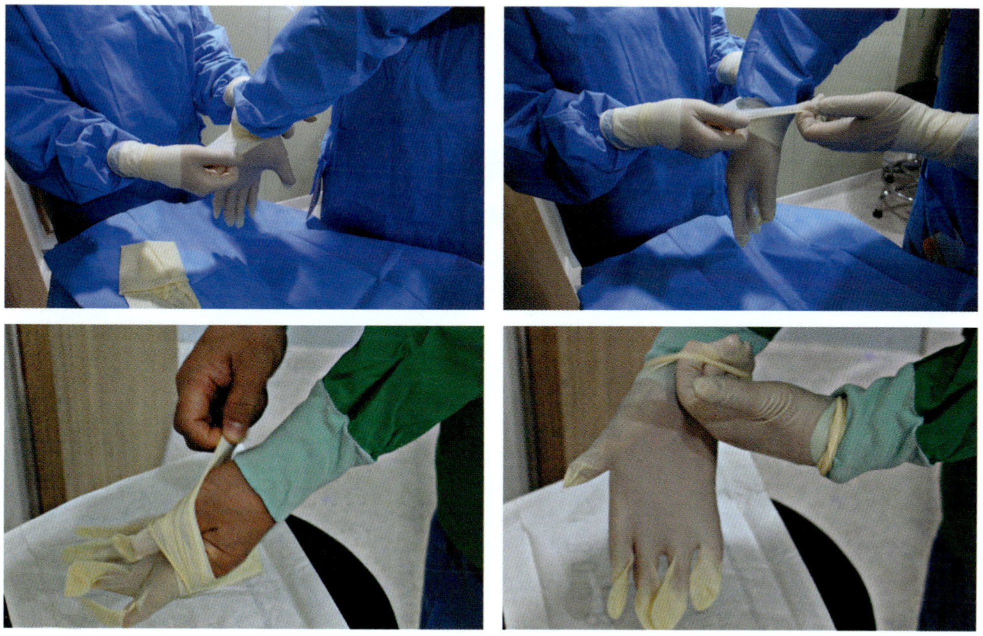

그림 7-6 수술장갑(glove)을 수술간호사 도움으로 착용하는 방법, 수술장갑(glove)을 스스로 착용하는 방법

5) 외과적 드랩(Surgical drape)

외과적 드랩은 멸균된 수술가운과 수술장갑을 착용한 상태에서 수술부위를 소독제로 소독하고 멸균된 수술포를 이용하여 수술부위만 노출 시킨 후 그 주변은 오염되지 않게 덮어주는 것이다.

수술부위를 소독하는 소독제는 인체 피부에 정상적으로 존재하는 정상세균총의 숫자를 수술 전에 최대한 줄여 피부를 절개하고 수술하는 동안 정상세균총이 상처에 침입하는 것을 예방해 준다. 성형외과 영역에서 많이 사용되는 피부소독제로는 얼굴에는 제파논 또는 보릭, 얼굴 이외에는 베타딘 또는 알코올이 사용되며, 앞서 상처치료 소독제에서 자세히 기술하였다.

수술포는 수술부위를 소독제로 소독한 후 소독되지 않은 부위를 덮는 것으로, 면 수술포와 일회용 수술포로 나눌 수 있다. 면 소재의 면 수술포는 수술 후 고압증기 멸균소독기에서 멸균 후 재사용 가능하므로 경제적 장점이 있으며, 성형외과 영역의 얼굴부위 수술의 경우에는 외과적 드랩이 간단하기 때문에 면 수술포가 많이 사용되고 있다. 일회용 수술포는 수술 중 혈액이나 세척액이 묻어도 흡수되지 않고, 세균을 차단 할 수 있으며, 먼지가 발생되지 않아 감염예방에 우수한 점이 있으므로, 성형수술에서는 안면거상술, 유방성형술 등 수술시간이 길거나 전신마취 수술에 좋다(그림 7-7).

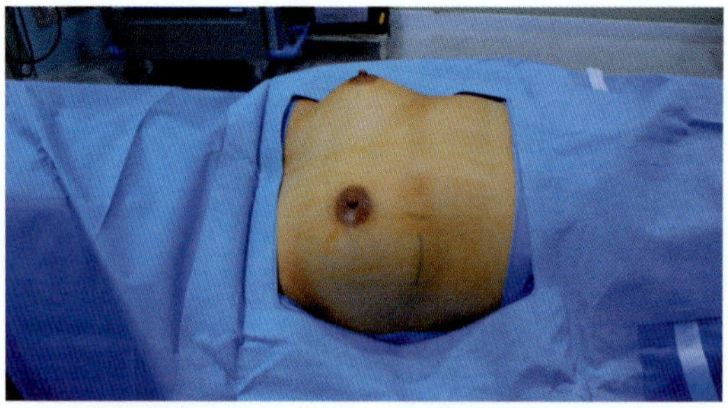

그림 7-7 유방성형술의 일회용 수술포

수술포에는 크기별 사각포, 중앙에 구멍이 작은 소공포(50×50cm 크기), 얼굴을 노출시킬 수 있는 크기의 구멍이 있는 대공포(150×270cm 크기) 등으로 나눈다. 일반적으로 많이 시술되는 눈 성형이나 코 성형을 할 때는 수술부위를 소독한 후 사각포를 머리 밑에 깔고 대공포를 덮어 수술을 한다(그림 7-8).

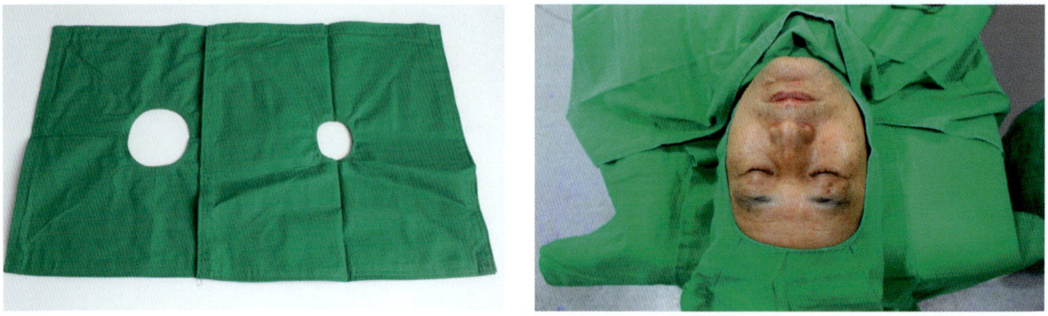

그림 7-8 소공포, 대공포로 얼굴 노출시키는 모습

얼굴 전체를 노출시키거나 귀와 목을 노출시켜야 할 때는(그림 7-9), 얼굴을 소독한 후 머리카락과 접하는 부위, 귀 앞뒤를 베타딘으로 소독하고, 머리를 싸기 위해 소독된 사각포와 수건을 머리 밑에 깔고, 수건으로 먼저 머리를 싼 후 타올클립으로 고정하고 어깨과 가슴을 대각선으로 사각포를 덮으면서 몸 전체를 사각포로 덮는다.

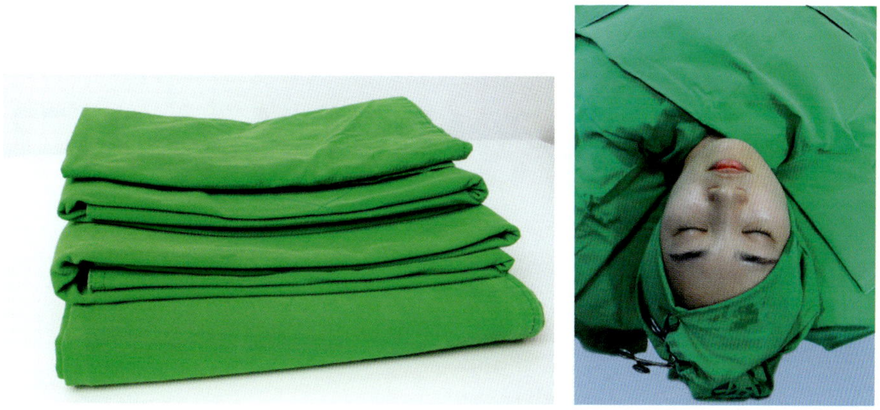

그림 7-9 사각포, 사각포로 얼굴 전체를 노출시키는 모습

4. 의료폐기물

의료폐기물이란 병원에서 발생하는 환자의 적출물, 혈액으로 오염된 거즈, 주사기 등의 의료용품을 말하는데, 2차 감염 위험성이 높으므로 일반쓰레기와 분리해서 처리되어야 한다. 의료기관 내에 소각시설이 없기 때문에 대부분 외부에 위탁처리하는데, 종류별로 포장하여 처리해야 한다(그림 7-10).

성형외과에서의 주된 의료폐기물에는 적출물, 혈액이 오염된 거즈, 수술 가운, 일회용 수술포, 수술장갑, 일회용 주사기, 수술용 칼, 주사바늘, 봉합바늘, 붕대, 수액세트 등 혈액과 접촉된 경우에는 의료폐기물로 간주한다.

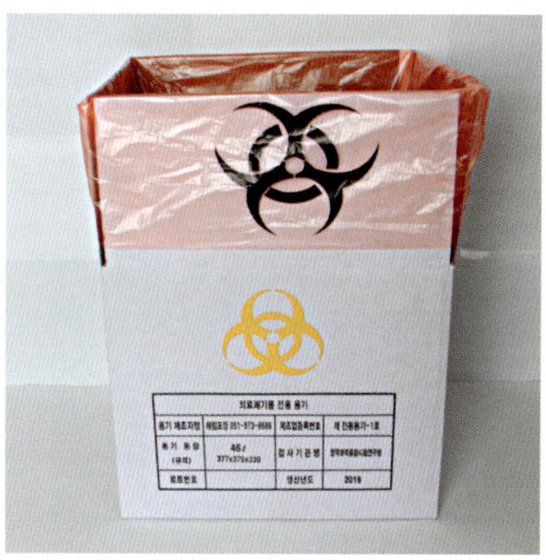

그림 7-10 의료용 폐기물 박스

8 수술장비와 수술기구

1. 수술장비

수술실에서 수술을 위해 사용되는 수술장비들의 종류를 정리하고, 장비들의 관리 및 사용법에 대해 알아본다.

1) 전신마취기(그림 8-1)

전신마취를 시행하는 장비로서, 산소와 마취제의 적당한 혼합으로 환자의 정상적 활력징후를 유지하면서 수술할 수 있는 전신마취 상태를 유지한다.

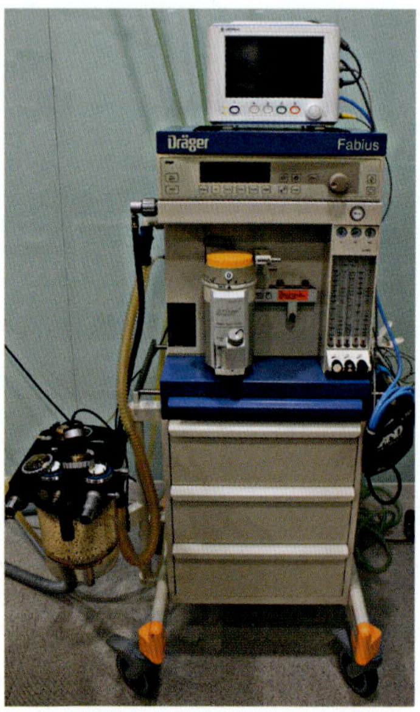

그림 8-1 전신마취기

전신마취 과정에 필요한 기구로는 후두경(laryngoscope), 기관 내 삽입튜브(endotracheal tube), 기도유지기(airway) 등이 있다(그림 8-2). 마취가 진행되는 동안 환자의 활력징후를 수시로 측정하는 마취모니터 장치를 통해 수술 중 환자의 마취를 안정적이고 효과적으로 유지시키는데, 전신마취 때에는 환자의 심전도, 혈압, 심박수, 호흡, 혈중 산소포화도, 체온, 마취약의 농도, 마취의 깊이 등을 한번에 볼 수 있는 마취 모니터 장치를 사용한다(그림 8-3). 수면마취의 경우에는 마취모니터 장치(맥박-산소포화도 측정기)를 통해 혈압, 심박수, 혈중 산소포화도를 측정할 수 있다.

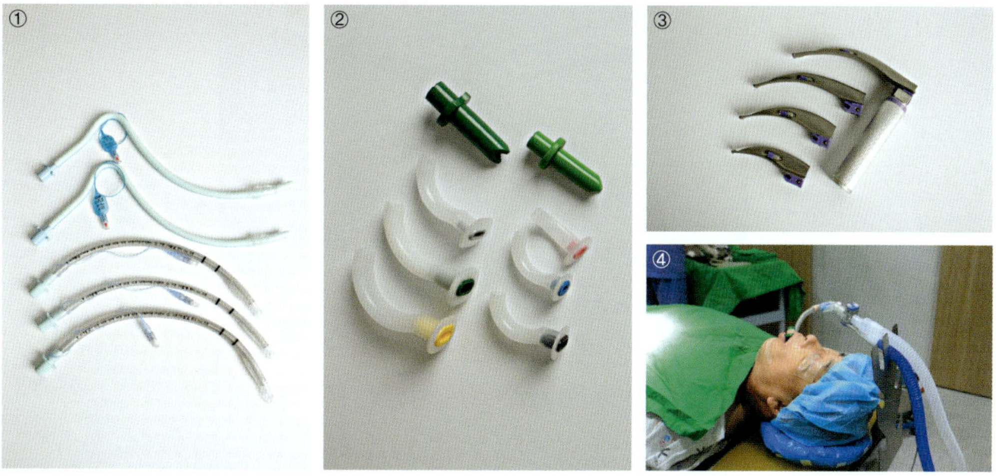

그림 8-2 ① 기관 내 삽입 튜브(endotracheal tube), ② 기도 유지기(airway), ③ 후두경(laryngoscope), ④ 기관 내 삽입하여 전신마취 시행한 환자

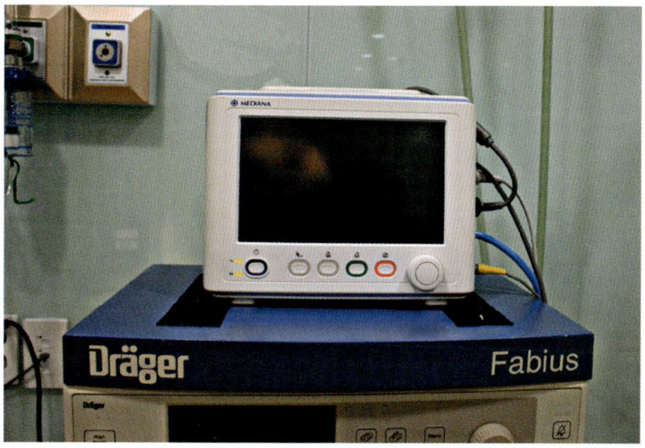

그림 8-3 마취모니터 장치

2) 수술대(그림 8-4)

성형수술은 대부분 천장을 보고 누운 자세로 시행하며, 가슴수술이나 눈 성형 수술 후 전체적 모양을 확인하기 위해 앉은 자세를 취하는데, 수술 중 수술의사의 필요에 따라 환자의 위치를 조절할 수 있기 때문에 높낮이, 등판의 각도, 좌우 경사의 각도, 상하 경사의 각도 조절이 전동 조절되는 전동식 수술대를 많이 사용한다. 사용 전에 수술대의 바닥

에 있는 수술대 고정상태를 확인해야 하고, 수평상태를 유지해야 한다.

일반적인 누운자세에서는 환자의 머리끝을 수술대의 끝과 일치시키고, 환자의 수술내용과 수술부위에 따라 머리와 다리의 위치, 좌우 위치 등 수술대의 위치를 바꾸어 준비하며, 특히 수술 중에 수술의사의 요구에 맞게 조절해야 할 때는 마취의사의 협조를 구하여 마취에 위험이 없도록 한다.

수술대는 수술 전후 깨끗이 닦아주며, 매주 1회는 반드시 소독제로 전체를 닦도록 한다.

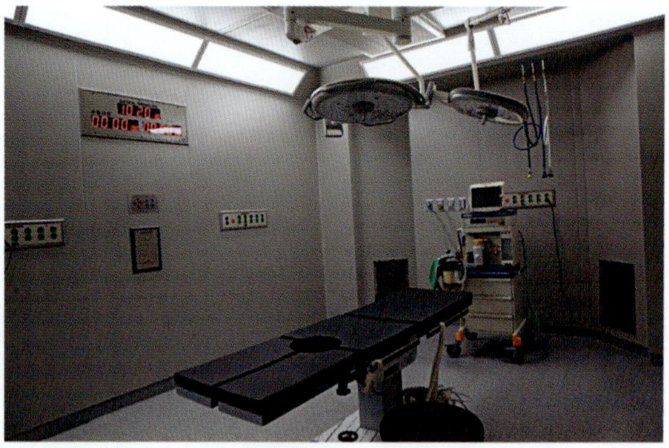

그림 8-4 수술대

3) 무영등(그림 8-5)

수술 무영등은 벽쪽과 무영등에 각각 스위치가 있으며, 수술의 종류와 수술부위에 따라 조명의 각도와 초점이 다르기 때문에 무영등의 조작법에 대해 익혀둬야 한다. 무영등은 주등과 보조등을 동시에 사용할 것인지, 주등 또는 보조등만 사용할 것인지 알아야 하고, 밝기 조절과 초점 조절에 대한 방법을 숙지해야 한다. 무엇보다도 수술 전에 무영등의 적절한 높이와 각도를 맞추어 수술에 불편함이 없을 뿐만 아니라 수술의사가 앉고 일어날 때 머리가 부딪히는 것이 없도록 해야 하며, 밝기와 초점이 잘 맞춰졌는지 확인해야 한다.

요즘은 LED 무영등을 주로 사용하는데, 내구성이 뛰어나 에너지가 효율적이고, 낮은 열 방사율을 제공하여 눈의 피로감을 감소시키며, 수술부위의 상태를 더욱 정확하게 파악할 수 있다.

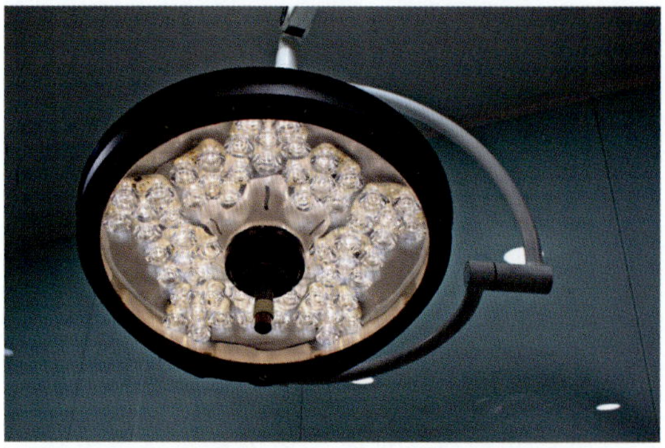

그림 8-5 LED 무영등

4) 헤드라이트(Headlight)(그림 8-6)

헤드라이트는 수술 중에 무영등으로는 조절이 어려운 입 안이나 코 안 같은 부위를 밝히기 위해 수술의사의 머리에 고정시키는 조명기구로서, 안면거상술 또는 유방성형술 때 조직을 박리하여 포켓(pocket) 공간을 만드는 수술 중에도 유용하게 사용된다. 요즘은 일반적인 유선형 헤드라이트 이외에도 무선형 헤드라이트도 있으며, 확대경과 함께 사용되는 루페라이트(loupe light)도 있는데, 대부분 배터리 충전식으로 되어 있어 손쉽게 이용 가능하다.

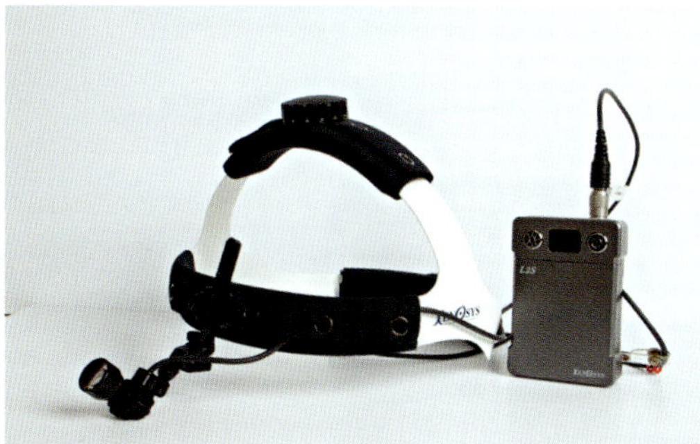

그림 8-6A 유선형 헤드라이트(headlight)

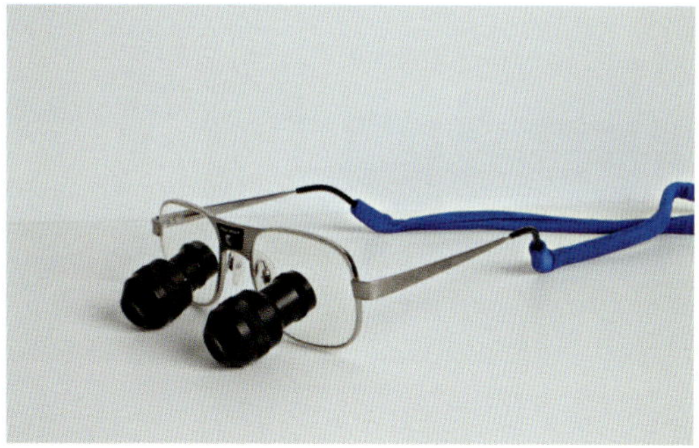

그림 8-6B 루페(loupe)

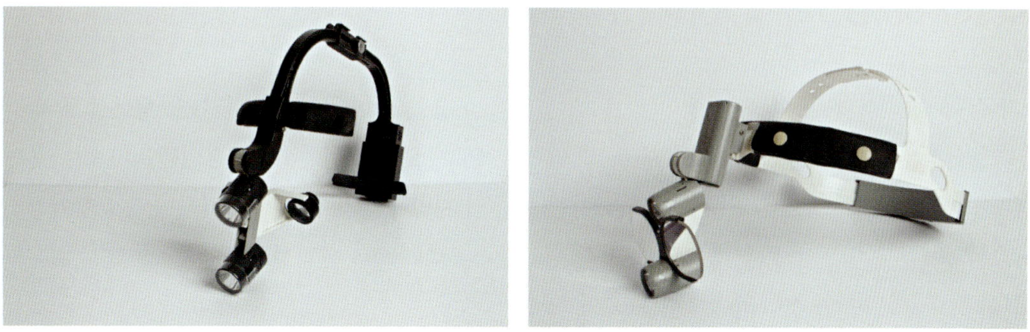

그림 8-6C 무선형 루페라이트(loupe light)

5) 전기소작기(Electrocautery, bovie)(그림 8-7)

전기소작기는 기구에 따라 단극성(monopolar)과 양극성(bipolar)이 있는데, 전류를 이용하여 고온의 절연체로 혈관을 지혈하거나 조직을 자르는 기계로써 스위치를 통해 지혈모드(coagulation mode)와 절단모드(cutting mode)로 전환할 수 있다.

단극성은 연필이나 바늘모양의 끝이 하나인 것으로 활성전극이 있어, 환자의 몸에 접지전극(bovie plate)을 부착하여 활성전극에서 나온 전류가 환자의 몸에서 빠져나오도록 되어 있다. 그러나 양극성은 전극을 겸자(forcep) 모양으로 변화시킨 것으로 한쪽은 활성전극이 있고, 다른 쪽은 접지전극이 있어 전류가 환자의 몸을 따라 흐르지 않으므로 접지전극을 따로 부착할 필요가 없다. 단극성은 활성전극에서 나온 전류가 주위의 근육이나 신경을 자극하거나 손상시킬 수 있으나, 양극성은 겸자 사이로 전류가 흐르므로 주위의 근육이나 신경을 자극할 염려가 없다. 또한 단극성은 심장박동기(cardiac pacemaker), 인공와우(cochlear implant) 같은 전기시스템이 몸에 삽입된 환자에게는 전기시스템에 손상을 줄 수 있어 사용하면 안 된다.

전기소작기를 사용하기 전에 수술 전 처치를 하면서 화상 예방을 위하여 환자가 시계, 반지, 목걸이, 보청기, 틀니 등 금속을 완전히 제거했는지 확인해야 한다.

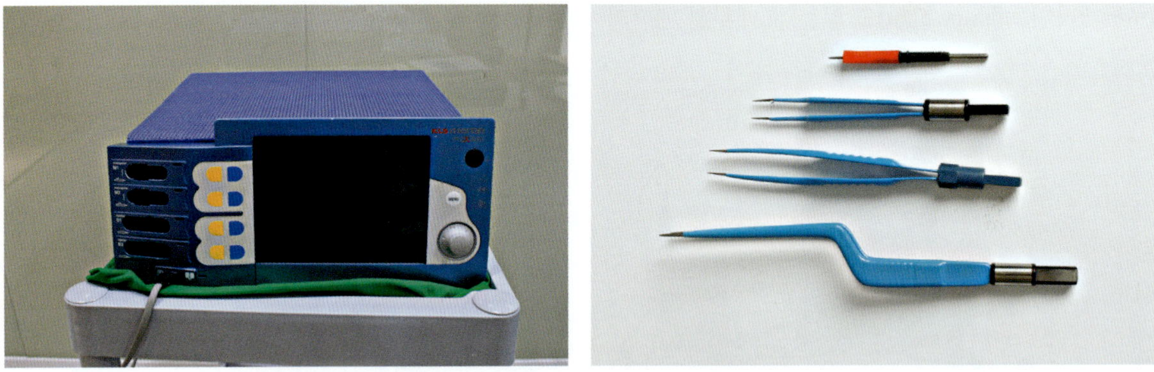

그림 8-7 전기소작기(electrocautery, bovie), 전기소작기 팁(bovie tip)

6) 흡입기(Suction)(그림 8-8)

수술 중 수술 부위의 혈액, 체액, 세척액이 있을 때 음압을 이용해 빨아들임으로써 수술 시야를 좋게 하는 장비이다. 일반적 구성으로는 흡입기 본체, 흡입병(bottle)과 뚜껑, 고무재질의 흡입선(line), 흡입관(tip)으로 구성되며, 성형외과 영역에서 많이 시행되는 지방흡입술 때에도 다양한 종류의 지방흡입기에 같이 연결하여 수술한다.

수술이 끝난 후에는 흡입관에 물을 충분히 통과시키고, 흡입병과 뚜껑, 흡입선을 분리하여 소독제를 세척한 후 말려서 사용한다.

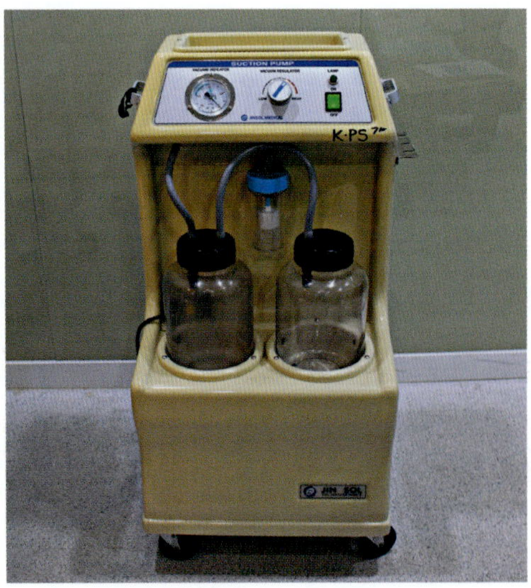

그림 8-8 흡입기(suction)

7) 지방흡입기(그림 8-9)

지방흡입술 때 사용되는 수술장비로서, 사용되는 원리에 따라 고주파 지방흡입기, 초음파 지방흡입기, 진동식 지방흡입기 등으로 나뉜다. 지방흡입하는 수술 부위에 따라 실제 피하지방층으로 삽입되는 다양한 굵기와 길이의 금속 삽입관(cannula)이 있으므로 부위와 용도에 맞추어 선택할 수 있다.

일반적으로 지방흡입술을 할 때는 수술 전에 수술부위에 투메슨트(tumescent) 용액을 미리 넣기 위한 지방용액 주입기(infusion pump)가 필요하며, 지방용액 주입기에는 발로 밟는 발 스위치(foot switch)와 주입관(infusion line)이 연결된다.

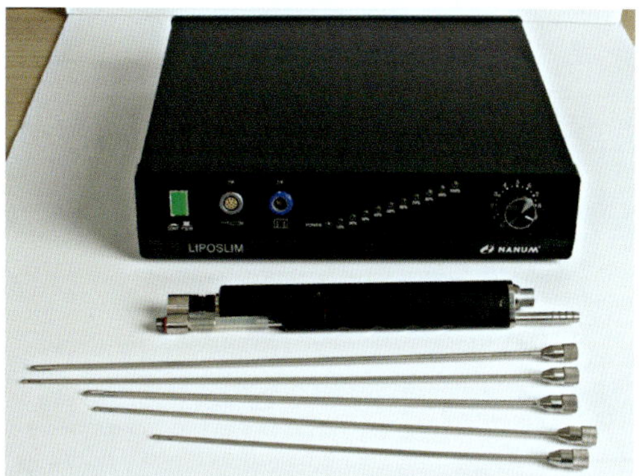

그림 8-9 지방흡입기, 다양한 굵기와 길이의 금속 삽입관(cannula)

8) 지방 원심분리기(Centrifuge)(그림 8-10)

지방이식술 때 사용되는 장비로서, 지방이식을 위해 배, 허벅지, 엉덩이에서 흡입 채취한 지방을 원심분리시켜 지방세포, 파괴된 지방 오일(oil), 마취용액, 혈액 등으로 잘 분리시킨 후 불순물을 제거한 지방세포만 선택적으로 이식해 줌으로써 이식된 지방의 생존율을 높일 수 있다. 일반적으로 지방 원심분리는 3,000rpm의 회전속도에서 3분 정도 시행한다.

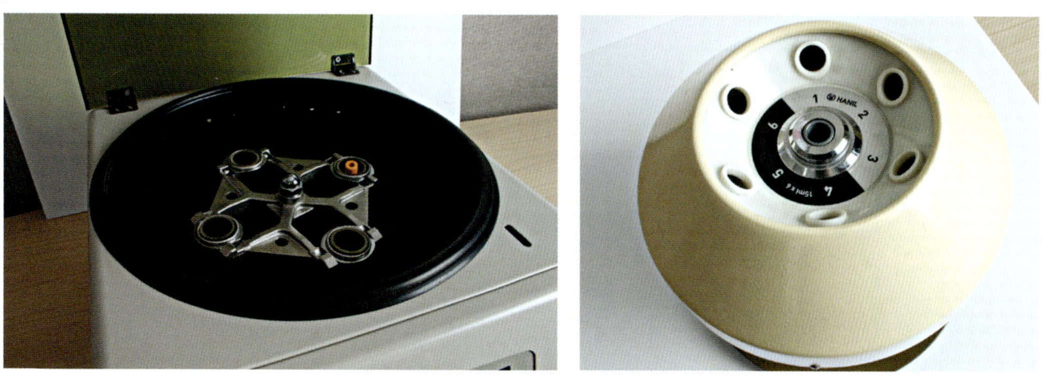

그림 8-10 지방 원심분리기(centrifuge)

9) 성형수술 내시경 장비(Endoscope system)(그림 8-11)

성형수술에서 내시경이 사용되는 경우는 주로 이마거상술, 유방확대술 때이다. 내시경 본체는 카메라, 모니터, 광원(light source), 광섬유케이블(fiberoptic light cables), 카메라 헤드(camera head) 등으로 구성되어 있다.

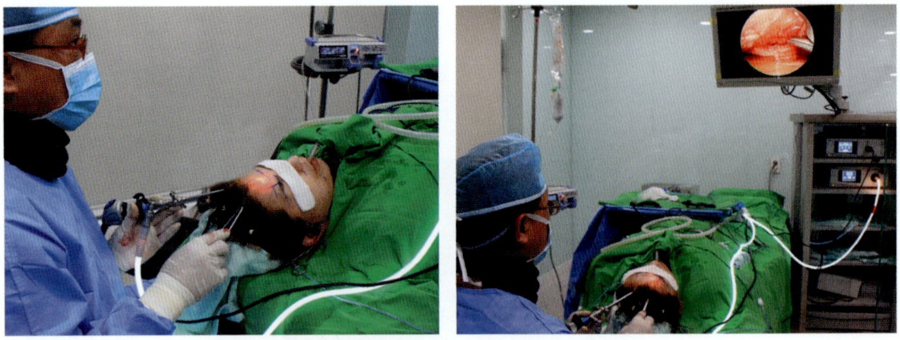

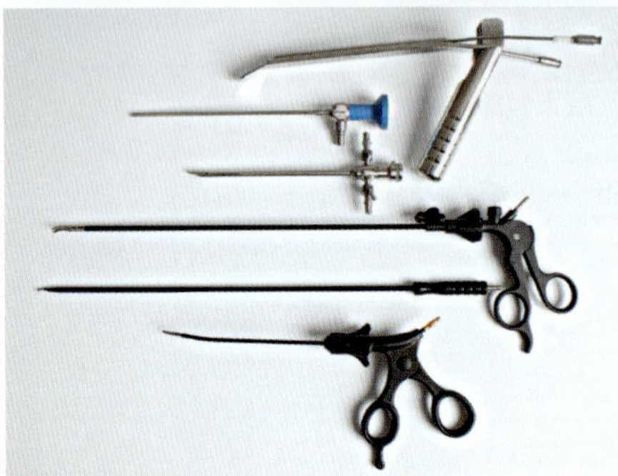

그림 8-11 내시경 장비(endoscope system)를 이용하여 이마거상술을 시술하는 모습, 내시경 장비 팁(endoscope system tip)

10) 전기 절골기(Electric saw)(그림 8-12)

전기 절골기는 성형수술에서는 주로 얼굴뼈 수술에 사용되는 수술장비로서, 뼈를 절단, 갈아내거나 다듬기, 구멍뚫기 등의 용도로 사용된다. 대부분 본체인 전기모터와 연결된 전선을 통해 절골기의 손잡이에 부착되는 사용 용도에 따른 다양한 톱과 기구들이 있다.

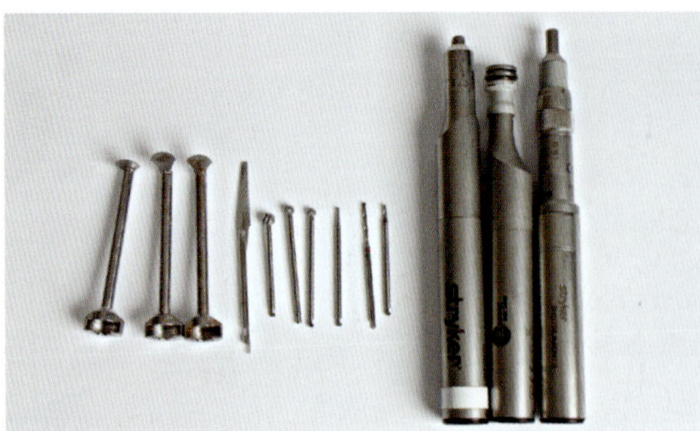

그림 8-12 전기 절골기 팁(electric saw tip)

2. 수술기구

성형수술이 다양하지만, 각 수술부위별 사용되는 기본 수술기구는 일정하며, 수술부위 또는 수술내용에 따라 특별히 사용되는 기구들도 있다.

1) 겸자(Forceps)(그림 8-13)

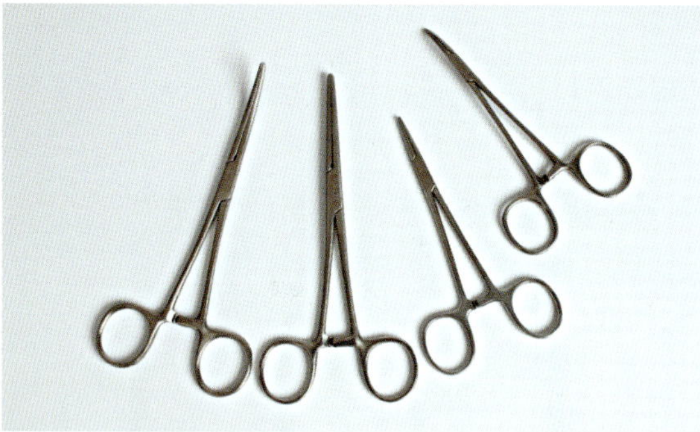

그림 8-13 지혈겸자(켈리, 모스키토)

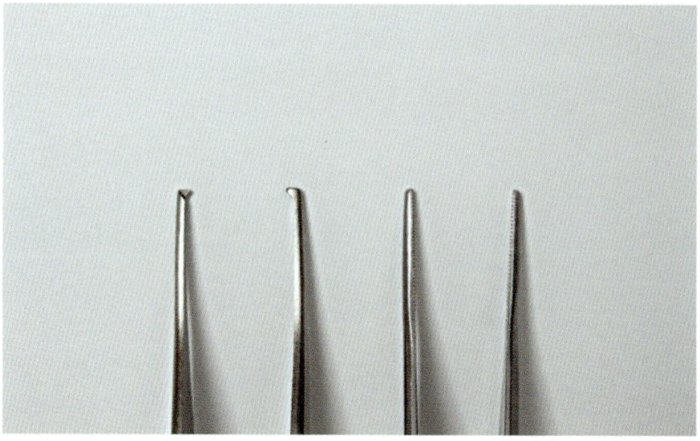

유구 겸자와 무구 겸자

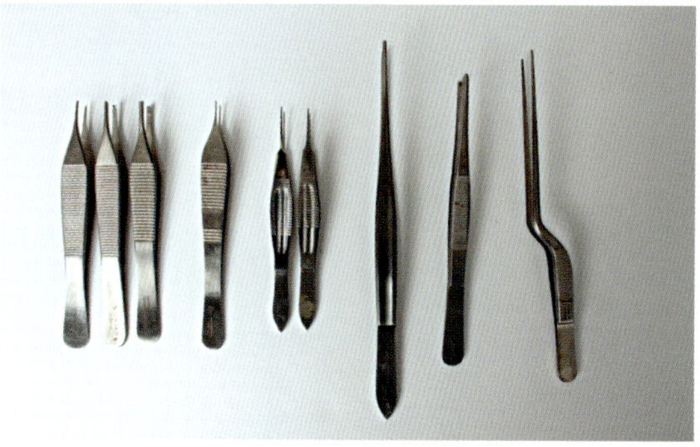

에디슨 포셉, 미세 에디슨 포셉, 카스트로 비조 포셉, 비숍 포셉, 아이리스 포셉, 쿠싱 포셉

겸자는 수술 중 조직을 잡거나 봉합 바늘을 집을 때 사용되는 기구로서, 용도에 따라 형태가 매우 다양하며, 겸자 끝에 이(tooth) 모양의 돌기의 유무에 따라 유구 겸자(tooth forceps, tissue forceps)와 무구 겸자(non-tooth forceps, smooth forceps)로 구분된다.

에디슨 포셉(Adson forceps)은 성형수술에 가장 많이 사용되는 겸자로서, 중간에 넓고 편평한 엄지부분을 가지고 있으며 끝으로 갈수록 좁아진다. 에디슨 포셉보다 더 섬세하게 조직을 조작하기 위한 미세 에디슨 포셉(micro-Adson forceps)도 있다. 미세 에디슨 포셉처럼 조직을 섬세하게 잡고 조작하기 위한 기구로는 카스트로 비조 포셉(Castro viejo forceps), 비숍 포셉(Bishop forceps), 아이리스 포셉(Iris forceps) 등이 있으며, 특히 카스트로 포셉은 끝부분이 가늘고 날카로워 안검성형술에 주로 사용된다. 쿠싱 포셉(Cushing forceps)은 일반 겸자보다 길이가 길어 롱포셉(long forceps)이라고도 불리며, 다용도로 사용된다. 여러 다양한 종류의 일반 드레싱 포셉(dressing forceps)들도 있다. 람버트 포셉(Lambert forceps)은 안검성형술 중 안검을 뒤집을 때 사용하는 기구로서, 한쪽은 링(ring) 모양으로 열려있고 한쪽은 닫혀있는 겸자의 양쪽 사이에 안검을 위치시킨 후 나사 잠금장치를 조여 고정한다. 지혈겸자(hemostat forceps)는 수술 중에 지혈을 위해 혈관을 잡는 용도로 사용될 뿐만 아니라 보형물, 이물질, 봉합사와 바늘, 조직 등을 잡는데 사용되는데, 모스키토(mosguito)와 켈리(kelly) 형태로 있으며, 둘 다 모양은 비슷하지만 모스키토는 모양이 작은 반면 켈리는 더 크고 튼튼하다. 앨리스 조직겸자(Allis tissue forceps)는 많은 양의 조직을 잡고 수술할 때 편리하며, 골 고정겸자(bone holding forceps)는 뼈와 같은 단단한 조직을 잡고 수술할 때 편리하다.

2) 수술 가위(Scissors)(그림 8-14)

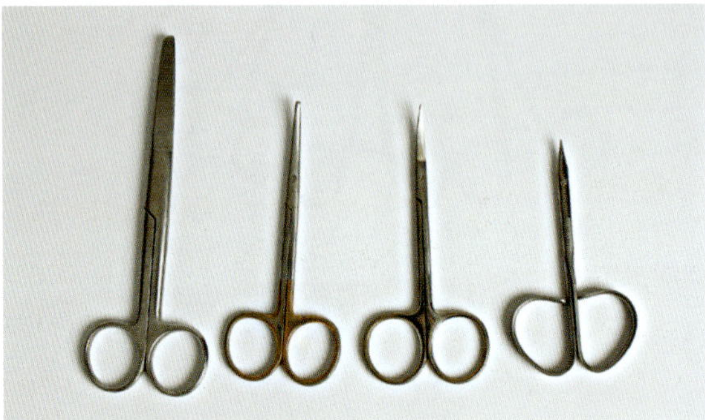

그림 8-14 수술 가위

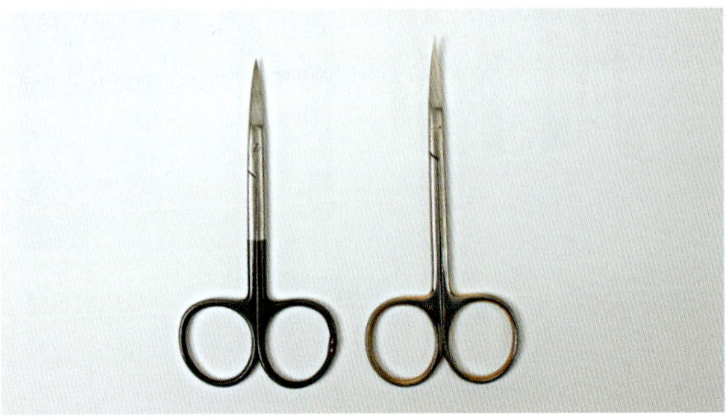

직선형 가위와 만곡형 가위

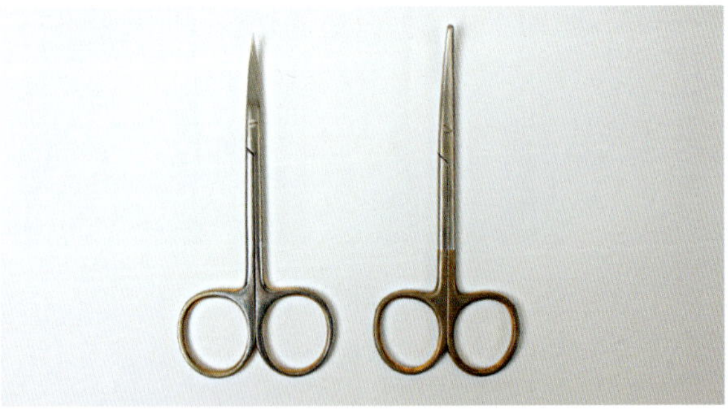

뾰족한 가위와 무딘 가위

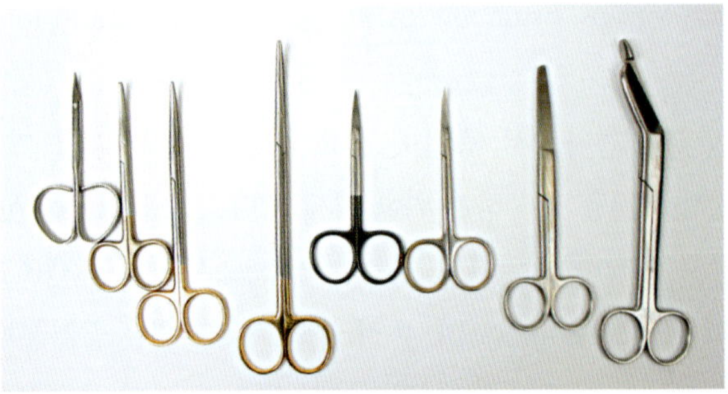

메젬바움 가위, 메이오 가위, 아이리스 가위, 오퍼레이팅 가위, 밴디지 가위

수술 가위는 수술부위의 조직을 절개, 절제, 박리, 봉합사를 자를 때 사용되는데, 각 종류의 수술 가위마다 모양에 따라 직선형 가위(straight scissors)와 만곡형 가위(curved scissors)로 나누며, 가위의 끝이 뾰족한 가위(sharp scisssors)와 무딘 가위(blunt scissors)로 나눈다. 메젬바움 가위(Metzembaum scissors)는 성형수술에서 가장 일반적으로 사용되는 끝이 무딘 가위로서, 수술 중 조직의 절개, 절제, 박리에 많이 사용되고, 메이오 가위(Mayo scissors)는 메젬바움 가위와 비슷하게 생겼지만 크기가 크므로 보다 두꺼운 조직의 절개, 절제 때 주로 사용된다. 아이리스 가위(Iris scissors)는 다른 가위보다 일반적으로 얇고 섬세한 뾰족한 가위 형태로서, 안검성형술에 주로 사용되며, 만곡형은 얇고 세밀한 조직의 절개에 주로 사용되고, 직선형은 얇은 봉합사의 절단에 주로 사용된다. 오퍼레이팅 가위(operating scissors)는 수술 중 굵은 봉합사 또는 거즈 절단에 주로 사용되며, 밴디지 가위(bandage scissor)는 붕대를 자를 때 주로 사용되는데 중간에 120°정도 꺾이면서 가위 끝이 무딘 형태이다. 또한 안면거상술 때 조직의 박리를 위해 사용되는 다양한 크기와 형태의 안면거상술 가위(facelift scissors)가 있다.

3) 수술칼(Mes)과 수술칼 대(Mes handle)(그림 8-15)

수술가위가 수술 부위 조직의 절개, 절제, 박리 역할을 할 수 있도록 수술 시작 때 수술부위의 도안(design)한 계획을 절개하는 것이 수술칼(mes, scalpel)이고 수술 용도에 따라 다양한 모양의 칼날을 꽂아 사용할 수 있는 손잡이를 수술칼 대(mes handle)라고 한다. 수술칼은 수술 용도에 따라 다양하게 있는데, 성형수술 영역에서는 10번, 11번, 15번 수술칼이 주로 사용된다. 15번 수술칼이 가장 일반적으로 사용되며, 칼 끝의 좁은 부위에만 날이 있어 섬세한 성형수술에 적합하고, 10번은 15번보다 큰 칼로써 끝 부분이 둥글게 넓으므로 비교적 절개가 크거나 조직의 절제가 클 때 사용되며, 11번은 곧은 칼날에 칼 끝이 뾰족하게 날카롭기 때문에 미세한 조직 절개 또는 섬세한 미세 봉합사의 제거에 사용된다(그림 8-16). 수술칼 대는 수술 용도에 따라 3번, 4번, 7번으로 분류되며, 3번과 4번은 모양이 유사하지만, 7번의 경우 손잡이 부분이 좁고 길어 입안 수술 때 주로 사용된다(그림 8-17). 수술칼을 수술칼 대에 끼우고 뺄 때는 모스키토 같은 기구로 안전하게 사용한다.

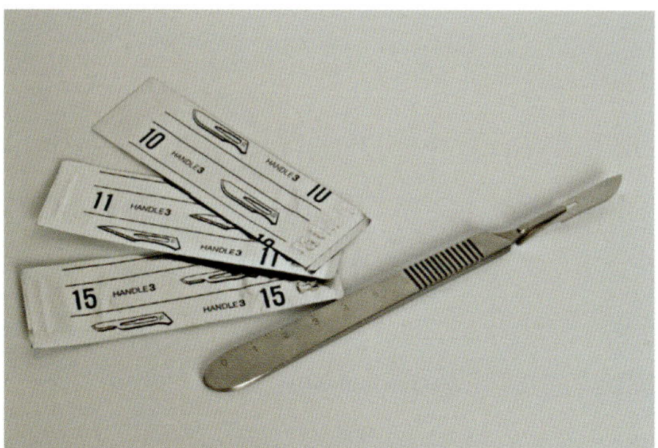

그림 8-15 수술칼(mes)과 수술칼 대(mes handle)

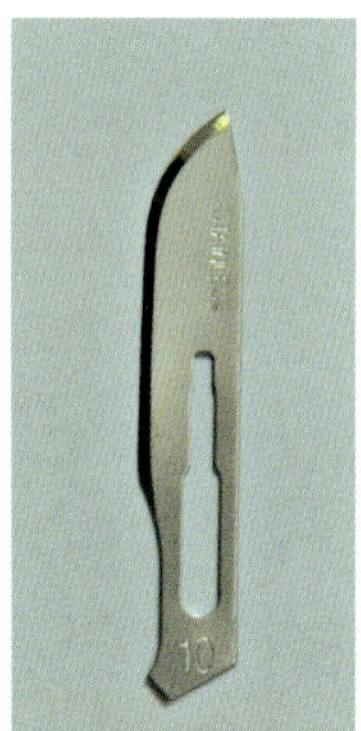

그림 8-16A 10번

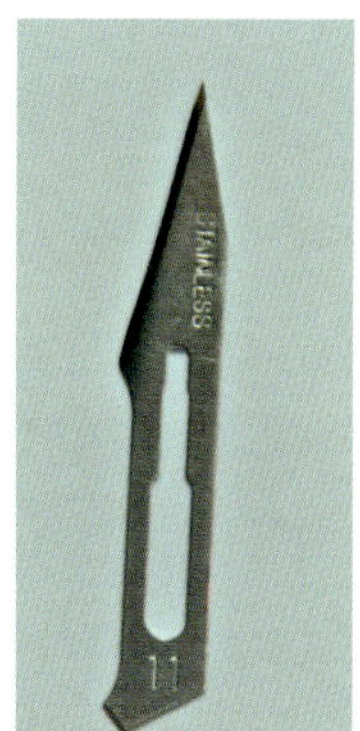

그림 8-16B 11번

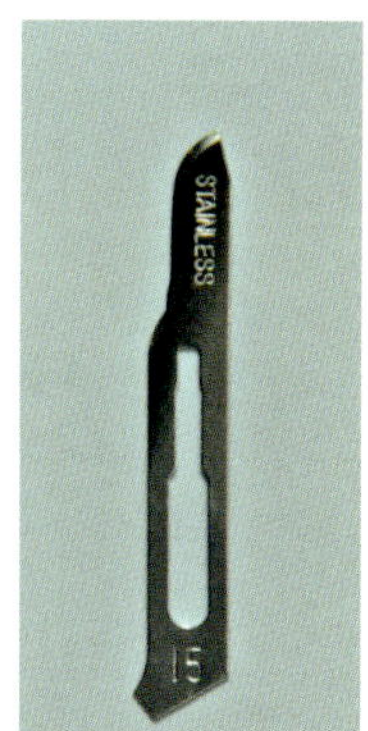

그림 8-16C 15번

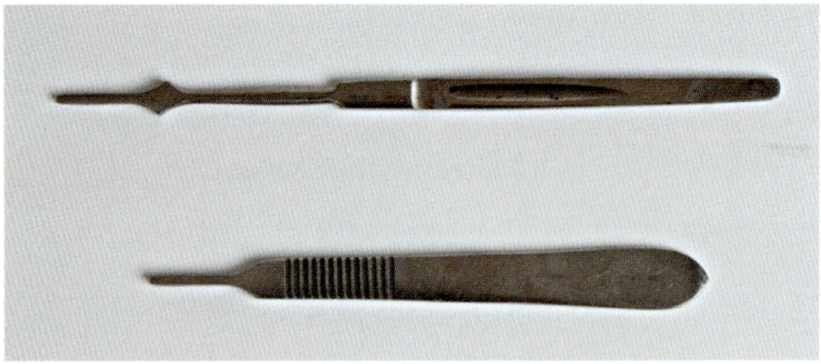

그림 8-17 수술칼 대(mes handle)

4) 지침기(Needle holder)(그림 8-18)

지침기는 수술부위를 봉합할 때 봉합사에 달린 바늘을 잡는 것으로, 실과 바늘의 굵기에 따라 지침기의 크기와 모양도 다양하다. 실과 바늘이 가늘수록 섬세하고 정교한 지침기를 사용해야 봉합할 때 실 또는 바늘을 잡는 것이 수월해진다. 실과 바늘이 굵을수록 지침기 또한 굵고 커야 하므로, 가는 실과 바늘용 지침기로 굵은 실과 바늘을 잡고 사용하면 지침기가 느슨해지면서 고장이 난다.

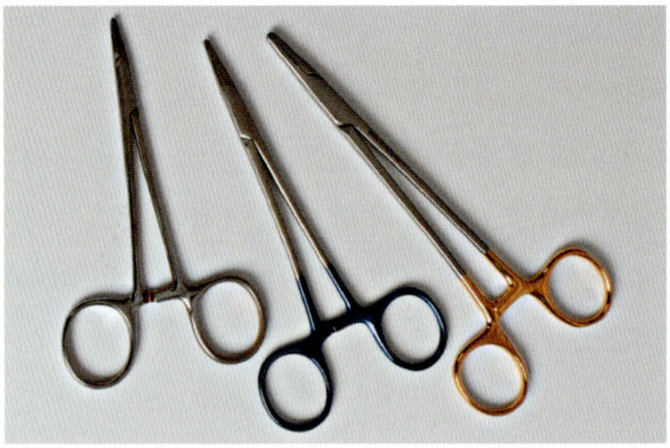

그림 8-18 지침기(needle holder)

지침기를 손으로 잡는 방법은 주로 손가락 집기(finger grip)와 손바닥 집기(palm grip)가 있다. 손가락 집기는 엄지와 네 번째 약지를 지침기의 손잡이 구멍에 넣고 중지와 시지를 지침기의 앞 뒤쪽에 얹어 쥐는 방법이고, 손바닥 집기는 지침기의 손잡이 부분을 엄지의 손바닥 부분과 중지, 약지, 소지의 손바닥 부분에 두고 시지를 지침기의 앞 쪽에 얹어 쥐는 방법으로, 수술부위에 따라 편리하게 사용할 수 있다(그림 8-19).

지침기로 봉합바늘을 잡을 때에는 바늘의 중간보다 약간 더 뒤쪽에서 잡으면 봉합이 더 수월하다.

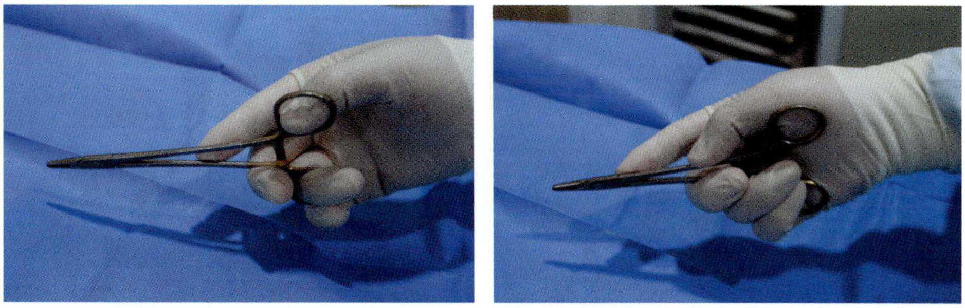

그림 8-19 지침기 잡는 법-손가락 집기(finger grip), 손바닥 집기(palm grip)

5) 견인기(Retractor)

견인기는 수술부위의 절개면 또는 상처면에 대고 벌리거나 당겨줌으로써 수술부위를 잘 보이게 노출시켜주는 역할을 하며 수술부위, 수술내용 등에 따라 다양한 종류가 있다.

성형외과 영역에서 많이 사용되는 견인기의 종류로는 스킨 훅(skin hook), 라그넬(Ragnell) 견인기, 쎈(Senn) 견인기(그림 8-20), 아미내비(Army Navy)(그림 8-21), 리차드슨(Richardson)(그림 8-22), 리본(Ribbon, malleable) 견인기, 떼지어(Tessier) 견인기 등이 있다. 스킨 훅은 안검성형술 등 미세한 수술 때 주로 사용되는 견인기로서, 당기는 끝부분이 하나인 경우 싱글 훅(single hook), 두 개인 경우 더블 훅(double hook)이라 하며, 더블 훅이면서 끝이 둥근 방울 훅(Fomon hook)은 코성형 때 많이 사용되고, 본 훅(bone hook)은 뼈수술 때 사용된다. 라그넬 견인기와 쎈 견인기는 스킨 훅 사용 후 조직 박리가 더 커지거나 깊어질 때 사용되는데, 라그넬 견인기는 위와 아래의 크기가 다른 견인기로 되어 있으면서, 쎈 견인기보다는 더 작고 섬세하다. 아미내비와 리차드슨의 경우에는 쎈 견인기 사용 후 조직박리가 더 넓고 깊어질 때 사용되며, 위와 아래의 크기가 다른 견인기로 되어 있는데, 아미내비는 끝부분이 직사각형으로 길어 깊은 박리의 조직 견인에 좋고, 리차드슨은 끝부분이 넓은 사각형 모양이라 넓은 박리 때 좋다.

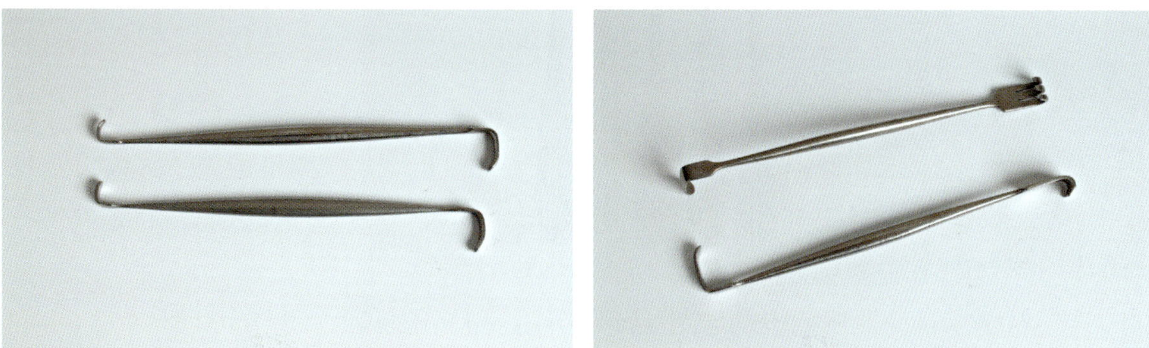

그림 8-20 라그넬 견인기(Ragnell), 쎈 견인기(Senn)

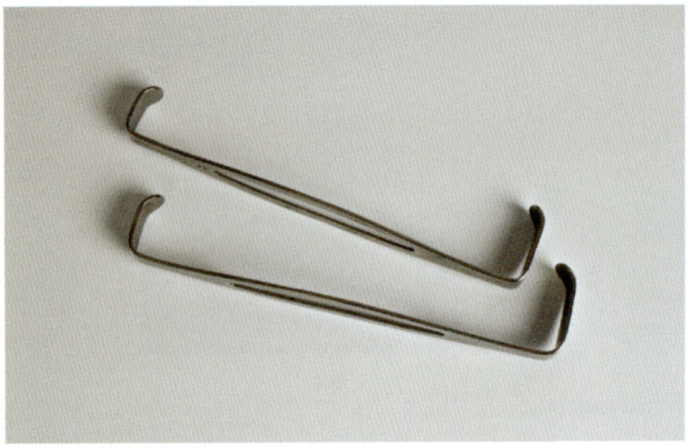

그림 8-21 아미내비(Army Navy)

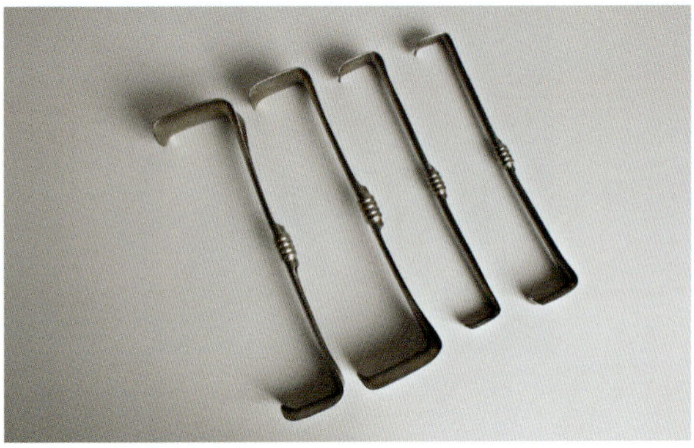

그림 8-22 리차드슨 견인기(Richardson)

리본 견인기와 떼지어 견인기는 안면거상술이나 안면골성형 등 조직의 박리가 깊고 넓을 때 주로 사용되는데, 떼지어 견인기는 미리 제작된 형태의 견인기인 반면 리본 견인기는 조직 박리 때 상황에 맞추어 형태를 구부려 쓸 수 있어 말러블(malleable) 견인기라고도 부른다.

6) 골막 거상기(Periosteal elevator)(그림 8-23)

골막 거상기는 뼈 또는 연골 조직의 박리 때 사용되는 기구로서, 양쪽 끝이 다르게 생겼는데, 칼로 조직 절개 후 뼈 또는 연골에 도달하면 골막 또는 연골막을 절개하고 먼저 가늘고 날카로운 끝 부분으로 골막 또는 연골막 밑으로 박리한 후 계속 박리가 필요할 때에는 반대쪽 뭉퉁한 끝부분으로 박리한다. 얼굴뼈 수술을 위한 골막 거상기는 양쪽 끝이 다른 형태가 아니라 앞쪽이 골막 거상용이며 뒤쪽은 손잡이 부분이다.

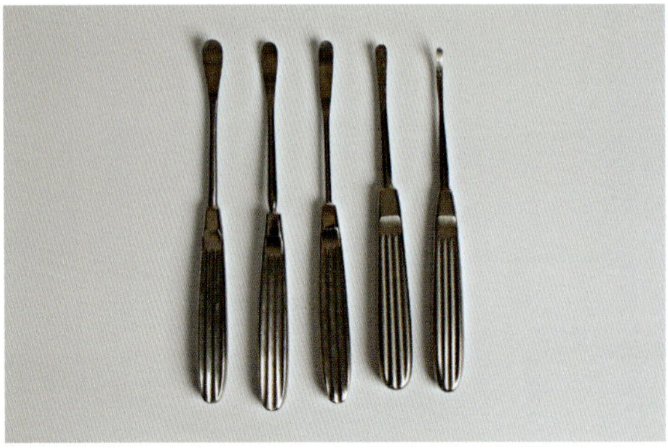

그림 8-23 골막거상기(periosteal elevator)

7) 측정 자(Caliper, ruler)(그림 8-24)

수술 중 길이나 거리를 측정하기 위한 기구로서, 안검성형 중 쌍꺼풀의 폭을 재는 섬세한 측정은 캘리퍼(caliper)를 주로 사용하고, 일반 길이와 거리 측정에는 금속 자(ruler)가 주로 사용된다.

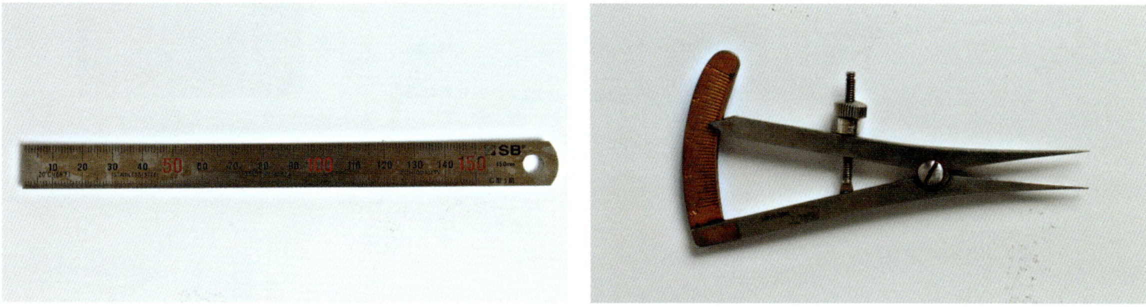

그림 8-24 측정자-금속자(ruler), 캘리퍼(caliper)

8) 흡입관(Suction tip)

수술 중 수술부위의 혈액, 체액, 세척액을 흡입하는 기구로서, 흡입기(suction bottle)와 고무재질의 흡입관(suction line)에 연결하여 사용한다.

9) 기타 코성형 기구(그림 8-25)

앞서 설명된 기본 수술기구 이외에 코성형 수술에 추가되는 기구로는, 비경(nasal speculum)이 견인기로 사용되고, 오프리히(Aufricht) 견인기가 보형물 삽입 때 쓰이며, 수술기구 중 허리부분이 45도 꺾인 코 가위와 겸자(nasal scissor & forceps)가 있고, 매부리코 부분을 다듬는 줄(rasp)이 있으며, 앤드슨 골도(Anderson osteotomes)와 망치(mallet)가 코뼈를 절골하고, 연골의 크기를 측정하면서 연골을 다듬고 깎는 그리드(greed)가 사용된다.

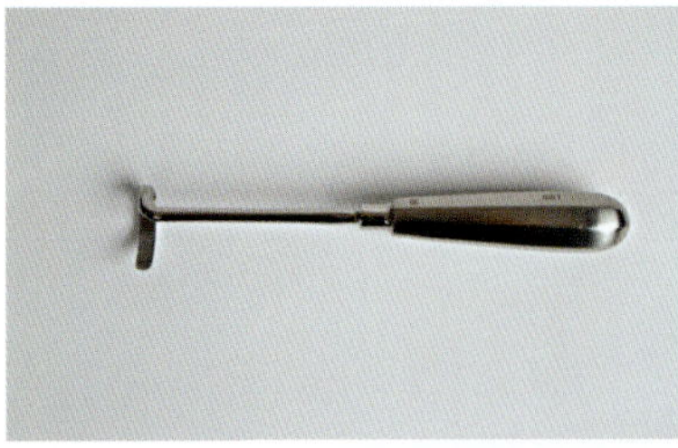

그림 8-25A doyen retrector

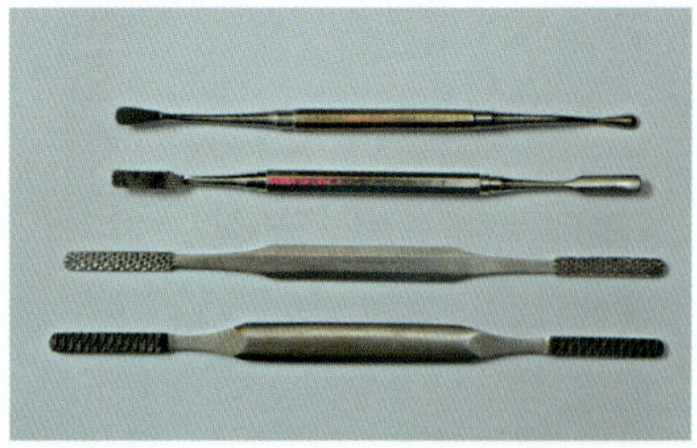

그림 8-25B rasp

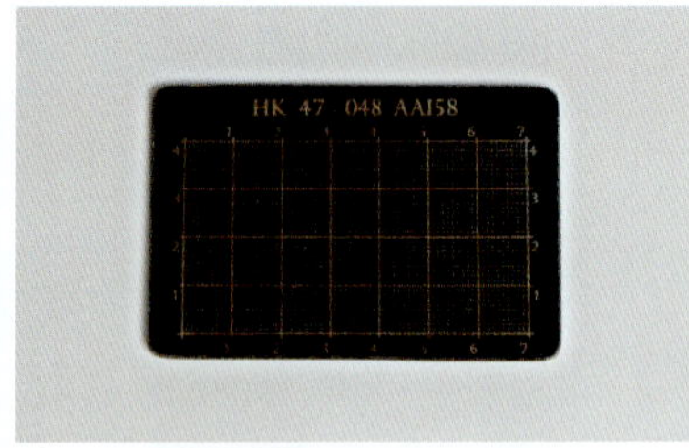

그림 8-25C 그리드(greed)

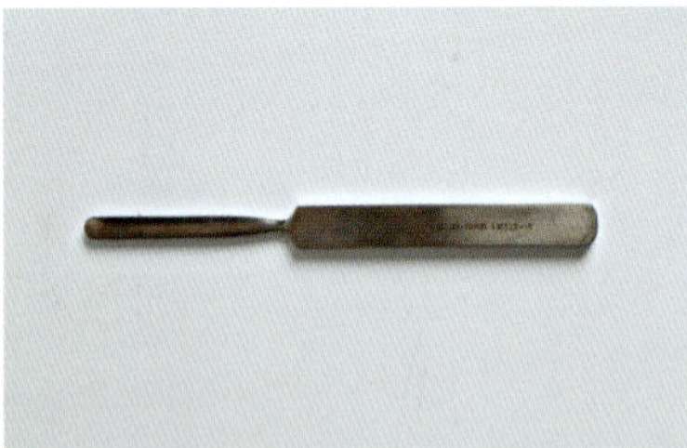

그림 8-25D 딕만거상기

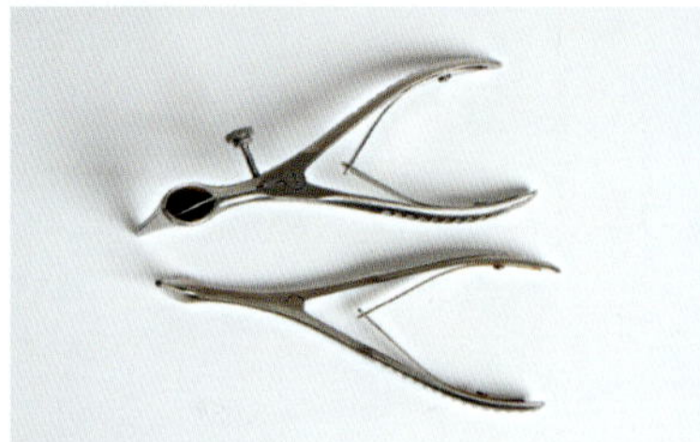

그림 8-25E 비경(nasal speculum)

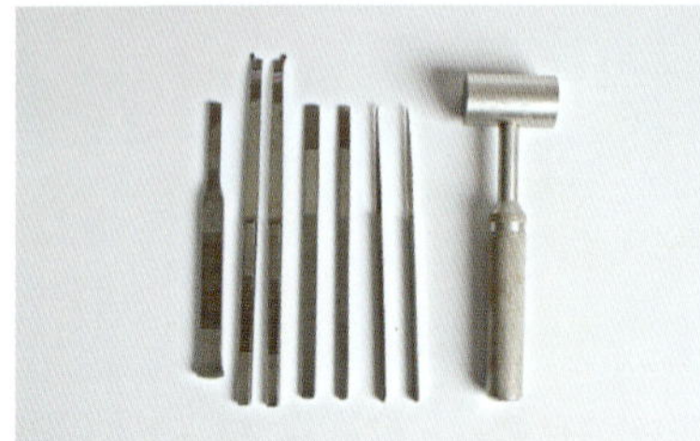

그림 8-25F 앤드슨 골도와 망치

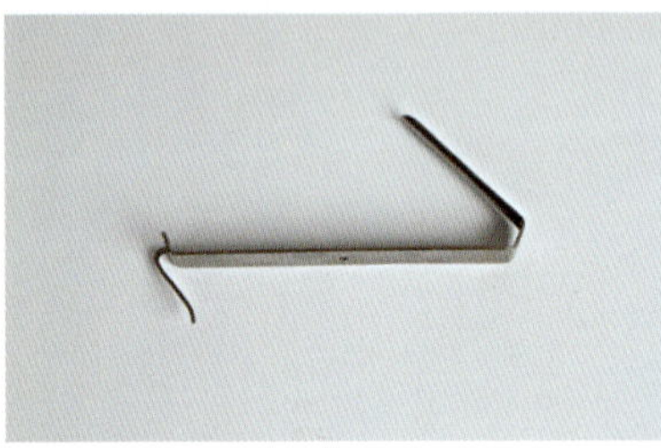

그림 8-25G 오프리히 견인기(Aufricht)

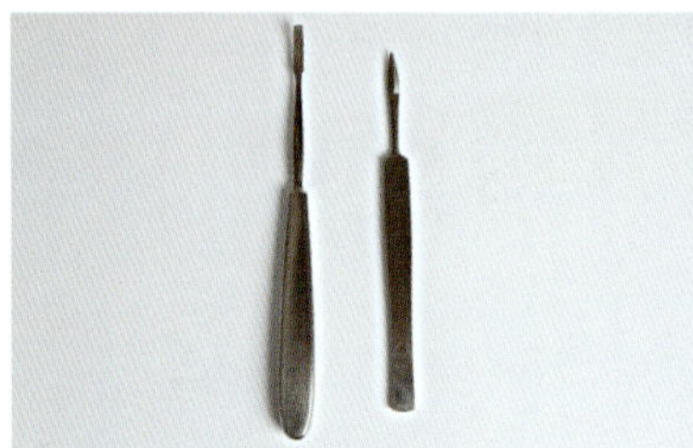

그림 8-25H Joseph elevator, knife

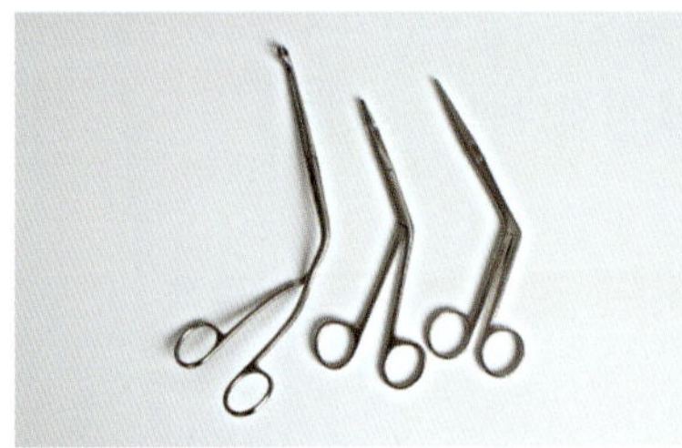

그림 8-25I Nasal scissor & forceps

10) 기타 가슴성형 기구(그림 8-26)

앞서 설명된 기본 수술기구 이외에 가슴성형 수술에 따로 추가되는 기구로는, 디버(deaver) 견인기가 있으며, 유륜의 크기를 측정하고 디자인하는 유륜 표식기(areolar marker)가 있고, 보형물이 들어갈 공간을 박리하는 박리기(dissector)로 검 박리기(blade dissector), 딩만 박리기(Dingman dissector), 림보 박리기(Limbo dissector) 등이 있으며, 내시경 시술을 위한 내시경 견인기(endoscopic retractor)와 전기소작기 팁(bovie tip)이 있다.

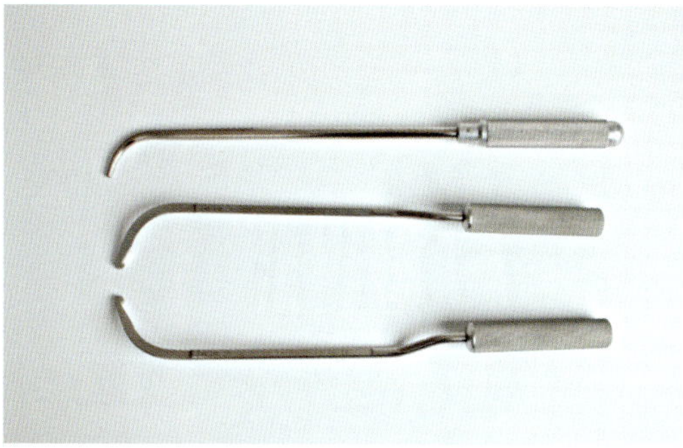

그림 8-26A 가슴 박리기(dissector)

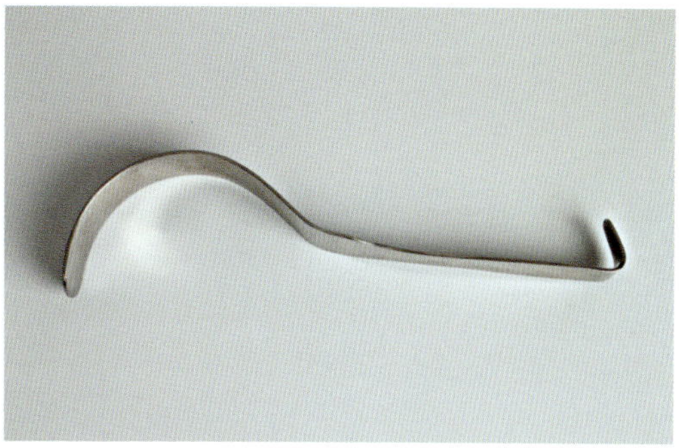

그림 8-26B 디버 견인기(deaver)

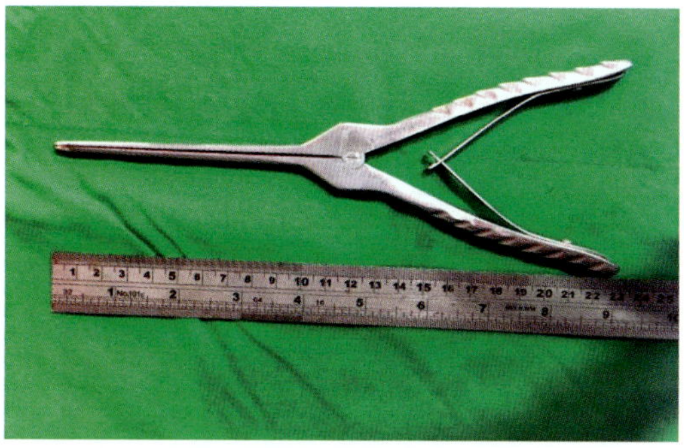

그림 8-26C 림보 박리기(limbo dissector)

그림 8-26D 유륜표식기(areolar marker)

11) 기타 안면골수술 기구(그림 8-27)

앞서 설명된 기본 수술기구 이외에 안면골수술에 추가되는 기구로는 주로 뼈를 자르고 다듬는 기구들이다. 먼저 절골에 사용되는 전기절골기(electric saw)의 본체와 연결되어 절골기의 손잡이에 부착되는 다양한 형태의 톱(saw)과 드릴 비트(drill bit)가 있으며, 수동으로 절골하는 골도(osteotomes)와 망치(mallet)가 있고, 뼈조각을 떼내는 론져(Rongeur)가 있으며, 절골된 뼈를 내고정시키기 위한 금속판(plates)과 나사(screws)가 종류별로 다양하게 있으며, 다양한 종류의 안면골 수술용 골막거상기(elevator)와 견인기(retractor)가 있다.

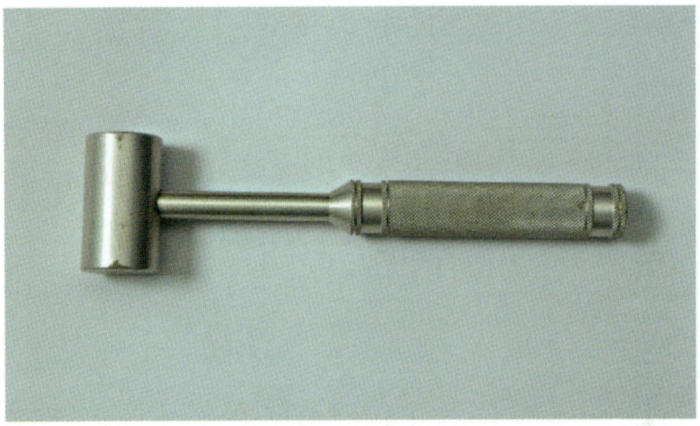

그림 8-27A 망치(mallet)

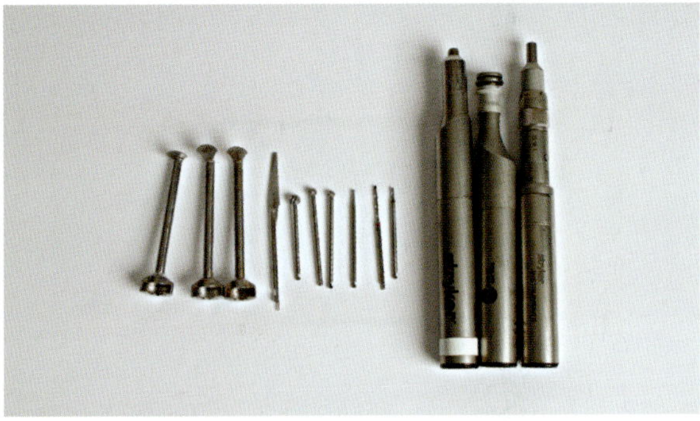

그림 8-27B 드릴비트(drill bit), 톱(saw)

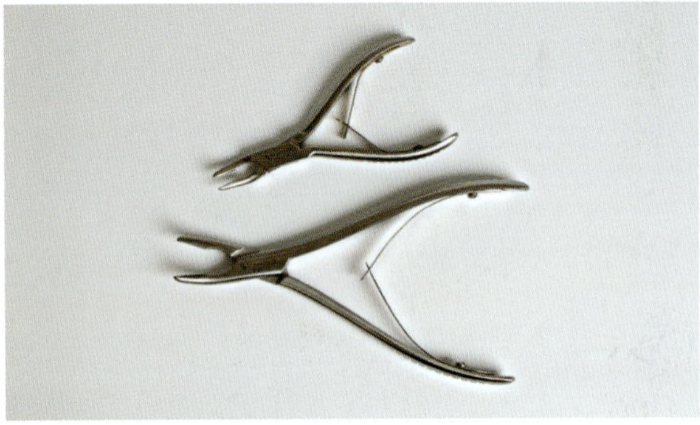

그림 8-27C 론져(Rongeur)

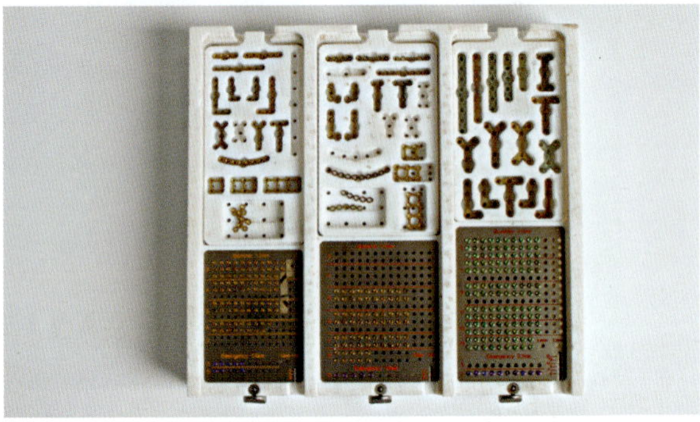

그림 8-27D 스크류(screws), 플레이트(plates)

3. 소모품

1) 봉합사(Suture materials)

봉합사는 수술한 조직을 봉합하는 실로서, 수술 후 상처가 치유될 때까지 상처를 안전하게 유지해 주는 것이다. 봉합방법은 크게 피하조직을 봉합하는 매몰봉합(buried suture, subcutaneous suture)과 피부봉합(skin suture)으로 나눌 수 있으며, 성형외과적 봉합의 가장 큰 특성은 봉합을 섬세하고 꼼꼼하게 하여 흉터를 최소화한다는 것이다. 매몰봉합과 피부봉합도 중요하지만, 신체부위에 따라 1~2주 안에 피부 봉합사를 제거해 주지 않으면 실밥자국(stitch marker)이 흉터로 남기 때문에 매몰봉합을 잘하여 피부 봉합사를 가능한 일찍 제거해 주는 것도 중요하다. 그러므로 다양한 봉합사의 분류와 종류를 숙지하고 상황에 맞는 봉합사를 선택해야 한다.

이상적인 봉합사의 조건으로는 용이한 매듭과 조작, 적은 조직반응, 적은 조직 손상, 높은 인장 강도가 필요하며, 흡수성 봉합사의 경우에는 적절한 시기에 인장 강도가 떨어지면서 빨리 흡수되는 것이 좋다.

성형외과 영역에서 주로 사용되는 봉합사의 종류에는 Chromic catgut, Dexon, Vicryl, PDS, Maxon, Silk, Nylon, Prolene, Ethibond 등이 주로 사용된다(그림 8-28).

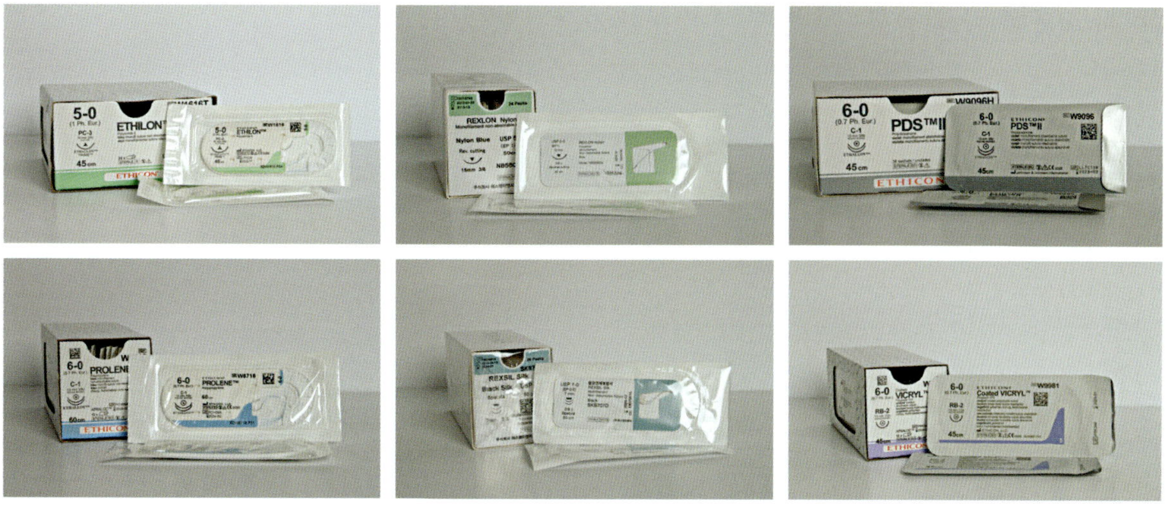

그림 8-28 봉합사 종류별

(1) 흡수성에 따른 봉합사의 분류

봉합사의 성질에 따라 흡수성(absorbable) 봉합사와 비흡수성(nonabsorbable) 봉합사로 나눠지는데, 조직 내에 봉합하는 매몰봉합에는 주로 흡수성 봉합사를 사용하고, 피부봉합에는 주로 비흡수성 봉합사가 사용된다. 흡수성 봉합사에는 Chromic catgut, Dexon, Vicryl, PDS, Maxon 등이 있으며, 흡수 예상기간은 대개 Chromic catgut은 2주 정도, Dexon은 1개월 정도, Vicryl은 1~3개월 정도, PDS와 Maxon은 3~6개월 정도이다. 비흡수성 봉합사에는 Nylon, Prolene, Ethibond, Silk 등이 있으며, 상안검성형 때 쌍꺼풀을 안쪽에서 고정해 주거나 안검하수 교정을 위해 근육을 고정해 주는 경우에는 가는 비흡수성 봉합사를 사용한다.

(2) 성분에 따른 봉합사의 분류

봉합사는 만드는 재료의 성분에 따라 자연(natural)봉합사와 합성(synthetic) 봉합사로 나누는데, 자연봉합사는 합성봉합사에 비해 조작하기 좋다는 장점이 있으나, 인장강도가 약하고 염증과 감염의 위험이 있다. 자연봉합사에는 Chromic catgut, Silk 등이 있고, 합성 봉합사에는 Vicryl, PDS, Dexon, Maxon 등이 있다.

(3) 구조에 따른 봉합사의 분류

봉합사는 구조에 따라 한 가닥 구조의 실로 만들어진 단선(monofilament) 봉합사와 한 가닥 이상으로 꼬아 짠 복선(mutifilament) 봉합사로 나뉜다. 복선 봉합사는 단선 봉합사에 비해 보다 유연성이 있고 매듭의 안정성이 좋은 반면, 봉합사의 꼬인 공간 틈새로 세균 또는 이물질이 끼일 위험이 있을 수 있고, 표면이 다소 거칠다는 단점이 있어 요즘은 표면이 코팅(coating)된 복선 봉합사가 나온다. 단선 봉합사에는 Prolene, PDS 등이 있고, 복선 봉합사에는 Vicryl, Ehtibond, Dexon, Silk 등이 있는데, Nylon의 경우에는 단선 봉합사뿐만 아니라 코팅이 된 것과 코팅되지 않은 복선 봉합사 형태로도 만들어진다.

(4) 굵기에 따른 봉합사의 종류

봉합사의 겉표지(그림 8-29)에 봉합사의 굵기를 표현하는 일반적인 단위가 USP로 성형수술에 많이 사용되는 USP는 7-0, 6-0, 5-0, 4-0, 3-0까지 다양하게 있는데, 이중 7-0가 가장 가늘고 숫자가 작아질수록 봉합사는 굵어진다. 그러므로 성형수술에 있어서는 안검성형에는 보통 7-0에서 5-0를 주로 사용하고, 코 성형은 6-0에서 4-0을 주로 사용한다. 참고로 사람의 머리카락 굵기는 6-0 또는 5-0 정도로 이해하면 된다.

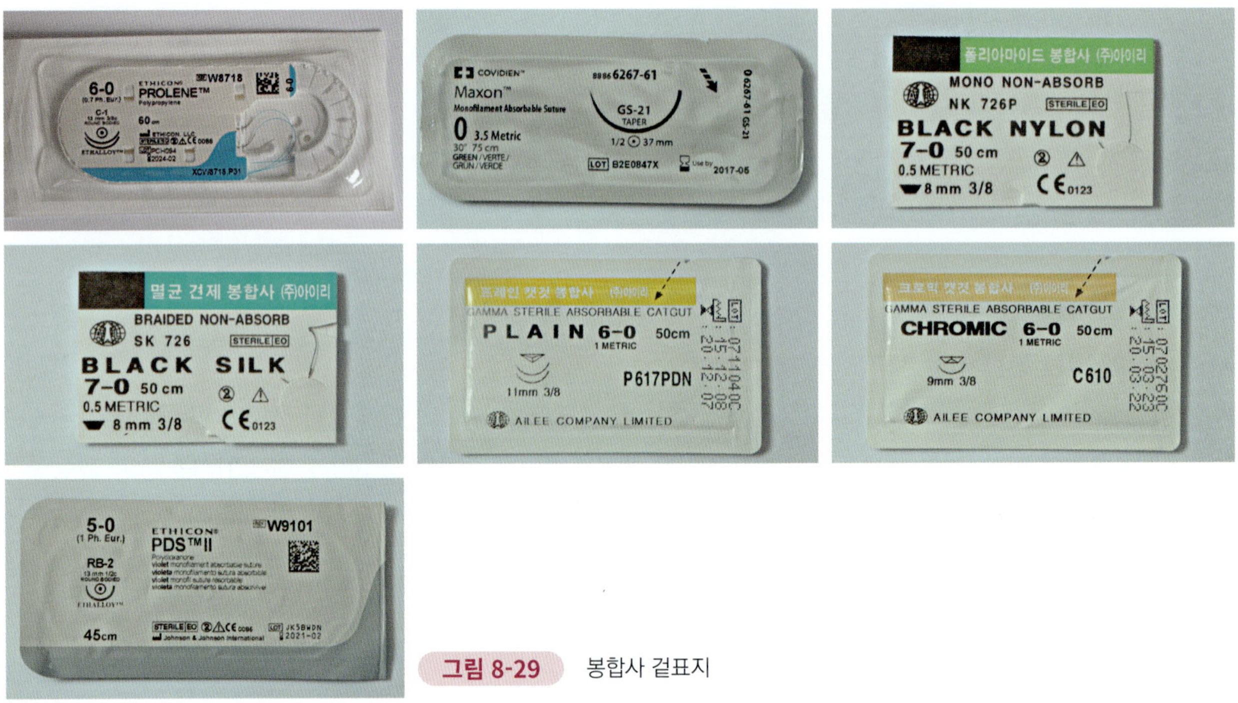

그림 8-29 봉합사 겉표지

(5) 봉합바늘(suture needle)의 종류

봉합바늘은 봉합사의 굵기에 맞게 구부러진 곡선의 환침(curved needle)이 연결된 제품으로 포장되어 나오는데, 봉합바늘의 종류는 바늘 끝의 단면모양, 바늘의 둥근 호의 크기(size of arc), 바늘의 길이에 따라 분류된다. 바늘 끝의 단면모양은 round, cutting, reverse cutting, diamond 등으로 분류되는데, round 의 경우는 찢어지기 쉬운 조직이나 피하조직의 매몰봉합 때 주로 사용된다(그림 8-30).

바늘의 둥근 호의 크기는 반원에 해당하는 1/2 circle과 반원에 조금 못미치는 3/8 circle로 분류되는데, round 바늘의 경우 주로 1/2 circle이고, cutting 바늘의 경우에는 주로 3/8 circle이다. 바늘의 길이와 크기는 일반적으로 실의 굵기에 비례하여 커지는데, 성형수술에서 사용되는 바늘의 크기는 6mm에서 50mm까지 다양하므로 두꺼운 조직일수록 큰 바늘이 사용된다.

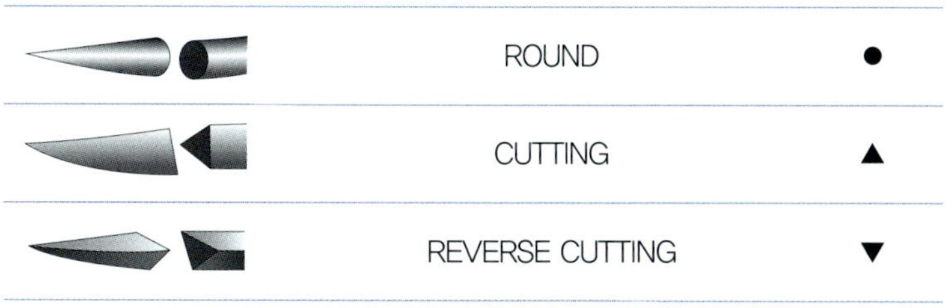

그림 8-30 봉합사 바늘단면

2) 거즈(Gauze)(그림 8-31)

의료용 거즈는 일반적으로 면을 사용한 얇고 성글게 짜인 천인데, 접은 거즈, 부직포 거즈, 붕대 형태의 롤 거즈(roll gauze), 탭 거즈(tap gauze), 엑스레이 거즈(X-ray gauze) 등으로 분류된다.

일반적으로 가장 많이 사용하는 접은 거즈는 2×2인치(inch), 4×4인치이며, 4겹 또는 8겹으로 나누어 판매된다. 부직포거즈는 면 거즈에 비해 흡수력이 2배 정도 강하고 내수성도 강하다는 장점이 있고, 크기는 접은 거즈와 유사하게 판매된다. 롤 거즈는 붕대형태로 감겨있으며, 흡수력과 통풍성이 우수하고 크기는 45×1,800cm, 45×3,600cm 등이 있다. 탭 거즈는 10×20cm, 10×40cm, 20×40cm 크기의 8겹으로 봉재되어 나오는 것으로 한쪽 끝에 손잡이가 있으며, 유방성형술, 복부성형술, 안면거상술 등에 주로 사용된다. 엑스레이 거즈는 접은 거즈 형태에서 거즈 가운데 파란 방사선이 들어있기 때문에 수술 중 거즈가 환부 또는 체내에 들어갔을 때 확인 가능한 거즈이다.

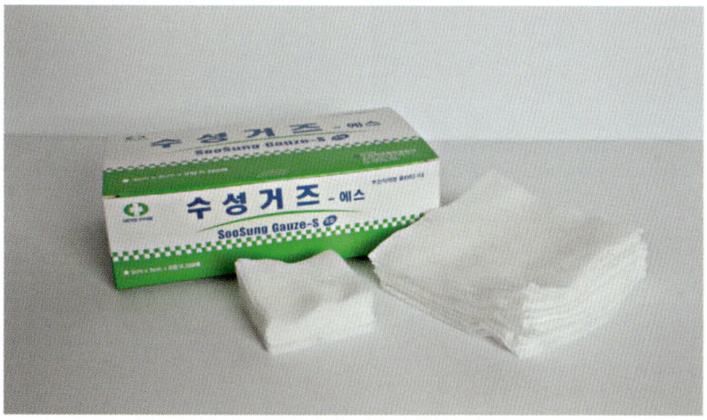

그림 8-31 거즈(gauze)

3) 반창고(Tapes)

의료용 반창고는 주로 면 또는 천으로 만든 반창고가 많지만, 성형외과 영역에서는 잘 사용하지 않고, 크게 종이반창고, 부직포 롤 반창고, 탄력반창고 등이 사용되고 있다. 종이반창고는 주로 3M micropore 종이반창고가 많이 사용되는데, 폭은 0.5인치와 1인치가 있으며, 색상은 갈색과 흰색이 있다(그림 8-32).

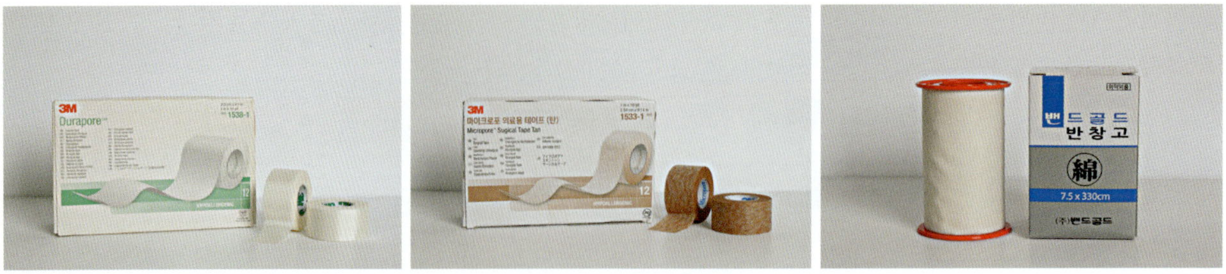

그림 8-32 3M micropore 종이반창고, 면 반창고

부직포롤반창고(fixing roll tape)는 피부에 저자극성 부직포를 이용하여 상처 부위 접합뿐만 아니라 붕대와 거즈의 고정에 사용되는데, 접착력이 우수하고 탄력성도 있어 관절과 같이 굴곡있는 신체부위에도 사용 가능하다. 보통 폭은 2인치이므로 필요한 만큼 자른 후 붙어있는 종이를 떼고 부착하는데, 제품으로는 Fixmull, Hydrofix, Hypafix 등이 있다(그림 8-33).

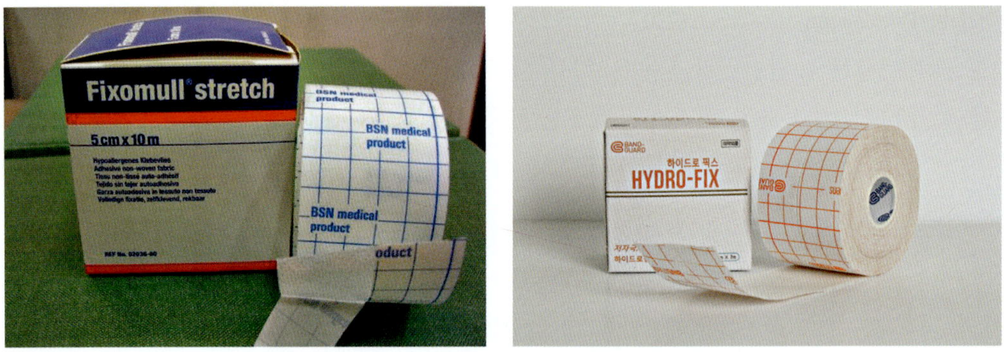

그림 8-33 부직포롤반창고(fixing roll tape)

탄력반창고(elastic tapes)는 부직포롤반창고보다 두껍고 탄력성이 있어 압박 드레싱 또는 굴곡있는 신체부위의 수술 후 부종이 예상되는 부위에 사용한다. 주로 유방성형술, 복부성형술, 안면거상술, 안면골수술 후에 사용되며, 보통 폭은 1인치, 2인치가 사용되고, 제품으로는 3M 탄력반창고, Elatex 등이 있다(그림 8-34A).

스테리스트립(steri-strip)은 일명 피부봉합 반창고라고 불리며, 멸균처리 되어 있으므로 상처부위에 직접 붙일 수 있다. 접착력이 강하기 때문에 봉합사를 제거한 후 상처가 벌어지는 것을 방지할 뿐만 아니라 흉터가 넓어지는 것도 방지할 수 있다. 피부에 저자극성이면서 다공성 구조를 가진 투과성 특성으로 상처소독제로 소독을 해도 잘 스며들기 때문에 봉합이 필요하지 않을 정도의 가벼운 열상에 봉합 없이 사용되기도 한다. 또한 스테리스트립은 신축성이 있어 굴곡있는 신체부위의 상처 벌어짐을 예방할 수 있을 뿐만 아니라 흉터예방을 위해 1개월~6개월까지 사용되기도 한다. 스테리스트립은 한 줄씩 떼서 필요한 길이만큼 잘라 사용하는데, 한 줄의 크기는 보통 6×100mm가 주로 사용되며, 3×75mm, 6×38mm, 6×75mm, 12×150mm 등 다양하고, 살색과 유사한 갈색의 경우에는 신축성도 있다. 스테리스트립의 사용방법은 봉합사를 제거한 후 상처의 길이방향과 수직으로 상처의 양쪽에서 엄지와 인지를 이용하여 상처방향으로 주변 살을 모은 상태에서 적당한 길이만큼 스테리스트립을 붙여 고정한다(그림 8-34B).

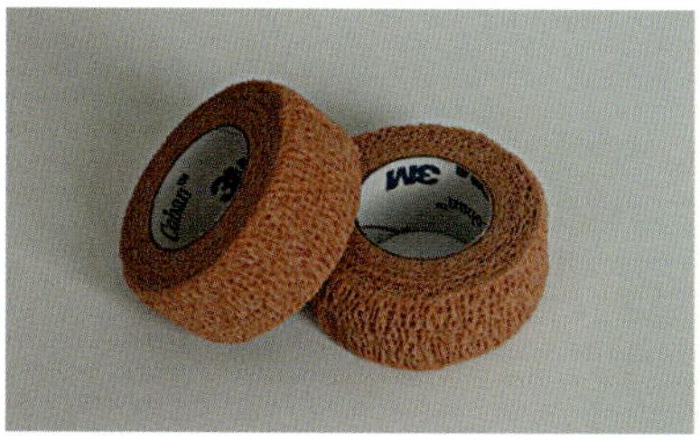

그림 8-34A 탄력반창고(elastic tapes)

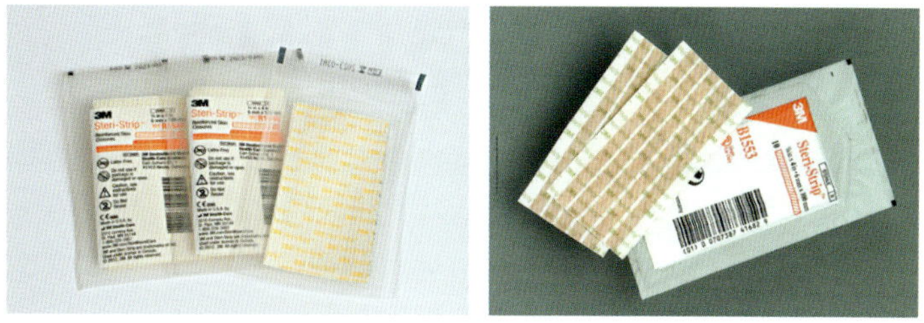

그림 8-34B 스테리스트립(steri-strip)

9 / 마취의 종류, 마취제, 주의사항

마취는 크게 전신마취와 부위마취로 나눌 수 있는데, 전신마취에 수면마취도 포함된다. 일반적으로 말하는 전신마취가 근이완제를 사용하여 자발적 호흡을 억제하는 흡입마취라고 한다면, 수면마취는 환자의 자발적 호흡을 유지하면서 어느 정도 의식도 가지므로 전신마취보다 더 얕은 마취를 말한다. 부위마취에는 척추마취, 상완신경총마취, 국소마취 등으로 나누는데, 부위별로 약물을 주사하며 주사지점에서 감각신경을 차단하여 통증을 막아주므로 심장질환이나 호흡기 질환 때문에 전신마취가 어려운 경우에 주로 사용한다.

수술 마취 전에 금식을 하는 이유는 전신마취 과정 중에 위 내용물이 입으로 역류하여 기도를 폐쇄하면 질식할 수도 있고, 위 내용물이 기관지 내로 넘어가면 폐렴을 초래할 수 있기 때문에, 성인의 경우 8시간, 소아의 경우 6시간 정도의 금식이 필요하다.

성형수술의 특성상 마취는 전신마취, 수면마취, 국소마취로 분류되어 많이 사용되므로 각 마취의 종류와 특성에 대해 알아본다.

1. 전신마취(General anesthesia)

흡입 전신마취 또는 흡입마취라고 하는데, 마취제를 투여하여 중추신경을 억제함으로 의식, 통증, 움직임을 소실시키는 마취방법이므로 혈압, 맥박, 호흡, 체온 등의 활력징후(vital sign)를 정상적으로 유지해야 한다. 전신마취는 마취제의 투여와 배설이 폐와 간을 통해 이루어지고, 마취의 깊이를 신속하게 변화시킬 수 있어 마취유도와 각성이 빠르다는 장점이 있으나, 폐를 통해 들어간 마취제는 혈액을 통해 중추신경계뿐만 아니라 다른 장기에도 영향을 미치기 때문에 수술 후 마취가 체내에서 완전히 배설되기까지에는 상당한 시간이 걸릴 수 있다. 전신마취로 수술해야 하는 환자의 전신상태를 파악하기 위해 미리 혈액검사, 방사선검사, 심전도검사, 소변검사 등을 시행한다. 수술 전에 반드시 8시간 이상의 금식이 필요하며, 수술 전 투약(premedication)으로 환자의 불안감을 해소하고 진정효과를 준다.

마취튜브의 삽입은 대부분 입을 통해 기관 내 삽입(oral intubation)하며, 턱교정술이나 안면윤곽술을 할 때는 코를 통해 기관 내 삽입(nasotracheal intubation)한다. 전신마취를 하는 동안에는 방광에 소변이 고여도 정상적인 배뇨기능을 할 수 없으므로 수술 전에 반드시 소변을 보게 한다. 정상 성인은 300~400cc 소변이 방광에 고이면 배뇨가 일어나므로 수술시간이 3시간 이상 예상되거나 수술 중에 수술시간이 지연될 것으로 예상되면 마취 후에 도뇨관(foley catheter)을 삽입한 후 수술을 진행한다.

그러므로 전신마취는 마취의사의 주도하에 안전하게 이루어져야 하며, 수술의사와 수술실 간호사들도 전신마취에 대한 약물과 특성, 마취기구, 환자상태 관리의 전반적 사항에 대해서는 숙지하고 있어야 한다.

2. 수면마취(IV anesthesia)

수면마취(intravenous anesthesia)는 정맥에 마취제를 주사하기 때문에 투여방법이 전신마취에 비해 간단하고, 환자가 자발적 호흡을 유지하면서 어느 정도 의식도 가지므로 전신마취보다 얕은 마취방법이다. 수면마취는 전신마취 영역에 해당하지만 엄밀히 말해 마취된 상태가 아닌 진정된 상태이므로 말을 걸거나 자극을 주면 환자가 반응을 하므로 감시하 마취관리(monitored anesthetic care, MAC)라고 한다.

마취제 투여 후 체내 대사가 빨리 일어나서 단시간 마취에 적합하며, 빠른 대사 속도로 인해 체내에 축적이 적고, 마취의 깊이 조절이 쉬우므로 마취 회복도 빠르다. 하지만 부작용으로 무호흡, 혈압 상승 또는 저하, 심혈관 기능저하, 어지러움, 오심, 구토, 환각, 착란 등의 증세를 일으킬 수 있으므로 활력징후를 면밀히 관찰해야 한다. 또한 수면마취 시 짧은 시간의 수면으로 피로가 사라지는 피로회복 효과와 뇌에서 도파민(dopamine) 분비로 인한 도취감과 행복감으로 중독성이 있을 수 있으므로 조심해야 한다. 수술 전에 감기 또는 천식 같은 호흡기질환, 비만, 만성질환으로 체력이 떨어진 환자, 수면 무호흡증 또는 코골이가 심한 경우에는 수면마취에 주의해야 한다.

1) 케타민(Ketamine)(그림 9-1)

케타민은 투명한 액상형태로서, 일명 special K 또는 vitamin K라고 불리는 마약으로, 순식간에 기분을 좋게 하고, 호흡억제가 적어 기도유지가 되며, 통증효과가 뛰어나고, 뇌혈류가 증가되어 손상된 뇌회로를 복구함으로 우울증을 완화하는 효과가 있다. 반면 심장박동수와 혈압 상승효과가 있고 오심, 구토, 어지러움, 환각, 망상, 악몽 등의 부작용이 있다. 특히 해리작용으로 인해 환자가 마취에서 깨어나면서 발생하는 기분 나쁜 느낌을 호소할 수 있다.

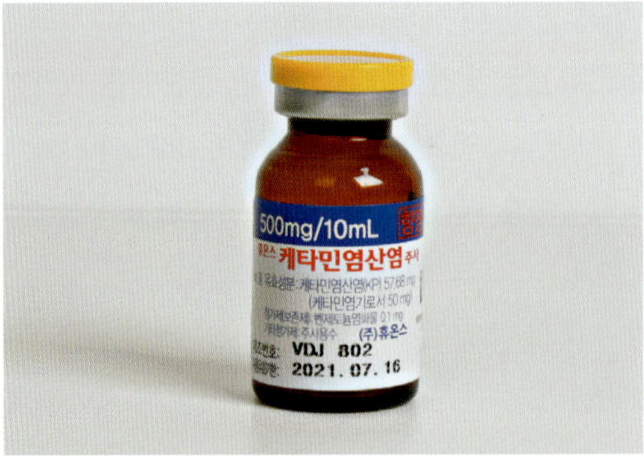

그림 9-1 케타민(ketamine)

2) 미다졸람(Midazolam)(그림 9-2)

미다졸람은 투명한 액상형태로서, 수면유도제, 항불안제, 진정제 효과가 뛰어나 단시간 외과수술이나 내시경 검사에 널리 사용되고 있다.

단기 기억상실 효과가 있으며, 중추신경이 억제되어 마취효과가 일어나므로 평안과 이완효과가 있으나, 호흡억제와 기도폐쇄의 부작용이 있다.

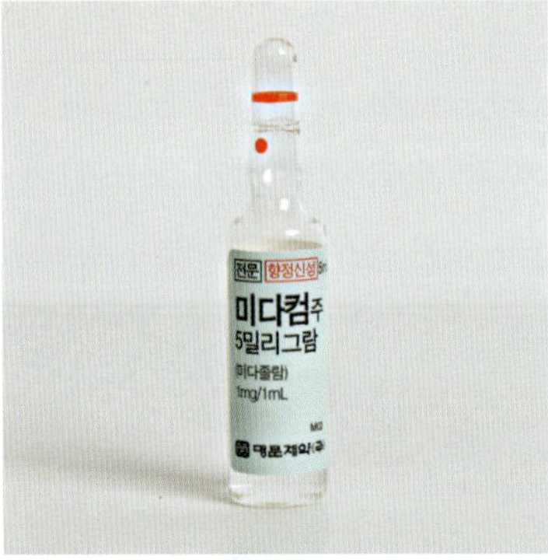

그림 9-2 미다졸람(midazolam)

3) 프로포폴(Propofol)(그림 9-3)

프로포폴은 우유처럼 흰 액상형태여서 우유주사라는 은어로도 불리는 향정신성 의약품(마약)이다. 수면, 진통, 진정효과가 있으면서 회복이 빨라 간단한 외과수술이나 내시경 검사에 많이 사용되는데, 정맥주사하면 1~2분 내에 의식소실이 되고 약물주입을 중단하면 2~3분 내 회복된다.

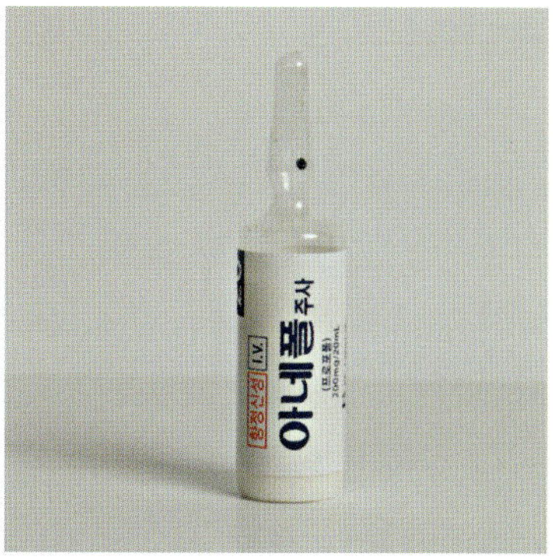

그림 9-3 프로포폴(propofol)

체내에서 작용하는 시간이 짧고, 간에서 대사되어 소변으로 빠져나오므로 몸에 남지 않기 때문에 부작용이 적다. 단기 기억상실 효과가 있으며, 중독성이 적다고 하지만, 프로포폴의 양을 줄이더라도 오랜기간 반복적으로 사용하면 중독의 부작용이 있고, 호흡을 억제하여 무호흡증을 유발할 수 있다.

최근에는 중독성으로 인한 사회적 문제를 많이 일으켜, 집중관리 의약품으로 분류되고 있다.

4) 덱스메데토미딘(Dexmedetomidine)(그림 9-4)

투명한 액상형태로서, 주사기 주입펌프(infusion pump)를 이용하여 약물을 자동주입하는 방식인데, 주입을 시작할 때 부하용량(loading dose)과 그후 유지용량(maintenance dose)으로 나누어 주입량을 지정한다. 호흡억제 효과가 거의 없어 비교적 안전하게 평가되고 있고, 다른 수면마취제와 같이 사용하는 경우가 많다.

부하용량 때 일시적 혈압상승 효과가 있으나, 전반적으로 혈압하강 효과와 서맥효과가 있어 서맥 또는 저혈압 환자에게는 조심해야 한다.

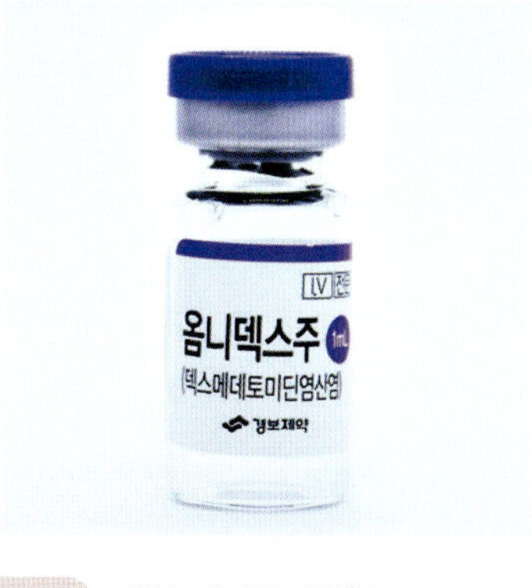

그림 9-4 덱스메데토미딘(dexmedetomidine)

3. 국소마취(Local anesthesia)

1) 국소마취제

국소마취는 크게 에스터(ester)와 아마이드(amide) 국소마취제로 나누는데, 요즘 많이 사용되고 있는 리도카인(lidocaine)과 부피바카인(bupivacaine)은 아마이드 국소마취제에 속한다. 에스터에 비해 아마이드 국소마취제는 알레르기 반응이 거의 없고, 수용액 내에서 안정성이 있으며, 주로 간에서 대사되어 신장으로 배출되기 때문에 대사속도가 대체적으로 느리지만, 다량 사용하면 빈맥, 혈압상승, 호흡수 증가 등의 부작용이 나타난다. 국소마취는 수술부위에 직접 마취제를 주사하여 수술부위만 마취시키는 방법으로 2% 리도카인(lidocaine)(그림 9-5)이 가장 많이 사용된다.

리도카인만 사용하면 수술 중 효과가 30분 정도 유지되지만, 리도카인과 에피네프린(epinephrine)을 100,000:1의 비율로 섞어서 주사하면 혈관 수축효과 때문에 출혈이 적고, 전신적 독성도 적으며, 리도카인의 흡수가 지연되어 1~2시간 정도 효과가 지속된다. 만들어진 제품으로는 치과용 주사기를 이용하는 자일로카인(xylocaine)(그림 9-6)이 있다. 2% 리도카인의 최대용량은 40cc이므로 많은 주사양이 필요하면 생리식염수와 희석해서 사용한다. 리도카인보다 2~3배 더 지속적인 마취를 위해서는 부피바카인(bupivacaine)도 사용되며, 안검성형술에 있어 각막과 결막을 마취하기 위해서는 알케인(alkaine) 점안 마취제를 사용한다.

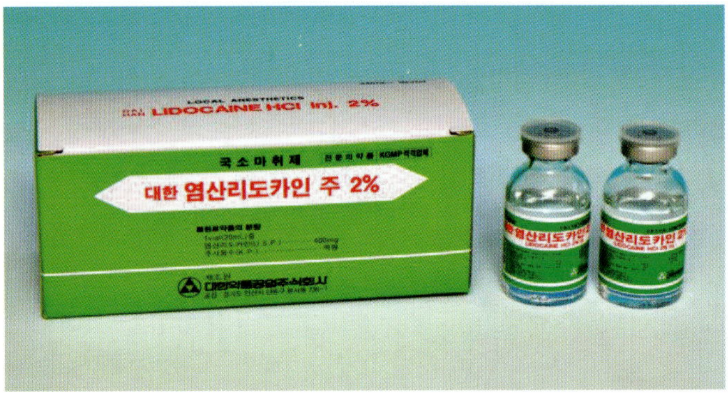

그림 9-5 2% 리도카인(lidocaine)

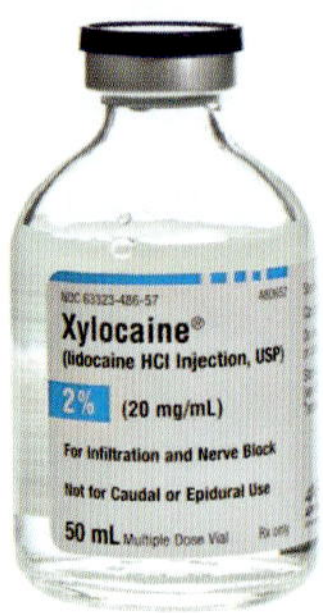

그림 9-6 자일로카인(xylocaine)

2) 국소침윤마취(Local infiltration anesthesia)

국소침윤마취는 신경차단마취(nerve block anesthesia)라고도 하는데, 얼굴 부위의 국소마취 수술 때 신경의 지배를 받고 있는 부위를 넓게 마취되게 하므로 유용하게 사용된다. 특히 얼굴의 감각신경은 삼차신경(trigeminal nerve)이 주로 지배하므로 삼차신경의 3개 분지에 국소침윤마취를 많이 시행하고 있다(그림 9-7). 삼차신경 중 첫 번째 분지에 해당하는 안신경 중 안와상신경(supraorbital nerve)과 활차상신경(supratro-chlear nerve)을 차단마취하면 이마, 상안검, 콧대의 피부가 마취된다(그림 9-8). 삼차신경 중 두 번째 분지에 해당하는 상악신경 중 안와하신경(infraorbital nerve)을 차단마취하면 하안검, 콧날개, 상구순, 협부의 피부가 마취된다(그림 9-9). 삼차신경 중 세 번째 분지에 해당하는 하악신경 중 턱끝신경(mental nerve)을 차단마취하면 하구순과 턱끝의 피부가 마취된다(그림 9-10).

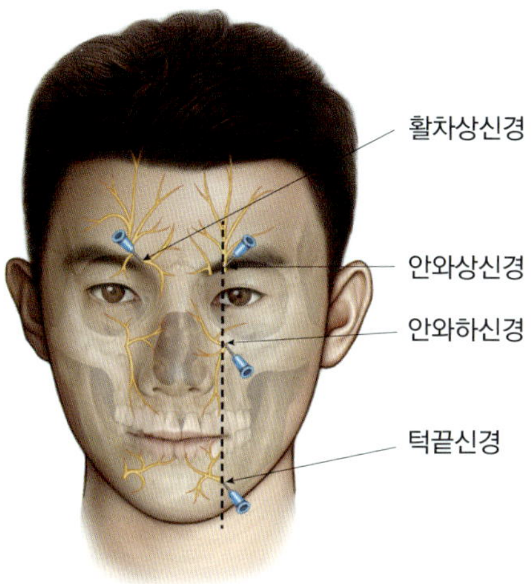

그림 9-7 국소침윤마취-신경차단마취 3부위

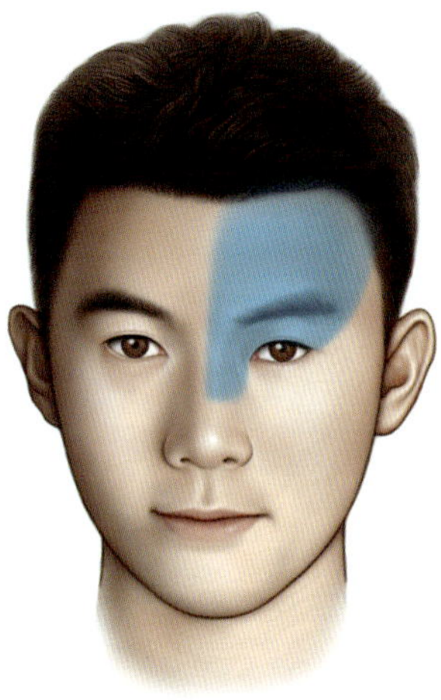

그림 9-8 안와상신경과 활차상신경 마취범위

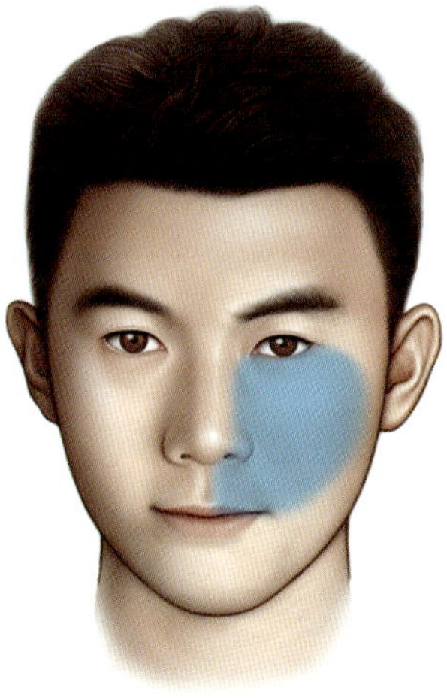

그림 9-9 안와하신경 마취범위

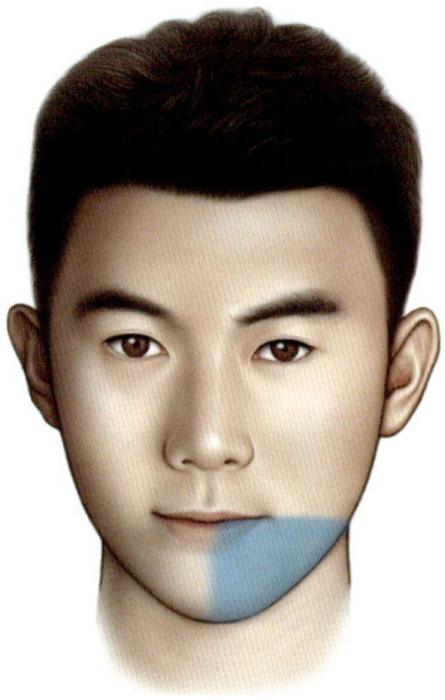

그림 9-10 턱끝신경 마취범위

3) 투메슨트 용액(Tumescent solution)

지방흡입술, 지방이식, 안면거상술, 복부성형술, 가슴성형 등을 할 때는 비교적 넓은 부위의 지혈 목적뿐만 아니라 수술 박리과정도 용이하기 위해 수술부위에 주사하기 위해 혼합한 약물을 투메슨트 용액이라고 한다.

혼합방식은 다양한데, 일반적인 방법은 생리식염수(normal saline) 1L, 2% 리도카인 25cc, 에피네프린 0.4cc, 중탄산염(sodium bicarbonate) 12.5cc를 섞어 사용하는데, 근래에는 중탄산염은 사용하지 않고 있다. 또한 최근에는 진통효과를 높이기 위해 넓은 부위의 수술에는 생리식염수 1L, 2% 리도카인 20ml, 부피바카인 20ml, 에피네프린 1ml를 섞어 필요한 양만큼 사용하기도 한다.

이런 혼합용액의 주입으로 에피네프린에 의한 혈관수축뿐만 아니라 주입된 용액에 의한 물리적 압박으로 출혈을 최소화할 수 있으므로 용액주입 때 골고루 많이 넣어주는 것이 좋고, 주입 후 15~20분 정도 기다린다.

4. 무통주사

무통주사의 정식명칭은 자가통증 조절장치(patient controlled analgesia, PCA)인데, 스스로 통증을 조절할 수 있는 장치로서 1회용 펌프 또는 조절장치를 사용하여 환자 스스로 약물주입을 조절할 수 있는 주사장치이다(그림 9-11). 무통주사의 성분은 환자의 상태에 따라 마취의사의 처방이 조금씩 차이는 있지만, 주로 마약성 진통제, 일반진통제, 항구토제가 들어 있다.

환자가 누르지 않아도 자동적으로 정해진 용량이 지속적으로 투여되며, 환자가 원할 경우 추가로 눌러 약물주입이 가능하지만, 15분에 한번만 추가로 들어가기 때문에 자주 눌러도 소용이 없다. 여러 종류의 제품과 모양이 회사에 따라 다양하며, 부작용으로는 어지러움, 오심, 구토, 혈압저하 등이 있다.

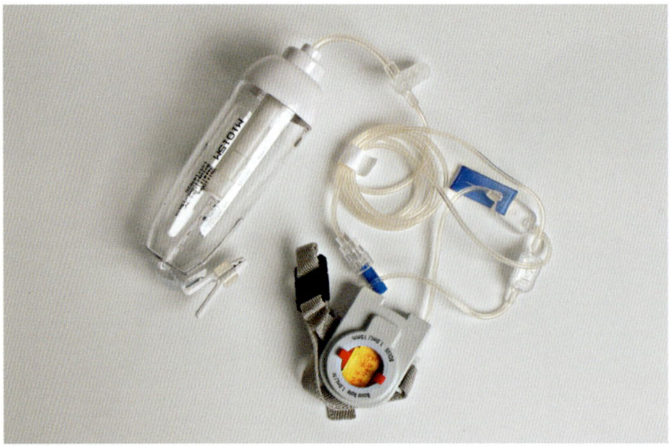

그림 9-11 무통주사(PCA)-자가통증조절장치

10 응급상황과 응급처치

안전한 성형수술을 위해서는 수술 전에 환자의 건강상태와 병력을 잘 파악해야 하고, 수술하는 동안과 수술 후에 환자의 활력징후와 전신상태를 잘 관찰해야 하지만, 모든 성형수술이 수술자체뿐만 아니라 마취와 약물에 의해 언제든지 예상치 못한 응급상황이 발생할 수 있다. 그러므로 이러한 응급상황에 대처할 수 있는 지식을 갖추어야 하며, 이와 관련된 기구와 약물을 항상 준비해 두어 유사시 문제없이 해결할 수 있는 능력을 갖추어야 한다.

1. 심폐소생술

일반적 응급처치법으로 심폐소생술(cardiopulmonary resuscitation, CPR)을 기본적으로 익혀 두어야 하는데, 정지된 심장과 폐의 역할을 회복시키는 응급처치 방법이다. 일반적으로 ABC를 유지시켜주는 것인데, A는 기도확보(airway)를 유지시켜주는 것이고, B는 호흡유지(breathing)하는 것이고, C는 심장 혈류순환(circulation)을 유지시켜 주는 것이다. 심폐소생술 방법은 먼저 심정지 및 무호흡 상태를 확인하는 것으로, 손목이나 목에서 맥박을 확인하고, 가슴과 복부의 움직임을 보면서 숨을 쉬고 있는지 확인하는 것이다. 심정지와 무호흡 상태가 확인되었다면, 환자의 가슴 중앙에 모은 두손으로 5-6cm 깊이로 가슴압박을 30회 시행한 후 환자의 코를 막고 인공호흡 2회를 반복적으로 시행한다(그림 10-1).

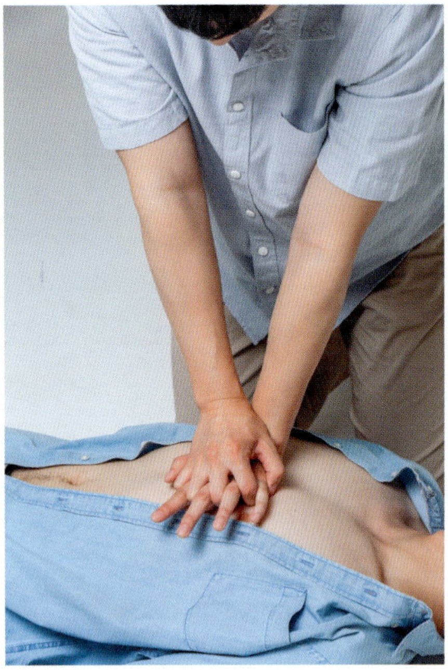

그림 10-1 심폐소생술(CPR-cardiopulmonary resuscitation)

그동안 자동심장충격기(AED)가 준비되었거나 기도확보를 위한 튜브의 기관 내 삽입이 준비되었으면 각각을 시행해 준다(그림 10-2). 자동심장충격기는 심장이 불규칙하게 수축하는 심실세동 환자에게 강한 전류를 심장에 통과시켜 심근의 활동전위를 유발하여 심실세동을 종료시키고, 심장이 다시 정상적인 전기적 활동을 할 수 있도록 유도하는 것이다. 자동심장충격기의 사용방법은 먼저 전원버튼을 눌러 전원을 켜고, 2개의 패드 중 하나는 우측 가슴상부에 부착하고, 하나는 좌측 가슴하부의 겨드랑이에 부착한 후, 쇼크 버튼을 누르라는 음성지시가 나오면 버튼을 눌러 자동심장충격을 시행한다. 자동심장충격 후에는 즉시 가슴압박과 인공호흡을 30:2 비율로 다시 시행하며, 자동심장충격기는 2분마다 심장리듬 분석을 반복해서 시행한다. 이때 감전의 우려가 있으므로 환자에게서 모두 멀어지도록 안내한 후 시행자와 환자 간의 접촉이 없음을 확인한다.

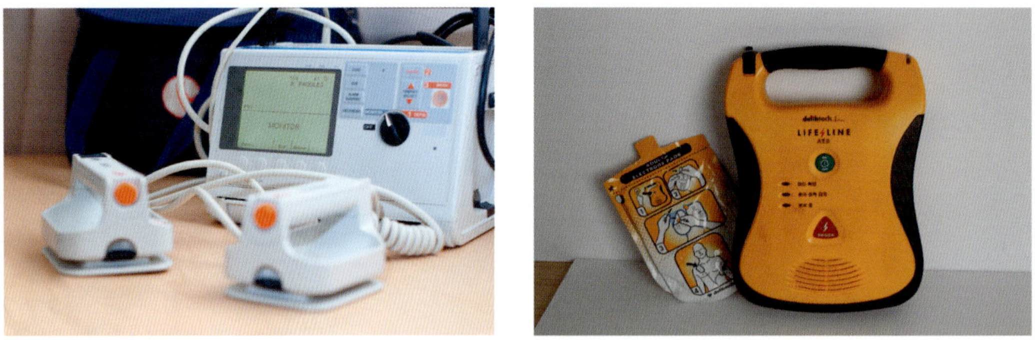

그림 10-2 자동심장충격기(AED), 자동심장충격기 휴대용

2. 호흡관련 응급상황과 처치

특히 수면마취하에 수술하다 보면 호흡과 관련된 응급상황들이 많이 발생할 수 있는데, 수면 무호흡증인지 호흡억제 또는 호흡폐쇄 상태인지를 빨리 확인하고 적절히 대처해야 한다.

수술 중에는 산소포화도 측정기(pulse oximeter)를 부착하므로 산소포화도만 잘 파악하여도 호흡관련 응급상황은 쉽게 조절할 수 있기 때문에 산소포화도 90% 이하일 경우에는 경보가 울리게 맞추어 놓는다. 산소포화도가 90% 이하로 떨어진다고 무호흡증은 아니지만, 호흡기능이 저하된 상태이므로 환자의 턱을 앞으로 당겨 기도를 넓히고, 산소공급이 원활해지면 산소포화도가 다시 상승하는 것을 확인한다. 환자가 깊게 잠들거나 수면 무호흡증이 있는 경우에는 턱을 앞으로 당겨주거나 환자를 자극하여 깨우면 산소포화도는 다시 상승한다. 턱을 앞으로 당기고 환자를 깨워도 산소포화도가 상승하지 않고 계속 떨어진다면, 무호흡증을 의심하고 마취제 주입을 중단하면서 산소마스크를 대어주거나 수동식 인공호흡기인 암부백(ambu bag)을 이용하여 인공호흡 시켜준다. 수면마취에 의한 무호흡증은 대개 일시적이므로 5분 이내에 호흡이 돌아오지만, 호흡이 회복되지 않을 경우에는 즉시 기도확보를 위한 튜브의 기관 내 삽입이 되어야 한다.

3. 심혈관계 관련 응급상황과 처치

수술 중에 가장 흔히 접하게 되는 경우가 혈압, 맥박의 변동에 따른 심혈관계 변화이다. 수술 중 160/100 mmHg 이상으로 혈압이 상승하는 경우에는 먼저 상체를 약간 높이면서 환자를 안정시키고도 혈압이 떨어지지 않으면, 마취 시 고혈압 치료를 위해 많이 사용되는 라베타롤(labetalol)을 생리식염수에 섞어 1분가량 천천히 정맥주사 한다. 수술 중 혈압이 90/60mmHg 이하로 떨어지는 경우에는 머리를 약간 낮추면서 다리를 높여주면서 환자를 안정시켜도 혈압이 올라가지 않고, 80/40mmHg(평균 50mmHg) 이하로 떨어질 경우에는 에페드린(ephedrine) 0.1cc를 생리식염수에 섞어 천천히 정맥주사한다.

수술 중 맥박이 느려지는 경우에도 혈압이 떨어지는 경우처럼 머리를 낮추고 다리를 높여줘도 맥박이 안정되지 않고, 분당 40회 이하로 떨어질 때는 분비작용도 감소시키는 글리코피로레이트(glycopyrrolate) 또는 아트로핀(atropine)을 정맥주사 한다. 수술 중 맥박이 빨라져 분당 120~130회 이상 지속되면서 혈압도 높을 때에는 반감기 짧은 브레비블록(breviblock, 100mg/10ml) 1ml를 천천히 정맥주사한다.

일반적으로는 맥박이 느려지면서 혈압이 떨어지지만, 출혈이 많은 경우에는 혈압은 급격히 떨어지고 맥박은 상승하므로 이때는 수액과 혈액 보충한다.

4. 아나필락시스(Anaphylaxis)

아나필락시스(아나필락틱 쇼크)란 특정물질에 대해 몸이 과민반응을 일으키는 알레르기 과민반응이다. 주로 즉각적인 반응이 나타나며 즉시 치료가 이루어지면 별다른 문제없이 회복되지만, 진단과 치료가 지연되면 치명적일 수 있다.

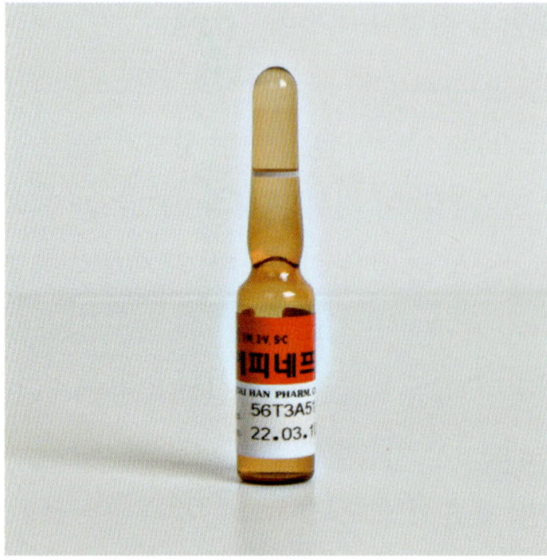

그림 10-3 에피네프린(epinephrine)

주로 페니실린계 항생제나 진통해열제, 벌 또는 곤충에 물린 경우, 백신, 특정 음식물에 의해 발생할 수 있으므로 수술 동안 또는 수술 후 사용되는 약물에 의해 발생할 수 있다. 과민반응 물질에 접촉한 직후부터 대부분 1시간 안에 기침, 흉통, 손발 저림, 빈맥, 소양증을 동반한 발진, 구토, 설사 등의 증상이 나타나며, 이어 호흡곤란, 저혈압, 의식소실 등이 나타나 사망할 수도 있는데, 피부와 점막, 심혈관, 소화기, 호흡기 등 여러 장기에 증상이 나타날 수 있다. 아나필락시스 때 최선의 약물은 에피네프린(epinephrine, 1:1,000, 1mg/ml)이며, 최선의 투약경로는 근육주사(IM)이고, 투여부위는 외측광근(vastus lateralis)이 있는 대퇴부의 중간 바깥쪽이며, 최대 0.5mg 사용 가능하나, 보통 0.3mg 근육주사 한다(그림 10-3). 정맥주사는 근육주사보다 심혈관 합병증을 많이 일으켜 가급적 피하는데, 필요하다면 용량을 근육주사보다 10%만 사용하여 천천히 주사한다.

PART 3

임상 각론

1 피부관리
2 헤어
3 네일 미용
4 반영구 화장
5 메이크업
6 레이저
7 보툴리눔 독소
8 필러
9 실리프팅
10 안검성형술(쌍꺼풀 수술)
11 코 성형술
12 안면거상술
13 유방성형술
14 지방성형술
15 악안면골 성형술
16 반흔 성형술
17 성형부작용과 재수술

1 / 피부관리

피부미용은 얼굴 및 신체의 피부를 아름답게 유지·보호·개선 관리하기 위하여 각 부위와 유형에 적절한 관리법과 기기 및 제품을 사용하여 아름다움을 위한 서비스를 제공하는 기술로 에스테틱(Aesthetic), 코스메틱(Cosmetic), 피부관리(Skin care)라는 용어로 불린다.

1. 피부의 이해

피부는 신체를 외부 환경으로부터 보호하며, 모발, 손톱, 땀샘, 피지선 등 부속기관을 통해 다양한 생리적 기능을 수행한다. 피부는 표피, 진피, 피하지방층으로 구성되며, 각 층은 체온 조절, 감각 수용, 장벽 형성, 대사 활동 등을 통해 신체의 항상성을 유지하는 데 핵심적인 역할을 한다.

1) 피부의 구조

(1) 표피(Epidermis)

표피는 피부의 가장 바깥층으로, 평균 두께는 0.07-0.12 mm이며, 각화중층편평상피로 구성되어 있다. 표피는 피부의 두께를 결정하는 중요한 층으로, 화장품과 직접적으로 관련이 깊다. 구조적으로 표피는 각질층, 투명층, 과립층, 유극층, 기저층의 다섯 층으로 나뉘며, 각 층은 고유한 기능을 담당한다.

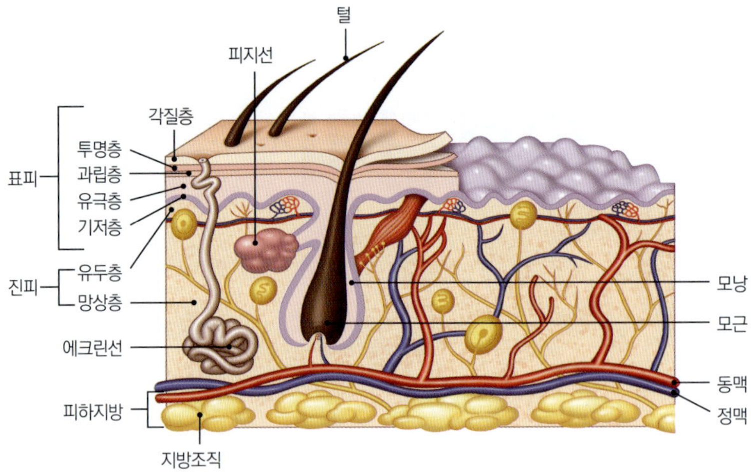

그림 1-1 피부의 구조

① 각질층(Stratum corneum)

- 피부의 가장 바깥쪽에 위치하며, 단단하고 건조한 얇은 층으로 15-20개의 층으로 구성되어 있다.
- 피부 보호 기능을 담당하며, 외부 자극으로부터 신체를 방어하는 중요한 역할을 한다.

② 투명층(Stratum lucidum)

- 무핵 세포로 구성된 층으로, 엘라이딘(elaidin) 성분을 포함하며, 손바닥과 발바닥에만 존재한다.

③ 과립층(Stratum granulosum)

- 2-5층으로 구성되며, 세포 핵이 소실되고 각질화가 시작된다.
- 세포간 막 역할을 하는 레인멤브레인(rain membrane)이 존재하며, 케라토히알린 (keratohyalin)이 형성되어 피부의 각질화 과정에 중요한 역할을 한다.

④ 유극층(Stratum spinosum)

- 표피에서 가장 두꺼운 층으로, 유핵 세포와 세포 접착 단백질인 데스모좀을 포함하고 있다. '가시층'이라고도 불린다.
- 면역 기능을 담당하는 랑게르한스 세포가 존재하며, 세포 사이로 림프액이 흐른다. 유극층은 피부의 피로 회복과 미용에 밀접한 관련이 있다.

⑤ 기저층(Stratum basal)

- 진피와 접하는 표피의 가장 아래층으로, 각질형성세포(keratinocyte)와 멜라닌색소를 생성하는 색소형성세포(melanocyte)가 존재한다.
- 피부 세포 재생과 피부색 형성에 관여한다.

(2) 진피(Dermis)

피부의 90% 이상을 차지하는 결합조직으로 구성되어 구조적 지지와 영양 공급을 담당하며, 콜라겐과 엘라스틴 섬유로 구성되어 피부의 탄력성과 강도를 제공하며, 혈관, 림프관, 신경, 땀샘, 피지선 등이 포함되어 있다. 또한 체온 조절, 감각 수용, 면역 반응 등 다양한 생리적 기능을 수행한다.

① 유두층(Papillary layer)

- 진피의 상층부를 이루며, 표피에 영양을 공급하는 역할을 한다.
- 혈관, 림프관, 신경, 땀샘(한선), 피지선 등이 포함되어 있어 피부의 생리적 기능을 담당한다.

② 망상층(Reticular layer)

- 진피의 하부를 이루며, 그물모양의 섬유 결합조직으로 구성되어 있다.
- 콜라겐과 엘라스틴이 풍부하게 포함되어 있어 피부의 탄력성과 강도를 유지하는 데 중요한 역할을 한다.
- 혈관, 림프관, 신경, 땀샘(한선), 피지선 등이 포함되어 있어 피부의 생리적 기능을 담당한다.

(3) 피하지방층(Subcutaneous layer)

지방세포로 구성되어 있고, 에너지 저장소 역할을 하며, 외부 충격으로부터 신체 보호 및 체온을 유지한다.

2. 피부유형의 특징과 관리방법

피부유형은 개인의 연령, 성별, 유전적 특성, 신체적 건강 상태, 심리적 요인, 식습관, 계절적 변화, 그리고 지역적 환경 등 다양한 요인에 의해 영향을 받는다. 이러한 분석을 기반으로 피부타입을 분류하고, 각각의 피부유형에 적합한 맞춤형 관리 전략을 계획함으로써 보다 효율적이고 효과적인 피부관리를 실행할 수 있다.

피부타입을 결정하는 기준

- 피부조직(Texture)
- 피부결(Even grain)
- 피지 분비 정도(Sebaceous secretion)
- 민감도(Ensitivition)
- 수분보유 정도(Hydration)
- 혈액순환 정도(Circulation)
- 모공 크기(Ostiums)
- 색소 침착(Pigmentation)

1) 피부유형

(1) 건성피부(Dry skin)

건성 피부는 다양한 외부 환경 및 내부 요인에 의해 발생하거나 악화될 수 있다. 자외선, 강한 바람, 대기오염, 외부 자극 등 환경적 요인과 함께, 체내 수분 부족, 부적절한 생활습관, 불균형한 생체 리듬, 약물 사용, 계절적 변화 등이 피부 건조를 유발하거나 악화시킬 수 있다.

이러한 요인을 분석하고 관리하는 것은 건성 피부 개선을 위한 효과적인 접근법을 설계하는 데 필수적이다.

① 표피 건성 피부

- 피부의 수분 공급과 피지 분비 기능이 균형을 이루지 못하여 발생하는 피부 유형으로, 외부 환경적 요인에 주로 영향을 받는다.
- 피부는 얇고 섬세해 보이며, 모공이 작아 눈에 잘 띄지 않지만, 피지 분비량이 적고 각질이 일어나 거칠고 당기는 느낌을 준다.
- 잔주름과 늘어짐 현상이 나타나며, 접촉성 피부염과 같은 증상이 동반될 수 있다.
- 주요 원인으로는 각질층의 수분 부족(10% 이하), 유전적 요인, 부적절한 화장품 사용, 잘못된 피부관리 습관, 그리고 건조한 환경과 외부 자극(바람, 한냉 등)이 피부 수분 손실을 가속화하는 것이 포함된다.

② 진피 건성 피부

- 피부 자체의 수분 공급 기능 이상으로 인해 발생하는 피부 유형으로, 주로 진피층의 콜라겐 섬유 조직 생성 및 손상과 관련이 있다.
- 이러한 상태가 지속되면 피부 노화를 가속화시키며, 피부 표면이 거칠고 생명력이 없어 보이며, 피부 당김과 늘어짐이 두드러지게 나타난다.
- 얼굴에는 굵은 주름과 색소침착이 발생하기 쉬우며, 화장이 잘 받지 않는 특성을 가진다.
- 주요 원인으로는 연령 증가에 따른 생리적 노화, 비타민 A 부족, 콜라겐 섬유 조직의 파괴로 인한 보습력 저하, 그리고 극단적인 다이어트로 인한 피부 영양 결핍이 있다.

(2) 지성피부(Oily skin)

지성피부는 피지선의 과도한 활성화로 인해 정상보다 많은 피지가 분비되는 피부 유형을 말한다. 과다 분비된 피지는 피부 표면을 번들거리게 만들고, 모공을 넓어 보이게 하며, 각질층이 두꺼워져 피부가 칙칙하게 보이는 특징을 가진다. 또한, 분비된 피지가 원활하게 배출되지 못하고 모공이나 모낭 안에 축적되면, 여드름과 같은 피부 병변을 유발할 수 있다. 이는 피지와 각질이 결합하여 모공을 막고 염증을 일으키는 과정을 통해 발생한다.

지성피부는 적절한 관리가 이루어지지 않을 경우 모공 확장, 피부 트러블, 여드름 발생 등이 악화될 수 있으므로, 과도한 피지 분비를 조절하고 모공 관리를 병행하는 체계적인 관리 방법이 필요하다.

① 건성지루 피부

- 피지선의 과도한 활성화로 인해 과다한 피지가 분비되지만, 동시에 피부 보습 기능이 저하되어 피부 표면에 당김 현상이 나타나는 피부 유형이다.
- 이 피부 유형은 주로 유전적으로 지성 피부 체질을 가진 사람에게 나타나며, 한선 기능과 피부 보습력이 저하되면서 유분과 수분의 균형이 깨진 상태에서 발생한다.
- 피부는 거칠고 모공이 넓으며, 각질이 과도하게 축적되어 두꺼워 보이고 불투명한 인상을 준다.
- T존 부위에는 피지가 축적되어 오돌토돌한 질감과 블랙헤드가 나타나며, 혈액순환 장애로 인해 피부색이 창백하고 칙칙해 보이는 경우가 많다.
- 화장이 쉽게 지워지고, 표피성 잔주름이 쉽게 나타난다.
- 잔주름은 드물지만 발생하면 깊고 뚜렷하게 형성되며, 여드름이 발생할 경우 치유 기간이 길어지는 특징을 가진다.
- 주요 원인으로는 유전적 체질과 사춘기 호르몬 변화로 인한 피지 분비 증가, 위산 과다와 변비 등 내과적 문제, 비타민 B2와 B6의 결핍 등이 있다.
- 또한, 지방과 탄수화물의 과잉 섭취, 기온 상승에 따른 피지선 활성 증가, 그리고 난소 기능 장애로 인한 호르몬 불균형이 원인이 될 수 있다.

② 유성지루 피부

- 피부 표면에 피지가 과다하게 분비되는 피부 유형으로, 피지선의 활동이 지나치게 활발하여 피지의 양이 많고 그 성분도 변하기 쉬운 특징을 가진다.
- 지루 현상은 주로 얼굴의 이마, 뺨, 코, 턱, 목 등 광범위하게 나타나며, 경우에 따라 어깨와 가슴 중앙 부위에서도 발생할 수 있다.
- 피부결의 소구가 비교적 깊고 소릉이 크며 불규칙적인 형태를 보인다.
- 피부 조직이 두껍고 모공이 넓게 열려 있어 표면이 울퉁불퉁한 질감을 띠며, 얼굴 전체적으로 번들거림이 심하다.
- 피부 표면에는 블랙헤드와 화이트헤드가 자주 나타나며, 여드름 발진과 같은 피부 트러블이 발생하기 쉽다.
- 화장이 쉽게 지워지고, 투명감이 전혀 없어 안색이 칙칙하다.
- 스트레스, 불안, 피로, 약물의 부작용, 잘못된 다이어트와 같은 외부 요인도 피지 분비를 증가시킬 수 있으며, 심리적 압박이나 도전 상황이 많을 경우 남성 호르몬의 분비가 활발해져 유성지루 피부를 악화시킬 수 있다.

(3) 복합성 피부(Combination skin)

복합성 피부는 얼굴에 피지 분비량이 균형을 이루지 못해 두 가지 이상의 피부 상태가 동시에 나타나는 피부 유형이다. T-존 부위는 피지가 많이 분비되어 모공이 크고 윤기가 흐르며, 여드름이 발생하기 쉬운 지성 피부의 특징을 보인다. 반면, 볼과 눈가 부위는 피지 분비가 적고 보습이 부족하여 세안 후 당김 현상이 나타나고 잔주름이 형성되는 경향이 있다.

이러한 피부 유형은 전체적으로 피부 조직이 일정하지 않고, 피곤하거나 스트레스를 받을 때 여드름이 쉽게 발생하며, 특정 화장품 사용 시 면포가 나타나기도 한다. 또한, 화장이 고르게 발리지 않고, 눈가에는 잔주름이 많아지며, 광대뼈 부위에는 기미가 발생할 가능성이 높다.

복합성 피부의 주요 원인으로는 피부 상태에 맞지 않는 화장품 사용, 부적절한 피부 손질, 그리고 계절 변화에 따른 적절한 피부관리를 하지 않은 경우가 있다.

복합성 피부관리에서는 T-존 부위의 피지 분비를 조절하고, 건조한 부위에는 충분한 수분과 보습을 제공하는 등 부위별로 맞춤 관리를 하는 것이 중요하다. 피부에 자극을 주지 않는 화장품을 사용하고, 계절에 따른 유연한 관리 방법을 적용하며, 스트레스를 관리함으로써 건강하고 균형 잡힌 피부 상태를 유지할 수 있다

(4) 노화피부(Aging skin)

인체의 노화와 함께 나타나는 자연적 변화로, 피부 구조와 기능에 다양한 영향을 미친다. 노화는 생리적 요인과 외적 요인의 영향을 받는데, 생리적 요인은 나이에 따른 자연스러운 변화이며, 외적 요인은 자외선, 오염된 공기, 강한 바람 등 환경적 자극에 장기간 노출되어 발생한다. 노화 피부는 수분 보유 능력과 탄력을 상실하며, 창백하고 건강하지 못한 피부 톤을 보인다. 피부는 건조해지고 잔주름과 늘어짐이 나타나며, 눈 주위에 부종이 생기고 근육 수축으로 깊은 주름이 형성되고 얼굴 윤곽이 처질 수 있다. 표피는 두꺼워지거나 멜라노사이트의 변화로 인해 과색소증이나 저색소증 같은 색소 이상이 나타날 수 있으며, 진피의 엘라스틴과 콜라겐 섬유가 파괴되어 피부의 탄력성이 감소한다. 피부 색소는 균일하지 않게 변화하며 불규칙한 색조를 보이기도 한다.

노화 피부의 주요 원인으로는 혈액순환과 신진대사의 저하, 잘못된 피부관리, 내장 질환, 스트레스 누적, 의약품의 장기 복용, 자율신경계 이상 등이 있다. 또한, 술과 담배, 세균 감염, 화장품의 부작용, 연고의 과도한 사용, 그리고 자외선, 바람, 오염된 공기 등 환경적 요인이 피부 노화를 가속화한다. 노화 피부관리는 피부 상태를 면밀히 분석하고 적절한 보습과 자외선 차단을 통해 피부를 보호하는 데 중점을 두어야 한다. 혈액순환 개선을 위한 마사지와 규칙적인 생활습관, 항산화 성분이 포함된 스킨케어 제품 사용, 그리고 스트레스 관리가 필요하다. 필요시 전문적인 치료와 관리를 병행하며, 체계적이고 지속적인 관리로 노화 피부의 악화를 방지하고 개선할 수 있다.

(5) 여드름 피부(Acne skin)

여드름은 피지선의 염증성 질환으로, 모낭염이나 심상성 좌창으로 불리며, 주로 피지 분비가 활발한 부위에서 발생한다. 과거에는 주로 청소년기 호르몬 변화와 관련된 문제로 여겨졌으나, 최근에는 스트레스, 생활습관, 환경적 요인 등 다양한 원인으로 10대뿐만 아니라 20-40대에서도 흔히 발생하는 피부 질환으로 알려져 있다.

여드름의 발생 원인은 매우 다양하며, 주요 요인으로는 각질의 비후로 인해 모공이 막히거나 피지의 과도한 분비로 세균이 급격히 번식하는 경우가 있다. 특히, 코리네박테리움 아크네(corynebacterium acne)라는 세균이 주요 원인으로 작용하며, 피지의 질적 변화, 호르몬 불균형, 정신적 스트레스, 유전적 요인 등이 여드름 유발에 관여한다. 또한, 내장 장애, 자외선, 열대성 기후나 덥고 습한 환경, 만성 변비, 운동 부족 등 신체적 요인도 중요한 역할을 한다.

약물 부작용으로 인해 여드름이 발생할 수도 있으며, 당뇨병, 고혈압제, 우울증 치료제, 간질 치료제 등이 여드름을 악화시킬 수 있다. 작업 환경 또한 영향을 미쳐 공업용 기름을 다루는 직업에서는 여드름 발생이 잦을 수 있다. 생리 전 1-2주간 호르몬 변화로 인해 여드름이 심해지는 경우도 흔하며, 부적절한 음식 섭취와 피부 손질, 연고 남용, 손으로

얼굴을 자주 만지는 습관, 잘못된 세안 습관 등도 여드름을 악화시키는 요인으로 작용한다.

여드름 피부관리에서는 원인을 정확히 분석하고 피지 조절과 염증 완화를 중점적으로 관리해야 한다. 올바른 세안 습관을 유지하고, 적절한 스킨케어 제품을 사용하며, 필요시 전문적인 치료를 병행하여 여드름을 예방하고 개선할 수 있다.

(6) 색소침착 피부(Hyperpigmented skin)

색소침착 피부는 자외선의 자극으로 인해 멜라닌 색소가 과도하게 생성되어 피부에 침착되는 상태를 말하며, 흔히 '기미'로 불린다. 이는 피부가 자외선으로부터 스스로를 보호하기 위해 멜라닌 생성을 증가시키면서 발생한다. 기미는 주로 20대 이후에 나타나며, 30-40대 중년 여성에서 흔히 볼 수 있다. 주로 자외선에 많이 노출되는 뺨, 이마, 윗입술 등에서 좌우 대칭으로 발생하며, 얇은 피부를 가진 사람에게 더욱 두드러지게 나타난다.

기미는 옅은 갈색에서 짙은 갈색에 이르기까지 경계가 뚜렷한 과색소성 질환으로, 외적인 불편함은 있지만 통증은 없다. 색소가 침착된 부위는 화장이 잘 받지 않아 미용적으로도 문제가 될 수 있다. 이러한 색소침착은 일회성 관리로는 개선이 어렵기 때문에 꾸준하고 체계적인 관리가 필요하다.

주요 원인으로는 과도한 자외선 노출, 지나친 피부 자극, 부적합한 화장품의 사용으로 인한 부작용, 호르몬 이상, 정신적 스트레스와 과로, 내장 기능 장애, 임신 또는 부인과 질환, 특정 음식물이나 기호식품, 과다한 피임약 복용, 유전적 요인 등이 있다. 또한, 기존의 피부질환이 악화되면서 색소침착이 발생할 수도 있다.

색소침착 피부관리에서는 자외선 차단을 철저히 하고, 자극을 최소화하며, 적합한 스킨케어 제품을 사용하여 멜라닌 생성을 억제하는 것이 중요하다. 적절한 영양 공급과 스트레스 관리를 병행하고, 필요시 전문적인 치료를 통해 색소침착을 완화할 수 있다. 꾸준하고 올바른 관리가 색소침착 피부 개선의 핵심이다.

3. 피부관리와 화장품

피부관리를 효과적으로 수행하기 위해 화장품의 선택과 활용은 필수적인 요소 중 하나이다. 화장품은 피부에 직접적으로 사용되기 때문에, 피부관리사는 제품의 성분과 품질을 정확히 평가하고 적합성을 판단할 수 있는 전문적인 지식을 갖추어야 한다.

또한, 각 개인의 피부 유형과 관리 목적에 부합하는 화장품을 올바르게 선택하고, 적합한 홈 케어 제품을 추천할 수 있는 능력이 요구된다. 이를 위해 피부관리사는 화장품의 성분, 작용 원리, 사용 방법에 대한 깊은 이해와 함께 최신 화장품 트렌드에 대한 지속적인 학습과 정보를 습득해야 한다. 이러한 전문성은 고객의 피부 상태를 개선하고, 효과적인 관리 프로그램을 설계하는 데 있어 중요한 역할을 한다

1) 클렌저(Cleansers)

클렌징은 피부관리의 첫 단계로, 메이크업 잔여물, 피부 표면의 유분과 모공 내 노폐물을 제거하여 깨끗하고 건강

한 피부를 유지하는 데 중요한 역할을 한다. 이 과정은 정확한 피부 분석과 피부관리 효과를 극대화하기 위한 필수 단계이며, 피부 상태에 맞는 클렌징 방법과 제품 선택이 필요하다.

(1) 포인트 메이크업 리무버

- 포인트 메이크업 리무버는 화장수 또는 로션 타입으로, 자극 없이 부분 화장을 제거하는 데 사용된다.

(2) 클렌징 로션

- 모든 피부 유형에 적합하며, 산뜻한 사용감과 편리함이 특징이다.

(3) 클렌징 젤

- 피부를 부드럽게 세정할 수 있는 젤 타입의 클렌징 제품으로, 특히 민감성 피부와 지성 피부에 적합한 제형이다.

(4) 클렌징 오일

- 수용성 오일성분이 함유된 제품으로 물에 쉽게 용해되며, 주로 건조하고 민감한 피부, 노화피부에 적합한 제형이다.

2) 딥 클렌저(Deep cleansers)

딥 클렌징은 피부 표면의 노화된 각질을 부드럽게 제거하여 피부를 맑고 투명하게 하고, 유용한 성분의 흡수율을 높이는 과정을 말한다. 종류와 특성에 따라 다양한 명칭으로 불리며, 대표적으로 필링이 있다. 필링은 작용 방식에 따라 물리적 방법과 화학적 방법으로 구분된다. 물리적 필링은 스크럽 입자, 브러시, 기기 등을 사용하여 물리적인 자극으로 각질을 제거하는 반면, 화학적 필링은 AHA, BHA 등 화학 성분을 활용해 각질을 녹이거나 분리하여 제거한다. 필링은 피부 상태와 유형에 따라 적절히 선택해야 하며, 이를 통해 피부 결을 개선하고 성분 침투 효과를 극대화할 수 있다.

3) 화장수

토너는 피부 유형과 관리 목적에 따라 세분화되어 toner, tonic, clarifying lotion, fresheners, astringent 등 다양한 명칭으로 불린다. 토너는 클렌징 후 잔여 노폐물을 제거하고, 피부의 pH 균형을 유지하며, 모공 수축과 청량감을 제공한다. 또한, 수분 공급, 피부 유연성 향상, 그리고 함유된 활성 성분에 따라 보습, 살균, 진정, 유연 효과를 부여한다. 사용 방법은 클렌징 후 화장 솜에 적셔 가볍게 닦아내거나, 보습 및 마무리 단계에서는 피부에 두드려 흡수시켜 피부를 정돈하고 마무리하는 데 활용한다.

4) 크림

크림은 피부 유형, 목적, 사용 부위에 따라 day cream, night cream, eye cream, neck cream, massage cream 등으로 세분화되며, 특수한 효과를 위한 다양한 종류가 존재한다. 데이 크림은 보습과 자외선으로부터의 피부 보호를, 나이트 크림은 피부 활성화와 집중 보습 관리를, 아이 크림과 넥 크림은 주름 완화와 예방을 주된 효과로 한다.

5) 앰플

앰플은 천연 동·식물에서 추출한 고농축 성분으로, 집중 관리를 목적으로 사용되며 대부분 수분 베이스에 고농도의 활성 성분을 함유하고 있다. 보습, 노화 방지, 진정, 정화, 미백 등 피부 문제와 상태 개선을 위해 다양한 종류로 구분된다.

6) 팩 & 마스크

팩과 마스크는 피부관리에서 중요한 단계로, 사용 목적과 피부 유형에 따라 다양한 제형으로 구분된다. 팩은 피부에 바른 후 굳지 않고 공기가 통과되며, 마스크는 굳어져 공기를 차단한다. 마스크는 피부 긴장감을 부여하고, 온도 상승으로 혈액과 림프 순환을 촉진하며, 수분 증발을 방지하고 보습력을 강화한다. 또한, 딥 클렌징 효과로 피부를 청정하게 하고, 미백, 보습, 영양, 진정 등의 작용을 제공한다. 마스크 종류로는 석고 팩, 벨벳마스크, 고무마스크 등이 있으며, 석고 팩은 열을 내서 혈액순환을 촉진, 피부를 완전 밀폐시켜 고농축 영양액(ample)과 영양크림의 성분이 피부 심층까지 흡수되어 피부 개선에 효과를 준다. 벨벳 마스크(velvet mask)는 콜라겐 마스크라고도 하며, 천연 콜라겐을 냉동 건조한 종이 형태의 마스크를 이용하여 섬세한 콜라겐 망으로 형성되어 있는데, 보습과 진정효과가 탁월하며 고함량의 콜라겐을 보 유할 수 있어 피부 깊숙이 흡수될 수 있다. 고무마스크는 알고(algo) 마스크라고도 하며, 주로 해조류에서 추 출한 활성성분을 주성분으로 한 것으로 미백, 보습효과가 뛰어나고 혈액 및 림프순환이 촉진, 피지선의 기능 향상으로 여드름 피부의 염증 감소에 도움이 된다.

3. 피부미용 기기

1) 피부분석 기기

(1) 확대경

- 육안의 3.5-10배 확대되어 피부를 자세히 판독하는 데 도움을 준다.
- 모공, 잔주름, 여드름, 기미 등의 피부 상태와 비듬, 염증, 각질 등의 두피 상태를 자세히 판별할 수 있는 기능이 있다.

(2) 우드램프

- 특수 인공 자외선 A를 피부에 투과하여 수분, 피지, 면포, 각질 등의 피부 상태를 다양한 색깔로 관찰하고 분석할 수 있는 기기이다.
- 육안으로 볼 수 없는 피부의 상태를 피부의 표면과 심층을 분석하여 진단할 수 있다.

(3) 스킨스코프

- 피부와 모발을 측정하는 기기로 실물의 800배 정도 확대하여 분석할 수 있고 피부의 주름 상태, 모공 크기, 피지량, 색소 침착, 각질, 피부 결 등을 정확하게 관찰할 수 있다.
- 피부와 두피는 50배율로 모발과 모근은 200-300 배율로 관찰 가능하다.
- 피부 측정 진단기를 카메라로 찍어 컴퓨터에 연결된 모니터를 통해 고객과 함께 피부 상태를 확인할 수 있어 고객에게 신뢰도를 줄 수 있다.

(4) 유·수분 측정기

- 피부의 유분을 측정하여 유분 수치의 정도에 따라 건성, 중성, 지성 등 피부 유형을 파악할 수 있다.
- 유분 측정의 원리는 유분을 측정하는 테이프로 유분의 변화에만 감응하는 특수한 측정지를 사용하며, 진단기 렌즈 부위에 밀착시켜 컴퓨터 프로그램에 반영시키면 측정값이 나타난다.
- 피부 표면으로부터 증발하는 수분량을 계산하여 수분 손실량 값을 평가하는 방법이다.
- 기기창에 숫자가 나타나며, 숫자가 높을수록 수분 전도계수가 높다.

(5) pH 측정기

- 피부 pH 측정기는 피부 표면의 산과 알칼리 정도를 측정하여 피부의 예민도 또는 유분 등을 pH 수치로 나타내어 피부의 상태를 알려주는 기기이다.

(6) 피부·두피 분석기

- 피부 표면을 20-800배 정도 확대하여, 두피와 모발의 상태를 관찰할 수 있는 기기이다.

(7) 체지방 측정기

- 임피던스(impedance: 전기저항)의 원리를 이용하여 체지방률을 구하는 기기이다.

2) 클렌징을 위한 기기

(1) 스티머(Vapozone, 증기연무기)

- 죽은 표피의 각질층에 수분공급을 하여 부드럽게 연화시켜 각질제거를 돕는다.
- 모공을 열어 주어 피지, 블랙헤드, 메이크업 잔여물, 그 밖의 노폐물 제거가 쉽다.

- 오존기가 부착된 경우 발생기산소의 작용으로 살균효과가 있다.

(2) 진동브러시(Frimator)

- 피부의 자극이 적은 천연모인 염소 또는 산양의 털을 사용하여 만든 여러 가지 크기의 브러시를 기기에 연결시켜 회전하는 속도를 조절하여 피부미용 관리 시 적용하는 기기이다.

3) 피부관리를 위한 기기

(1) 갈바닉 기기

- 같은 극끼리 밀어내는 전기적 성질을 이용하여 이온화된 물질을 피부 속으로 이동시킨다(같은 극성은 밀어내고, 반대 극성은 끌어당기는 성질이 있다).
- 갈바닉 기기를 이용한 관리는 피부 속으로 침투시키기 어려운 수용액을 이온화시켜 피부조직 안으로 이동시키는 이온영동법과 노폐물을 배출시키는 전기 세정이 있다.
- 이온영동법(iontophoresis)은 피부에 침투가 용이한 수용성 물질을 침투시키는 방법으로 사용되며, 색소 침착 피부를 위한 비타민C 투입이나 앰플 주입에 사용한다.
- 전기세정(disincrustation)은 알칼리성 용액을 모낭에 침투시켜 노폐물을 분해하여 배출하는 딥 클렌징 효과를 주며, 음극에서 발생하는 알칼리를 이용하여 피지 용해, 각질 제거와 모공 속의 노폐물을 제거하는 세정관리이다.

(2) 저주파 기기

- 1-1,000 Hz의 주파수를 이용하여 근육에 전기자극을 주며, 러딕(faradic) 전류를 이용하여 근육의 수축과 이완을 반복하여 셀룰라이트와 지방 분해와 연소를 촉진시킬 수 있는 원리이다
- 피부탄력증진 효과, 슬리밍 효과, 부종 완화의 효과가 있다.

(3) 중주파 기기

- 1,000-10,000 Hz 사이의 전류로 피부의 저항력을 가장 적게 받아 신체의 안정감을 주며, 주로 4,000-4,500 Hz의 파장을 이용한다.
- 통증 없이 부드럽게 근육세포를 자극하여 림프와 혈액순환을 촉진시킨다.

(4) 고주파 기기

- 100,000 Hz 이상의 높은 진동률의 전류로 인체의 고주파 전류를 통전시킬 때 진동폭이 매우 짧아 근육 수축은 하지 않으나 열을 발생시킨다.

(5) 초음파 기기

- 20,000 Hz 이상의 진동음으로 인간의 감각으로는 감지되지 않는 불가청 진동 주파수를 이용하며, 혈액 및 림프

의 순환을 촉진시키고 피부세포를 자극하여 대사를 원활하게 하며, 사용 제품의 흡수를 돕는 역할을 한다.

(6) 아쿠아필 기기

- AHA, BHA 등의 필링 용액으로 피부 트러블을 유발하는 모낭충과 모공 속 노폐물, 피지, 각질을 효과적으로 제거한다.

2 헤어

1. 헤어스타일링의 정의

헤어스타일링이란 모발을 통해 아름다움을 표현하기 위한 작업으로 장점은 극대화시키고 단점을 보완하여 내적, 외적 욕구를 충족시키는 것으로 블로우 드라이, 아이론 드라이를 사용하여 스트레이트, C컬, S컬 웨이브 형성 또는 업스타일 등 모발의 길이나 상태에 따라 스타일링 방법을 선택하여 진행한다. 또한 시간, 장소, 상황에 따라 어우러지는 헤어스타일링으로 미적 요소를 극대화하여 자신만의 정체성을 표현하는 작업이다.

2. 헤어스타일링 시 사용되는 도구

• 블로우 헤어 드라이기	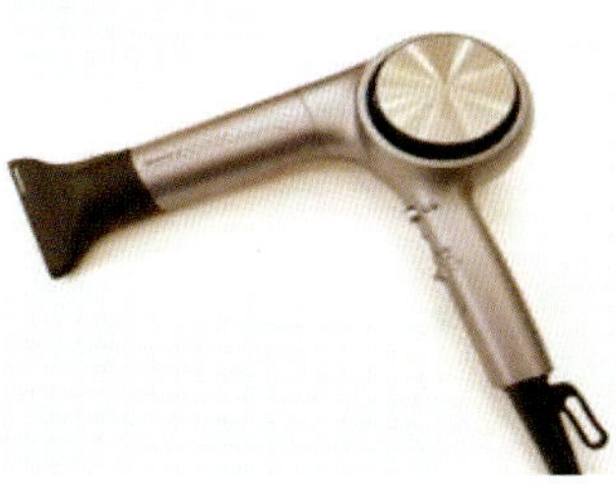	열풍, 냉풍의 조절이 가능하고, 일반적으로 젖은 머리를 말리는 데 사용하거나 블로우 드라이를 진행하여 스트레이트, C컬, S컬 웨이브를 형성할 때 사용한다.

• 플랫 아이론	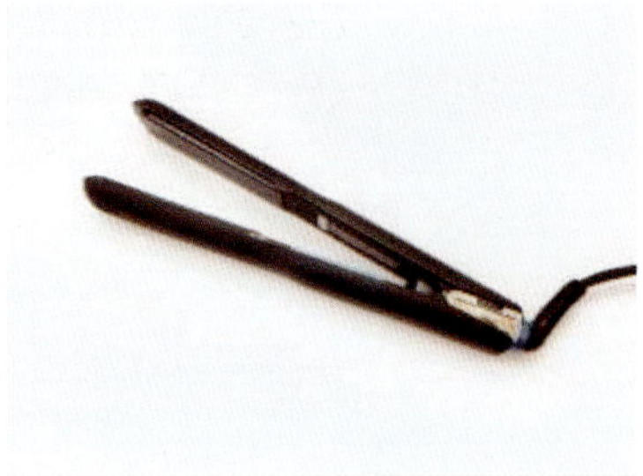	저온에서 고온까지 온도 조절이 가능하고, 납작한 형태의 전열부로 주로 곱슬기가 있거나 부스스한 모발을 매끈하게 표현할 때 사용한다.
• 반원 아이론	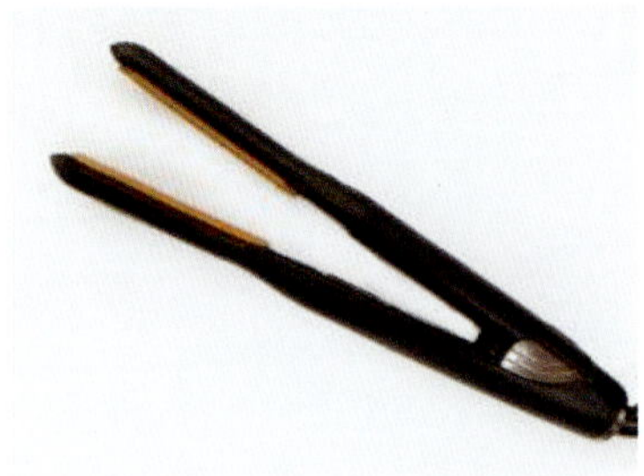	저온에서 고온까지 온도 조절이 가능하고, C커브를 형태의 열판으로 모량이 적은 뿌리 부분에 볼륨을 생성하여 풍성한 스타일링을 연출할 때 사용한다. 기기에 따라 열판의 너비가 다양해 작업에 따라 선택하여 사용한다.
• 원형 아이론 (손잡이형)	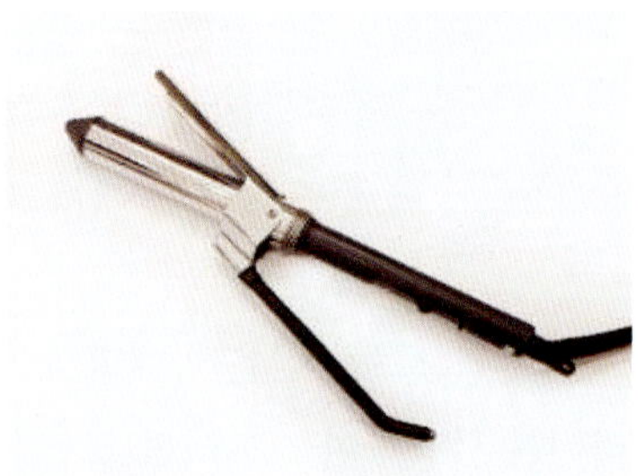	저온에서 고온까지 온도 조절이 가능하고, 원형의 프롱과 이를 감싸는 그루브가 맞물리는 형태로, 주로 S컬 웨이브 헤어로 표현할 때 사용한다. 손잡이 사용이 쉽지 않아 주로 전문가들이 많이 사용한다.
• 원형 아이론 (집게형)	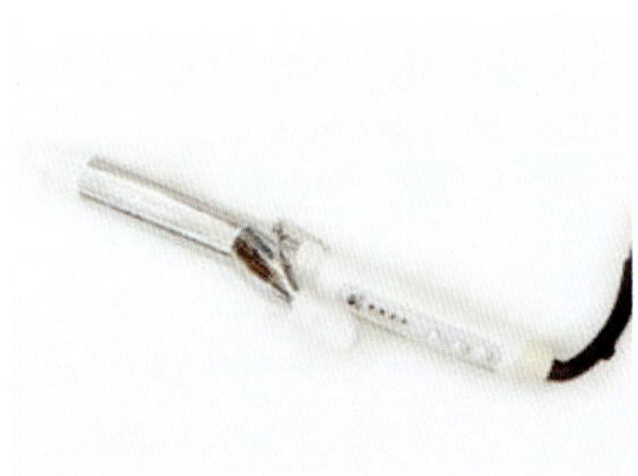	저온에서 고온까지 온도 조절이 가능하고, 원형의 프롱과 이를 감싸는 그루브가 맞물리는 형태로 주로 S컬 웨이브 헤어로 표현할 때 사용한다. 손잡이 사용이 쉬워 전문가뿐만 아니라 일반인도 보편적으로 사용한다.
• 다이렉트 아이론	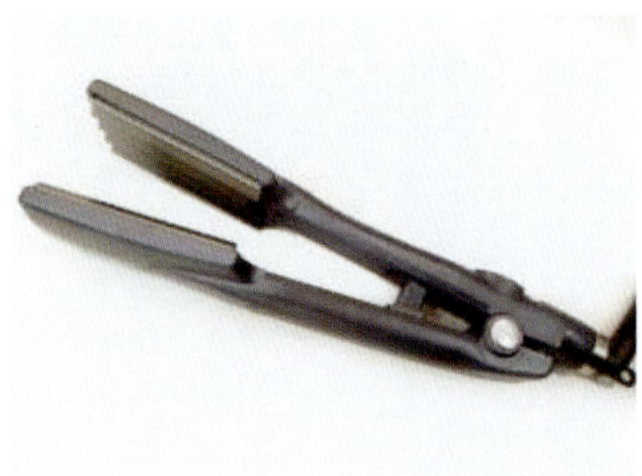	저온에서 고온까지 온도 조절이 가능하고, 지그재그 형태의 열판으로 전체 모발에도 사용하기도 하지만 모량이 적은 뿌리 부분에 볼륨을 생성하여 풍성한 스타일링을 연출할 때 사용한다.

• 볼륨 스트레이터	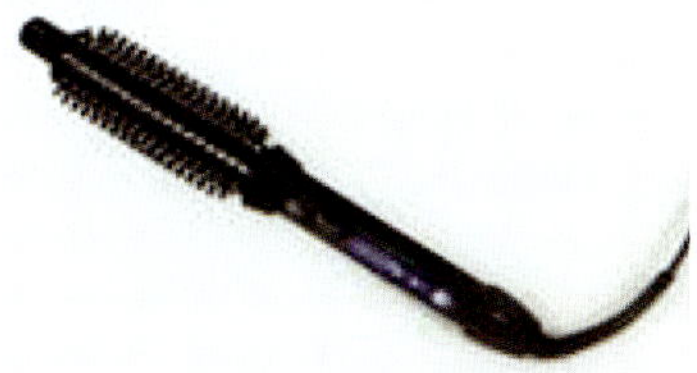	내부에는 둥근 열판이 있고, 외부는 롤 브러시 형태로 볼륨을 생성하거나 엉킨 모발에 사용한다. 제품에 따라 스트레이트 열판, 원형 열판 아이론 열판, 롤 브러시 열판 등으로 교체할 수 있어 다양한 스타일을 표현할 수 있다.
• 쿠션 브러시	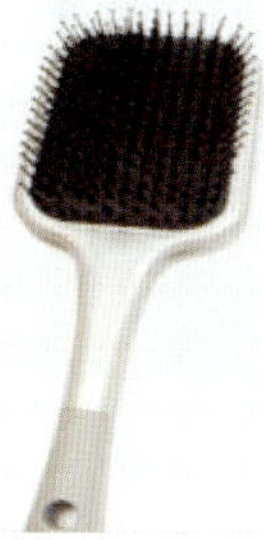	면적이 넓은 빗대에 쿠션이 있어 엉킨 모발을 브러싱하여 정리한다. 두피 마사지에 효과가 있다.
• 롤 브러시	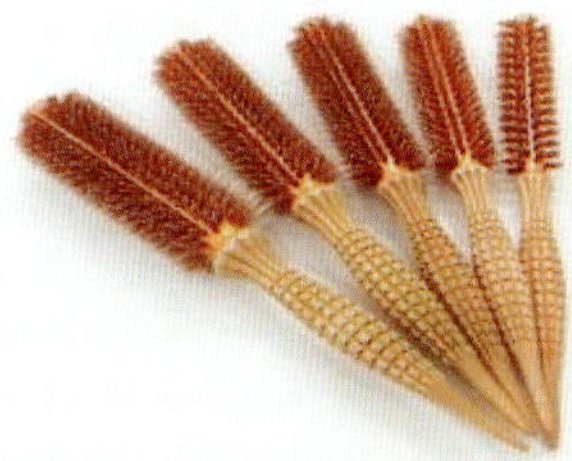	가시롤, 돈모, 금속성, 나일론 브러시 등 다양한 형태로 휘어진 모류를 교정하고, 뿌리 볼륨을 생성하여 풍성한 스타일링을 연출하거나 스트레이트 헤어, C컬, S컬 웨이브 헤어를 표현할 때 사용한다.
• 덴멘 브러시	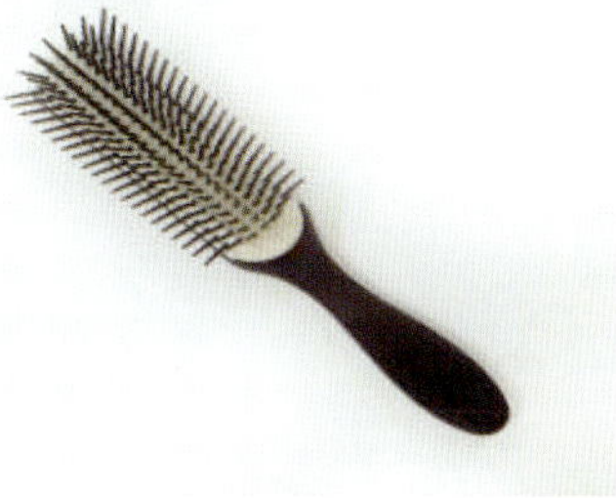	아치 모양 빗대에 촘촘하게 배열된 나일론모 빗살의 형태로 열에 강하고, 빠른 모발 정리가 가능하며, 뿌리 볼륨을 생성하여 풍성한 스타일링을 연출할 때 사용한다.
• 꼬리빗	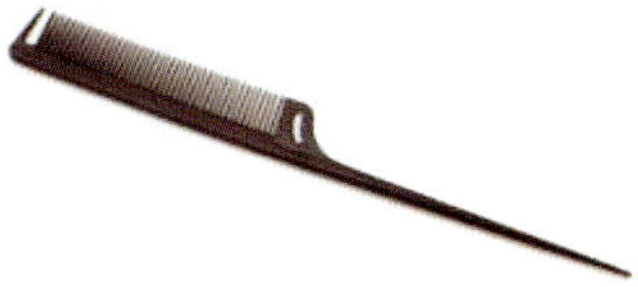	촘촘한 빗살에 뾰족하고 긴 꼬리가 달린 형태로 모발을 빗거나 섹션을 나누는 등 다양한 시술에 가장 많이 사용되는 도구이다.

• 분무기	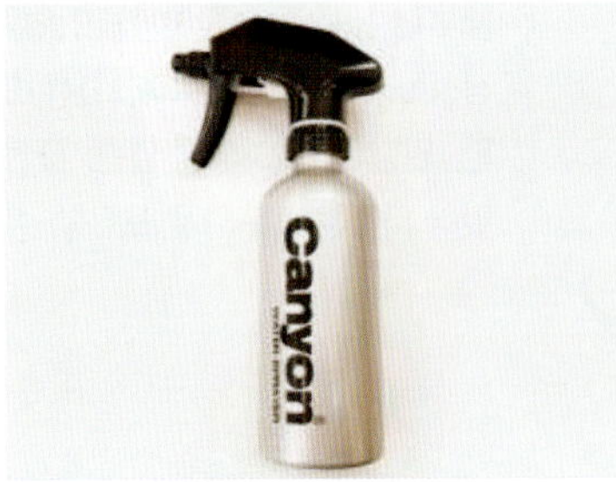	건조된 모발에 수분을 공급할 때 사용한다.
• 핀셋	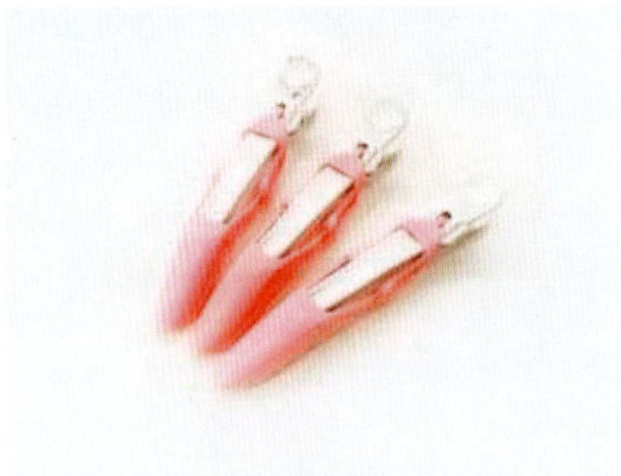	스타일링 진행 중 모발이 섞여 시술 시 방해되지 않도록 섹션을 나누어 고정할 때 사용한다.
• 실핀	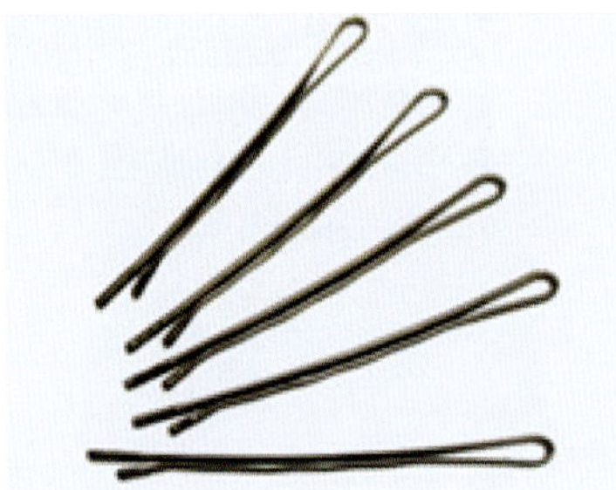	크기와 굵기에 따라 대핀, 스몰핀, 보비핀 등 여러 가지 종류가 있고, 일자 모양의 핀으로 용도에 따라 다양하게 사용되며, 모발을 고정할 때 사용한다.
• 고무줄	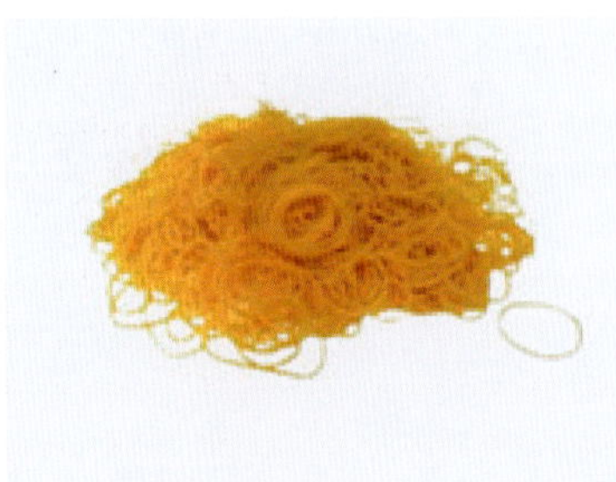	업스타일 진행 중 모발을 묶어 고정할 때 사용한다.
• 드라이보	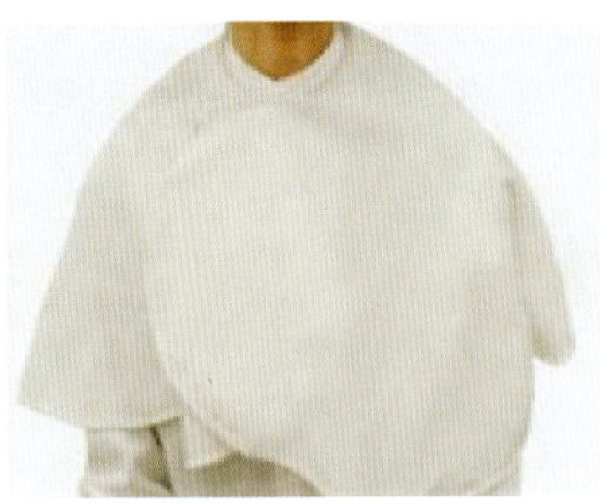	고객의 피부와 옷을 보호하기 위해 사용한다.

• 에센스	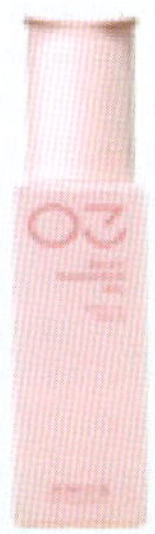	모발을 보호하는 목적으로 에센스 또는 오일 등 여러 제형으로 분류되고, 주로 풍부한 영양으로 모발에 광택과 윤기를 부여하며, 결절된 손상모발을 케어 할 때, 또는 미연의 방지 목적, 모발의 엉킴 방지 등을 위해 사용한다.
• 스프레이	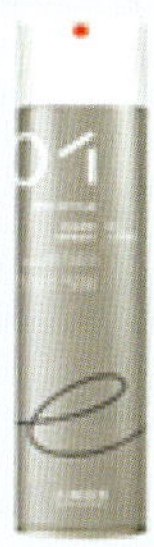	강한 세팅력의 지속력이 특징인 하드 스프레이, 중간 세팅력의 지속력으로 깔끔한 헤어스타일을 표현하는 스프레이로 분류되고, 모발이나 스타일링 상황에 따라 선택하여 사용한다.
• 광택제	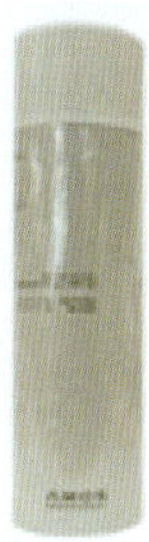	거친 모발의 표면에 광택과 윤기를 부여해 차분하고 매끄럽게 만들 때 사용한다.
• 왁스	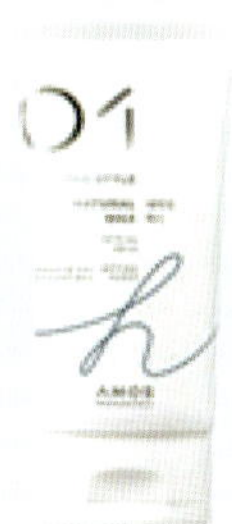	강력한 세팅력으로 흐트러짐 없는 하드왁스, 강한 홀딩력과 매트함을 지니는 매트왁스, 유연한 홀딩력으로 건강한 윤기를 지니는 내추럴왁스 등으로 다양하게 구분되고 모질이나 스타일링 상황에 따라 선택하여 사용한다.

3. 헤어스타일 상담

1) 헤어스타일 상담하기

먼저 디자이너는 고객의 욕구를 정확히 파악하는 것이 중요하나 매우 어려운 일이기도 하다. 이는 고객의 니즈

(needs) 파악이 긍정적으로 진행됐을 경우 시술 후 만족스러운 결과를 제공하여 만족도를 높여줄 수 있기 때문이다. 디자이너는 먼저 고객이 희망하는 디자인과 요구사항을 듣고 이를 기반으로 고객의 얼굴형 분석, 스타일에 대해 상의하여 사진이나 자료 등을 활용하여 제안, 얼굴형, 피부색, 체형, 모량, 모질 등을 고려하여 적합한 스타일을 탐색한다. 또한 고객이 희망하는 디자인과 최대한 가까운 스타일을 파악하기 위한 과정을 통해 최종 헤어스타일을 선택한다.

즉 헤어디자인을 설계하기 위해서는 단순히 유행만 따르기보다는 고객의 두상은 물론 얼굴형, 체형, 모발의 여러 요소 등을 정확히 파악해야 한다. 외형적 특징은 헤어스타일과 매우 밀접한 관계를 가지고 있어 정확한 상담과 진단을 통해 고객의 단점은 커버하여 보완하고, 장점은 부각시켜 더욱 돋보이게 할 수 있는 설계가 필요하다.

(1) 모발 분석에 따른 헤어스타일 제안

모발을 정확히 읽어내지 않으면 시간, 웨이브의 형태, 볼륨의 형태 등 결국은 스타일링 작업의 전체에 영향을 준다. 따라서 모질, 모량, 모발 굵기 등의 다양한 모발의 형태 파악은 헤어스타일링의 기초 작업이다. 따라서 곱슬기가 많은 모발(파상모, 축모)은 스트레이트 형태로 매끈하게 연출하거나 곱슬기가 없거나 적은 모발(직모, 파상모)은 자연스러운 웨이브를 연출한다. 숱이 많은 모발은 볼륨을 눌러 무게감을 축소시키는 차분한 스타일을 연출하거나 숱이 적은 모발은 볼륨을 극대화시켜 풍성한 스타일을 연출한다. 굵은 모발은 단단하고 풍성한 스타일을 연출하고, 가는 모발은 뿌리 볼륨을 최대한 극대화시킨 후 자연스러운 웨이브를 혼합하여 연출한다.

(2) 얼굴형 분석에 따른 헤어스타일 제안

얼굴형은 머리모양과 이목구비를 제외한 외곽선의 형태에 따라 분류되는 것으로 국제 표준 얼굴형은 1:1.618을 황금비율로 보고 있다. 얼굴 길이 비율은 이마 라인부터 상안(양 눈썹의 중앙), 중안(양 눈썹의 중앙에서 코), 하안(코에서 턱)의 1:1:1 비율로 정확히 3등분으로 나누어 분석한다. 얼굴형은 두 가지 형 이상으로 복합적이고 다양하게 이루어진다. 따라서 얼굴형에 따라 외모와 개성을 나타내므로 헤어스타일과 상호작용하여 시각적 효과가 두드러진다. 즉 헤어스타일링은 궁극적으로 고객의 모습을 아름답게 하기 위한 작업으로 가장 먼저 얼굴과 잘 어우러져야 한다. 이를 통해 고객의 단점을 보완하고, 장점을 극대화시켜 자신감을 높여줄 수 있다.

① 타원형

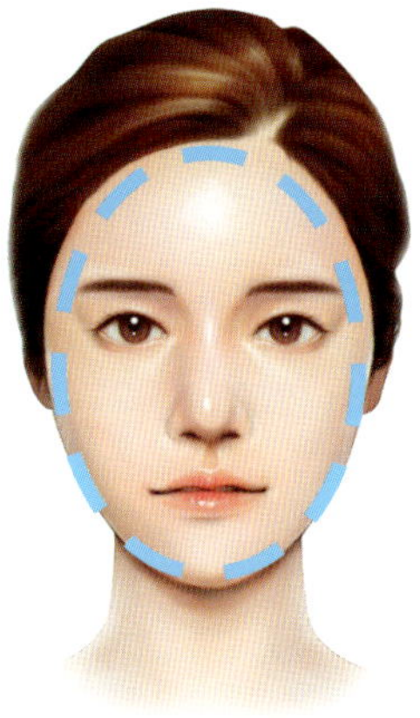

균형 잡힌 얼굴 윤곽과 완만한 턱선으로 흔히 계란형이라고도 불리며 현대인의 가장 이상적이고 표준의 얼굴형으로 여겨 다른 얼굴형의 단점 수정 시 기초가 되는 얼굴형이다. 다양한 헤어스타일이 잘 어울려 전문가들이 가장 이상적이라고 부르고, 어떠한 디자인도 무난하게 소화해낼 수 있어 선택의 폭이 넓다. 얼굴 윤곽선을 숨기지 않고 드러내는 스타일링을 진행하면 여성미가 두드러지고, 앞머리를 내려 이마를 가리면 얼굴이 갸름하고 작아 보인다.

② 둥근형

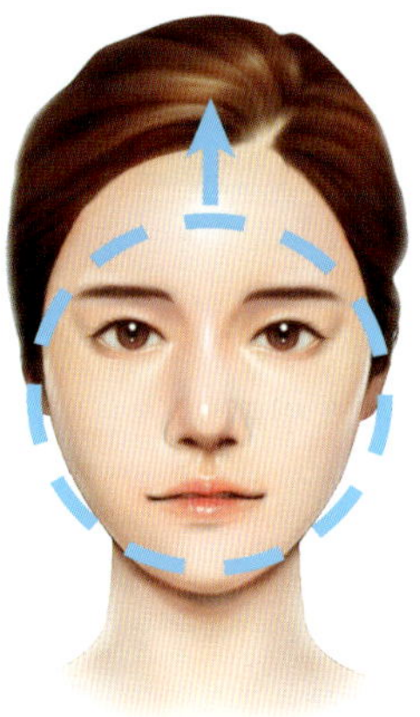

얼굴의 넓이와 길이가 거의 동일하고 미간이 꽉 차 있어 귀엽고 친밀하며 온화한 느낌을 주는 얼굴형이다. 통통한 볼은 커버하고, 얼굴을 길어 보이게 연출하여 세련된 이미지로 보완한다. 탑 부분에 풍성하게 볼륨감을 생성하고 사이드는 차분하게 내려오는 웨이브를 형성해 뺨과 귀를 가려주는 형태가 좋고, 반대로 사이드에 과도한 볼륨을 주는 웨이브는 볼이 도드라질 수 있어 피하는 것이 좋다.

③ 긴형

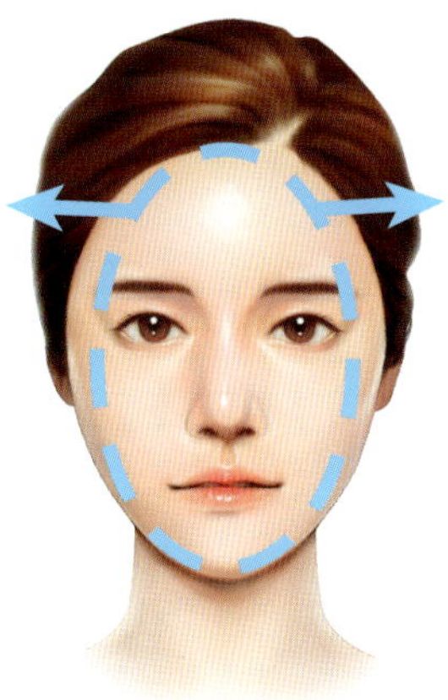

얼굴의 폭이 좁고 길이가 긴 얼굴형으로 가로의 폭이 좁아 갸름하고 턱이 길어 보인다. 성숙함과 여성스러운 분위기로 침착하고 지적인 인상을 지니지만 자칫하면 발랄한 느낌이 없어 나이가 들어 보이거나 날카로운 인상을 주는 단점이 있다. 짧은 사이드 가르마 또는 앞머리를 내려 이마를 가리고 볼 측면의 볼륨을 강조하여 얼굴 길이가 짧아 보이도록 보완하거나 단발의 보브 스타일이 어울린다. 롱 스트레이트 헤어와 탑 부분의 볼륨을 생성하면 얼굴이 더욱 길어 보일 수 있어 피하는 것이 좋다.

④ 사각형

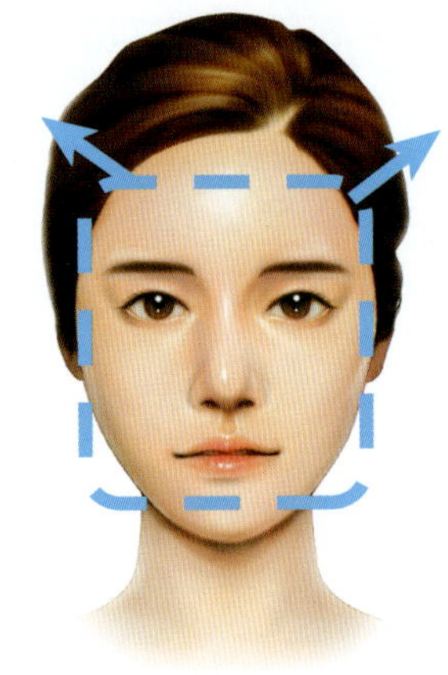

직선의 헤어라인과 직선의 턱선으로 얼굴의 폭과 길이가 거의 같고 둥근 느낌이 없는 형태의 얼굴형으로 어깨 폭이 넓고 체격이 큰 사람들 중에 많은 얼굴형이다. 발달한 하악골이 매력적인 분위기를 만들며 신뢰감 있고 성실한 느낌을 주나 인상이 강해 보일 수 있다. 사이드 가르마에 얼굴형을 감싸듯 쏟아지는 머리끝이 가볍고 자연스러운 웨이브로 사각턱의 딱딱한 직각을 곡선 느낌으로 표현하여 온화해 보일 수 있는 스타일링이 어울린다. 너무 강한 웨이브나 스트레이트 헤어는 얼굴형을 더욱 부각시켜 강해 보일 수 있으므로 피하는 것이 좋다.

⑤ 역삼각형

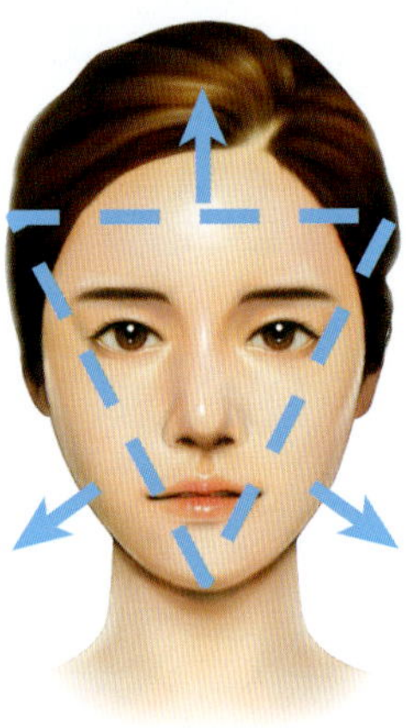

이마의 가로 넓이가 넓고 가는 턱선을 가진 얼굴형으로 세련되고 여성스러우며 시원한 이미지를 지니지만 턱이 좁아 강하고 가냘픈 이미지로 자칫 신뢰감이 떨어져 보일 수 있다. 볼에서부터 좁은 턱선 보완을 위해 굵고 풍성한 웨이브로 부드럽게 감싸도록 모발의 끝 선이 안쪽으로 말리는 스타일링이 어울린다. 턱선을 강조하거나 이마를 드러내는 스타일링, 스트레이트 헤어는 얼굴 폭이 더욱 가늘어 보이고 강한 인상을 줄 수 있어 피하는 것이 좋다.

⑥ 마름모형

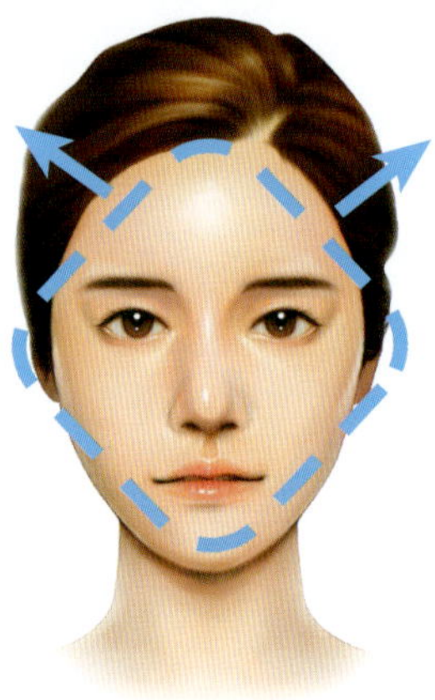

얼굴 길이가 좁고 얼굴 중앙 부분이 넓고 돌출되었으며, 가는 턱선으로 광대뼈가 두드러져 보이는 얼굴형이다. 마르고 군살이 없는 사람에게 많이 나타나는 얼굴형으로 지적이고, 도시적이며, 샤프한 이미지를 지니지만 신경질적이고 차가워 보일 수 있다. 광대뼈는 가리고 이마와 턱 부분을 보완해주기 위해 앞머리를 내려 볼륨을 주고 얼굴선을 따라 흘러내리는 레이어드 스타일링, 층이 있는 보브 스타일이 어울린다. 스트레이트 헤어와 같은 단조로운 스타일은 광대가 더욱 부각되므로 피하는 것이 좋다.

(3) 두상 분석에 따른 헤어스타일 제안

① 두상이 납작한 형

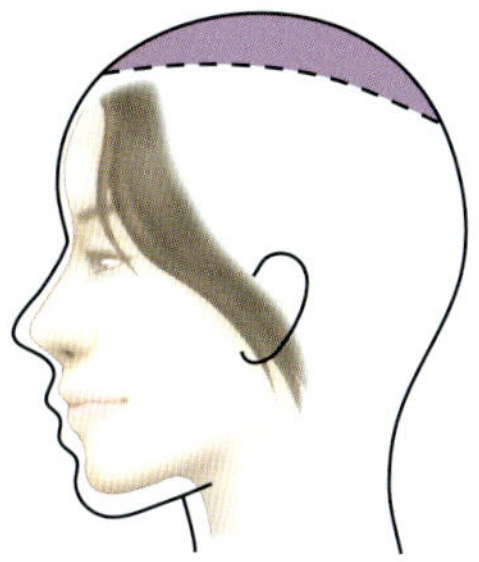

사이드 가르마로 정수리 옆쪽에서 반대쪽으로 넘겨 정수리를 커버한다. 스트레이트 헤어보다 탑 부분은 강한 웨이브로 볼륨을 생성하고, 사이드 부분은 볼륨으로 헤어 실루엣의 입체감을 살린다.

② 두상이 치솟는 형

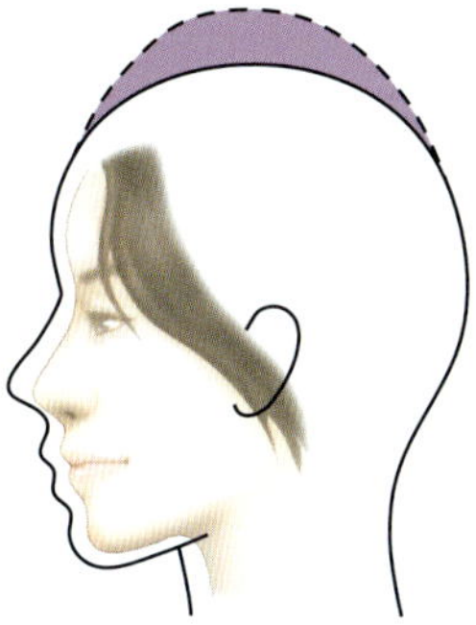

얼굴이 길어 보이고 강한 인상을 줄 수 있으므로 정수리에서 시작하여 눈을 살짝 덮을 정도 길이의 뱅을 통해 인상을 부드럽게 만든다. 탑 부분은 볼륨을 줄이고, 사이드는 강한 웨이브로 볼륨을 풍성하게 생성한다.

③ 뒷통수가 납작한 형

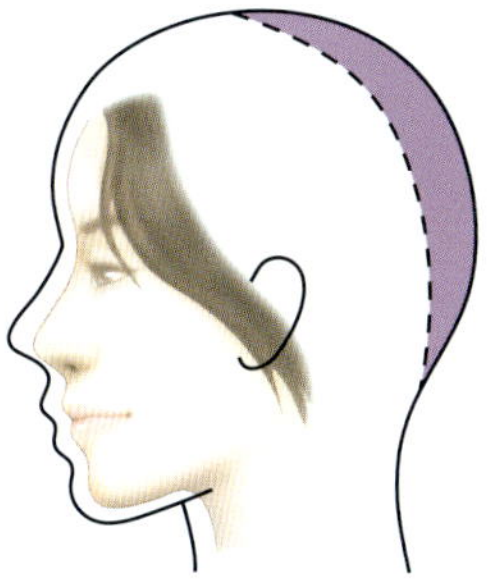

납작한 뒤통수는 전체적 두상 균형이 깨져 보일 수 있다. 탑 부분은 볼륨을 형성하고, 뒤통수는 강한 웨이브를, 그 외에는 보다 약한 볼륨을 형성하여 헤어 실루엣의 입체감을 살려 얼굴이 축소되어 보일 수 있도록 표현한다.

(4) 목 형태 분석에 따른 헤어스타일 제안

① 통통하고 짧은 목을 가진 경우

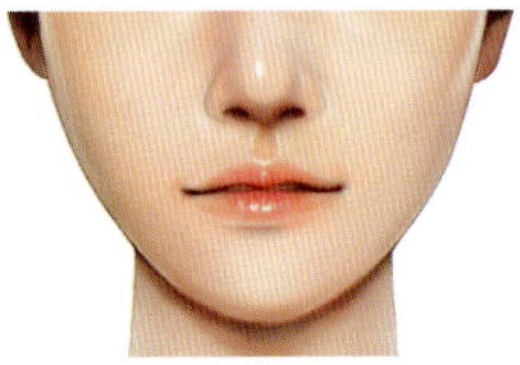

목이 짧은 경우 얼굴이 커 보이거나 실제보다 통통해 보일 수 있다. 목 위쪽으로 헤어스타일을 높게 연출하거나 롱 헤어, 어깨까지 내려오는 중단발 스타일이 어울리고 목덜미 부분에 볼륨감이 형성되면 목의 두께가 더 부각될 수 있으므로 피하는 것이 좋다.

② 가늘고 긴 목을 가진 경우

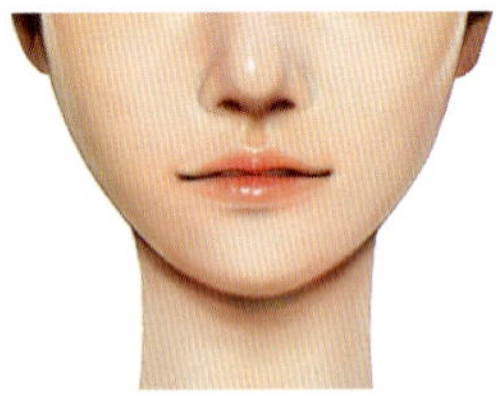

가늘고 목이 긴 경우 평면적이고 실제보다 말라 보일 수 있다. 단발의 경우 목의 2/3 지점으로 긴 느낌이 들도록 커트하여 웨이브를 형성하거나 목을 감싸는 커트로 입체감을 형성한다. 롱 헤어의 경우 탑 부분은 볼륨을 줄이고, 사이드는 웨이브의 볼륨을 풍성하게 생성한다. 롱 스트레이트 헤어, 목 위로 올라오는 헤어스타일의 경우 목이 더 길어 보일 수 있으므로 피하는 것이 좋다.

③ 굵고 살찐 목을 가진 경우

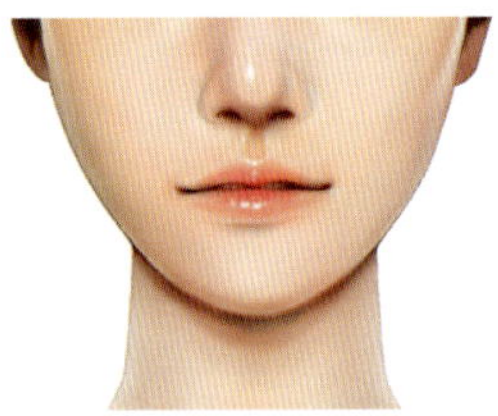

굵고 살찐 목은 답답해 보이고 실제보다 뚱뚱해 보일 수 있다. 두정부에 볼륨을 형성하고 롱 헤어를 연출했을 때 시각적으로 수직선의 느낌을 부여해 목이 길어 보일 수 있다. 짧은 헤어스타일의 경우 목덜미 부근 헤어라인이 짧아질 수 있도록 U라인, V라인이 어울린다. A라인 단발, 목덜미에 볼륨을 형성하는 헤어스타일, 층이 없는 수평선의 무게감 있는 웨이브 스타일은 피하는 것이 좋다.

(5) 체형 분석에 따른 헤어스타일 제안

① 키가 크고 마른 체형

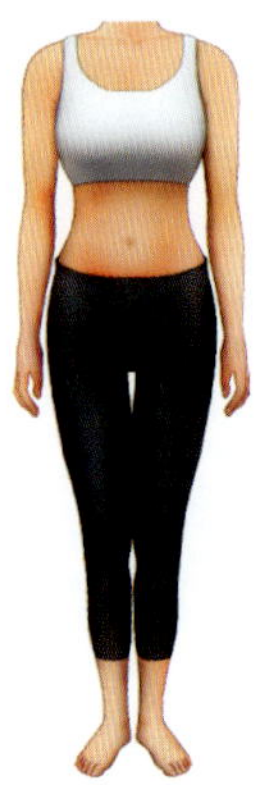

롱 헤어에 웨이브로 풍성한 볼륨을 부여해 마른 형태를 보완할 수 있는 헤어스타일이 적합하다. 스트레이트 헤어의 경우 마른 체형을 부각시키고 목선이 드러나는 짧은 헤어의 경우 키가 더욱 커 보일 수 있어 피하는 것이 좋다.

② 키가 작고 마른 체형	
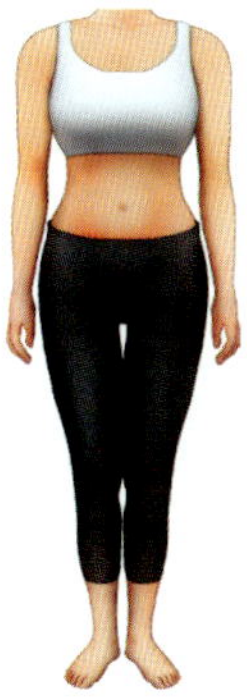	목선이 드러나는 짧은 헤어로 시선을 위로 분산시켜 신체 중심이 올라가 키가 커 보일 수 있는 헤어스타일이 적합하다. 너무 강한 웨이브보다는 자연스러운 웨이브가 어울린다. 롱 헤어의 경우 키가 더욱 작아 보일 수 있어 피하는 것이 좋다.
③ 키가 크고 뚱뚱한 체형	
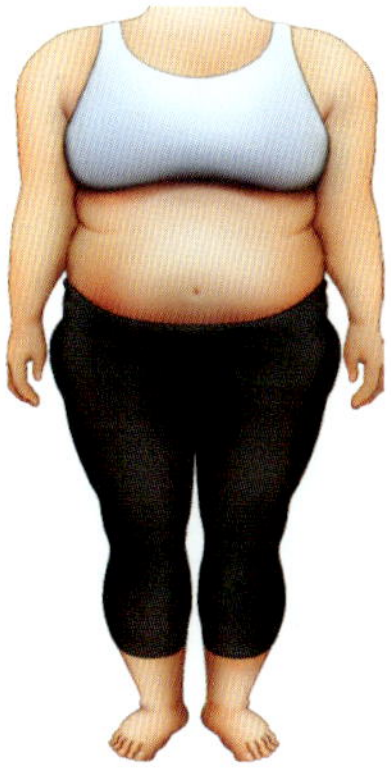	롱 헤어스타일이나 컬이 많은 웨이브 스타일보다 단정한 스트레이트 형태로 표현하는 것이 적합하다. 너무 강하고 풍부한 컬을 부여할 경우 부피감이 더욱 커 보일 수 있어 볼륨이 적은 깔끔한 스트레이트로 표현하는 것이 좋다. 또한 반대로 일부러 많이 가리려고 하는 헤어스타일은 답답할 수 있어 피하는 것이 좋다.
④ 키가 작고 뚱뚱한 체형	
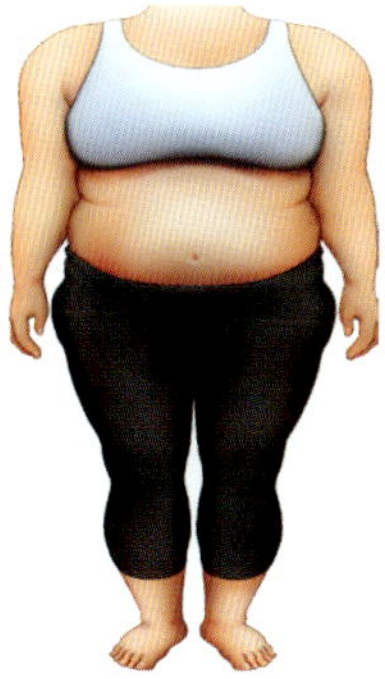	롱 웨이브 스타일이나 단발보다는 숏 스타일의 스트레이트 헤어스타일 또는 레이어드 형태로 신체 중심이 분산될 수 있도록 귀 아래로 떨어지는 길이를 유지하는 것이 적합하다. 뺨의 약간 윗부분에 볼륨을 소량 부여해 사이드의 풍부함이 눈에 띄지 않도록 하는 것이 좋다. 너무 강하고 풍부한 컬을 주거나 반대로 일부러 많이 가리려고 하는 헤어스타일은 답답할 수 있어 피하는 것이 좋다.

아모스 제품 출처: https://www.amosprofessional.com/

3 / 네일 미용

1. 네일 미용 개론

1) 네일의 정의

(1) 매니큐어(Manicure)

매니큐어란 손 관리 전체를 의미하며, 손톱 모양 잡기, 큐티클 정리하기, 손 마사지, 컬러링과 다양한 오브제를 이용한 네일아트 등을 모두 포함한다.

(2) 페디큐어(Pedicure)

페디큐어란 발 관리 전체를 의미하며, 발톱 모양 잡기, 큐티클 정리하기, 발 마사지, 컬러링과 아트 등을 의미한다.

매니큐어(Manicure) = Manus(손) + Cura(관리)
페디큐어(Pedicure) = Pedis(발) + Cura(관리)

2. 손과 발의 해부학

손은 수근골 8개, 중수골 5개, 수지골 14개 총 27개의 뼈로 구성되어 있으며, 발은 족근골 7개, 중족골 5개, 족지골

14 총 26개의 뼈로 구성되어 있다.

1) 손과 손목의 뼈(Bones of hand and wrist)

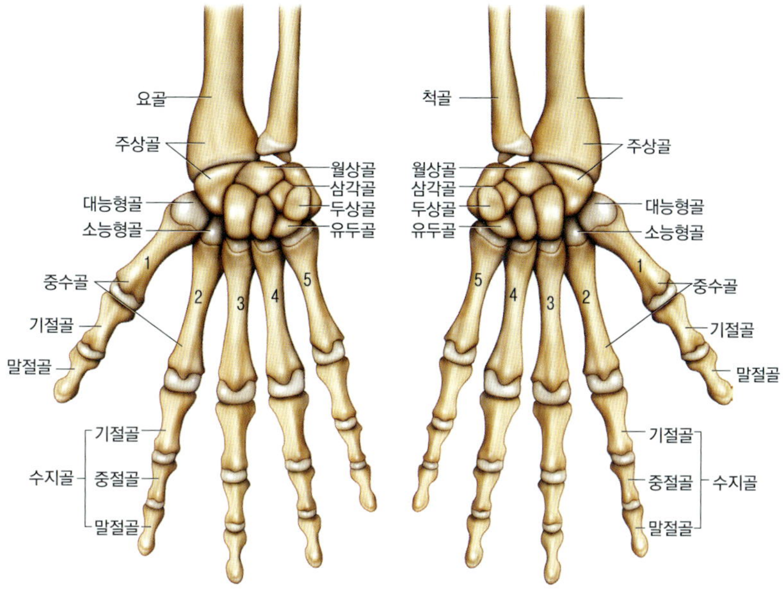

그림 3-1 손과 손목의 뼈

(1) 수근골(Carpal bone, 손목의 뼈 8개)

① 근위 수근골(몸쪽 발목뼈, 4개): 주상골, 월상골, 삼각골, 두상골,

② 원위 수근골(먼쪽 발목뼈, 4개): 대능형골, 소능혈골, 유두골, 유구골

(2) 중수골(Metacarpal bone, 손허리뼈 5개)

① 제1중수골: 엄지손허리뼈

② 제2중수골: 검지손허리뼈

③ 제3중수골: 중지손허리뼈

④ 제4중수골: 약지손허리뼈

⑤ 제5중수골: 소지손허리뼈

(3) 수지골(Phalangeal bone, 손가락뼈 14개)

① 기절골: 첫마디 손가락뼈 5개

② 중절골: 중간마디 손가락뼈 4개(엄지발가락 제외)

③ 말절골: 끝마디 손가락뼈 5개

2) 발과 발목의 뼈(Bones of foot and ankle)

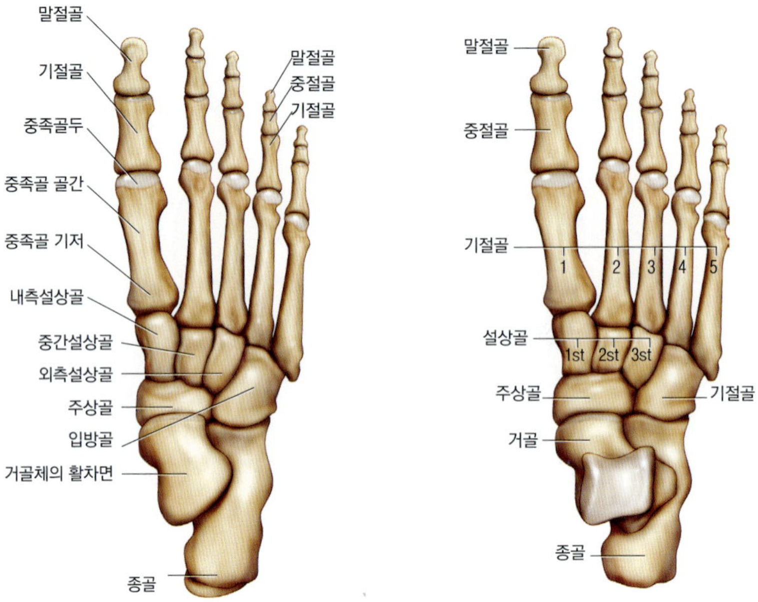

그림 3-2 발과 발목의 뼈

(1) 족근골(Tarsal bone, 발목뼈 7개)

① 근위 족근골(3개, 몸쪽 발목뼈): 거골, 종골, 주상골

② 원위 족근골(4개, 먼쪽 발목뼈): 제 1설상골, 제 2설상골, 제 3설상골, 입방골

(2) 중족골(Metatarsal bone, 발허리뼈 5개)

① 제1중족골: 엄지발허리뼈

② 제2중족골: 검지발허리뼈

③ 제3중족골: 중지발허리뼈

④ 제4중족골: 약지발허리뼈

⑤ 제5중족골: 소지발허리뼈

(3) 족지골(Phalanx bone, 발가락뼈 14개)

① 기절골: 첫마디 발가락뼈 5개

② 중절골: 중간마디 발가락뼈 4개(엄지발가락 제외)

③ 말절골: 끝마디 발가락뼈 5개

3) 네일의 구조(Structure of nail)

(1) 네일의 성장

네일은 개인차에 따라 1일 0.1-0.15 mm, 1달 3-5 mm 정도 자라며, 발톱의 성장은 손톱보다 늦다. 태아는 엄마의 배 속 8-9주경부터 케라틴이 손톱으로 형성되기 시작하여 12-13주차에 손톱의 성장 부위가 완성되고, 임신 17-20주차에 완전한 형태가 완성된다.

(2) 네일의 구성 성분

케라틴(keratin) 단백질로 구성되어 있으며, 15-18% 수분을 가지고 있다. 반투명의 형태로 둥근 아치 모양이며, 매끄럽고 광택이 나는 반투명 분홍색을 띠고 있다.

(3) 네일의 구조

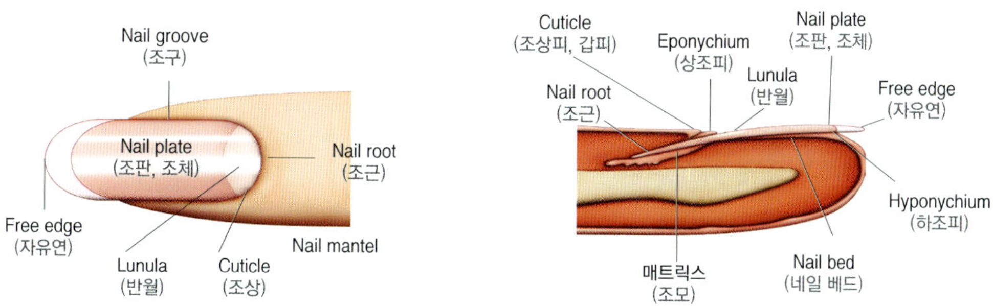

그림 3-3 네일의 구조

① 네일 바디(Nail body)

: 조체, 네일의 몸통 전체를 말한다.

② 네일 루트(Nail root)

: 조근, 피부 아래 묻혀 모세혈관으로부터 산소를 공급받으며, 손톱의 성장이 시작되는 네일의 뿌리 부분이다.

③ 프리엣지(Free edge)

: 자유연, 손톱의 끝부분으로 자라나는 부분이다.

④ 옐로우 라인(Yellow line)

: 스마일 라인이라고도 하며, 네일 플레이트와 프리엣지의 경계선이다.

⑤ 네일 베드(Nail bed)

: 조상, 피부와 네일 바디가 붙어있는 부분이며, 모세혈관이 부착되어 손톱의 색을 결정한다. 혈관, 신경과 맞닿아 신진대사를 조절하고 수분을 공급한다.

⑥ 네일 매트릭스(Nail matrix)

: 조모, 모세혈관, 림프, 신경조직, 림프절이 분포되어 있어 손상을 입을 경우 손톱이 변형되어 자라거나 더 이상 자라지 않게 된다.

⑦ 루눌라(Lunula)

: 조반월, 네일 루트와 네일 베드가 만나는 부분으로 완전히 케라틴화가 되지 못해 다른색을 나타낸다. 유백색의 반달모양이다.

⑧ 큐티클(Cuticle)

: 조소피, 손톱 주위를 싸고 있으며, 신경이 없는 각질막으로 네일케어를 위해 도구를 이용하여 제거한다. 과도하게 제거하거나 관리하며 출혈이 발생하게 되면 세균의 침입으로 염증이나 손상을 유발할 수 있으므로 주의하여 관리한다.

⑨ 네일 폴드(Nail fold)

: 조주름, 네일 바디를 받쳐주는 단단한 주름층으로 네일 루트가 존재한다.

⑩ 네일 그루브(Nail groove)

: 조구, 네일 베드의 양측면의 깊게 파여있는 부분을 말한다. 바디의 옆면과 폴드 사이이다.

⑪ 에포니키움(Eponyclium)

: 상조피, 큐티클 제거 후 나오는 피부이며, 루눌라의 일부를 덮고 네일 매트릭스를 보호하는 역할을 한다.

⑫ 하이포니키움(Hyponychium)

: 하조피, 프리엣지 아래부분(피부)으로 외부 세균의 침입을 막아준다.

3. 네일의 병변(Nail lesion)

1) 네일 리스트가 관리 가능한 손톱의 장애(The failure of the nail in which the nail list is manageable)

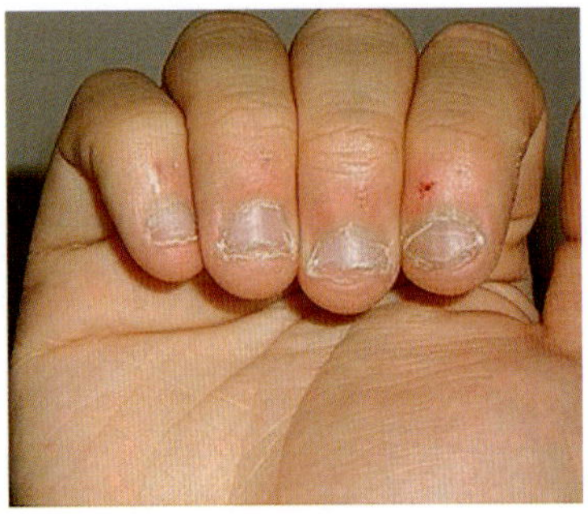

그림 3-4 교조증

교조증(Onychophagy, 오니코파지)

① 원인

불안이나 스트레스로 인해 지속적·반복적으로 손·발톱을 물어뜯는다.

② 증상

손·발톱의 끝을 물어뜯어 손끝에 자극이 지속적으로 일어나 네일 바디가 살 속으로 점점 파고든다. 네일 바디가 점점 작아지고 프리엣지가 보이지 않는다.

③ 관리

인조네일 연장과 정기적 네일 매니큐어 관리를 통해 증상을 완화할 수 있다.

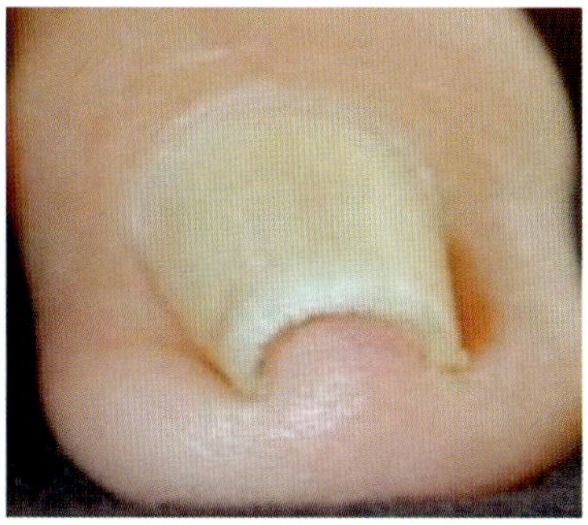

그림 3-5 조내생증

조내생증(Onychocryptisis, 오니코크립토시스, Ingrown nail, 인그로운 네일)

① 원인

유전, 라운드형의 발톱 쉐입(Shape), 작은 신발, 꽉 끼는 신발, 뾰족한 신발 등으로 인한 발의 지속적인 압박

② 증상

손톱이나 발톱의 네일 그루브 사이를 파고들며 자라난다. 대부분 엄지발톱에 나타나며, 염증과 통증을 동반한다.

③ 관리

테이핑이나 기구를 이용하여 견인한다.

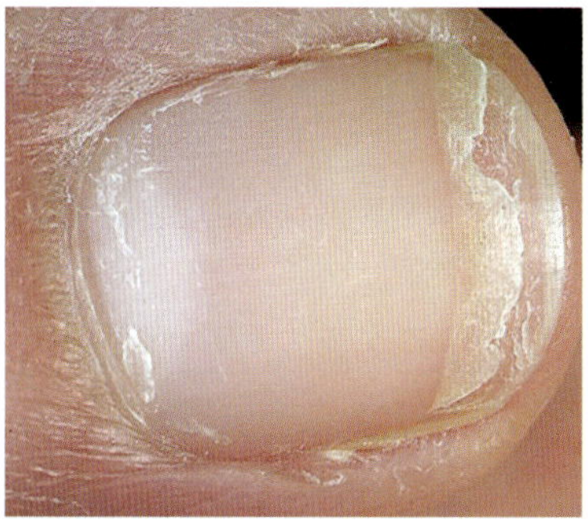

그림 3-6 조갑연화증

조갑연화증(계란껍질 손톱, Eggshell nail, 에그쉘 네일)

① 원인

영양부족, 비타민과 철분 결핍 등에 의해 발생한다. 내과나 신경계통의 이상에 의해 발생될 수 있다.

② 증상

네일 끝부분이 계란 껍질처럼 얇고 벗겨지며, 흰색을 띤다. 네일이 얇고 굴곡이 있다.

③ 관리

증상 부위를 갈아내고 네일 강화제나 영양 등을 발라 건강하게 유지하고 길이를 짧게 하여 손상부위가 확장되지 않도록 한다.

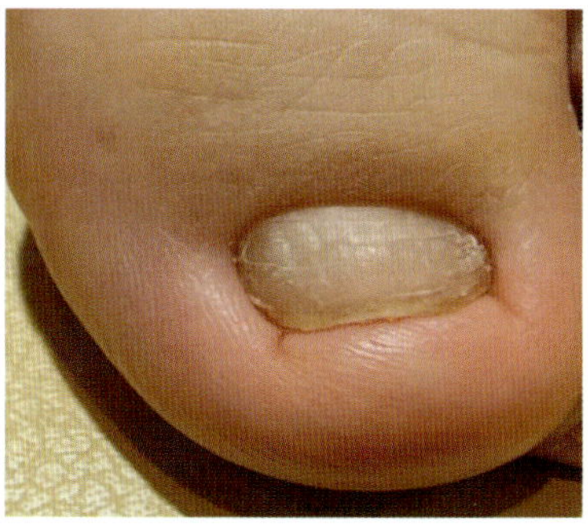

그림 3-7 조갑위축증

조갑위축증(Onychatrophia, 오니카트로피아)

① 원인

질병, 네일 매트릭스의 외부자극에 의한 손상이나 화학 약품의 자극에 의해 발생된다.

② 증상

점점 파고들면서 일부분이 탈락되어 떨어져나간다. 광택이 없고 주변 피부도 함께 두꺼워진다.

③ 관리

스케일링 후 증상을 완화하는 전용 제품을 도포하고 발을 씻은 뒤 꼼꼼하게 말리는 것도 중요하다.

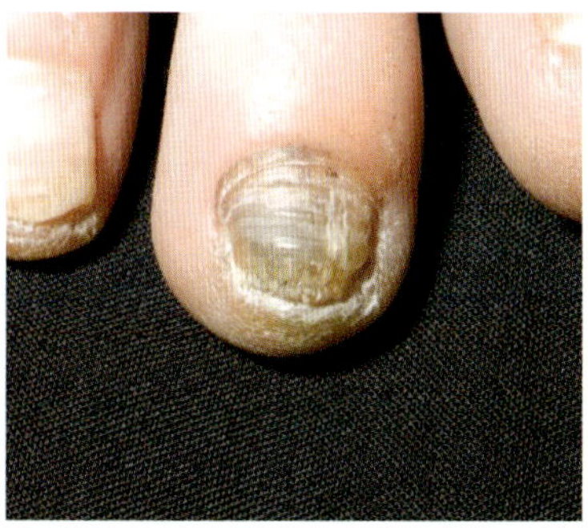

그림 3-8 조갑비대증

조갑비대증(Onychauxis, 오니콕시스)

① 원인

유전, 곰팡이나 세균에 의한 감염, 반복적인 자극, 상해, 발이 조이는 신발 등의 압박으로 발생된다.

② 증상

네일의 과잉 성장으로 두꺼워지고, 변색이 일어나며, 네일이 쉽게 부서진다.

③ 관리

표면을 갈아내고 더스트를 제거하는 스케일링 관리를 실시한 다음 길이를 정리한다. 항진균 성분이 들어있는 전문제품을 발라준다.

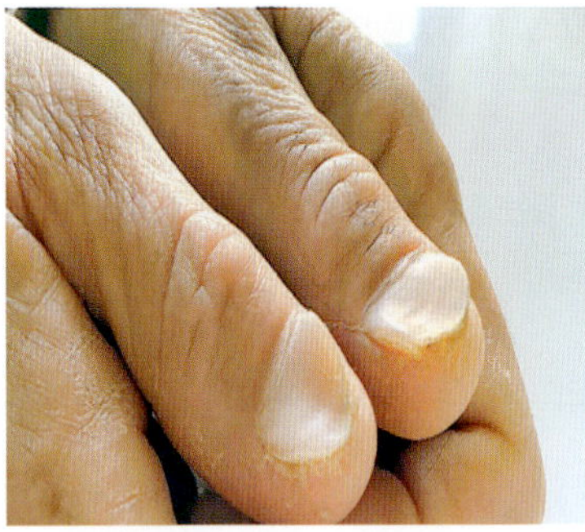

그림 3-9 스푼형 네일

숟가락 네일(Koilonychia, 코일로니키아스, 스푼형 네일)

① 원인
철분 부족, 외상, 화학성 용액에 의한 자극, 빈혈, 당뇨, 갑상선 질환에 의해 발생한다.
② 증상
네일의 가운데가 움푹 파지며 뒤로 뒤집어진다.
③ 관리
최대한 길이를 잘라주고 인조네일을 이용하여 손톱을 교정한다.

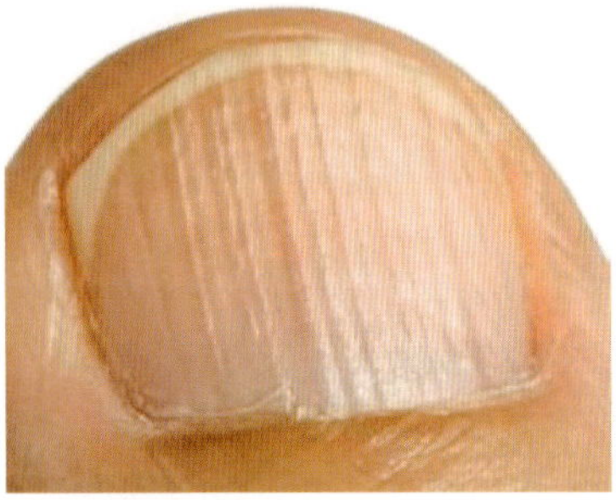

그림 3-10 고랑파진 손톱

고랑파진 손톱(Furrow, 퍼로우, Corrugations, 커러제이션, 주름진 손톱)

① 원인
순환기계, 소화기계, 빈혈, 고열, 임신, 홍역, 체내의 아연이 부족할 때 발생한다.
② 증상
가로 또는 세로 주름이 발생한다.
③ 관리
균형 잡힌 식사를 하고, 플레이트에 자극을 주는 과도한 푸셔 작업은 피하고 표면을 정리하고 영양제를 도포한다.

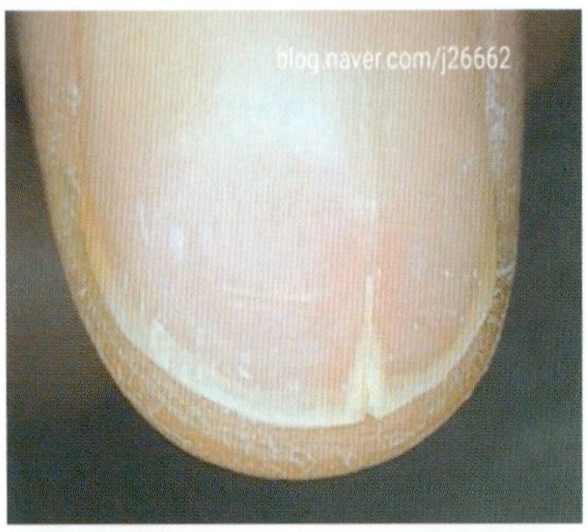

그림 3-11 조갑종렬증

조갑종렬증(Onychorrhexis, 오니코렉시스)

① 원인
손톱연화증, 손발톱층갈림과 동반하여 잘 발생되며 편평태선, 순환기 장애, 화학 제품의 자극 등에 의해 발생한다.
② 증상
세로로 갈라지거나 골이 파지는 증상이다.
③ 관리
화학 제품의 사용을 금하고 설거지 등 물과 세제 사용 시 장갑을 착용한다. 네일을 정리하고 보습제나 영양제를 도포한다.

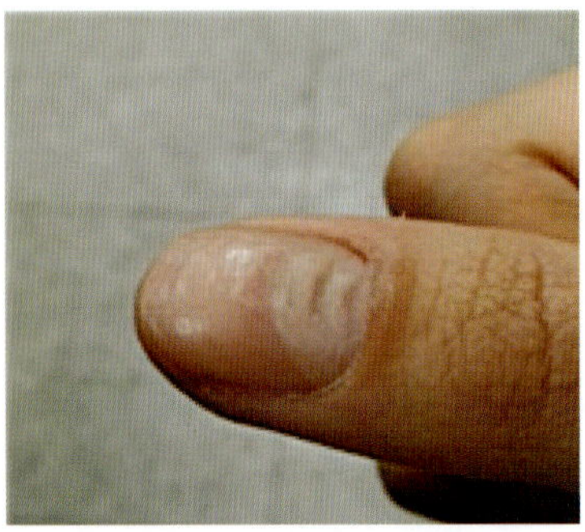

그림 3-12 조갑횡구증

조갑횡구증(Beau's line, 보우라인)

① 원인
비타민과 미네랄, 철분, 아연 부족, 당뇨 및 갑상선 질환, 외부의 자극과 화학물질에 의해 발생한다.
② 증상
가로 방향으로 움푹 파이거나 고랑이 생긴다. 네일의 변색, 두께의 변화, 염증과 통증이 발생될 수 있다.
③ 관리
비타민과 미네랄이 풍부한 식사와 손톱의 표면을 정리한 뒤 보습력을 유지한다.

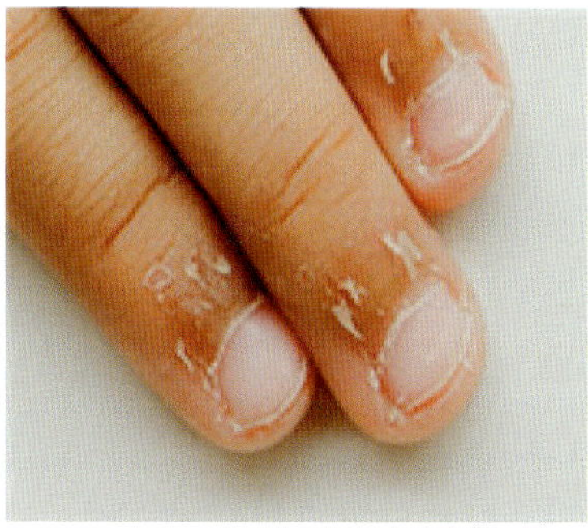

그림 3-13 거스러미 손톱

거스러미 손톱(Hangnail, 행네일)

① 원인
건조함, 잘못된 큐티클 정리, 큐티클을 뜯는 습관 등에 의해 발생한다.
② 증상
거스러미가 일어난다.
③ 관리
보습력을 준다(핫 크림매니큐어, 오일 등).

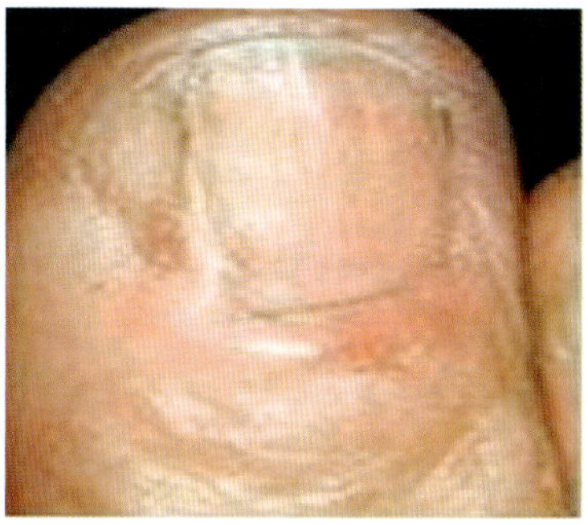

그림 3-14 표피조막증

표피조막증(Pterygium, 테리지움, 조소피 과잉 성장)

① 원인
네일이 성장할 때 발생하며, 유해 화학 제품이나 변질된 제품 사용 시 발생한다.
② 증상
큐티클이 과잉 성장하여 플레이트 위로 성장하여 자라나는 상태이다.
③ 관리
과잉 성장된 큐티클을 제거 후 보습제를 도포한다.

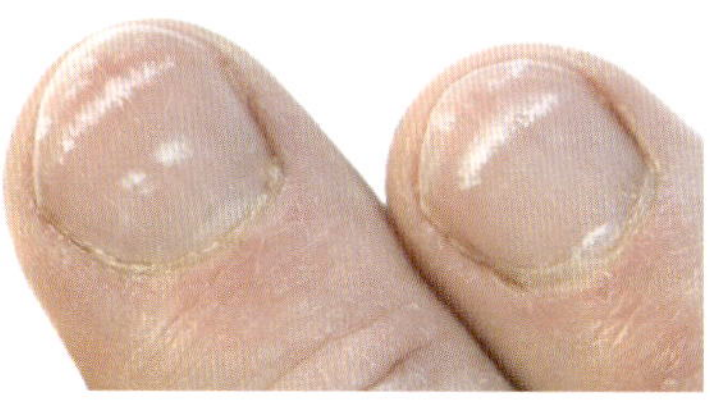

그림 3-15 조백반증

조백반증(Leuconychia, 루코니키아, 백색조갑)

① 원인
외부의 충격이나 조체의 기포 유입(네일 베드와 플레이트 사이에 공기유입)으로 발생된다.
② 증상
자극에 의해 네일에 상처가 난 것이며, 플레이트에 하얀 반점이 생긴다.
③ 관리
손톱이 자라면서 자연스럽게 없어진다.

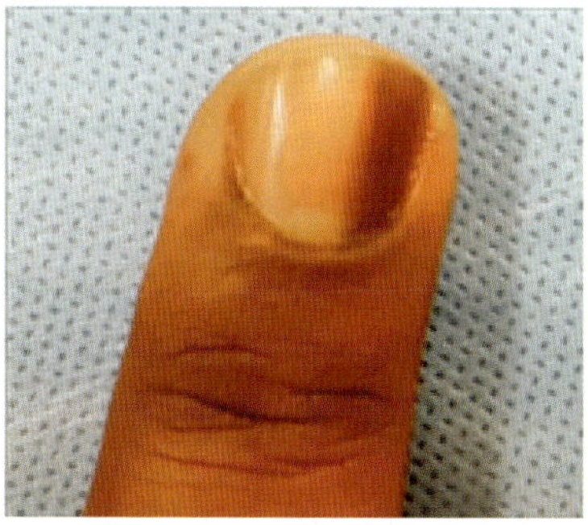

그림 3-16 조갑모반

조갑모반(Nevus, 니버스, 검은 반점)

① 원인
멜라닌 색소 이상, 피부질환, 약물의 부작용 등에 의해 발생한다.
② 증상
네일 플레이트에 검은색의 색소 침착이 일어난다.
③ 관리
플레이트의 변색을 컬러를 이용하여 커버한다.

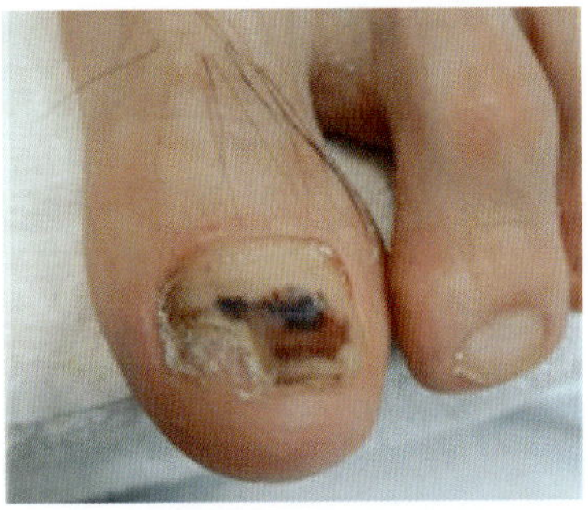

그림 3-17 멍든 네일

멍든 네일(Hematoma, 헤마토마, 혈종)

① 원인
외부의 충격으로 네일베드에 피가 응결되어 뭉쳐진 상태를 말한다.
② 증상
네일베드에 피가 고여 멍이 반점처럼 보인다.
③ 관리
네일에 충격이나 손상이 가지 않도록 주의하고 네일 관리도 삼간다.

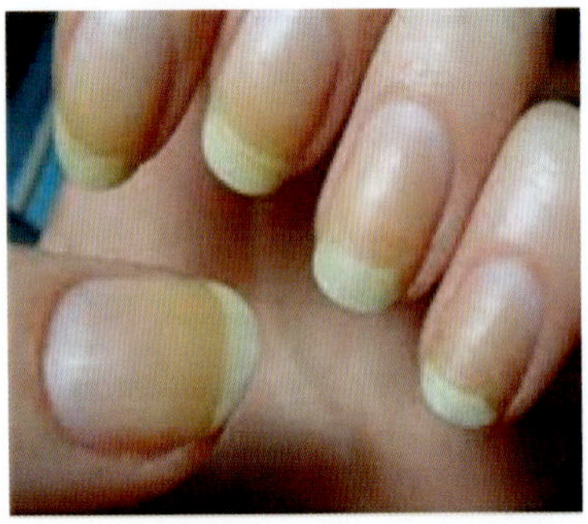

그림 3-18 변색된 네일

변색된 네일(Discolored nail, 디스컬러드 네일)

① 원인
혈액순환 장애, 흡연, 에나멜의 착색, 자외선, 건강상태, 젤 네일의 잘못된 관리 등에 의해 발생한다.
② 증상
네일이 청색, 검정색, 노란색 등 다양한 색상으로 변색된다.
③ 관리
혈액순환에 신경 쓰고, 착색에 의한 변색은 표면 정리 후 네일을 관리한다.

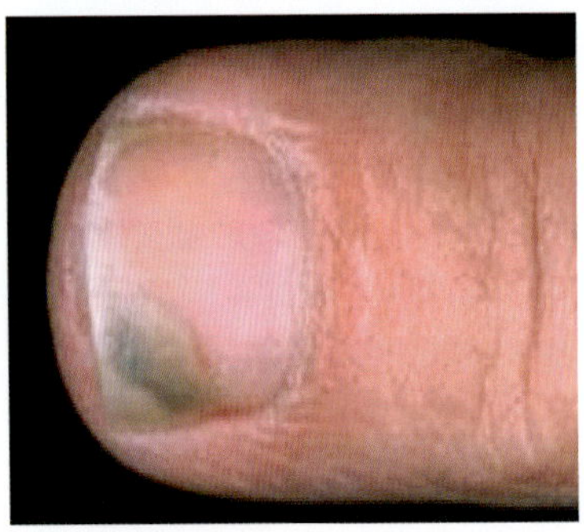

그림 3-19 조갑청색증

조갑청색증 (Onychocyanosis, 오니코싸이아노시스)

① 원인
혈액순환 장애로 발생한다.
② 증상
손톱이 푸른색으로 변색된다.
③ 관리
네일 관리가 가능하지만 심할 경우 의사와의 상담을 권한다.

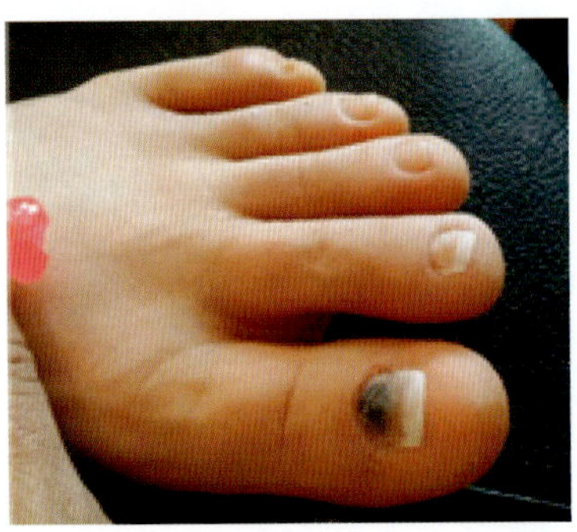

그림 3-20 펑거스 네일

펑거스(Fungus)

① 원인
인조네일을 제때 제거하지 않아 자연네일과 인조네일 사이의 공간으로 물기와 이물질이 들어가 녹농균에 의해 발생한다(곰팡이균 발생).
② 증상
네일 박리 후 충격과 출혈 등으로 노란색이나 초록색 등으로 변색이 된다.
③ 관리
발을 씻고 물기를 꼼꼼하게 말린 다음 소독과 곰팡이 제거 제품을 발라준다. 자연네일이 자라면서 서서히 사라진다.

2) 네일 리스트가 관리 불가능한 손톱의 장애(Nail disorders where nail lists are unmanageable)

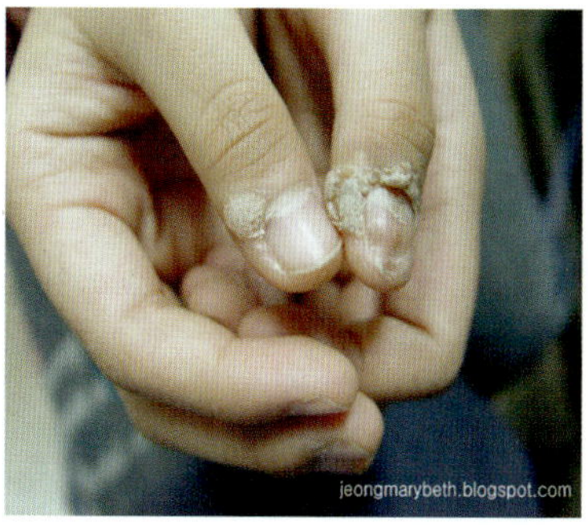 그림 3-21 사마귀	손·발톱 주위 사마귀(Periungual warts, 워츠) ① 원인 사람유두종바이러스(Human papilloma virus, HPV)가 발생되며, 전염된다. ② 증상 구진이 발생되어 피부 주변이 울퉁불퉁하다. ③ 관리 냉동요법, 전기 조작술, 레이져, 외과적 제거 수술, 살리실산 등을 이용하여 제거한다.
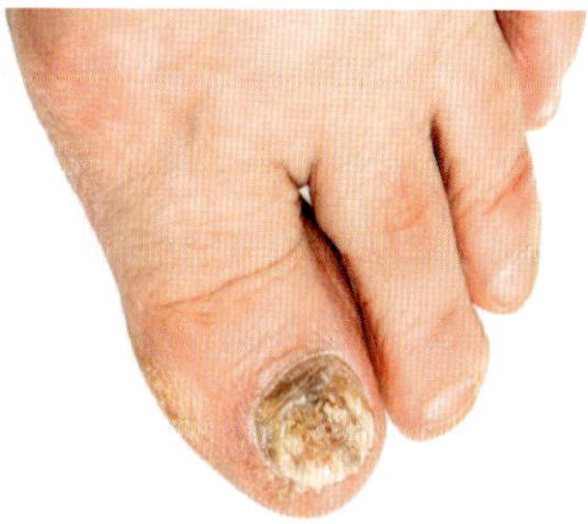 그림 3-22 조백선	백선(Onychomycosis, 오니코미코시스, 진균증) ① 원인 손발톱 진균, 피부사상균, 칸디다균에 의해 발생되며, 항생제, 면역력 저하 등에 의해 발생된다. ② 증상 네일의 박리, 과각화, 변색이 된다. 피부에는 수포성 물집이 생기며 간지럽다. ③ 관리 치료 속도가 느리며, 빈번하게 재발된다. 도포용 약제나 먹는 약을 통해 꾸준히 관리해야 하며, 씻은 후 발을 꼼꼼하게 말려준다. a. 지간형: 발가락사이 발생, 피부박리와 악취를 유발한다. b. 소수포형: 투명한 액체를 함유한 수포발생으로 소양증을 유발하며, 군집 또는 단독의 형태로 발생한다. c. 각화형: 발바닥이 두껍고 건조해지며, 각질이 떨어져 내리고 인설을 형성한다.
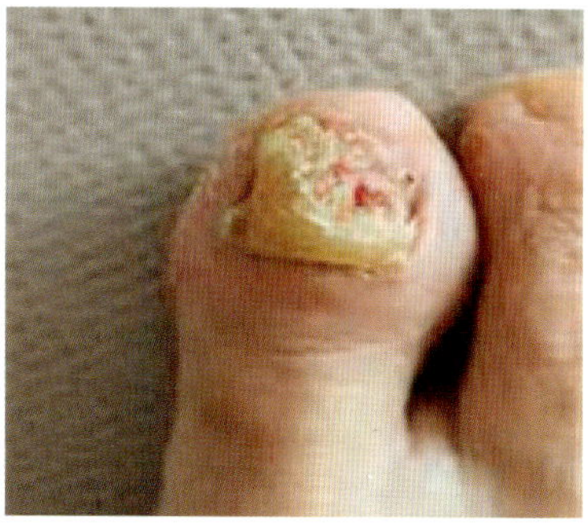 그림 3-23 조갑염	조갑염(Paronychia, 오니키아, 네일 기저감염) ① 원인 불결한 니퍼, 푸셔, 클리퍼 등에 의해 감염된다. 하이포니키움의 상처 발생 시 감염에 의해 발생한다. ② 증상 피부 감염에 의해 염증이 생기고, 피부가 곪는다. ③ 관리 소독을 철저히 하고 염증을 치료한다.

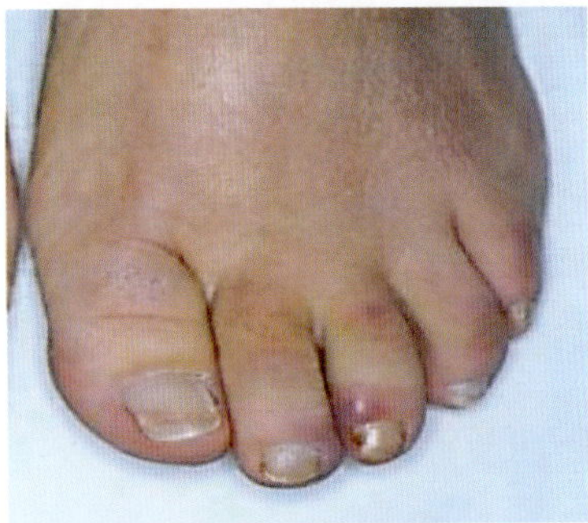 그림 3-24 화농성육아종	**화농성 육아종(Pyrogenic granuloma, 파이로제닉 그래뉴로마)** ① 원인 위생처리 되지 않은 네일 도구 사용 네일 주위 부에 상처 박테리아 감염으로 화농성 염증 외상에 의한 상처로 내향성 손·발톱으로 인해 발생한다. ② 증상 네일 주변에 염증과 결절 또는 덩어리를 유발한다. ③ 관리 외과적 수술, 레이져, 전기 조작술 등 의료적 치료를 통해 관리한다.
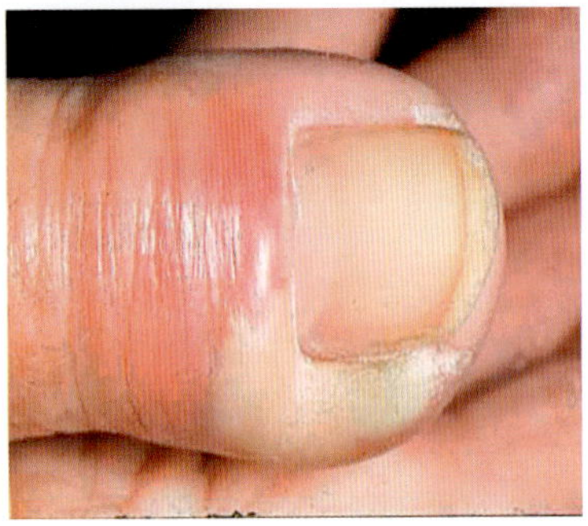 그림 3-25 조갑주위염	**조갑주위염(Paronychia, 파로니키아)** ① 원인 소독되지 않은 도구나 네일 주위 피부의 상처로 인해 박테리아와 세균 감염으로 발생되는 화농성 염증이다. ② 증상 염증성 결절 상태의 증상으로 통증과 고름을 동반한다. ③ 관리 배농과 항생제를 통한 염증관리를 한다.
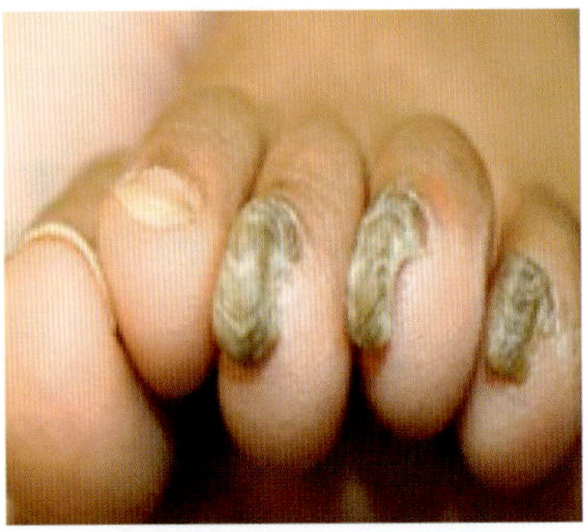 그림 3-26 조갑구만증	**조갑구만증(Onychogryphosis, 오니코그리포시스)** ① 원인 유전성 피부병, 말초 혈관질환 ② 증상 불규칙한 표면으로 뿔처럼 휘어져서 자란다. 네일이 불투명하며 두껍고 굴곡이 있다. 피부 속으로 파고들기도 하며, 심한 변형을 동반한다. ③ 관리 발에 가해지는 압력을 최소화하고, 잘라내는 기계적 케어를 정기적으로 실시한다. 의료적 방법으로는 손톱 제거술과 절제술이 있다.
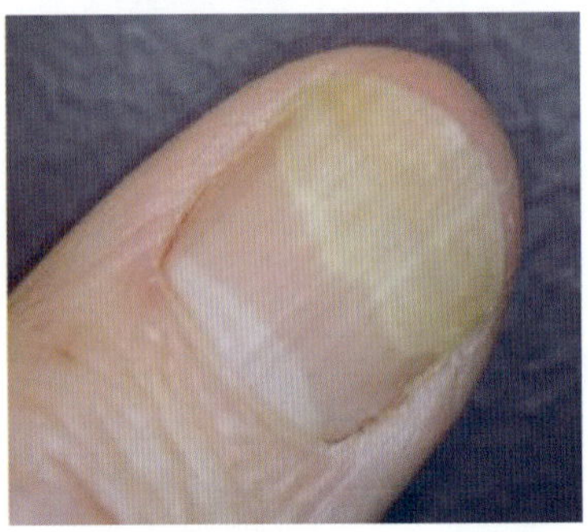 그림 3-27 조갑박리증	**조갑박리증(Onycholysis, 오니코리시스)** ① 원인 빈혈, 내과적 질병, 갑상선 질환, 임신, 매독, 건선, 진균, 세균 또는 바이러스 감염, 편평 태선, 아토피 피부염, 기타 습진, 외상, 약물, 화학물질, 물과의 오랜 접촉 등에 의해 발생된다. ② 증상 네일 베드와 네일 바디가 분리되며, 네일이 잘 부러지거나 갈라진다. 가끔 2차 감염에 의해 녹색, 흑색, 청색이 나타날 수 있다. ③ 관리 손끝에 충격이 가해지지 않도록 주의하고, 충분한 영양 섭취와 보습을 준다.

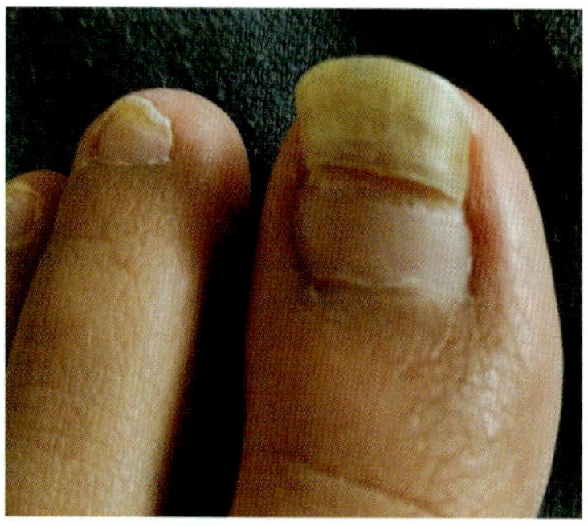

그림 3-28 조갑탈락증

조갑탈락증(Onychoptosis, 오니콥토시스)

① 원인
매독, 고열, 약물의 부작용, 심한 외상이나 충격 등에 의해 발생한다.
② 증상
네일의 일부분 또는 전체가 떨어져 나간다.
③ 관리
피부가 외부로 노출되면 상처에 세균의 침입으로 발톱무좀 또는 녹농균 2차 감염이 일어날 수 있으므로 소독과 외료적 처치를 통해 관리한다.

4. 네일 미용 테크닉의 종류(Types of nail care techniques)

1) 네일의 형태(Shape of nails)

표 3-1. 네일의 형태

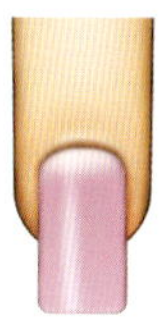 스퀘어 형 Square shape	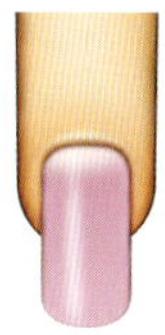 오벌 스퀘어형 Oval square shape	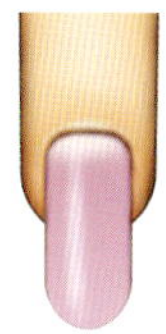 오벌형 Oval shape	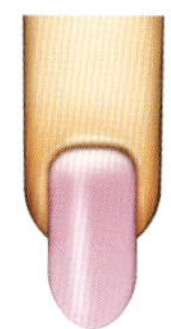 라운드형 Round shape
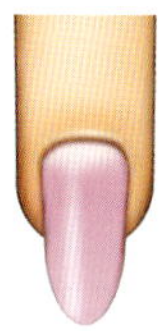 아몬드 형 Almond shape	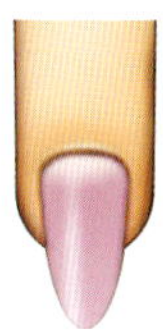 마운틴 피크형 Mountain peak shape	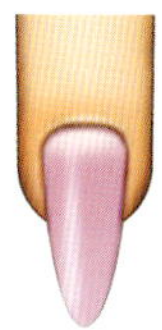 스틸레토 형 Stiletto shape	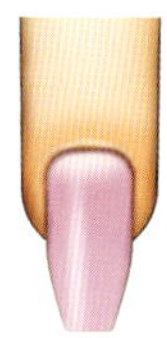 발레리나 형 Ballerina shape
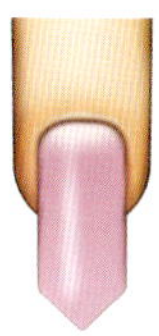 엣지 형 Edge shape	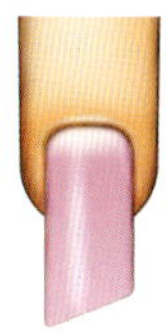 립스틱 형 Lipstick shape	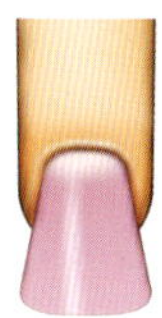 플레어 형 Flare shape	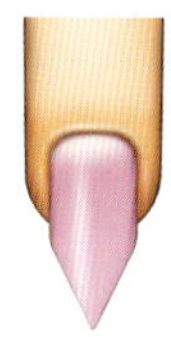 에로우 헤드 형 Arrow head shape

2) 컬러링의 형태(Form of the nail coloring)

표 3-2. 컬러링의 형태

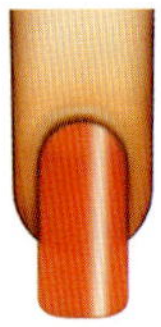 풀 코트 Fullcoat	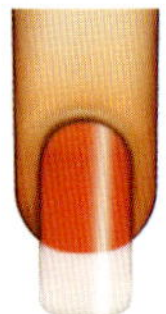 프리에지 코트 Free-edge coat	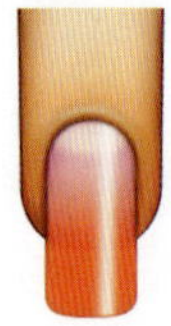 그라데이션 코트 Gradation coat
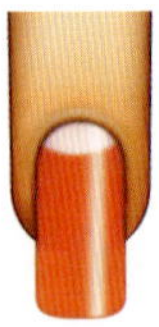 루눌라 코트 Lunula coat	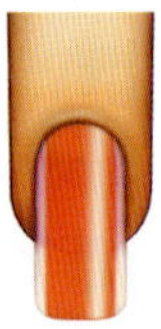 프리 월 코트 Free walls coat	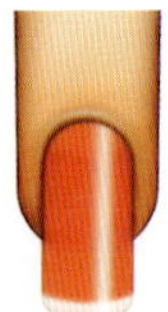 헤어라인 팁 코트 Hairline tip coat
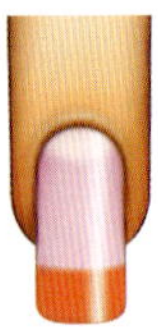 프렌치 코트 French coat	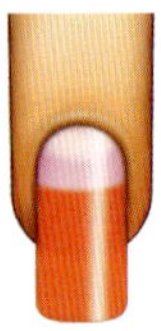 딥 프렌치 코트 Deep french coat	

3) 네일케어(Nail care)

표 3-3. 네일케어

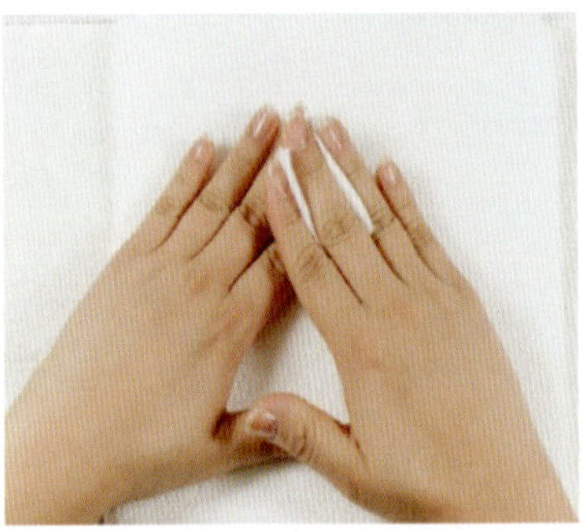	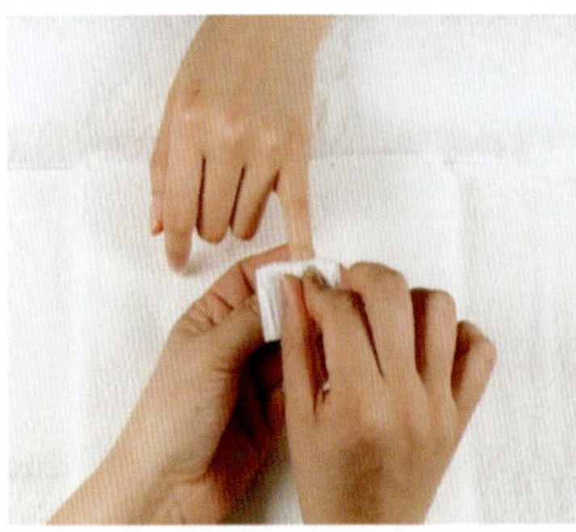	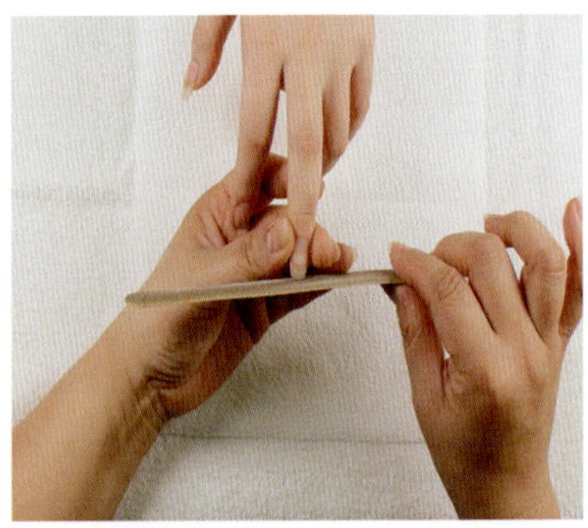
손 소독하기	에나맬 지우기	손톱 모양 잡기(화일링)

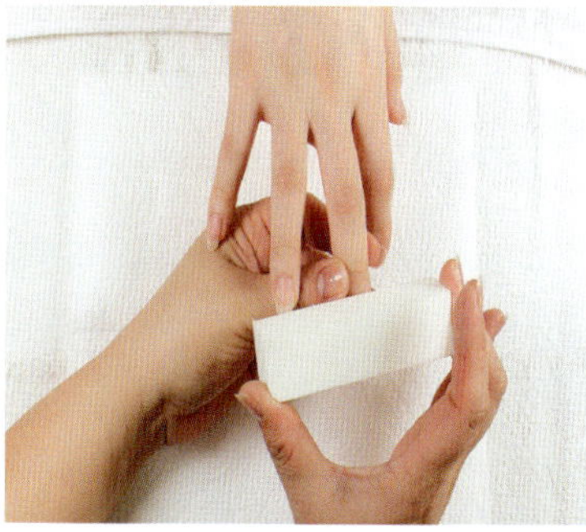

손톱 모양 잡기(샌딩)

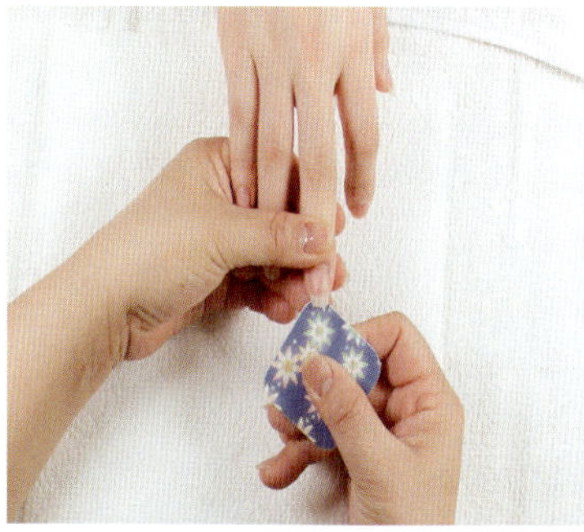

손톱 모양 잡기(디스크팩)

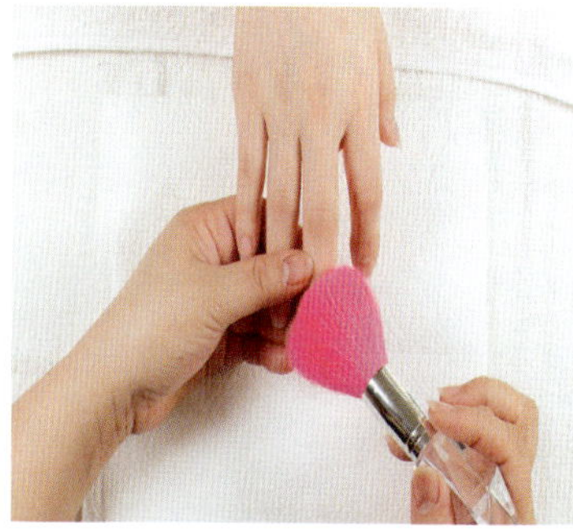

손톱 모양 잡기(솔)

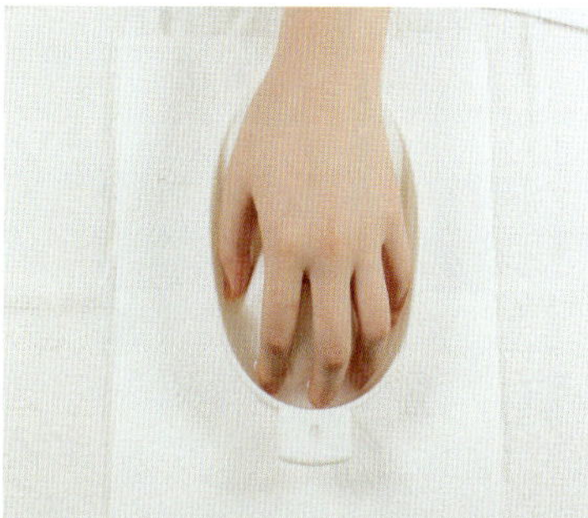

손 불리기

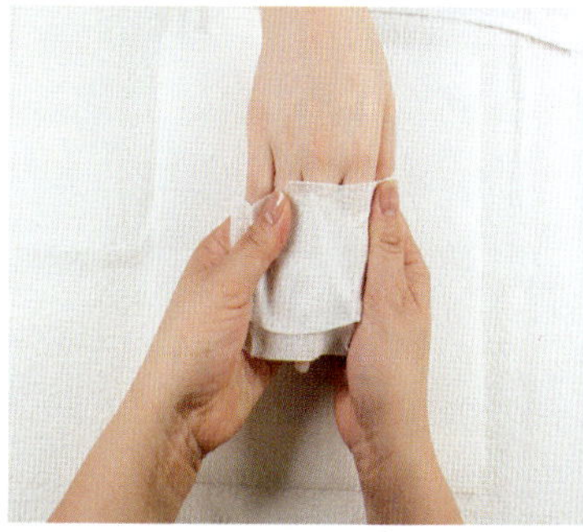

물기 제거하기

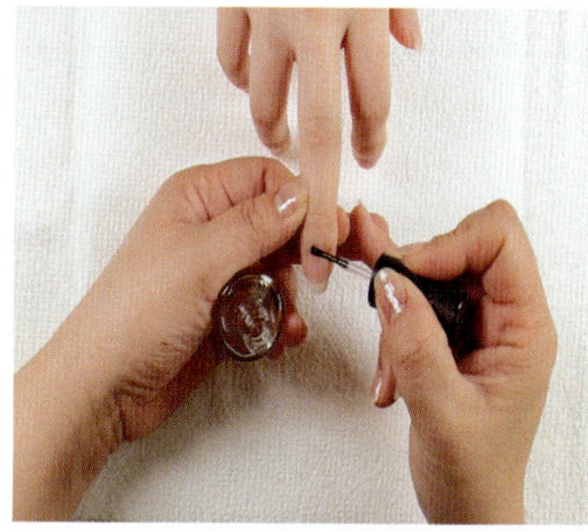

큐티클 연화제 바르기

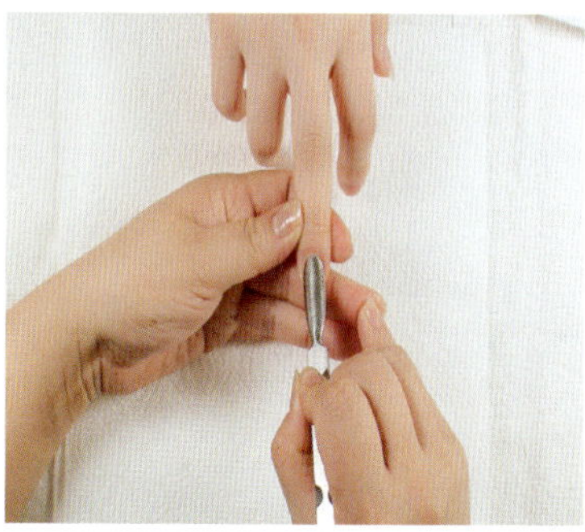

푸셔

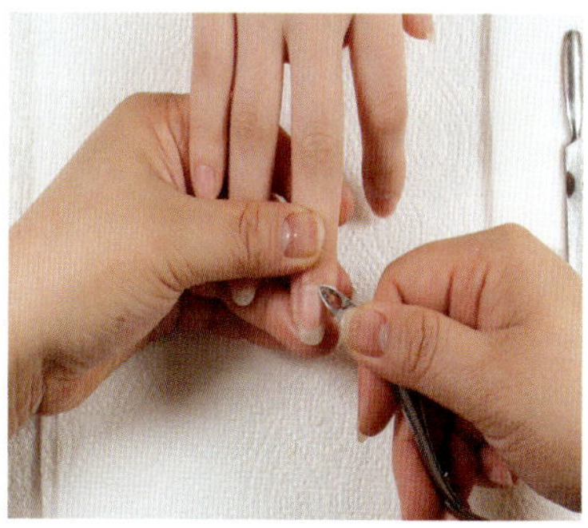

니퍼

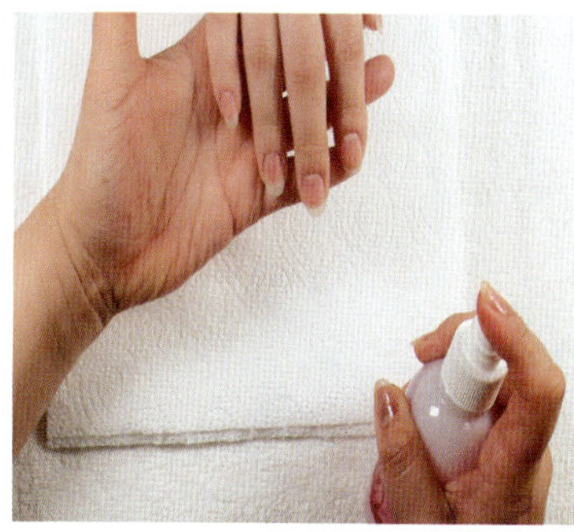

소독(큐티클 감염 예방)

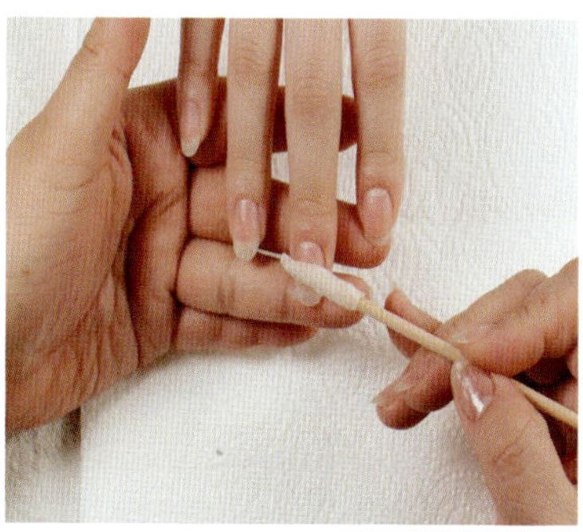

유분기 제거

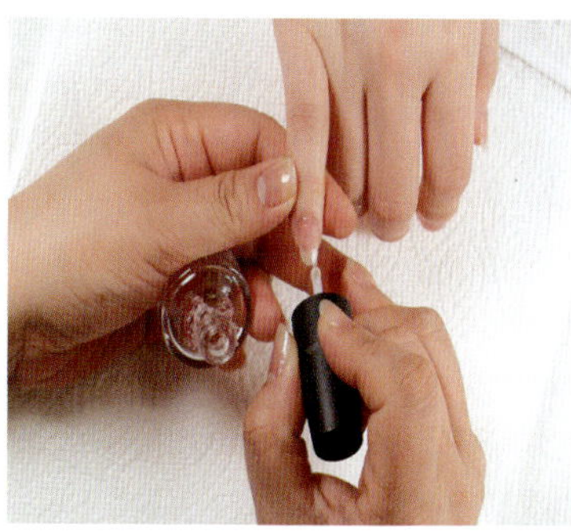

컬리링(베이스코트→에나맬→탑코트)

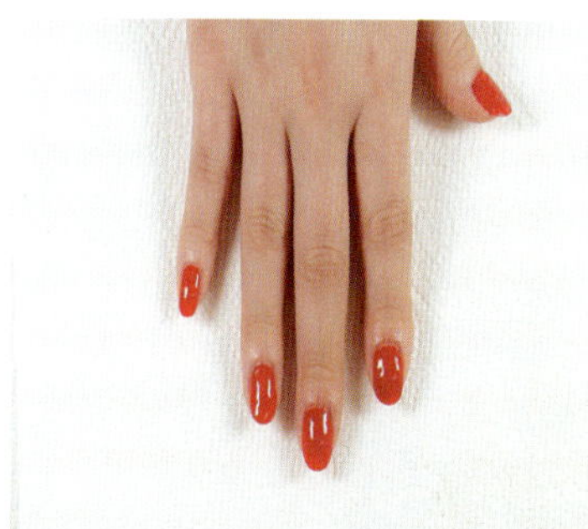

완성된 모습

4) 페디큐어(Pedicure)

표 3-4. 페디큐어

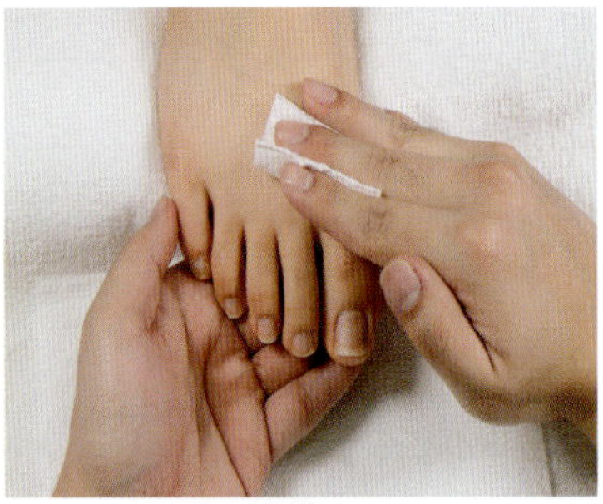	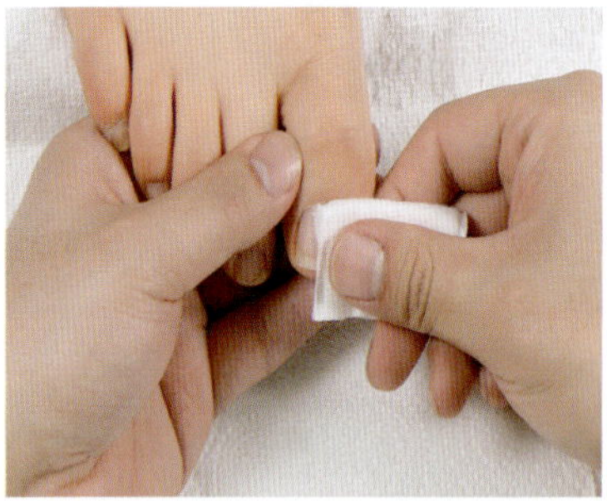	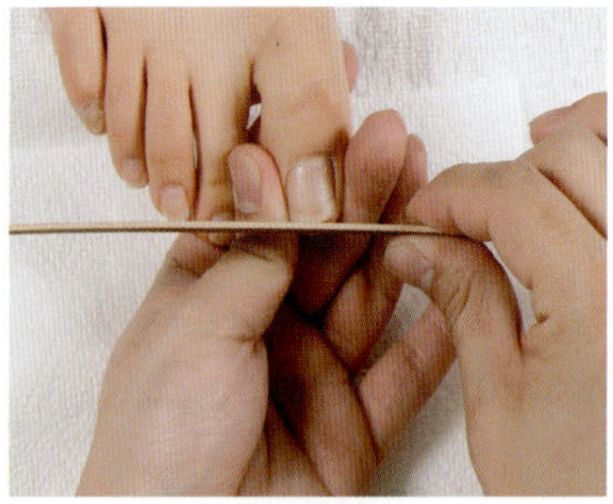
소독하기	에나멜 지우기	발톱 모양 잡기
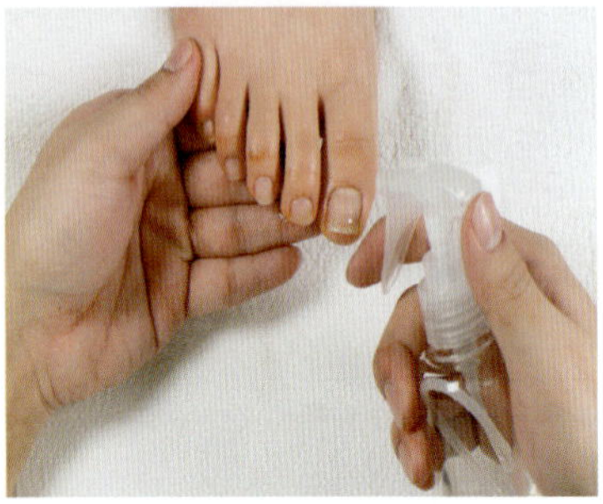	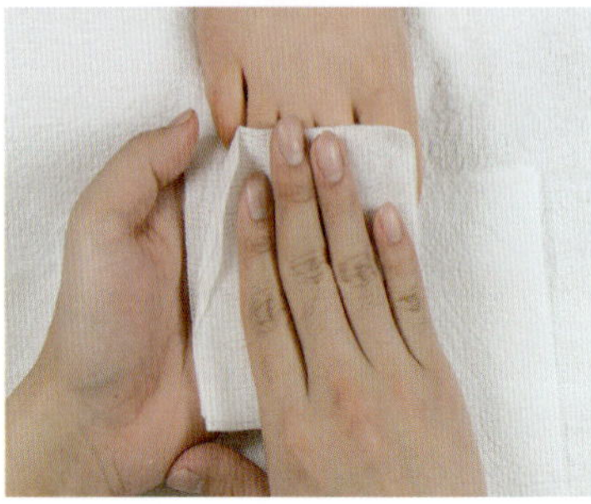	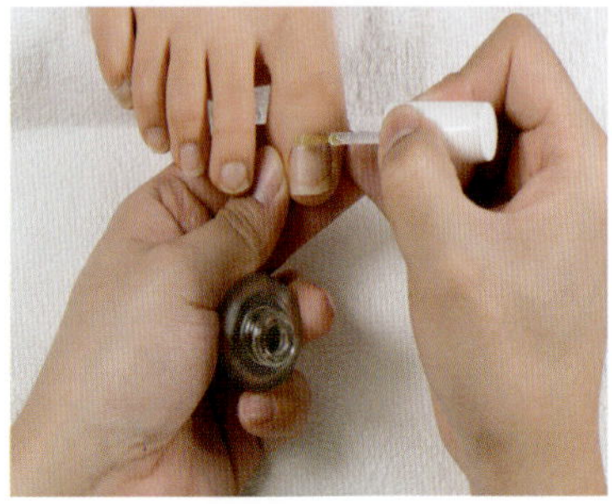
발 불리기	물기 제거하기	큐티클 연화제
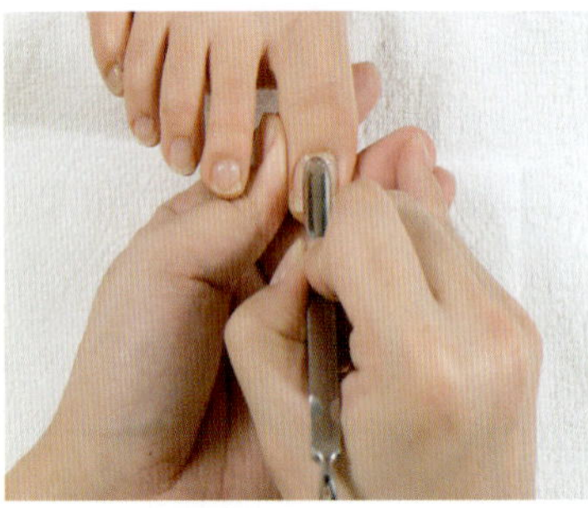	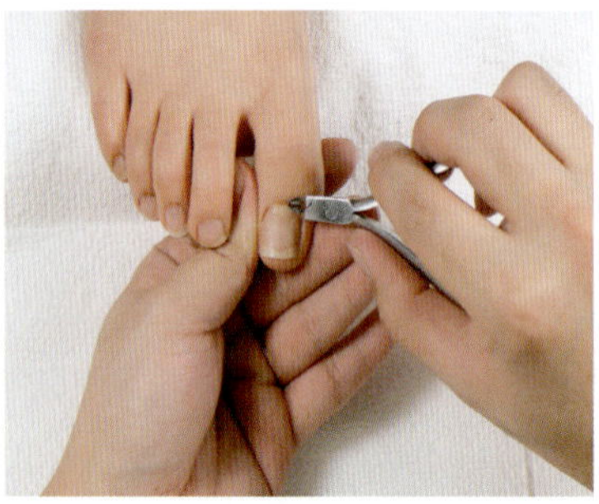	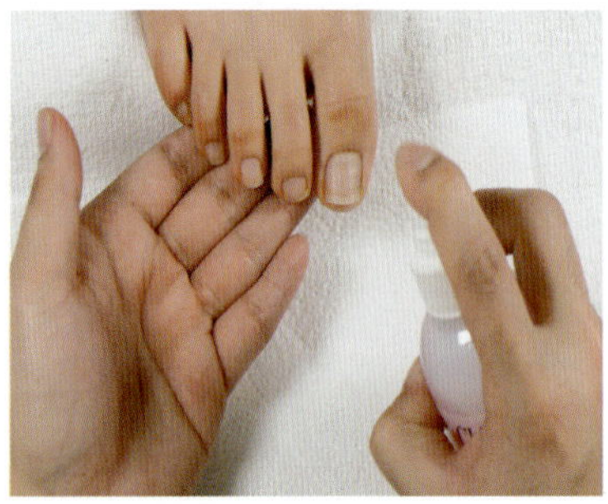
푸셔	니퍼	소독하기
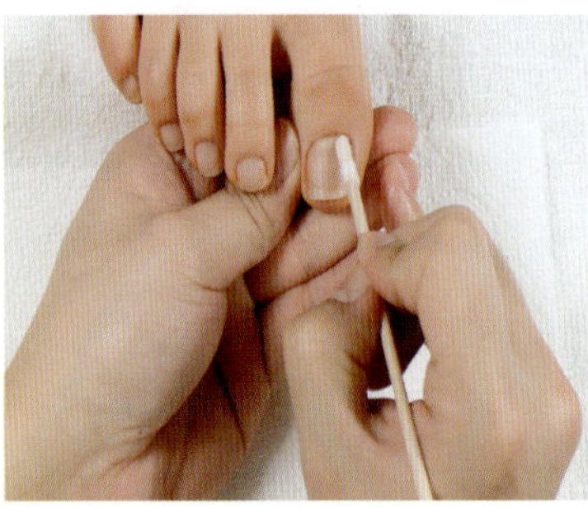	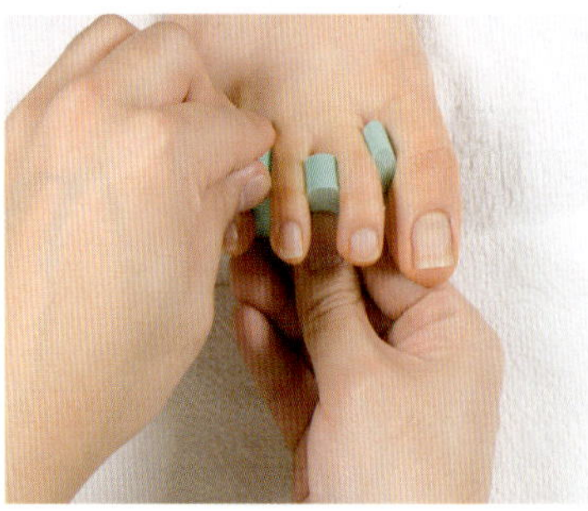	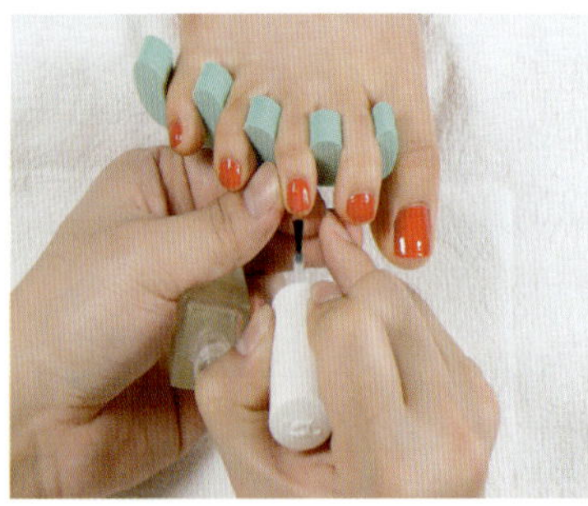
유분기 제거하기	발가락 끼우개	컬러링

5) 내추럴 팁 위드 랩(Natural tip with wrap)

표 3-5. 내추럴 팁 위드 랩

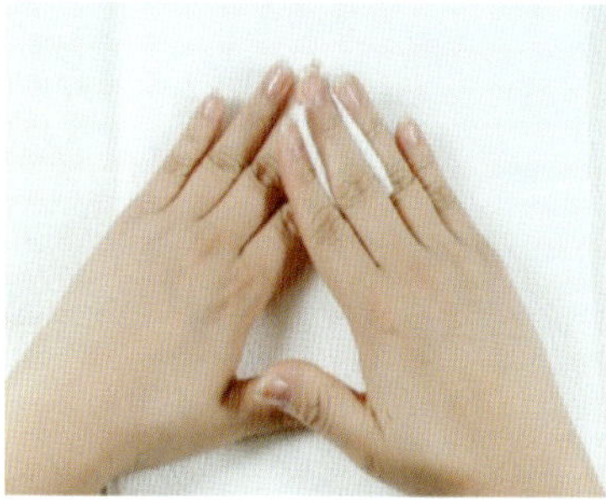	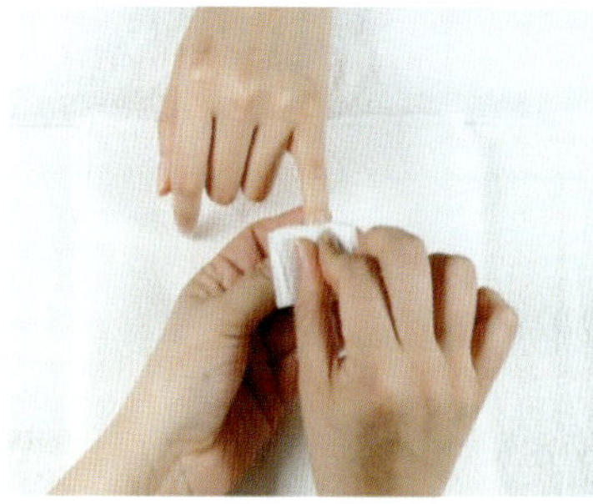	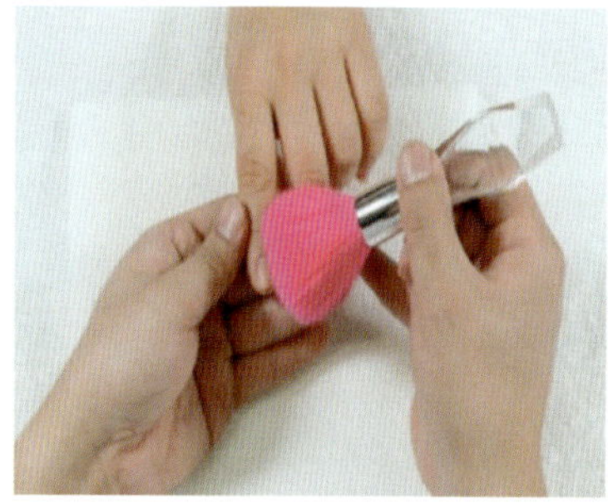
손 소독하기	에나멜 지우기	손톱 모양 잡기
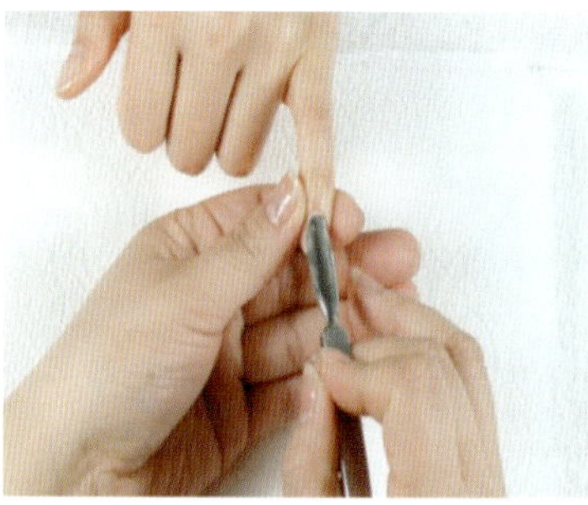	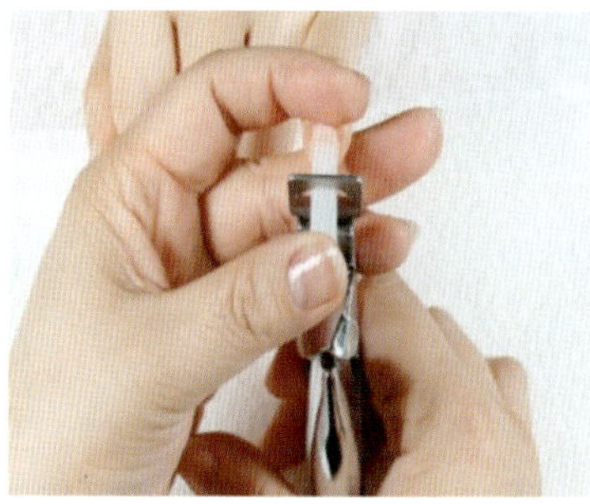	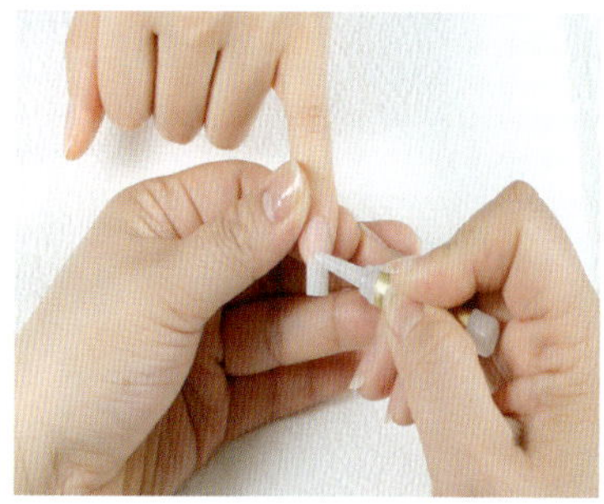
큐티클 정리	팁 연장하기	표면 보강하기
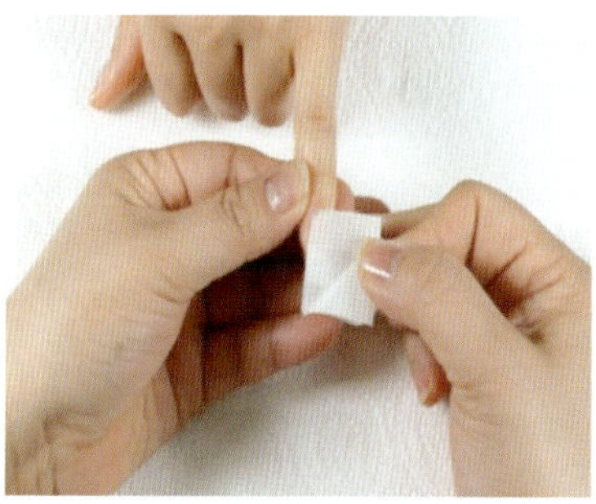	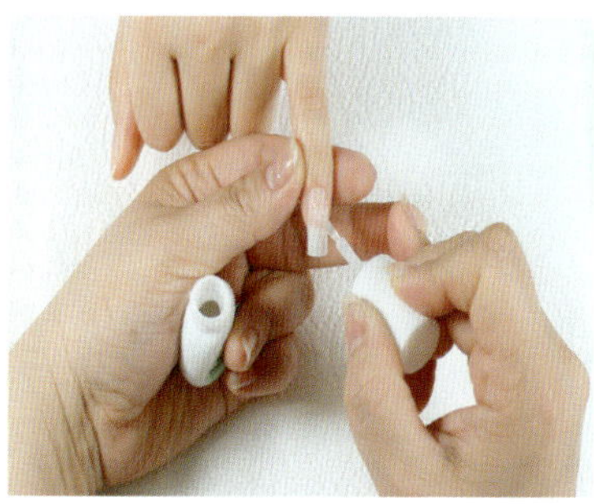	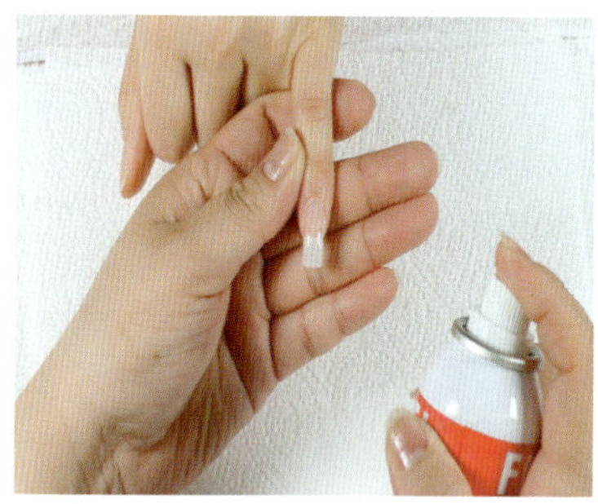
실크 보강하기	접착제로 표면 보강	글루 드라이어
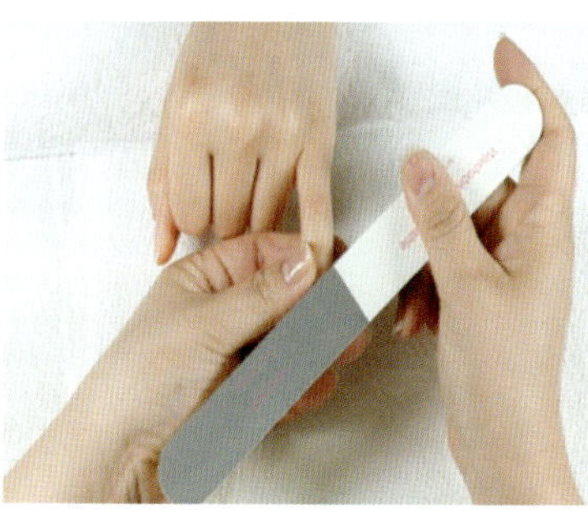	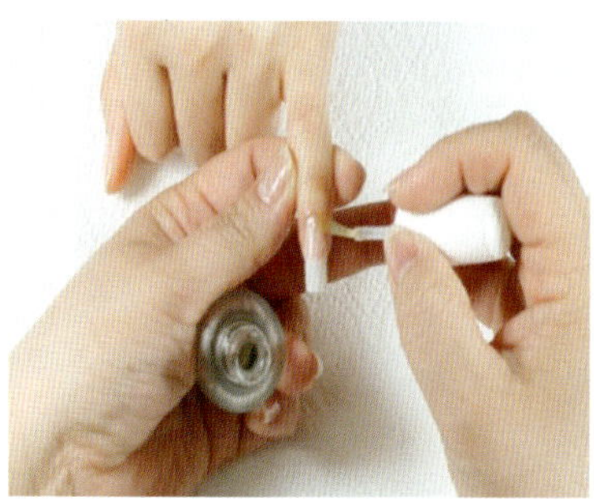	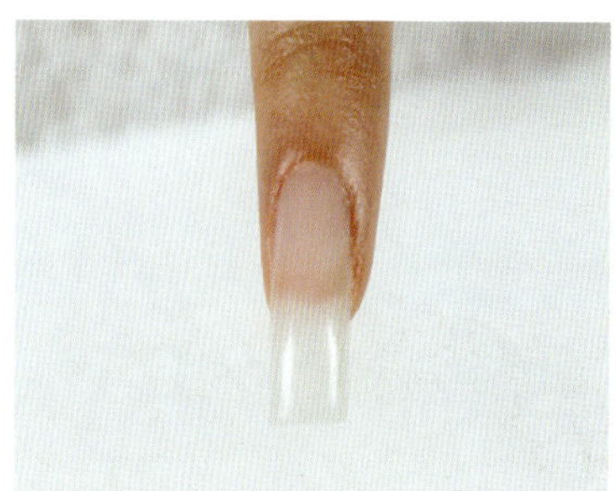
표면 정리	오일 마무리	완성된 모습

6) 실크 익스텐션(Silk extension)

표 3-6. 실크 익스텐션

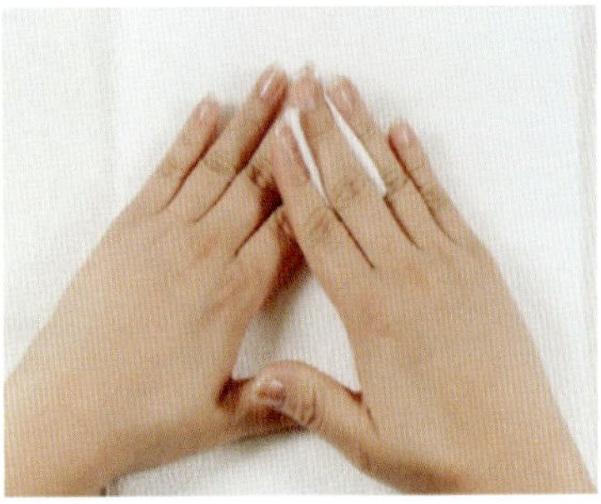	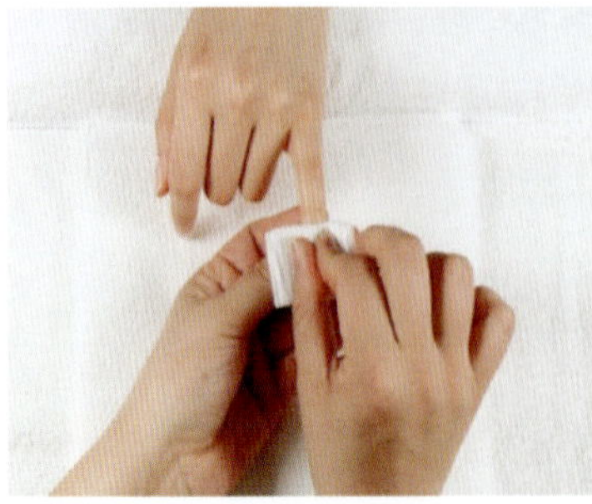	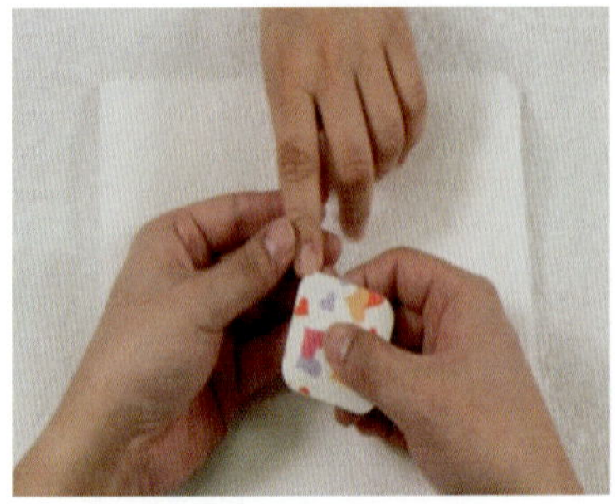
손 소독하기	에나멜 지우기	손톱 모양 잡기
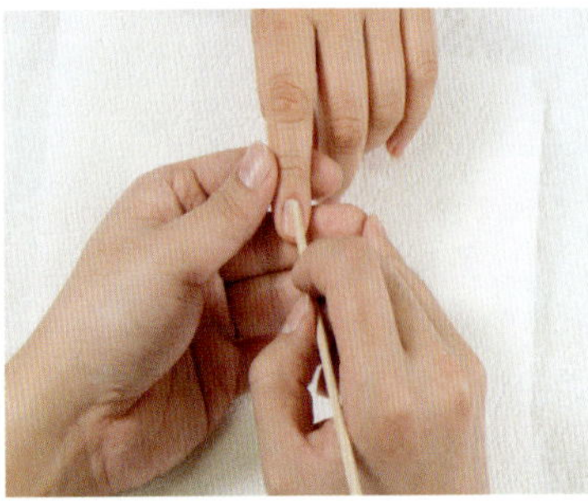	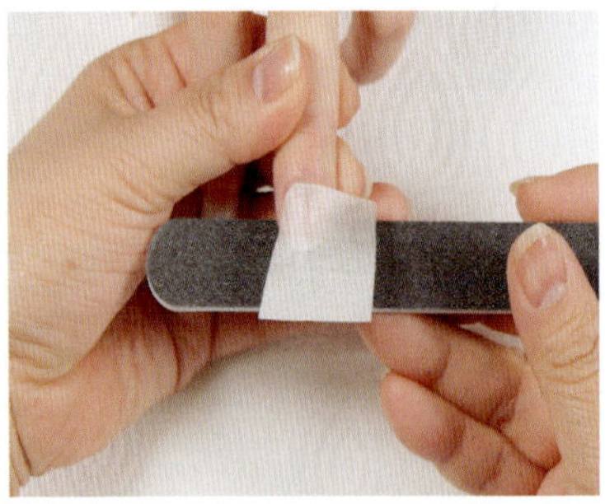	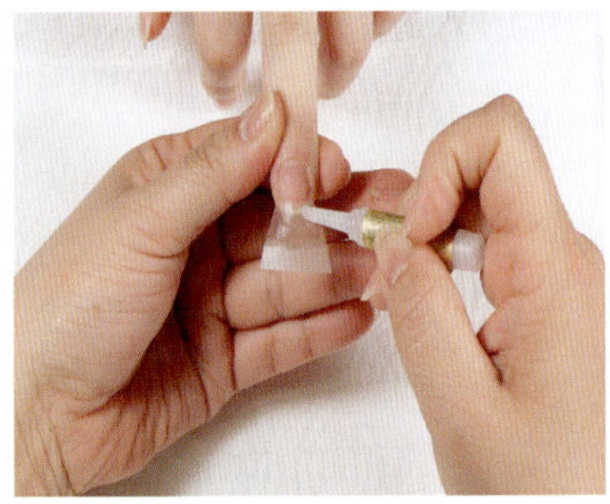
큐티클 정리하기	실크 재단하기	글루로 베이스 만들기
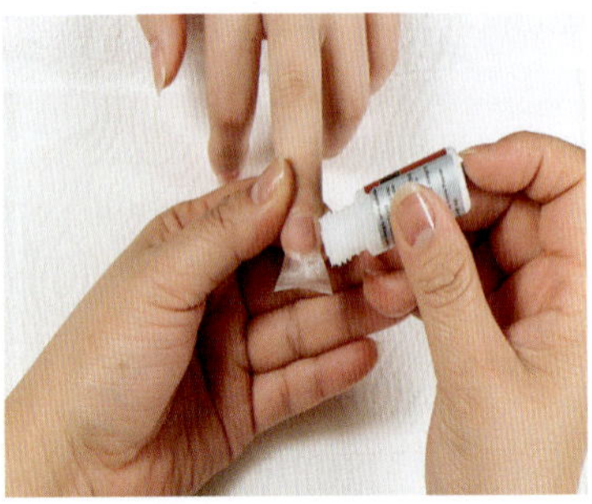	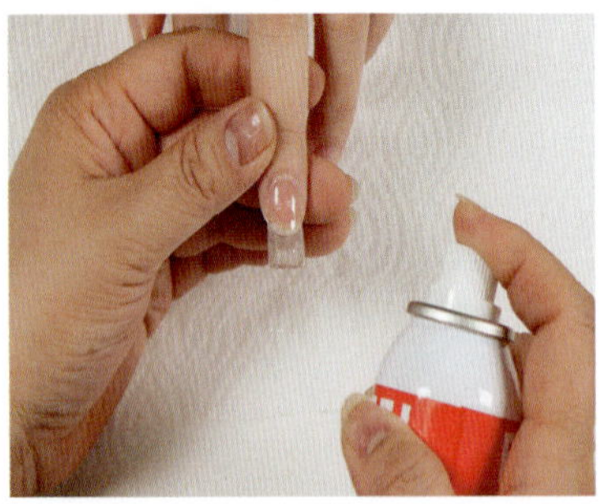	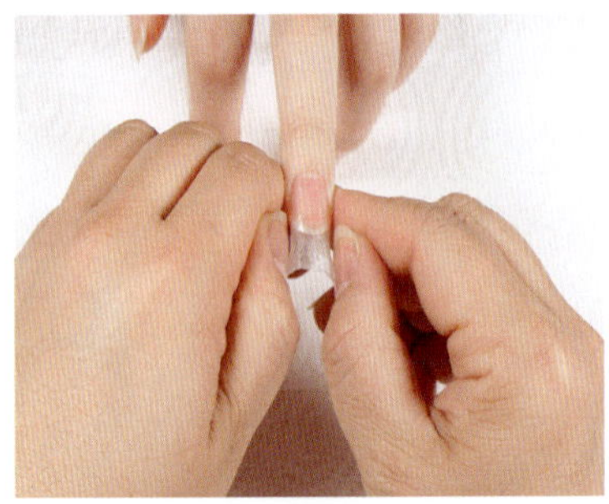
필러 파우더 이용하여 인조네일 만들기	글루 드라이어	핀치를 주어 프리엣지 모양 만들기
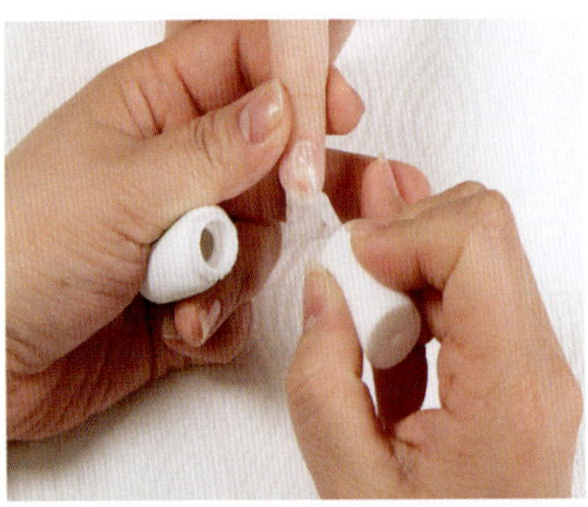	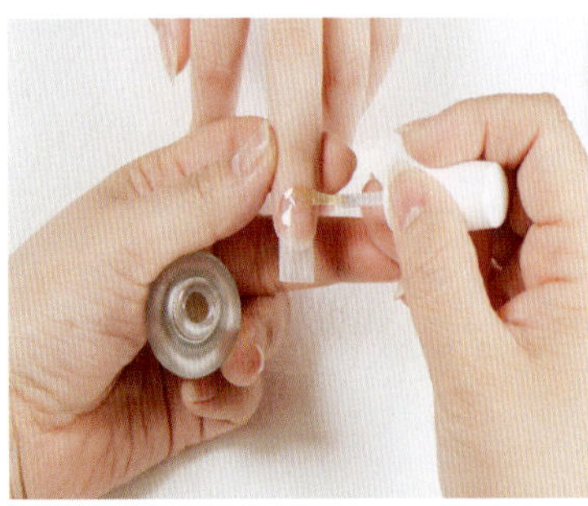	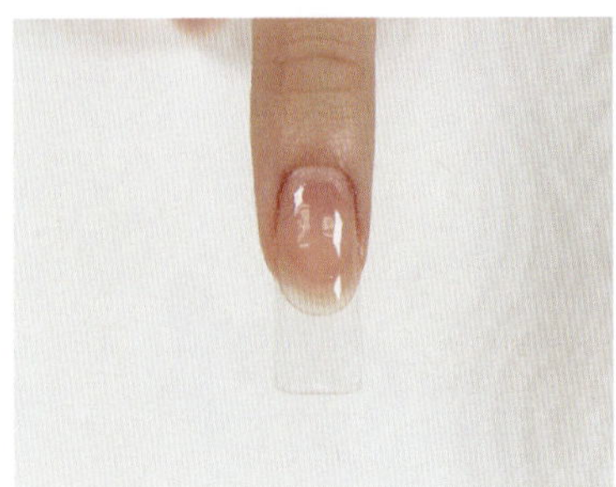
젤글루로 보강하기	오일을 이용하여 마무리	완성된 모습

7) 아크릴릭 오버레이(Acrylic overlay)

표 3-7. 아크릴릭 오버레이

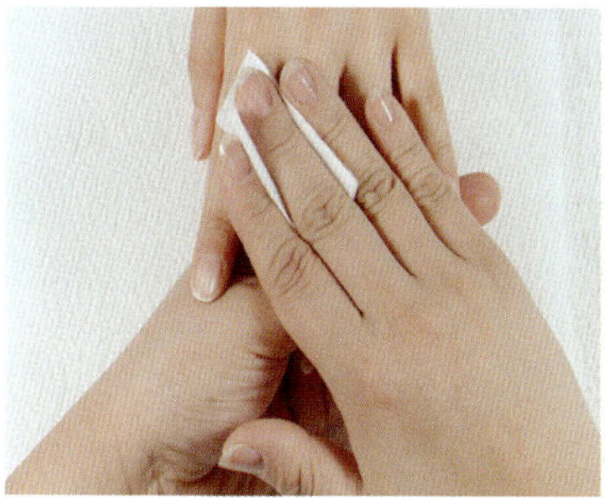	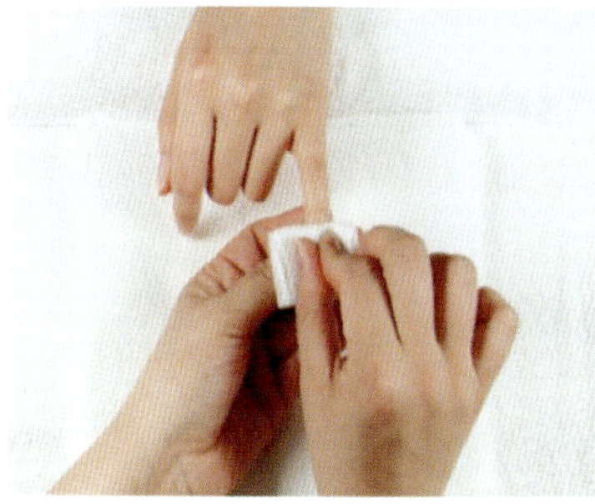	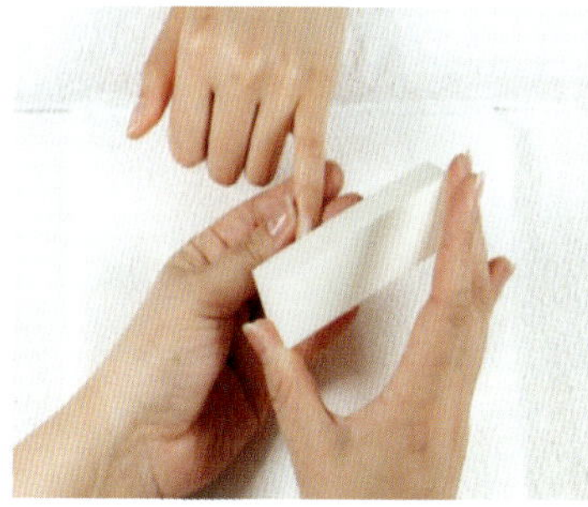
손 소독하기	에나멜 지우기	손톱 모양 잡기
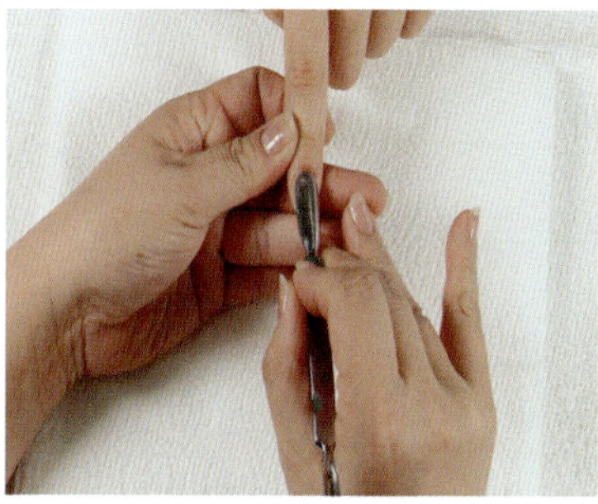	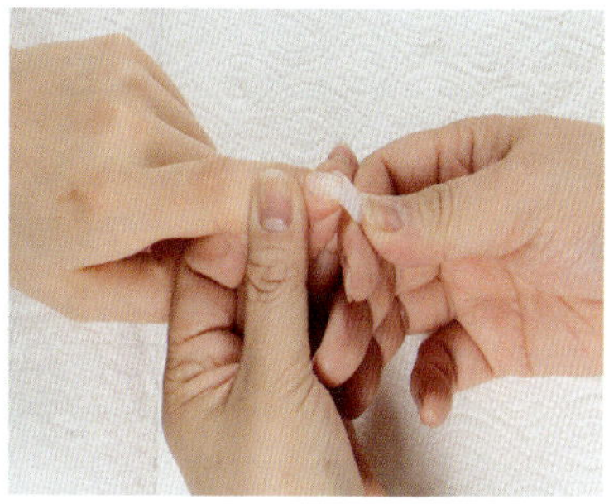	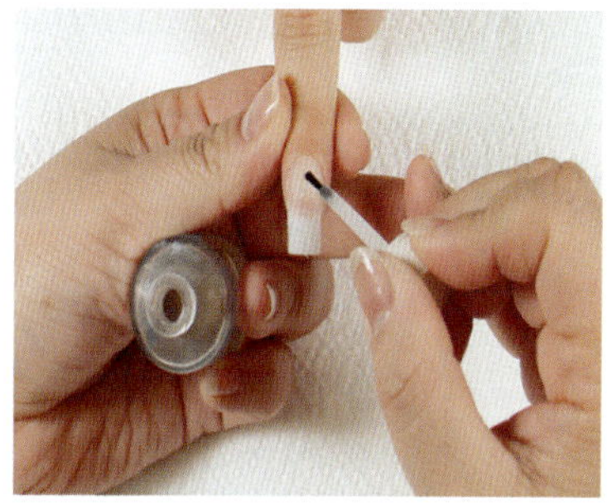
큐티클 정리하기	팁 연장하기	유분기 제거하기
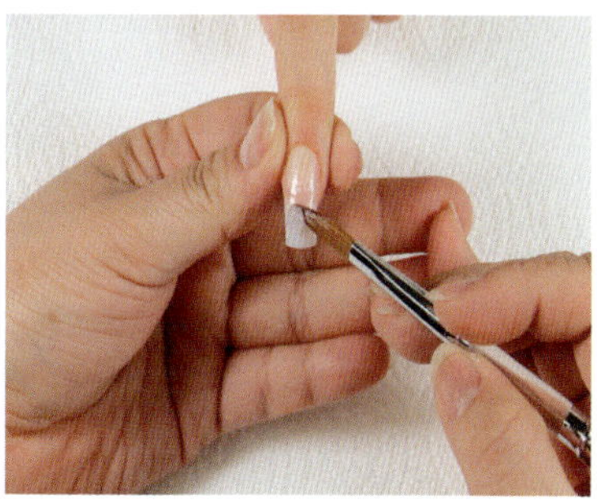	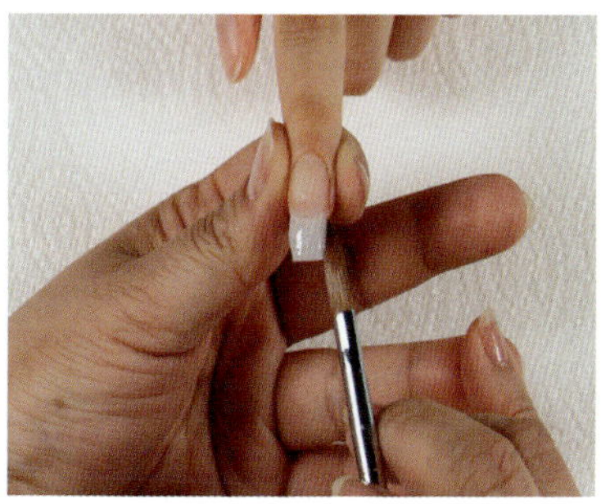	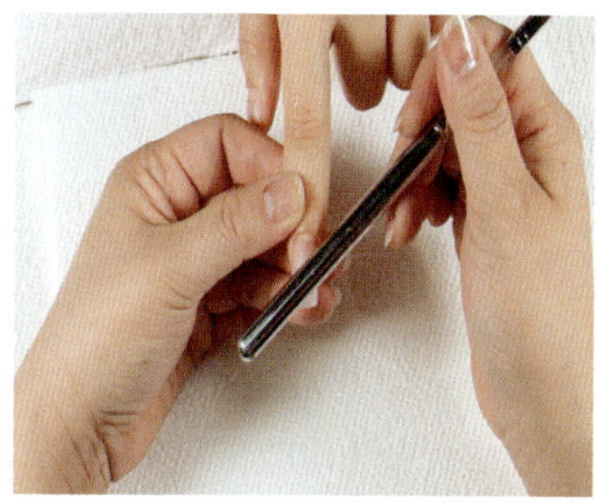
아크릴볼 올리기	표면을 전체적으로 보강한다.	굳었는지 확인한다.
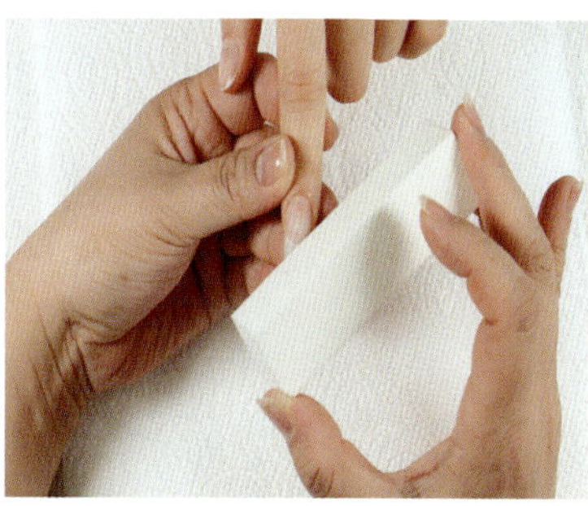	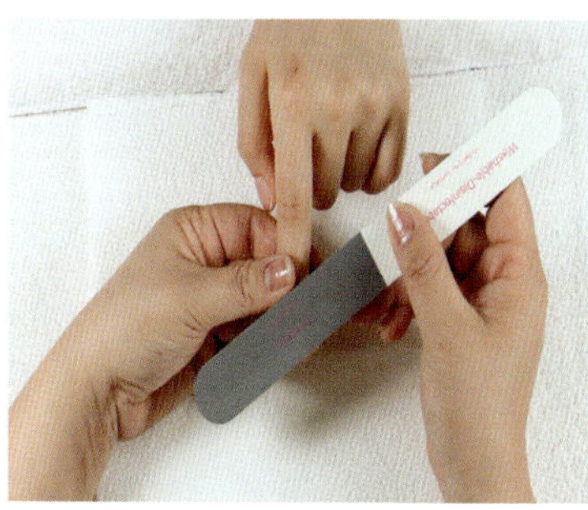	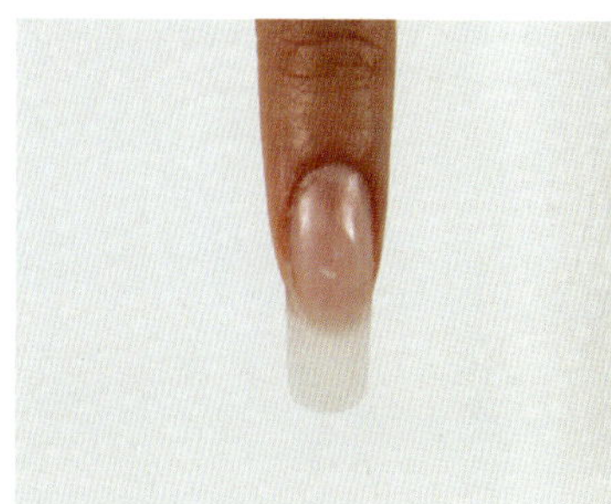
표면 정리	광택 내기	완성된 모습

8) 아크릴릭 스컬프쳐(Acrylic sculpture)

표 3-8. 아크릴릭 스컬프쳐

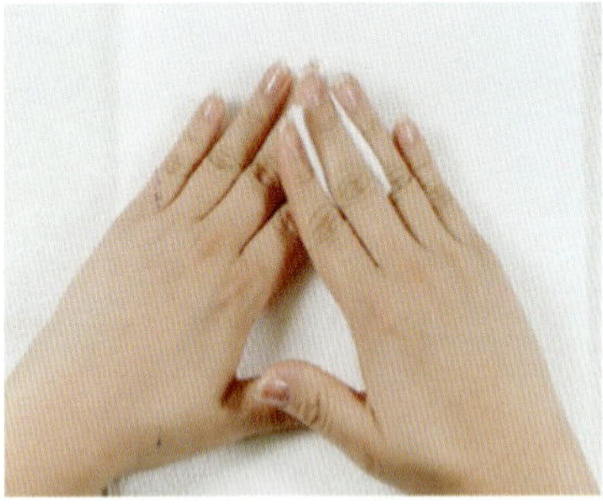	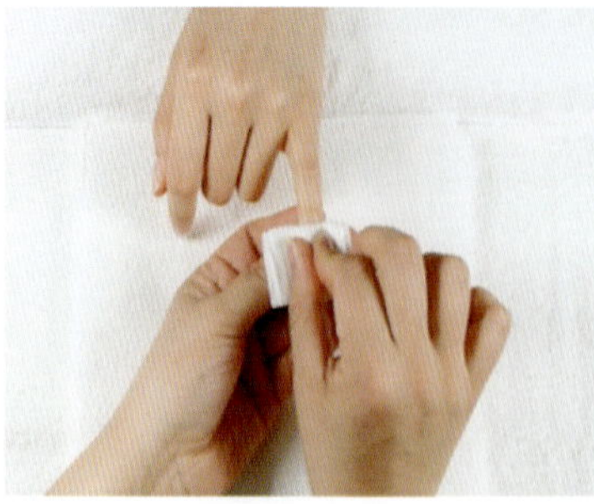	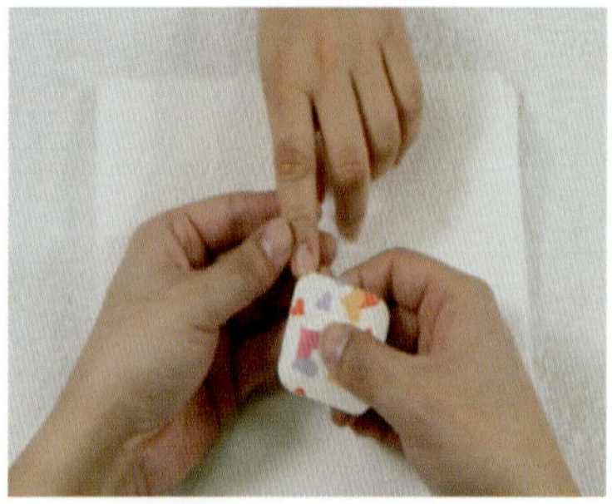
손 소독하기	에나멜 지우기	손톱 모양 잡기
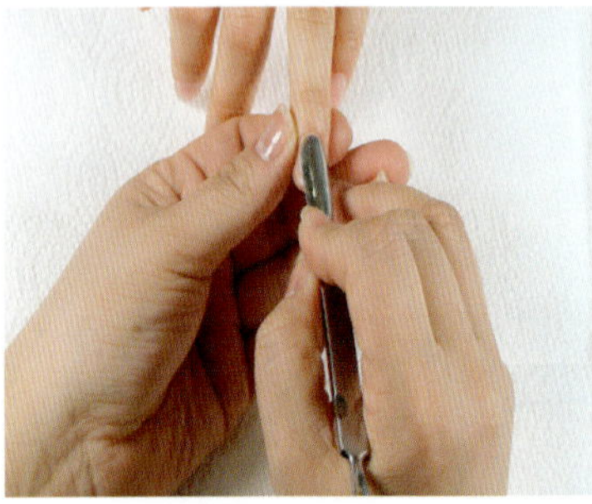	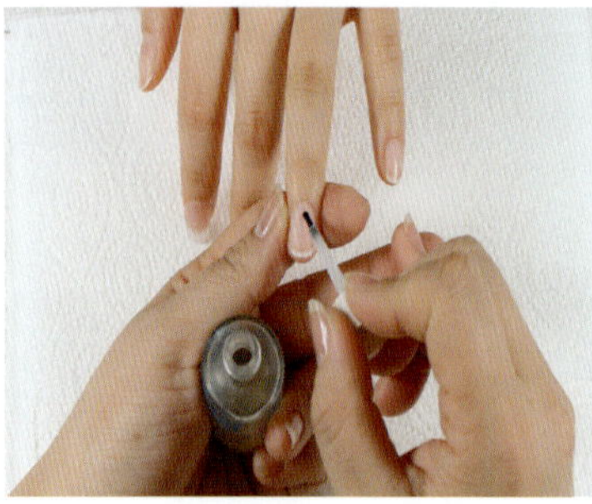	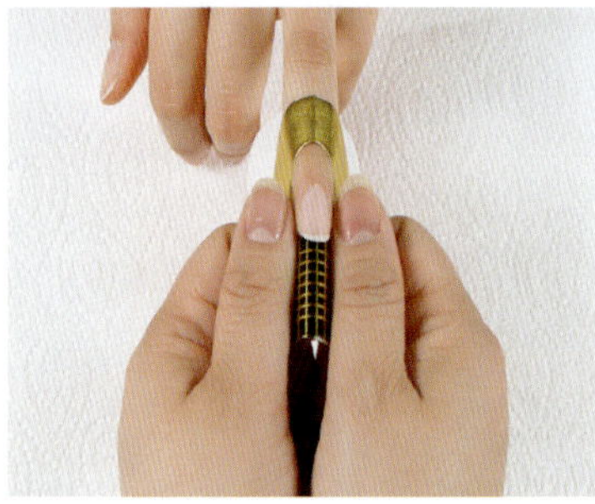
큐티클 정리하기	유분기 제거하기	폼 끼우기
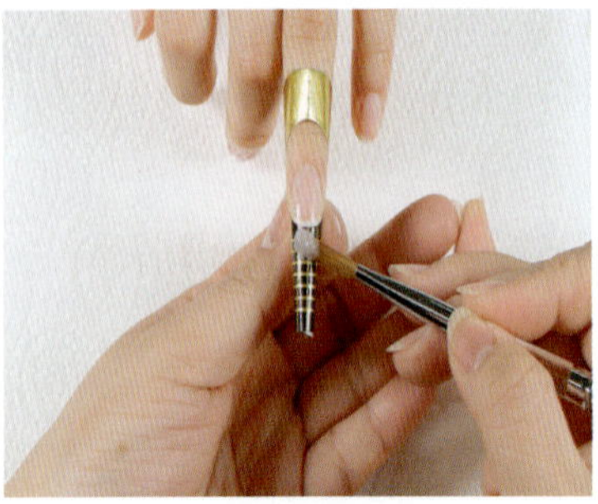	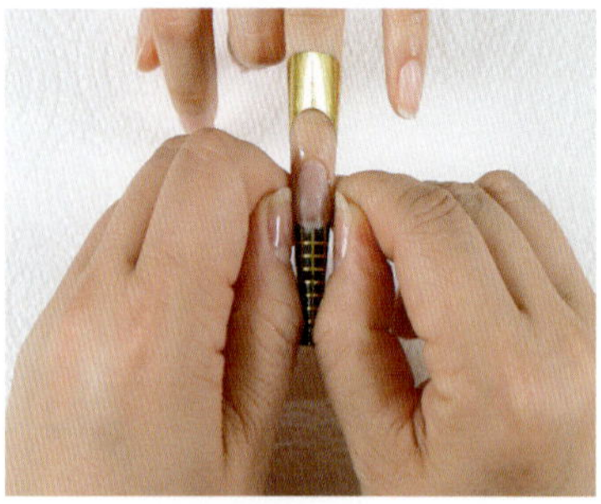	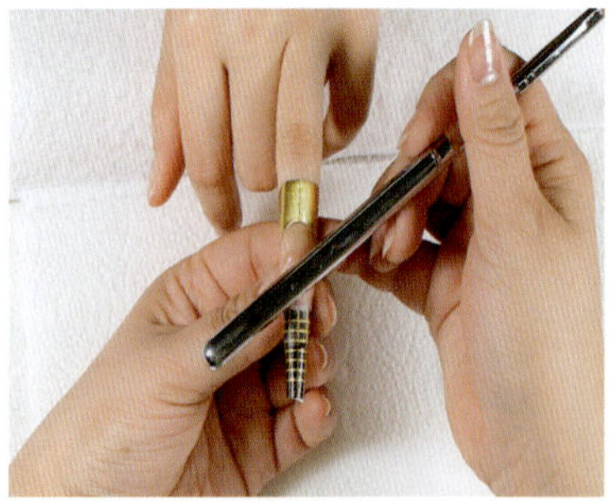
아크릴 볼 올리기	핀치	체크하기
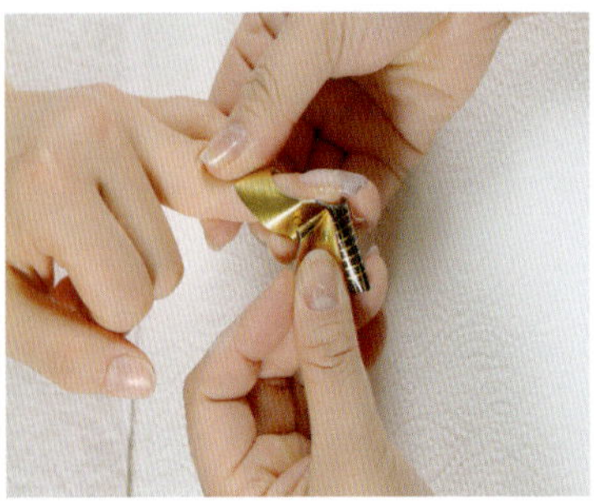	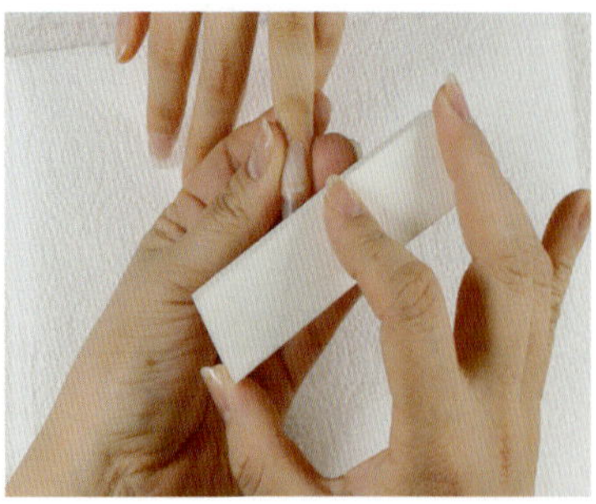	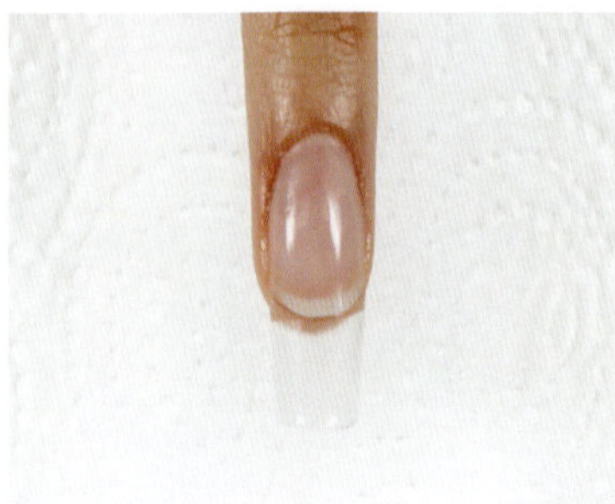
폼지제거	표면 정리하고 광택내기	완성된 모습

9) 젤 오버레이(Gel overlay)

표 3-9. 젤 오버레이와 스컬프처

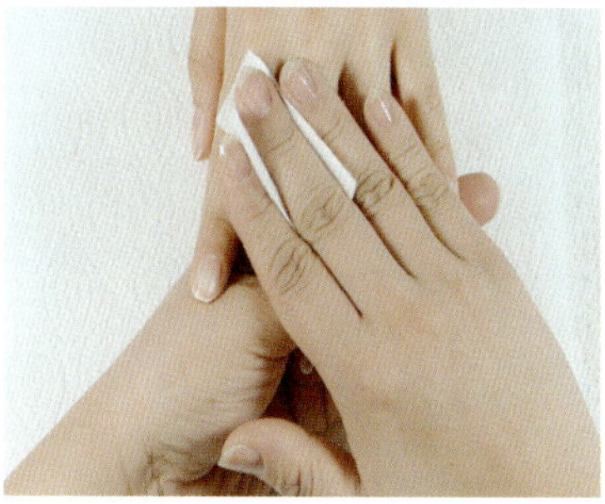	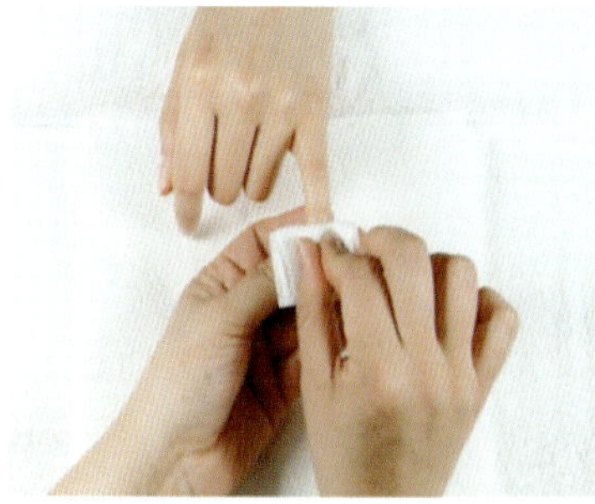	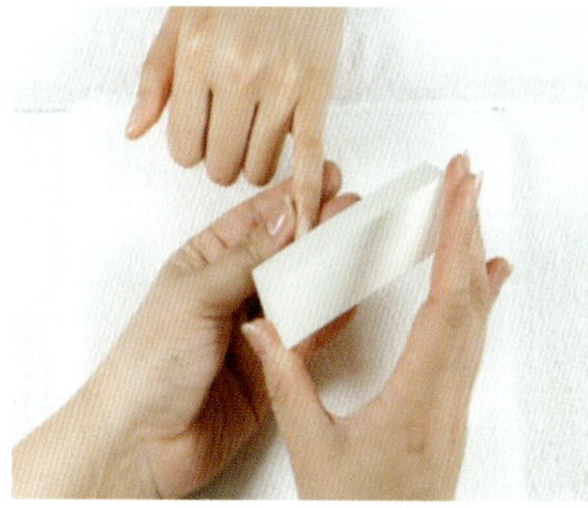
손 소독하기	에나멜 지우기	손톱 모양 잡기
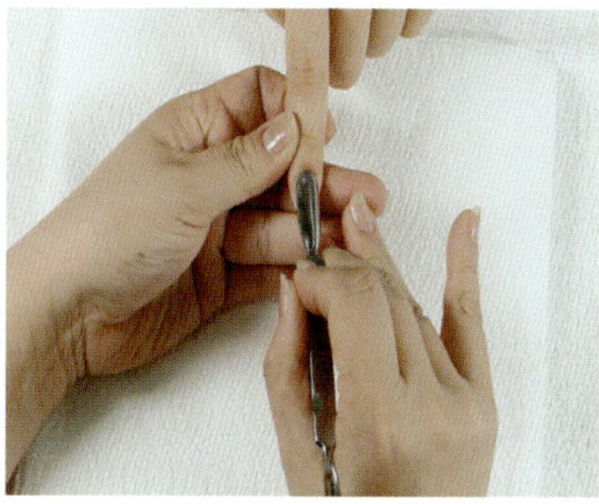	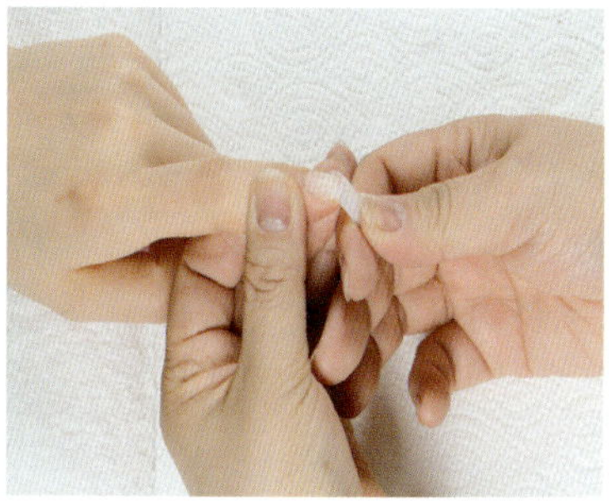	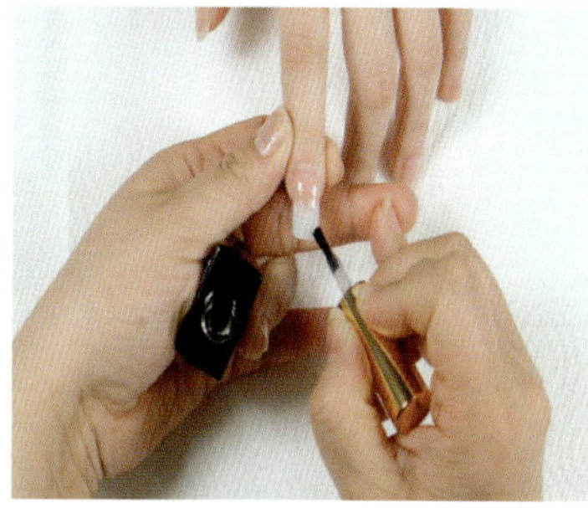
큐티클 정리하기	팁 연장하기	베이스젤 바르고 큐어링
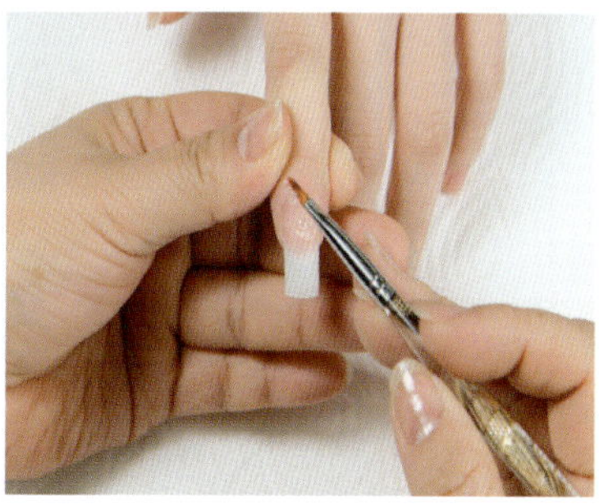	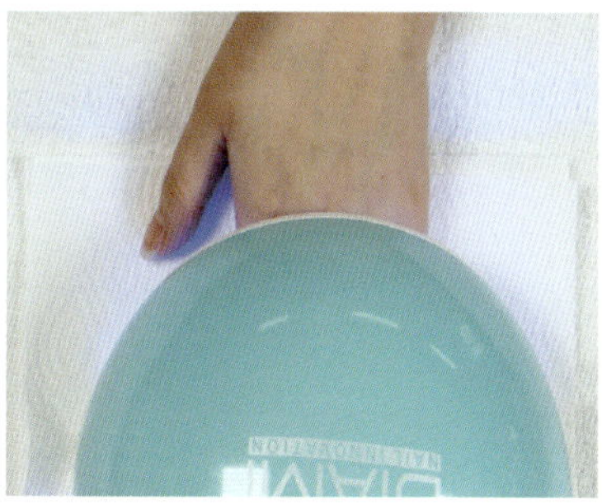	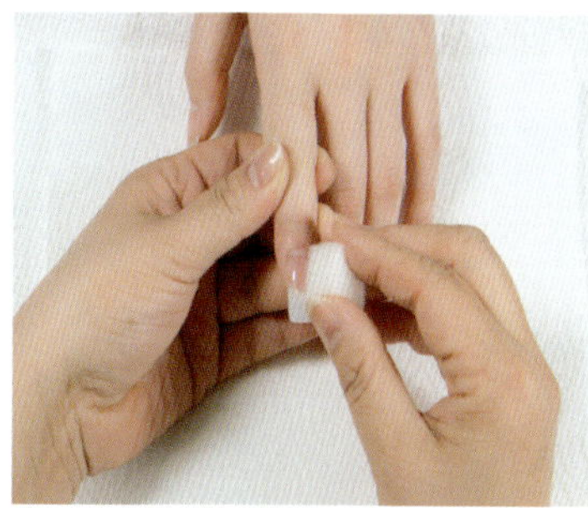
젤 오버레이	큐어링	젤 클렌져
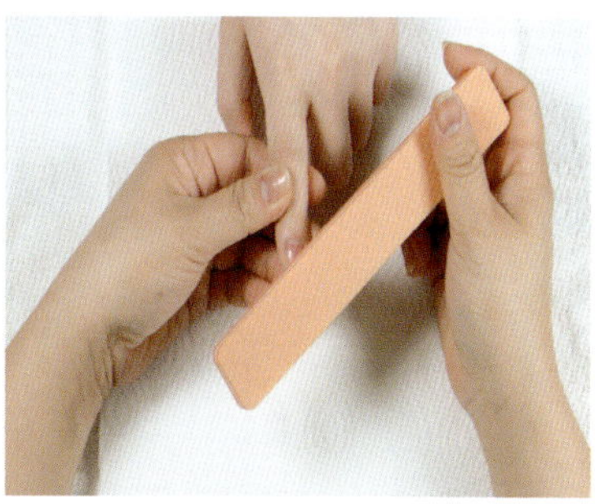	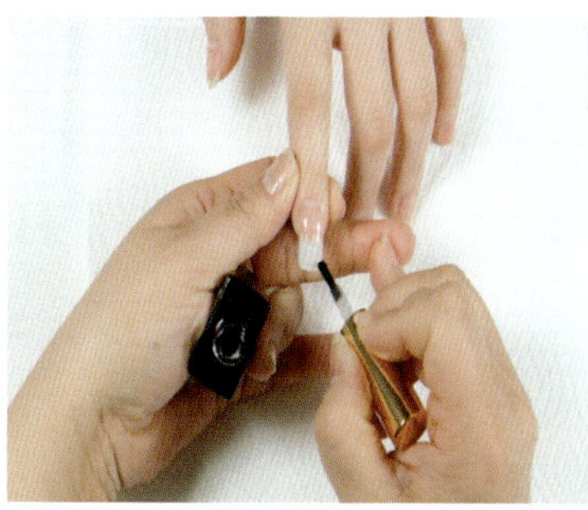	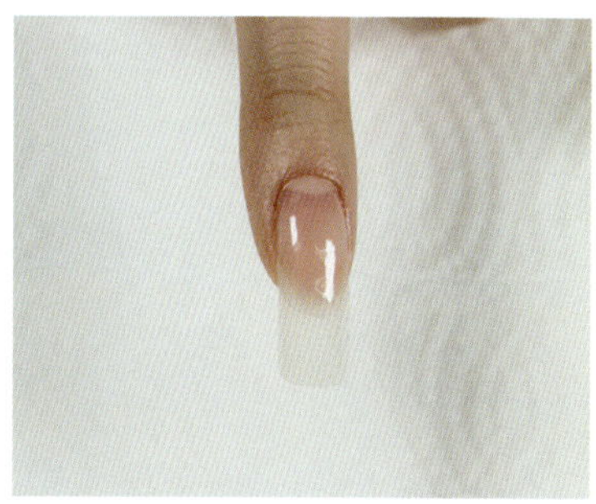
표면 정리	탑젤 바르고 큐어링 후 마무리	완성된 모습

10) 젤 스컬프처(Gel sculpture)

표 3-10. 젤 스컬프처

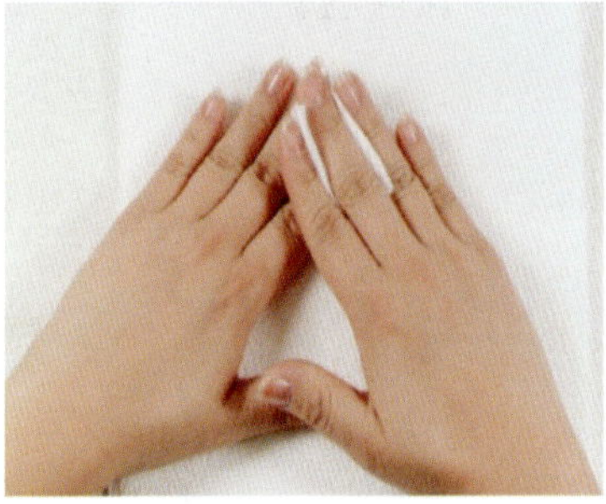	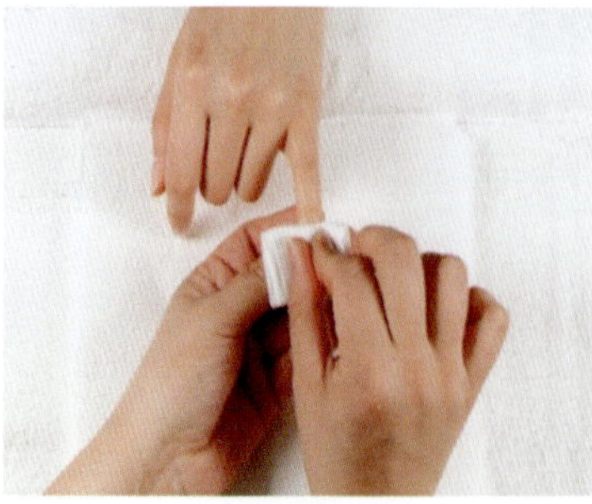	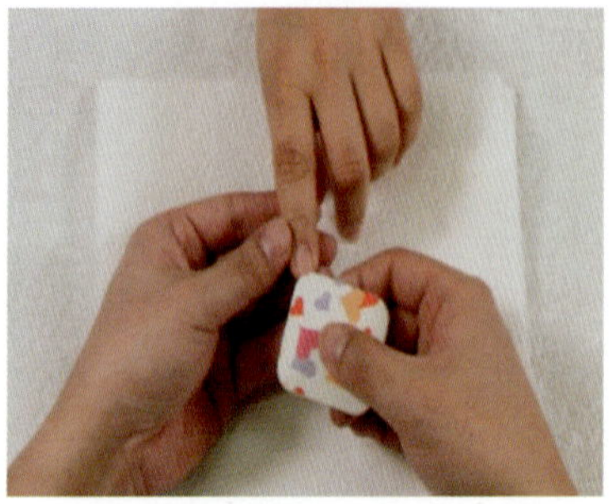
손 소독하기	에나멜 지우기	손톱모양잡기
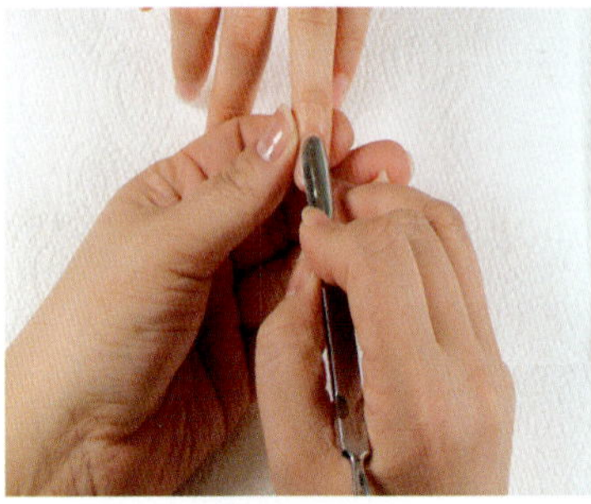	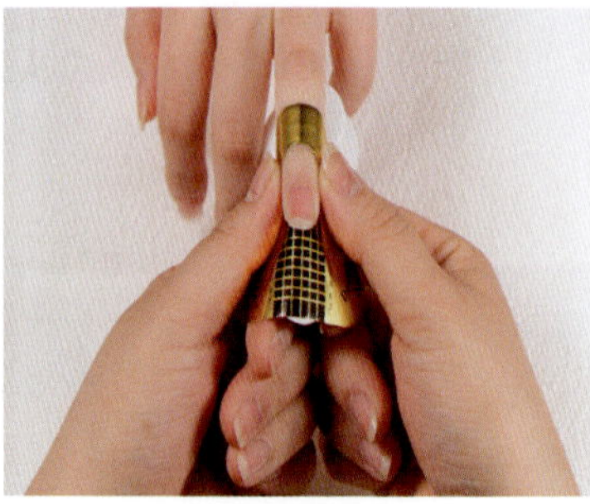	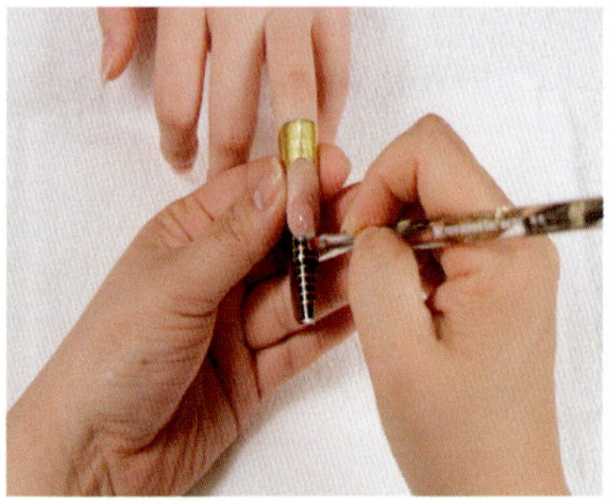
큐티클 정리하기	폼 끼우기	베이스젤→ 스컬프쳐 젤 올리기 →탑젤
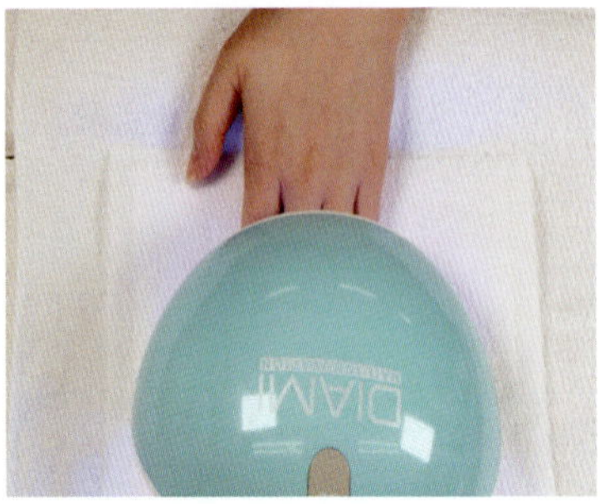	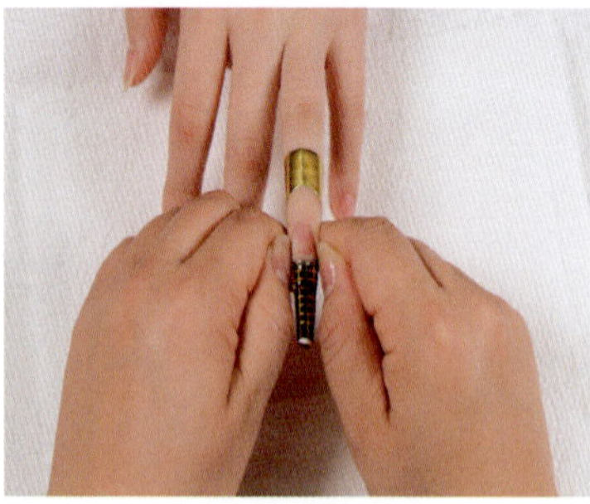	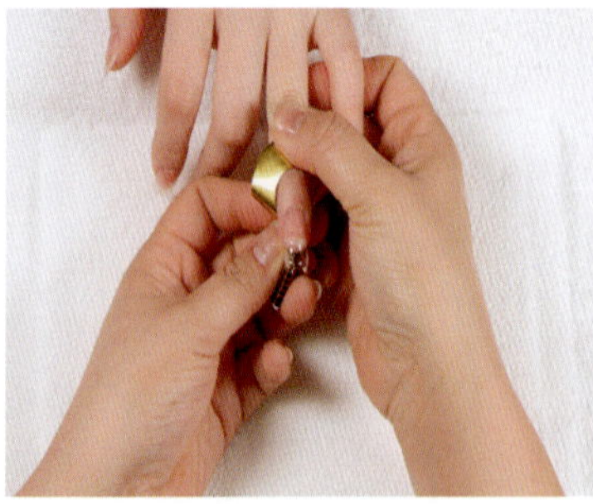
큐어링을 반복하여 연장	핀치주기	폼지제거
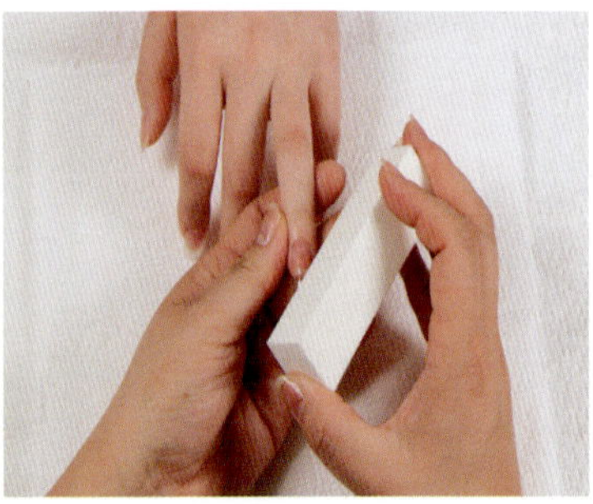	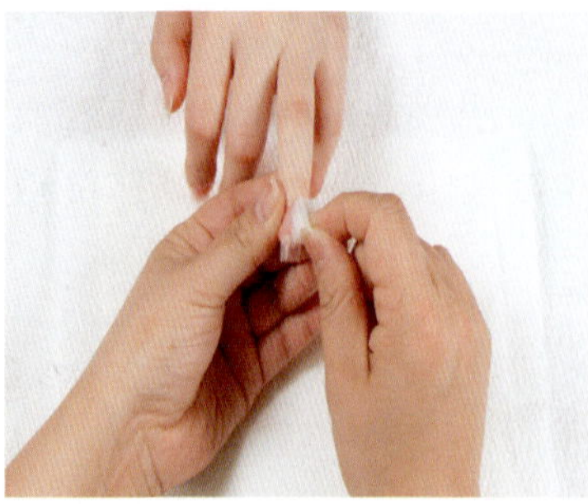	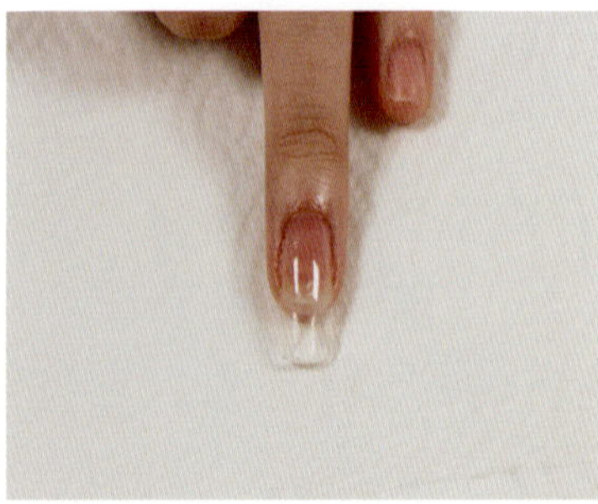
표면정리	젤 클렌져	완성된 모습

참고문헌

1. 권태일 외 3인.(2020). 네일케어&네일아트. 주)메디시언.
2. 권태일 외 2인.(2015). 미용사(네일)필기시험문제. 네일에듀.
3. 권태일 외 14인.(2014). NEW 네일아트 이론 및 실기. 주)메디시언.
4. 민방경 외 9인.(2016). NCS기반 전공자를 위한 네일미용Ⅰ. 가담플러스.
5. 윤범철 외 7인.(2019). 에센스 인체해부학. 정담미디어.

4 / 반영구 화장

1. 반영구 화장

반영구 화장은 문신과 메이크업에서 발전한 화장술이라 할 수 있다. 화장품을 이용한 메이크업(화장)에 문신기기에서 발전한 반영구기기와 색소를 이용하여 눈썹, 아이라인, 입술, 헤어라인, 모발선, 두피 등의 피부에 색을 착색시킴으로써 반영구적으로 색을 유지시켜 화장과 비슷한 효과를 유지시킨다.

사람마다 피부의 특성이 다르기 때문에 시술의 깊이에 따라 1회 시술로 3개월에서 수년 정도의 유지력을 가지며 기존의 문신과 다르게 천연색소를 주입하므로 알레르기 유발이 없고, 세포형성과 재생주기를 반복하기 때문에 일정

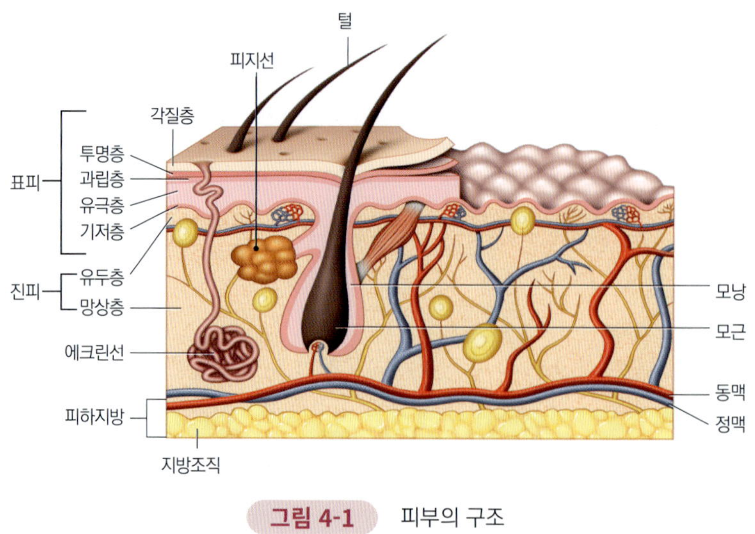

그림 4-1 피부의 구조

기간이 지나면 자연스럽게 흐려지며, 다양한 디자인과 색상을 선택할 수 있다는 장점이 있다. 반영구 화장의 원리는 피부의 표피층에 행해지는 시술인데, 피부의 표피(그림 4-1)는 표층에서부터 각질층, 투명층, 과립층, 유극층, 기저층 총 5개 층으로 구성되는데, 반영구 화장의 시술은 표피의 과립층과 기저층의 범위에서 이루어지므로, 피부에 주입된 색소가 피부의 신진대사를 거듭하면서 자연스럽게 색이 빠지는 원리를 이용한다.

1) 반영구 화장과 문신의 차이점

반영구 화장은 알레르기 유발 가능성이 적은 천연색소를 사용하며, 시술 깊이가 기저층까지만 침투하여 재생주기를 거듭할수록 각질이 떨어져 나가면서 색이 점점 옅어져 유행에 맞춰 다시 디자인이 가능하다.

반면에 문신은 화학적인 색소를 피부의 표피와 진피층에 투입하여 피부 문제를 가져올 수 있으며, 색소침착, 색의 변질 같은 문제가 발생할 수 있으며, 영구적으로 지워지지 않고, 시간이 지날수록 색이 퍼진다.

표 4-1. 반영구 화장과 문신의 차이점

구분	반영구 화장	문신
시술 부위	얼굴위주(눈썹, 아이라인, 입술, 헤어라인)	신체 모든 부위
시술 목적	미용 목적, 아름다움 추구	예술 목적, 상징성을 추구
유지 기간	3개월 이상-수년, 교정 가능	영구적
색상	다양하고 자연스러운 색상	주로 검정이나 강렬한 원색 계열의 강렬한 색상
색소 깊이	표피층(대략 0.08-0.15 mm)	진피층(대략 1-2 mm)
색소 원료	천연색소	화학 염료, 문신 전용 색소
2차시술(리터치)	미용 목적으로 시술하므로 필요시 1차 시술의 미흡점 보완을 위해 필요함	도안 수정 시 하기도 하지만 대부분의 경우 하지 않음

2) 메이크업(Makeup)과 반영구 화장(Semi-permanent makeup)

화장품, 즉 코스메틱(cosmetic)으로 코스메티코스(kosmatikos)라는 그리스어에서 유래되었으며 정리하고 감싼다는 뜻을 가지고 있다. 메이크업(makeup)은 이 화장품을 이용하여 인간의 아름다움을 표현하는 한 방법으로 신체의 장점은 돋보이게 하고 단점은 보완, 수정하여 외적으로 아름답게 꾸미고 매만지는 행위를 의미했다. 현대 사회에서는 얼굴에 부위에 피부, 눈썹, 눈 코, 입, 볼, 페이스라인, 헤어라인까지 화장품을 이용하여 얼굴의 아름다움을 완성해나가는 행위이다.

피부에 기기를 사용하여 메이크업과 같은 효과를 반영구적으로 유지시키기 위하여 도구를 이용해 색소를 주입시키는 방법으로, 영구에 가까운 화장이라고도 할 수 있다. 대표적인 눈썹시술은 기존 눈썹의 흐름에 벗어나지 않는 범위에서 디자인하며, 좌우 대칭을 꼼꼼히 확인하고, 유행을 타지 않도록 만들고, 아이라인, 립, 헤어라인도 얼굴 프로포션(face propotion)에 균형감 있게 어울릴 수 있도록 디자인하고 좌우 대칭을 꼼꼼히 확인해야 한다.

3) 시술방법

엠보(embo)기법은 일명 자연눈썹이라고도 하며, 사용되는 바늘(needle)로 피부를 그어 눈썹을 한올 한 올 그려주는 방식이므로 입체적 눈썹결의 표현이 가능하여 자연스럽다는 장점이 있으나 지성피부에는 자칫 선이 퍼질 가능성이 높으며, 잔흔이 짙은 눈썹에는 좋지 않다.

수지기법은 바늘로 점을 찍어 면으로 만들어 색을 채워주는 방식으로 탈각이 적어 유지력이 강하고, 대부분의 피부에 시술이 가능하나, 시술시간이 오래 걸린다.

콤보(combo)기법은 엠보기법과 수지기법을 합친 기법으로 엠보의 결은 살리면서 뒷부분은 색을 채워 엠보 단독시술에 비해 유지력이 강하고, 수지 단독시술보다 자연스럽다.

머신(machine)기법은 기계를 이용하여 색을 채워주는 방식으로 오래된 잔흔에 효과적이며, 시술시간이 짧으나 시술 직후 진하게 보이며 탈각이 끝나면 약 70%의 색 손실이 온다.

4) 부위별 디자인 및 주의사항(그림 4-2)

(1) 눈썹(Eyebrows)

눈썹은 기존 눈썹의 흐름에 벗어나지 않는 범위에서 디자인하며, 좌우 대칭을 꼼꼼히 확인하고, 유행을 타는 디자인은 삼가고, 이마근육을 사용하여 눈을 뜨는 경우 앉아서 눈을 뜬 채로 디자인한다. 가장 대중적으로 많이 반영구 시술을 하는 눈썹은 디자인이 다양하고 고객들의 개인적인 성향을 고려하는 것이 중요하다

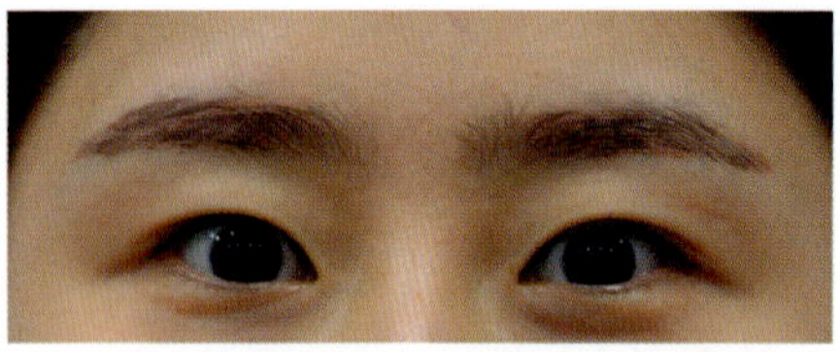

반영구 눈썹 시술 전

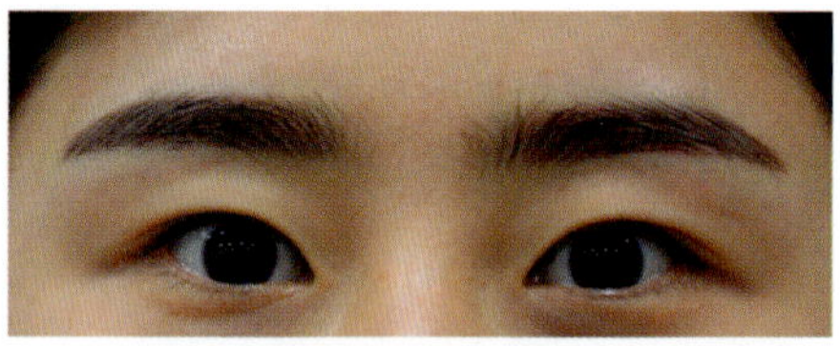

반영구 눈썹 시술 후

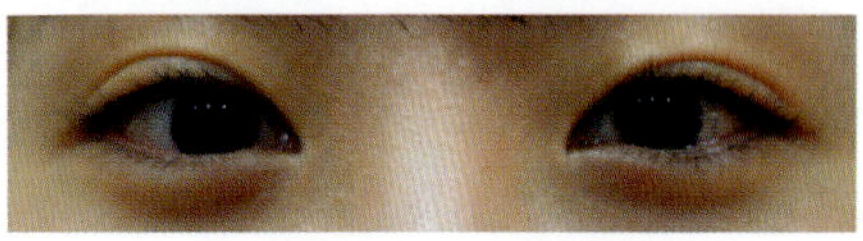

반영구 아이라인 시술 전

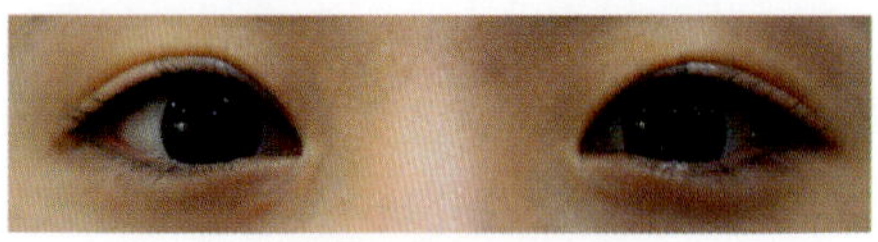

반영구 아이라인 시술 후

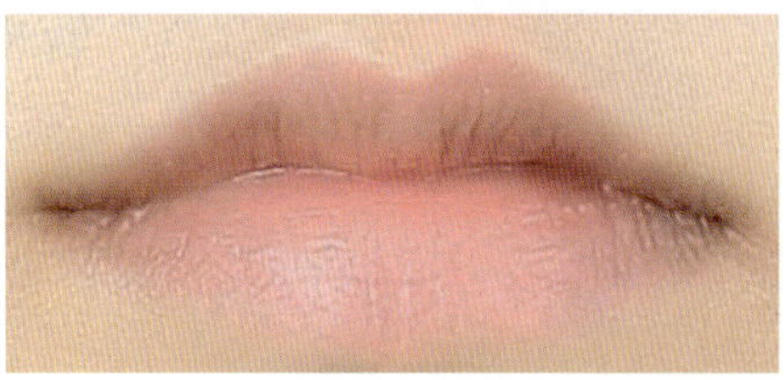

반영구 입술 시술 전

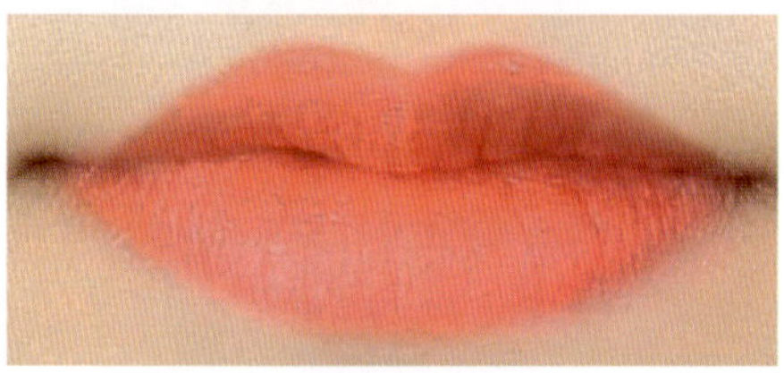

반영구 입술 시술 후

그림 4-2 반영구 화장 증례

(2) 아이라인(Eyeline)

아이라인은 눈 쪽 점막을 시술할 때에는 과도하게 점막을 채울 경우 눈의 기름샘을 막아 안구건조증이 악화될 수 있으므로 조심하고 속눈썹 연장 제거 후 가능하다. 쌍꺼풀 수술 후 최소 2개월 이후, 라식 수술 후 최소 6개월 이후 가능하고, 콘택트렌즈는 시술 후 48시간 이후에 착용 가능하며, 문신 레이저 후 최소 2개월 이후에 시술 가능하다. 가장 간단한 시술일 수도 있지만 가장 주의해야 하는 부분이 많은 아이라인은 눈 떨림이나 눈물을 흘리는 고객이 많아 여러 번 작업을 반복할 수 있고, 사고가 생기지 않도록 깊은 주의가 필요하다.

(3) 헤어라인(Hairline)

헤어라인, 다른 표현으로는 모발선이라 할 수 있다. 모발선은 탈모가 진행 중인 경우 시술을 금하고, 지루성 두피, 지성두피의 경우 시술경과가 좋지 않을 수 있다는 점을 알리며, 시술 후 샴푸는 약 5-7일간 금한다. 잦은 샴푸와 많은 피지량으로 인해 색소손실이 많이 일어날 수 있으니 상세한 안내가 필요하다. 과도한 시술은 부자연스러워 보일 수 있으므로 가급적 잔머리로 머리가 가려지는 정도로만 시술하는 것이 좋으며 M자 형태의 헤어라인이나 넓은 이마, 헤어라인이 일정하지 않는 사람에게 자연스럽게 시술하는 것이 좋다.

(4) 입술(Lips)

입술의 이상적인 도안은 동공 안쪽에서 일직선으로 내려오는 위치로 설정하며, 입술의 비율은 윗입술과 아랫입술 1:1.5가 적당하고, 구각부분은 시술하지 않으며, 시술 후 약 50-70%의 색소손실이 올 수 있다는 점을 주의시킨다. 사람에 따라 다르지만 일반적으로, 반영구 화장 시술 시 가장 통증이 심하고 색소의 유입이 잘 되지 않는 부위이다. 반영구 화장하기 일주일 전부터 각질 제거에 신경을 쓰고 입술 보습제로 영양을 주고 관리하면 색소가 더 오래 유지될 수 있다.

5) 색소와 문신기구(그림 4-3)

반영구 화장의 색소는 보통 두 가지 이상의 색상분말과 첨가제의 조합으로 이루어진다. 예를 들어 가장 많이 사용하는 갈색 눈썹문신 색소를 제조할 때는 중금색이 포함되어 있지 않은 흰색, 검정, 빨강, 노랑의 색소 분말과 각종 첨가제

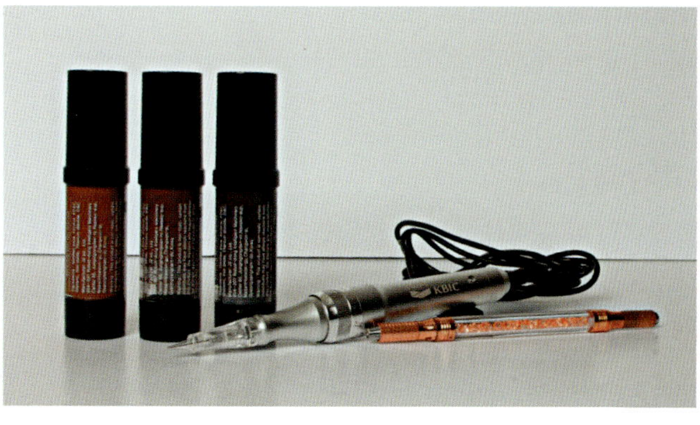

그림 4-3 색소와 문신기구

를 혼합한다. 문신기구는 핸드피스(머신 또는 펜대)에 일회용 니들을 이용하여 위생적으로 시술할 수 있도록 사용한다.

머신(machine)은 기계 구동방식에 의해 매 초당 일정 간격으로 압을 주어 색소가 주입되며, 구동방식에 따라 디지털기계와 아날로그 기계로 나눠지고, 요즘은 정확도가 높은 디지털 기계가 선호된다.

펜대는 기계구동방식에 의존하지 않는 수동방식으로, 직접 힘을 주며 선을 긋기 때문에 너무 강한 압력을 주면 진피층까지 깊게 색소가 주입되어 상처가 남을 수 있고, 압력이 고르지 않을 경우 어느 한 부분만 진하게 얼룩이 남거나 탈각이 되어 흐려 보일 수 있으므로, 전문적인 기술역량을 갖춰야 하고, 실제로 기구도 중요하지만 테크닉이 가장 중요하다.

일회용 바늘(needle) 카트리지(cartilage)는 시술마다 멸균된 새로운 바늘을 사용해야 한다. 바늘은 침(pin)이 하나에서부터 여러 개 모여 있는 것도 있고 굵기도 제각각 다르므로 시술자의 선호나 노하우, 상황에 따라 사용하는 바늘의 종류가 달라진다. 수지 니들은 1-124개 이상의 니들로 구성되어 있고, 구성 숙련도와 부위에 따라 색감과 탈각이 다를 수 있으며, 깊이 조절이 쉬워 시술 후 색감이 자연스럽다. 엠보 니들은 4-25개 이상의 사선과 곡선 니들로 구성되어 있고, 숙련도에 따라 결과와 탈각 정도의 차이가 크며, 깊이의 조절이 어렵다.

반영구 화장은 성형수술에 비해 간단한 방법으로 이미지 개선이 가능하여 인기를 끌고 대중적으로 많이 시술되고 있지만, 이 또한 피부의 표피층에 바늘을 이용해 색소를 주입하는 의료시술인 만큼 반드시 병원이나 전문의료기관에서 시술해야 한다. 특히 위생관리가 좋지 못할 경우에는 피부염, 감염성 질환, 세균감염 등으로 건강을 해칠 수 있다.

6) 색소 선택 조건(Pigment selection condition)

한국을 포함한 미국, 독일, 스페인 등 대부분의 국가에서 색소에 제조 일자 표기를 의무화하고 있다. 색소는 개봉 후 공기와의 접촉이 시작되면 색소를 구성하는 성분의 변질이 시작되기 때문에 밀봉된 색소를 개봉한 이후 사용기한은 6개월을 넘지 않도록 한다. 색소가루는 온도에 큰 영향을 받지 않고, 열이나 추위에 강하지만 햇볕에 의해 변질될 수 있다.

(1) 유통기한 표기(Expiration date indication)

유통기한 표기가 되어 있는 것으로 선택하여 개봉 후 일 년이 넘지 않도록 한다.

(2) 성분표기(Component notation)

색소에 사용된 원료와 첨가물이 표기되어 있는 것을 선택한다.

(3) 밀봉된 용기(Sealed container)

살균 방법에 대한 정보가 명시되어 있으며 밀봉이 되어있는 색소를 선택한다.

(4) 안정성(Safety)

무자극성이며 무독성이고 지속성과 햇빛, 자외선에 안정적인 것을 선택한다.

5 / 메이크업

1. 메이크업의 개념

메이크업이란 화장품을 사용하여 얼굴의 장단점을 보완하여 아름답게 꾸미는 것으로 사회적, 시대적인 트렌드를 반영하여 디자인은 약간의 차이가 있다. 현대인들은 외모를 하나의 경쟁력으로 인식하여 더 나은 외모를 연출하기 위해 부단히 노력하고 있다. 오늘날 이상적인 미의 기준은 아름다운 얼굴만을 의미하지 않으며 신체, 이미지, 분위기 등 다양한 기준들을 제시하고 있다. 이처럼 현대사회는 내면을 중시하던 과거와 달리 외적인 이미지, 호감가는 이미지가 그 사람의 능력과 긍정적인 평가에 영향을 미치므로 외모 관리에 관심을 가지고 관리하는것이 필요하다.

1) 공중위생관리법에서 미용업 정의

공중위생관리법 제2조 제1항 제3호에서는 미용업을 다음과 같이 정의하고 있다. 미용업이란 손님을 상대로 피부미용, 두발의 손질, 머리 모양의 변경이나 화장, 그 밖의 미용을 행하는 영업을 말한다. 화장(메이크업) 얼굴에 색조를 입히거나 피부를 정돈하는 등의 미용 행위를 의미한다. 그러므로 메이크업은 미용업의 한 형태로 분류되며, 공중위생관리법에 따라 관련 자격증(예: 미용사 자격증)을 취득해야 한다. 그리고 메이크업을 업으로 하려면 위생적인 환경을 유지하고, 공중위생관리법에서 정하는 조건을 준수해야 하며, 미용업의 한 부분으로 법적 규제를 받는다.

2) 메이크업과 성형

일반적으로 외모에 대한 관심은 주로 얼굴에 집중되고 있는데, 얼굴은 다른 사람이 바라보는 첫 번째 신체적 특성으로 개인을 나타내는 대표적인 표상으로 대인관계에서 많은 영향을 주는 중요한 요소이며, 사람의 전체 인상을 결정하는 데 있어서 주요 부분을 차지 하고 있다.

미용성형은 병적인 원인이 아닌 미용을 목적으로 행하는 수술을 말한다. 미용성형 시술은 신체를 아름답게 수정하는 수술 및 시술을 의미하며 얼굴성형, 피부성형, 가슴성형, 체형보정, 주름제거, 쁘띠성형 등 형태로 구분한다. 남녀 직장인을 대상으로 설문조사를 한 결과 성형하고 싶은 부위로는 눈, 코, 얼굴 윤곽, 주름, 기타 순으로 나타났다.

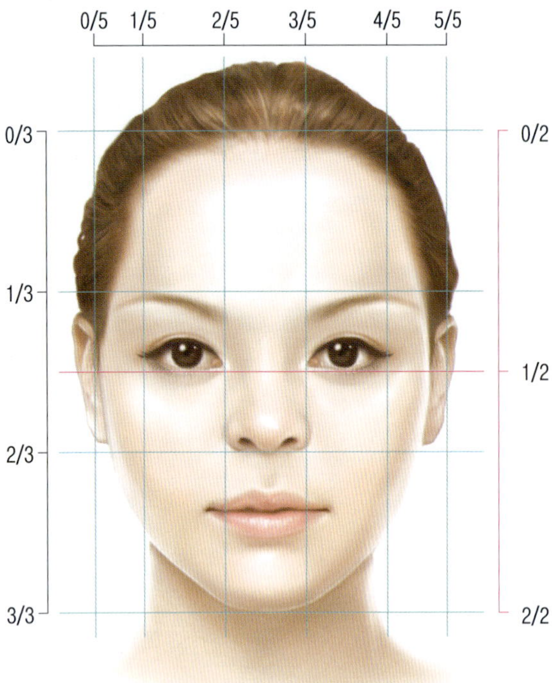

그림 5-1 얼굴의 균형도

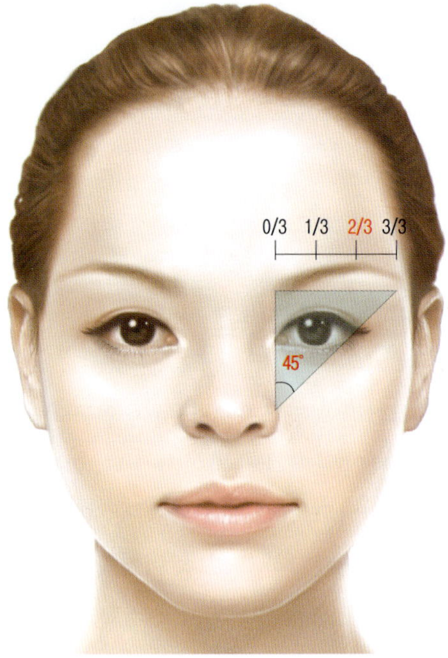

그림 5-2 눈썹의 기본

2. 미용성형과 메이크업

1) 미용성형 수술 이후 메이크업

성형수술 후 메이크업은 수술 부위가 회복된 후부터 시작하는 것이 안전하므로, 반드시 전문의와 상의하여 가능한 시점을 확인한다. 얼굴 성형수술 후 메이크업은 피부의 민감성을 고려하면서 수술부위를 보호하고, 수술부위를 자연스럽게 보이도록 하도록 하는 것이 포인트이다.

(1) 준비 및 주의 사항

상처 부위가 있기 때문에 메이크업 도구(스폰지, 뷰러, 브러시, 퍼프 등)를 철저히 세척하고 감염 예방이 중요하다. 화장품은 저자극 제품 사용하고 무향료, 무알코올, 민감성 피부용 제품을 선택하는 것이 좋다.

(2) 단계별 메이크업 방법

피부 베이스 메이크업: 메이크업 프라이머나 메이크업 베이스를 사용하여 모공과 요철을 부드럽게 정리하되, 수술 부위에 자극을 주지 않도록 얇게 발라준다. 특히 멍 자국이나 부기가 남아 있다면 컨실러(파란색, 보라색, 노란색)를 활용해 자연스럽게 커버한다. 수술 흉터 위에는 너무 두껍게 바르지 말고 부드럽게 블렌딩 한다.

파운데이션: 가볍고 촉촉한 제품을 사용해 얇게 레이어링 한다. 부기나 부종 부위는 터치하지 않거나 최소한으로 커버하고 파우더는 사용하지 않아도 되고 필요시 바른다.

아이 메이크업: 수술 후 눈꺼풀이나 눈 주위 부위가 예민하다면 젤 타입 아이라이너를 사용한다. 부기를 가리기 위해 눈꼬리를 약간 길게 연출하면 도움이 된다. 제품을 바를 때 강하게 누르지 않고 브러시나 퍼프로 부드럽게 터치한다.

아이쉐도우: 자연스러운 컬러(피치, 베이지, 브라운 계열)로 가볍게 음영을 넣고 글리터나 펄이 큰 제품은 사용은 지양한다. 피부 자극을 줄이는 것이 중요하다.

바르는 방법은 눈두덩에 베이스 컬러를 부드럽게 발라 피부 톤을 균일하게 펼치고 중간 톤 쉐도우로 눈의 윤곽을 강조하되, 부기를 감추기 위해 음영을 눈꼬리 쪽으로 더 연장해서 펼친다.

마스카라는 방수제품은 클렌징 시 자극이 크므로 사용하지 말고 젤 타입이나 크림 타입 아이라이너 등 자극이 적고 부드러운 제품을 사용한다.

아이라이너는 점막에 가까운 부분만 얇게 라인을 그려 눈을 선명하게 하고 눈꼬리는 살짝 올리거나 길게 빼서 부기를 보완한다. 이때 라인을 그릴 때는 수술 부위를 당기지 않도록 주의한다.

인조 속눈썹은 상처가 완전히 회복된 이후부터 붙이는 것이 안전하고 뷰러 사용 시 눈꺼풀 부위를 세게 당기지 않도록 주의하면서 부드럽게 속눈썹을 올린다. 수술 직후에는 뷰러 사용을 피한다.

언더라인은 눈 밑 부분(애교살)에 소량의 하이라이터를 사용해 눈매를 더 생기 있게 표현할 수 있다. 그러나 부기가 있는 경우 과도하게 반짝이는 제품은 피한다.

눈썹은 펜슬이나 파우더 타입의 제품으로 자연스럽게 그린다. 이때 강한 아치나 과도한 색상은 피하고 얼굴형을 고려하여 부드러운 모양으로 그려준다.

입술 메이크업은 보습력을 높이고 수술부위가 입 주위라면 자극이 적은 제품 사용한다. 립스틱, 틴트, 립밤 등으로 자연스러운 컬러를 선택하며, 매트한 타입보다 촉촉한 타입을 권장한다.

블러셔와 컨투어링 블러셔: 혈색을 더하기 위해 연한 컬러(살구, 핑크)를 사용하되, 부기가 있는 부위는 피한다. 컨투어링은 윤곽을 살짝 정리하되 과도한 쉐이딩은 피한다. 수술부위 근처에는 브러시를 강하게 사용하지 않도록 주의한다.

코 성형 후에는 콧대에 직접 파우더나 하이라이터를 바르기보다 옆면을 강조하고 수술부위는 터치하지 않고 자연스러운 윤곽을 표현한다.

턱/광대 성형 후에는 부기가 줄어들기 전까지는 쉐이딩 사용을 최소화한다.

클렌징은 저자극 제품으로 부드럽고 촉촉한 포뮬러의 제품을 사용하는 것이 좋다. 화장을 지울 때 클렌징 제품을 사용해 잔여물을 깨끗이 제거하되, 수술부위를 세게 문지르지 않는다. 이중 세안으로 메이크업 잔여물이 남지 않도록 꼼꼼히 세안한다.

(3) 회복 중 눈화장의 주의점

자극을 최소화하고 제품을 바를 때 문지르거나 강하게 누르지 않는다. 가벼운 터치로 브러시와 퍼프를 사용해야 하며 제품 성분은 무향료, 저자극, 알레르기 테스트를 거친 제품을 사용한다.

무엇보다 수술 후 초기 메이크업은 자연스러움을 강조하면서 피부 회복을 돕는 것이 매우 중요하며, 담당 전문의와 상의한 후 전문 메이크업 아티스트와 상담해서 안전하고 효과적인 화장법을 연출하도록 한다.

3. 쁘띠성형과 메이크업

쁘띠성형은 '작은'이라는 의미를 가진 프랑스어 'petite'와 성형수술을 결합한 말로, 칼을 이용하지않으며 단시간 내 성형수술을 한 것과 같은 효과를 준다고 해서 붙여진 이름이다. 쁘띠성형은 보톡스, 필러와 같이 주사기로 시술하는 것과 레이저 시술, 실을 이용한 실리프팅 등이 있다.

쁘띠성형은 다양한 시술을 제공하게 되어 일반 소비자들이 더욱 쉽게 선택할 수 있게 되었으며, 항노화 및 노화관리의 예방차원에서 극단적인 수술요법이 아닌 시술을 선호하는 시장이 확대되고 있다.

쁘띠성형 이후에는 비교적 짧은 회복 이후 세안이나 색조 메이크업을 할 수 있으나 반드시 담당 전문의와 상의하도록 한다.

1) 얼굴 레이저 치료 이후 메이크업

얼굴 레이저 치료 이후 피부 메이크업은 민감해진 피부를 보호하고 자극을 최소화하는 데 중점을 둔다. 아래는 치료 후 피부 메이크업에 대한 구체적인 가이드이다.

(1) 메이크업 시작 시점은 레이저 종류에 따라 다르다.

가벼운 치료는 대개 1-2일 후 메이크업이 가능하며, 깊은 치료는 피부가 완전히 회복된 후, 보통 1-2주 이후부터 가능하다. 반드시 전문의와 상담하고 피부 상태에 따라 언제 메이크업을 시작할 수 있는지 확인하도록 한다.

(2) 메이크업 전 주의사항

치료 후 피부는 건조하고 민감해지므로 충분한 보습을 해주어야 하며 이때 히알루론산, 세라마이드, 판테놀 성분이 함유된 제품이 좋다. SPF 30-50 이상의 자외선 차단제를 반드시 사용하여 치료 부위를 보호하며 메이크업 도구(스폰지, 브러시, 퍼프 등)를 철저히 세척하여 위생관리 감염 위험에 대비한다.

(3) 단계별 피부 메이크업 방법

민감성 피부용 프라이머나 메이크업베이스를 선택해 피부 결을 부드럽게 정돈하고 수분감이 풍부한 제품을 사용하여 촉촉한 피부를 표현한다. 파운데이션 제품 선택 시 미네랄 파운데이션은 민감한 피부에 적합하며 가볍고 자극이 적다. BB 또는 CC 크림으로 치료 직후에는 커버력이 높으면서도 촉촉한 제품이 좋다. 손가락이나 스펀지로 가볍게 두드리며 발라 피부에 자극을 최소화하고, 커버가 필요한 부위에만 국소적으로 레이어링 한다.

컨실러로 붉은 기나 색소침착이 남아 있다면 그린 톤 컨실러로 붉은 기를 보완하고 소량을 사용하고 부드럽게 블렌딩 한다. 파우더는 가볍게 사용하는 것이 좋으나 너무 많이 바르면 피부가 건조해질 수 있다. 추천 제품으로는 미네랄 파우더 또는 투명 파우더가 적합하다. 블러셔는 광대뼈 위에 자연스러운 컬러(피치, 핑크, 로즈 등)를 사용하되, 피부를 강하게 문지르지 않도록 주의한다.

(4) 치료 후 메이크업 팁

무향료, 알코올 프리 저자극 제품을 선택하고 민감 부위 피하고, 치료 부위 위에 과도한 제품 사용은 삼간다. 두꺼운 메이크업은 피부에 부담을 줄 수 있으니 얇게 바르고 쿨링 효과를 활용하여 메이크업 전에 냉찜질이나 쿨링 스프레이를 사용하면 붉은 기를 줄이고 피부 진정을 도울 수 있다.

(5) 클렌징

저자극 민감성 피부용 클렌징 밀크나 오일을 사용하여 부드럽게 제거하고 이중 세안 후에는 피부를 문지르지 말고 부드럽게 두드리며 말린다. 그리고 클렌징 후 즉시 보습제를 발라 피부 건조를 방지한다.

레이저 치료 후에는 피부의 회복이 최우선이므로 메이크업을 최소화하고 피부 상태를 관찰하는 것이 중요하며, 피부 자극이 지속되거나 문제 발생 시 전문의와 상담한다.

4. 알러지 피부를 위한 화장품과 메이크업

얼굴이 알러지에 민감한 피부를 가지고 있다면, 화장품 선택에 신중해야 하며, 부작용을 최소화하고 피부를 보호할 수 있는 화장품을 선택하는 것이 중요하다.

1) 피해야 할 화장품 성분

향료(Fragrance): 알러지를 유발할 가능성이 높으므로 무향료 제품 선택

알코올(Denatured alcohol): 피부를 건조시키고 자극할 수 있음

파라벤(Paraben): 방부제 역할을 하지만 일부 민감 피부에서 알러지 반응 가능
SLS (Sodium lauryl sulfate): 세정력이 강해 피부를 자극할 수 있음
에센셜 오일: 자연 성분이라도 일부 민감 피부에 자극이 될 수 있음

2) 추천 성분

세라마이드: 피부 장벽 강화
히알루론산: 수분 공급
판테놀(B5): 피부 진정 효과
아줄렌(Azulene): 민감한 피부 진정
카모마일, 알로에 베라: 피부를 진정시키는 천연 성분

3) 필수 테스트

사용 전 패치 테스트를 진행하여 알러지 반응 여부를 확인한다.
방법: 제품을 귀 뒤나 팔 안쪽에 소량 바르고 24-48시간 관찰
주의: 붉어지거나 가려움이 생기면 사용하지 말 것

4) 알러지 피부 관리 팁

일상 관리 시 피부를 문지르거나 긁지 말고 부드럽게 만지도록 하고, 너무 뜨거운 물로 세안하지 않는다.

5. 메이크업 실전 테크닉

1) 메이크업 실무

(1) 피부표현

- 메이크업 베이스는 피부톤과 결을 고려하여 프라이머나 메이크업 베이스를 사용해준다.
- 모델의 피부색에 적합한 메이크업베이스 또는 프라이머를 선택하여 얇고 고르게 펴 발라준다.
- 베이스, 하이라이트, 쉐이딩 파운데이션을 사용하여 얼굴형을 고려하여 블렌딩 해준다.
- 컨실러로 기미, 잡티 점 등을 커버하여 깨끗한 피부를 표현해준다.
- 파우더로 가볍게 마무리한다.

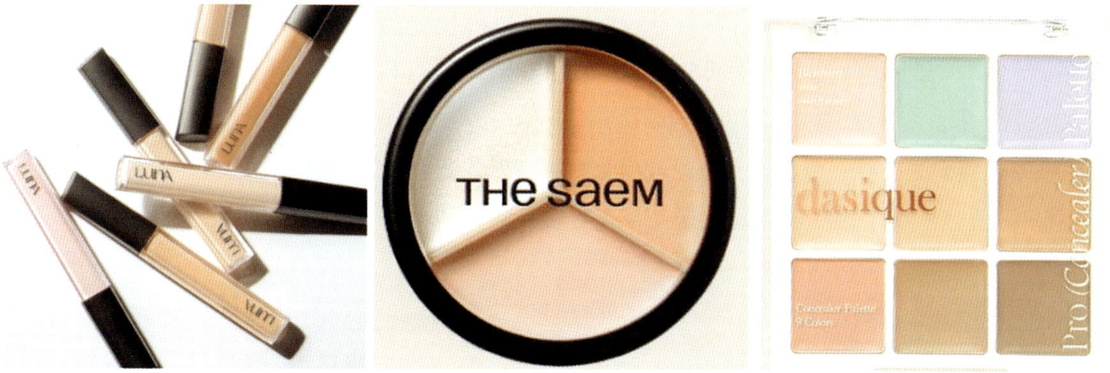

그림 5-3 컨실러 제품(루나, 더샘, 데이지크) *(출처: 올리브영 온라인몰)*

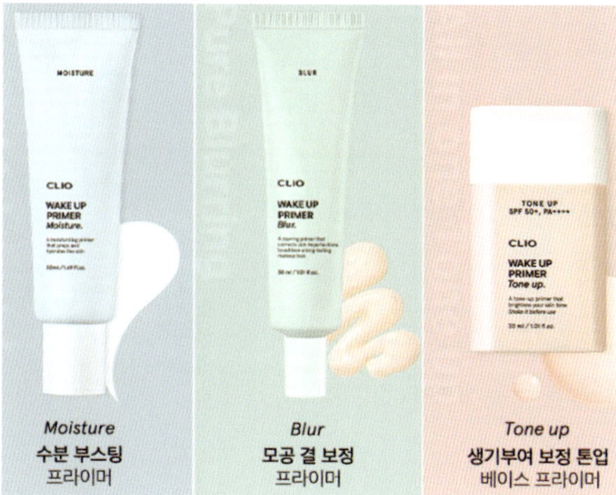

그림 5-4 메이크업 베이스 & 프라이머 제품 *(출처: 클리오 공식 계정)*

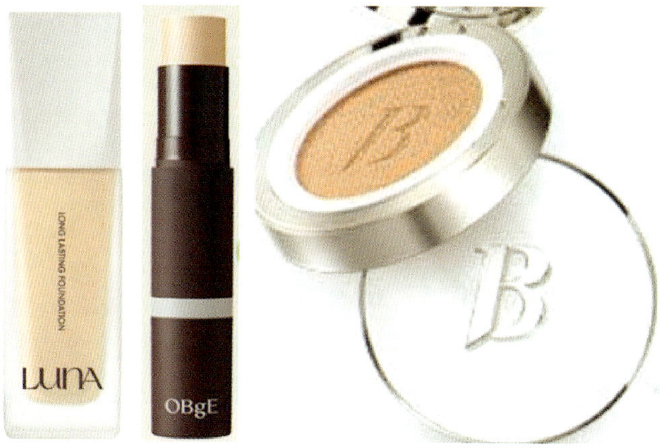

그림 5-5 파운데이션 제품(루나, 바닐라코, 오브제) *(출처: 올리브영 온라인몰)*

(2) 눈썹

- 모델의 모발 컬러에 맞는 컬러를 사용하여 두껍지 않게 그린다.

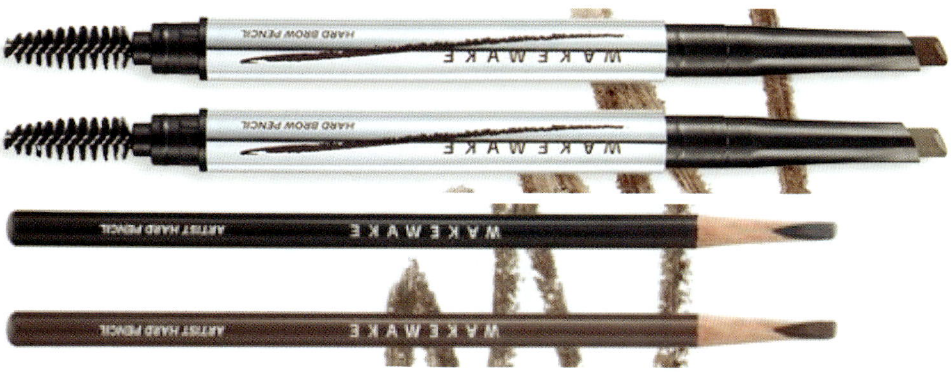

그림 5-6 눈썹 제품(웨이크메이크) *(출처:올리브영 온라인몰)*

(3) 아이쉐도우

- 프레임 기법으로 연핑크(베이스), 진핑크(메인), 버건디(포인트)를 그라데이션 해준다.
- 입자가 굵은 핑크, 실버계열의 펄로 마무리해준다.
- 눈 언더 부분에도 눈두덩이 부분에 사용한 컬러를 이용하여 자연스럽게 연결해준다.
- 아이쉐도우 팔레트에서 쿨톤, 웜톤으로 구분하여 연한 색에서 진한 색으로 그라데이션해서 펼친다.

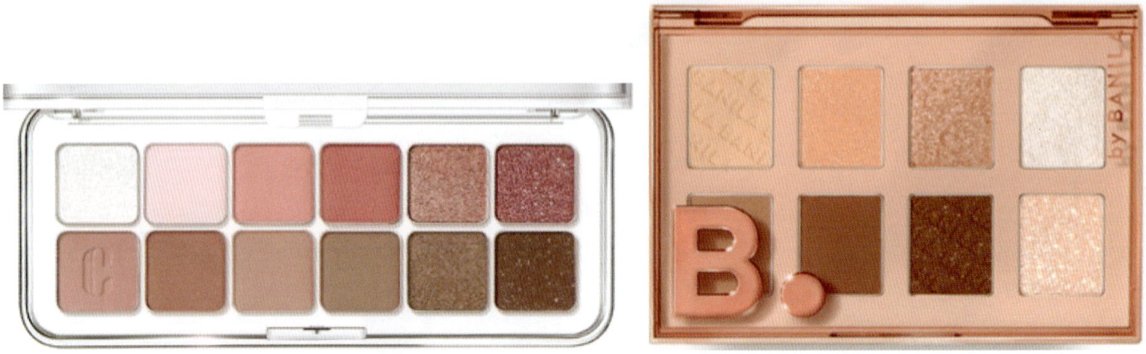

그림 5-7 아이쉐도우 제품(클리오, 바닐라코) *(출처: 올리브영 온라인몰)*

(4) 아이라인

- 진한 버건디 컬러와 브라운 컬러를 사용하여 점막을 꼼꼼하게 채워 눈매를 교정한다.
- 라인은 살짝 위로 올려서 그리거나 수평으로 길게 빼서 그린다.

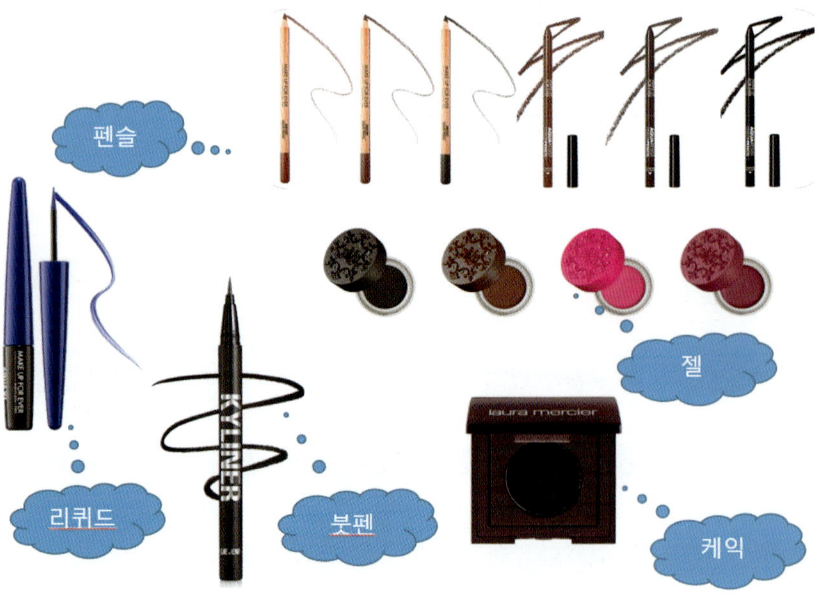

그림 5-8 아이라인 제품(슈에무라, 메이크업포에버) *(출처: 올리브영 온라인 몰)*

(5) 속눈썹

- 뷰러 후 인조 속눈썹을 붙여준다.
- 자연 속눈썹과 인조 속눈썹이 자연스럽게 연결될 수 있도록 마스카라를 해준다.
- 인조속눈썹은 한 줄 통자로 붙이는 것보다 조각내어서 3-5조각으로 붙이면 눈이 편안하다.

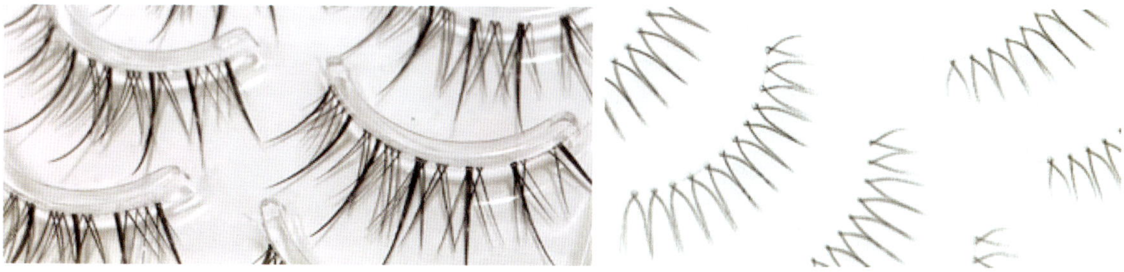

그림 5-9 인조 속눈썹 디자인

(6) 입술

- 아이쉐도우 색상이나 계절, 의상 컬러에 맞추어서 유사색으로 맞추는 것이 무난하며, 인커브 또는 아웃커브 형태로 그린다.

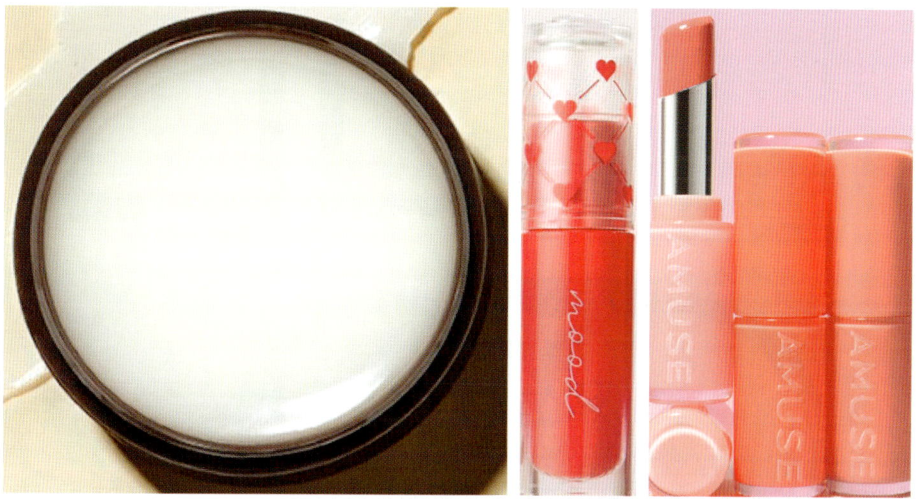

그림 5-10 입술 화장 제품(에뛰드, 페라페리, 어뮤즈) *(출처: 올리브영 온라인 몰)*

(7) 블러셔

- 핑크 계열의 컬러로 광대를 감싸듯 사선으로 표현한다.
- 피부색에 맞게 웜톤, 쿨톤 색상을 선택하고 볼뼈 뒤에서 안쪽으로 그라데이션한다
- 트렌드에 따라 포인트 위치는 눈 아래, 볼 중심, 귀 앞 등으로 변하기도 한다.

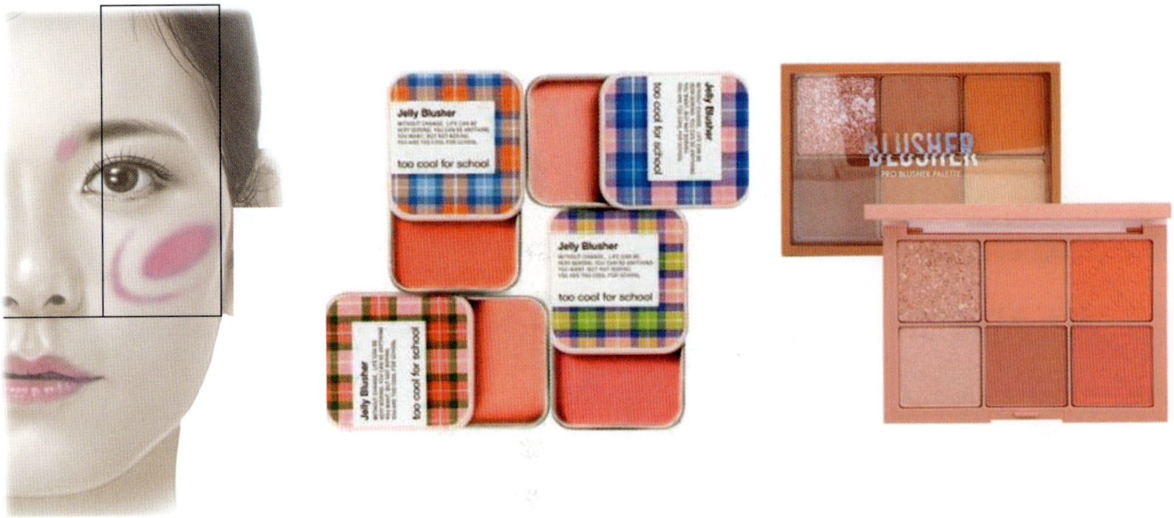

그림 5-11 블러셔 제품. A. 기본형 블러셔 B. 크림 타입 블러셔 C. 파우더 타입 블러셔 *(출처: 올리브영 온라인 몰)*

(8) 하이라이트 & 쉐이딩

얼굴 전체적인 균형과 조화롭게 음영으로 처리한다.

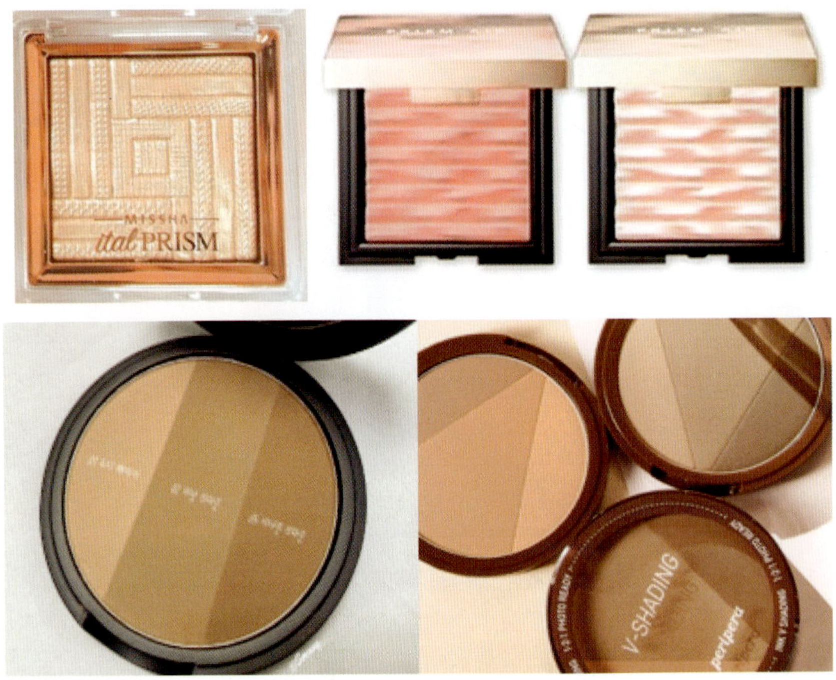

그림 5-12 하이라이트 & 쉐이딩 제품(루나, 더샘, 데이지크) *(출처: 올리브영 온라인몰)*

6. 이미지에 따른 메이크업

메이크업 이미지는 선, 형태, 색상, 질감 등의 메이크업 디자인 요소가 같이 결합된 디자인이라고 할 수 있다.

(1) 엘레강스(Elegance) 이미지 메이크업

불어로 '우아한', '고상한'의 뜻을 지닌 용어로 성숙한 여성의 아름다움이 표현되는 메이크업 고급스럽고 우아하며 품위 있는 여성다움을 지향하며 전통을 고수하는 클래식(classic)과 보수적인 페미닌(feminine) 이미지 스타일을 표현한다.

(2) 클래식(Classic) 이미지 메이크업

'고전적인', '전통의', '전형적인'이라는 뜻으로 패션 용어로는 가장 기본적이고 유행을 타지 않는 스타일을 말하며, 격식을 차린 모범적 스타일로 유행을 타지 않고 늘 사랑받는 전형과도 같은 느낌의 메이크업으로 공식적인 모임, 지적인 이미지나 신뢰감, 기품을 표현하고자 하는 모임 등에서 활용한다.

(3) 로맨틱(Romantic) 이미지 메이크업

'낭만적인', '연애 감정의'라는 의미를 가지고 있으며 여성스럽고 아름답고 달콤한 이미지를 말하며, 완숙한 여성적 아름다움보다는 순수하고 열정적인 소녀의 티가 나는 이미지를 일컫는 말로 매니시(mannish), 스포티(sporty)와 반대의 이미지를 의미한다.

(4) 소피스티케이티드(Sophisticated) & 시크(Chic) 이미지 메이크업

'세련된', '멋 부린', '기교에 치우친' 등의 뜻으로 빈틈없이 잘 다듬어져 손볼 여지가 더 이상 없음을 뜻함으로써 도시 감각이나 성숙한 여성스러움이 표현되며, 지성과 교양을 중시하는 커리어 우먼(career woman)형의 이미지나 정교한 스타일링을 한 것을 뜻한다. 리치(rich), 시크(chic), 슈어(sure), 스노브(snob) 등의 트렌드들이 해당된다.

(5) 액티브(Active) 이미지 메이크업

액티브는 엘레강스와 반대되는 개념의 밝고 쾌활한 이미지를 말하며, 액티브라면 흔히 남성 취향의 터프한 이미지를 떠올리거나, 스포츠를 즐기는 여성들이나, 캠핑, 레저 등을 즐기는 밝고 적극적인 이미지의 여성에게 해당된다. 스포티(sporty), 마린 룩(marine look), 워크 룩(work look), 레포츠 룩(leports look)등의 트렌드가 해당된다.

(6) 포스트 모던(Post modern) 이미지 메이크업

'근대적', '근대의', '현대적'이라는 의미의 모던(modern)보다 좀 더 진보적인 스타일로서 전위성 선구적이고 실험적인 작품'이 강하고 유행을 선도하는 유형을 말하며, 합리적인 의상, 기능적, 심플함, 샤프함과 지적 세련미를 겸비한 이미지 보단 포스트 모던(postmodern), 하이테크(high-tech), 하이브리드(hybrid), 서로 다른 성질을 가진 요소를 둘 이상 뒤섞음, 퓨처리스트 룩(futurist look) 등이 해당된다.

(7) 컨트리(Country) 이미지 메이크업

'자연', '교외', '전원'이라는 뜻으로 자연을 존중하고 야외에서 건강한 생활을 지향하는 순수, 투박함과 자연미를 표현하고 있으며, 액티브 메이크업이 주로 스포츠나 레저 등 일상에서 의도적으로 벗어난 적극적 활동임에 반해 컨트리 메이크업은 좀 더 자연에 밀착된 자연과의 조화를 강조하는 이미지의 메이크업이다.

컨트리 이미지로는 남성적인 하드한 감각, 이지적이고 쿨한 이미지, 섹시함을 느끼게 하는 소피스티케이티드와 반대 이미지 에콜로지(ecology), 트로피컬(tropical) 아웃 도어(out-door), 사파리(safari), 웨스턴(western) 등이 해당된다.

(8) 에스닉(Ethnic) 이미지 메이크업

'민속학적인', '인류학적인', '비기독교권'의 국가풍으로 외국 풍속이 반영된 이국적 무드와 경향을 말하며, 이그조틱(exotic), 앤틱(antique), 포클로어(folklore), 집시(gypsy), 라틴(latin), 아라비안(arabian), 오리엔탈(oriental), 인디언(indian), 차이니즈(chinese) 등을 말하는데, 에스닉과 포클로어는 중동과 동남아 유럽의 민속풍이 강한 반면 이그조틱은 열대 지방의 민속풍 이미지에 가깝다.

(9) 매니시(Mannish) 이미지 메이크업

남녀 평등을 주장하는 시대상을 반영한 패션 테마로서 여성이 남성 복장을 착용하는 데서 시작되었으나, 최근에는 여성다움을 어느 정도 유지하면서 심플함, 이지적, 중후함, 클래식하면서 중성적인 이미지를 풍기는 스타일이다.

1980년대의 파워 수트(power suit)와 같이 두꺼운 어깨 패드(pad)를 사용한 남성적 스타일, 1990년대의 좁은 어깨 패드를 활용한 약간은 여성적 이미지의 매니시 스타일이 유행했다.

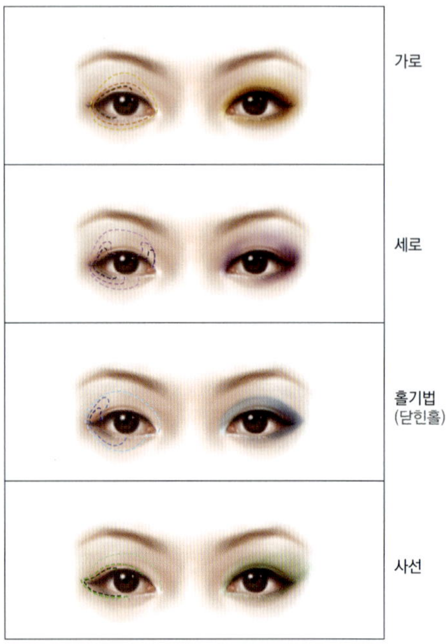

그림 5-13 아이쉐도우 이미지

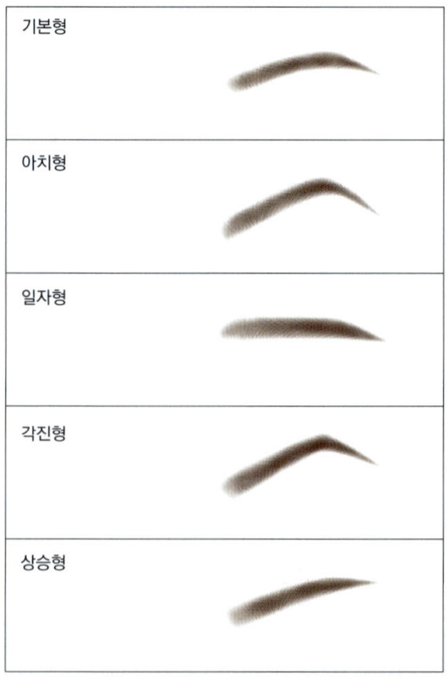

그림 5-14 눈썹 형태별 이미지

7. 퍼스널컬러 진단과 메이크업

20세기 초 스위스 화가이자 독일 바우하우스의 교수였던 요하네스 이텐은 특정 피부, 머리카락 색과 결합하여 특정 색들을 사용했을 때 초상화가 훨씬 나아 보임을 발견하였다. 모든 색은 웜톤과 쿨톤으로 분류하고 사계절에 기반한 4개의 컬러 팔레트를 제안하였으며, 최근 들어서는 색상 톤 분류에 따라 제시하고 있다.

1) 퍼스널 컬러의 개념

색채가 인간에게 미치는 영향이 단순히 외형적으로 보여지는 이미지에 국한된 것이 아니라 정신적인 영역과 생물학적, 생리학적인 요인에 이르기까지 미치는 효과가 크다. 따라서 퍼스널 컬러를 통해 자기의 구성 요소의 하나로 자신의 정체성(self-identity)과 자기 가치감(self-worth)을 높여 사회적, 심리적으로 자신감과 건강함을 통해 대인관계의 촉진과 자신 의 능력을 최대한 발휘하는 데 그 의의가 있다.

2) 결정 요인

퍼스널 컬러는 개인이 갖고 있는 고유의 신체 색상으로 보통 피부, 머리카락, 눈동자 색을 말한다. 눈동자 색은 홍채에 있는 멜라닌 색소의 빛깔과 혈관 분포 정도에 따라 결정되며, 피부색은 헤모글로빈의 붉은색, 멜라닌의 갈색, 케라틴의 황색이 합쳐져 결정되며, 머리카락 색은 흑갈색을 띄는 유멜라닌(eumelanin), 황적색을 띄는 페오멜라닌(pheomelanin)의 분포와 양에 따라 정해진다.

3) 색상환과 톤분류

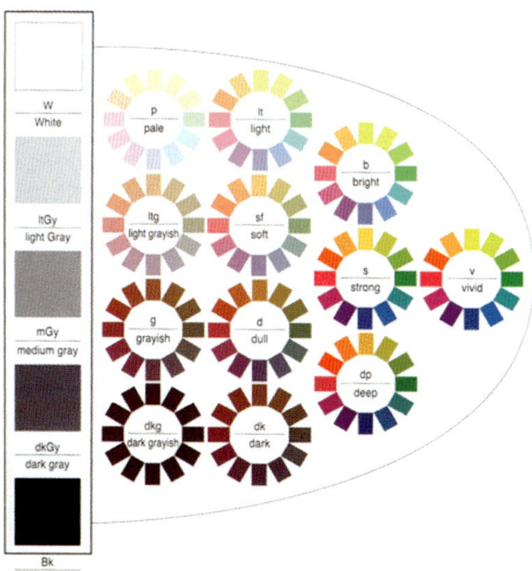

그림 5-15 먼셀의 톤분류(색채, 미진사)

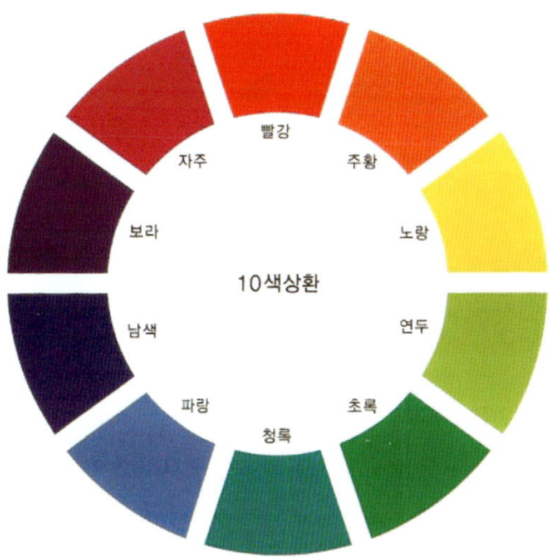

그림 5-16 먼셀의 색상환(색채, 미진사)

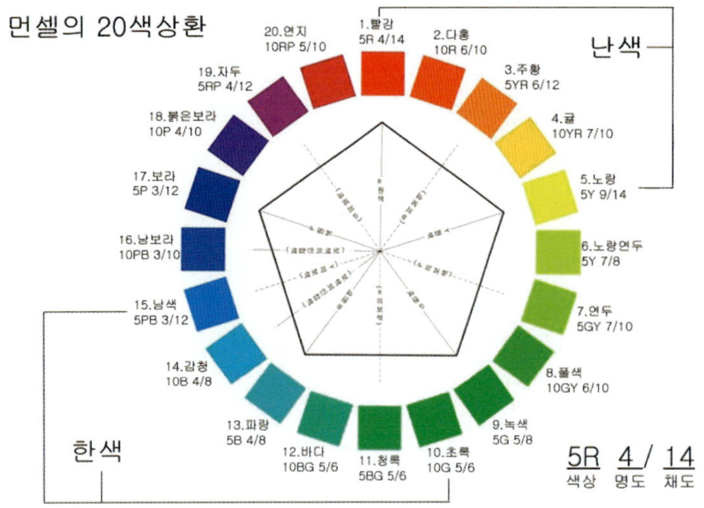

그림 5-17 먼셀의 20색 상환(색채, 미진사)

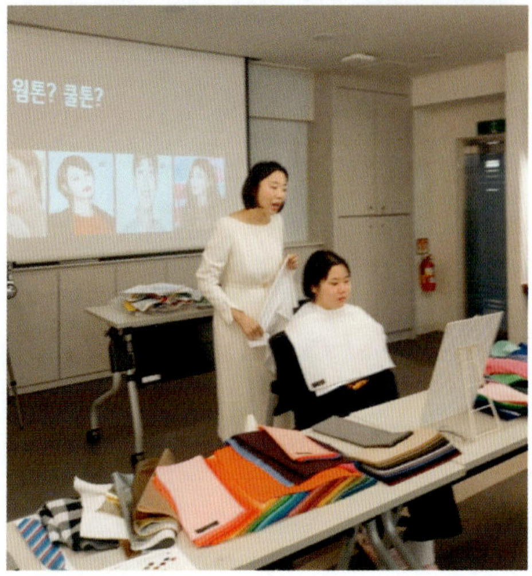

그림 5-18 퍼스널컬러 진단 모습

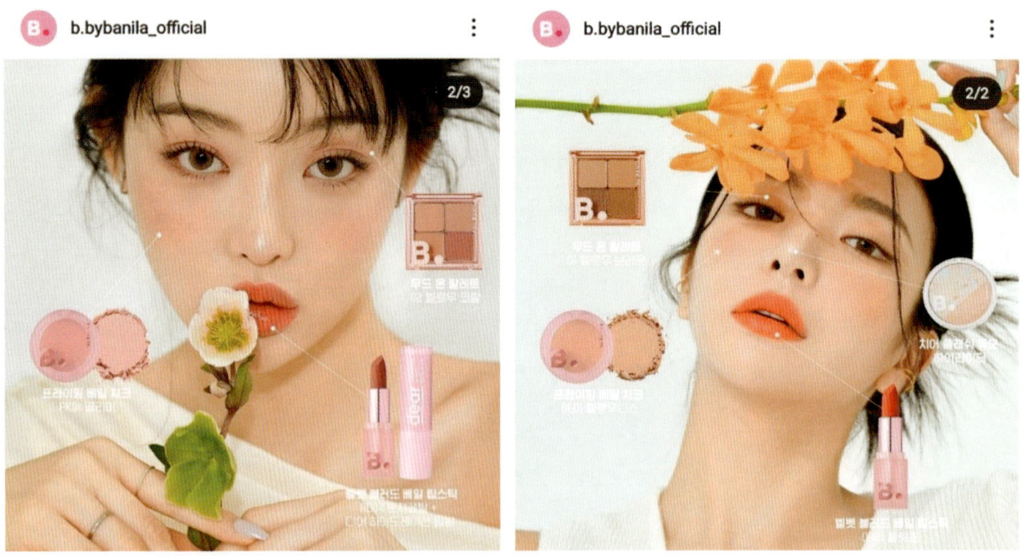

그림 5-19 웜톤, 쿨톤 이미지 *(출처: 바닐라코 인스타그램 공식계정)*

8. 생활 속의 메이크업

미용성형과 메이크업의 종합적인 관점에서 예쁜 얼굴 즉, 미인형의 공통점은 희고 깨끗한 얼굴, 볼록한 이마, 크고 또렷한 눈매, 눈주위는 밝고 맑게, 눈썹은 부드럽게, 광대뼈는 나오지 않고 부드럽게 팔자주름이 없고 입꼬리는 위로 올라간 이미지의 수정 메이크업을 기본으로 하고 있다.

결론적으로 미소가 있는 표정은 얼굴 근육 방향이 위로 위를 향하고 있고 표면이 부드러운 곡선이므로 성형수술 상담 시 고치고 싶은 부위의 디자인 내용과 거의 일치하고 있다. 그리고 관상이 좋다고 하는 얼굴 또한 이목구비의 크기, 돌출, 방향 등이 성형 선호도 디자인과 거의 일치하고 있다. 따라서 메이크업을 할 때 수정 메이크업의 기본 디자인과 색상은 얼굴 성형수술과 같은 맥락이라고 사료된다.

참고문헌

1. 김민신(2017). 방송인의 뷰티케어 연구외모만족도-미용성형 이미지를 중심으로. 예술인문사회융합멀티미디어논문지, 33(7), 763-71.
2. 바닐라코 인스타그램 계정(2024)
3. 김민기. 색채 1. 1판1쇄. 파주시:미진사 2017. 16-24.
4. 이주연 외(2024). SNS콘텐츠를 통한 디지털 뷰티 헬스케어 동향. 차세대융합학회논문지, 8(10), 2365-78.
5. 김지안, 조고미. 패션뷰티스타일링. 파주시:메디시언. 2021. 131-59.

6 / 레이저

1. 레이저 치료의 원리와 종류

레이저(light amplification by stimulated emission of radiation, Laser, 방사선의 자극 방출에 의한 광 증폭)는 인위적인 유도 방출을 통해 만들어진 전자기파 빛을 증폭시켜 새롭게 유도된 특정 파장의 에너지를 생성할 수 있다는 원리에 기초한 기술이다. 여러 파장을 가지고 있는 일반적인 자연광(예: 태양광, 형광등)과 달리, 레이저는 단색성(단일 파장), 평행성(빛이 분산되지 않고 일정한 방향으로 진행), 응집성(빛이 집중되어 목표 지점에 에너지를 전달) 등의 특성을 가지고 있다. 이러한 특성 덕분에 레이저는 목표한 조직에만 에너지를 집중시켜 주변의 정상 조직을 보호할 수 있다. 일반적으로 전자파(광선)의 종류에는 감마선, X-ray, 자외선, 가시광선, 적외선, 라디오파로 구분(그림 6-1)되며, 이 중 레이저 치료에 사용되는 파장은 대부분 가시광선 영역(380-780 nm)과 근적외선 영역이다. 자연광을 나눈 빛은 전자기 스펙트럼 내에서 다양한 주파수를 가지며, 이러한 주파수는 각기 다른 에너지를 지닌다. 예를 들어, 적외선은 가시광선보다 낮은 주파수를 가지며, 자외선은 높은 주파수를 가진다. 이러한 주파수의 차이는 물질과의 상호작용에서 다양한 현상을 만들어낸다.

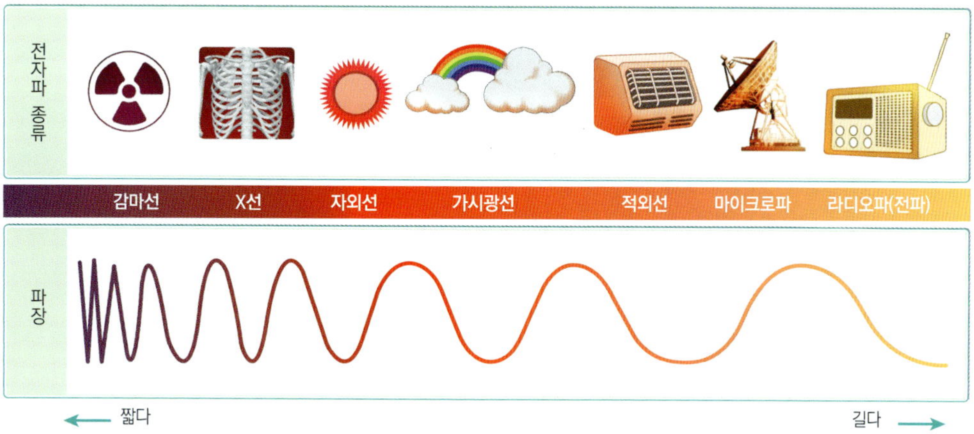

그림 6-1 전자파의 종류

레이저는 각각 고유의 파장을 가지고 있기 때문에 레이저 종류마다 물리적, 생물학적 특성이 달라 조직에 미치는 영향도 다르므로 치료목적에 따라 적절한 파장의 레이저 종류가 선택되어야 한다. 레이저의 파장, 출력, 조사 시간, 조직의 부위에 따라 등에 따라 효과가 달라지며, 조직에 대한 투과력이나 선택성도 차이가 난다. 일반적으로 레이저는 파장이 짧을수록 조직투과가 얕아 표재성 질환을 치료하는 데 적합하고, 파장이 길수록 조직 투과가 깊어 깊은 피부 질환의 치료에 이용된다. 또한, 레이저 치료는 연속파(continuous wave, CW)에서 점차 펄스파(pulsed wave)나 초단파(superpulse), 극초단파(ultrapulse) 등의 방식으로 발전하여, 주위 정상 조직에 미치는 영향을 최소화하면서 목표 조직을 선택적으로 치료할 수 있게 되었다. 피부에 흔히 사용되는 레이저의 파장에 따른 종류를 살펴보면, 가시광선영역에서는 Argon레이저(488-514 nm), FD-Nd:YAG (532 nm), Ruby레이저(694 nm), Alexandrite레이저(755 nm) 등이 있으며, 근적외선 영역에서는 Erbium-glass (1550 nm), Nd:YAG레이저(1064 nm), Er:YAG레이저(2940 nm), CO_2 레이저(10600 nm) 등이 주로 사용되고 있으며, 각 레이저별 다양한 제품명으로 출시되고 있다.

2. 레이저의 개발

레이저(light amplification by stimulated emission of radiation, Laser)는 1960년대 초반에 등장한 혁신적인 기술로, 빛을 증폭하고 제어하여 다양한 분야에서 활용되고 있다. 레이저의 발전 역사는 물리학, 광학, 공학 등 여러 학문 분야에서의 기초적인 이론 연구와 실험을 바탕으로 이루어졌으며, 현대 기술의 중요한 부분을 차지하고 있다.

1917년, 아인슈타인이 양자론에 관한 논문에서 언급한 유도 방출(stimulated emission)이라는 개념을 제시했는데 이것이 모든 레이저의 기본원리가 되었다. 이 이론에 따르면, 특정한 원자나 분자가 외부에서 입사한 에너지의 자극으로 전자들이 들뜬상태(여기상태)에 있다가 여기된 전자들이 다시 에너지준위가 낮은 안정화 상태로 돌아가면서 받아들인 에너지를 전자기파 형태로 방출하게 되는데, 특정한 조건 하에서 외부의 자극에 의해 방출되는 에너지를 증폭시킬 수 있다(그림 6-2). 이는 레이저를 개발하고 제작하는 데 중요한 기초가 되었다.

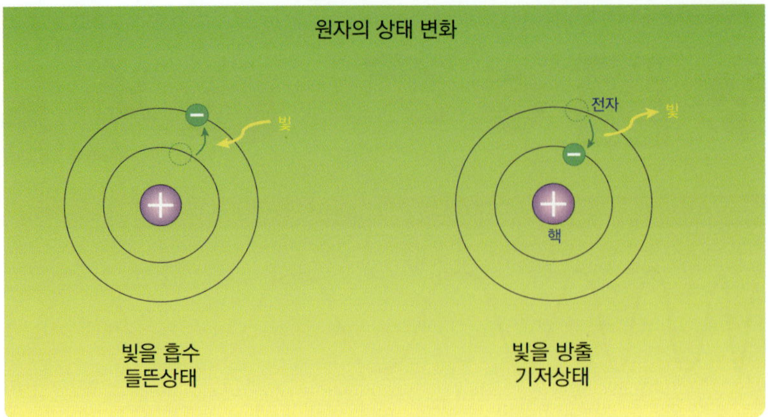

그림 6-2 원자의 상태변화. 전자들이 외부에너지의 자극으로 들뜬상태(여기상태)로 있다가 다시 받아들인 에너지를 방출한 후 기저 상태로 돌아간다.

1953년 컬럼비아대학의 찰스 타운즈(Charles H. Townes), 제임스고든(James P. Gordon) 등이 아인슈타인의 학설에 기초한 레이저의 전단계인 메이저(microwave amplification by stimulated emission of radiation, MASER) 라는 장치를 개발하여 Physical Review지에 처음 게재하였다(그림 6-3). 이는 암모니아 가스를 이용하여 유도방출로 증폭된 coherent electromagnetic waves (microwaves)를 만드는 장치로 물질과 복사에너지의 양자역학적인 상호작용을 직접 시연한 장치였다. 같은 시기 비슷한 연구를 한 소련의 니콜라이 바소프(Nikolay Basov), 알렉산더 프로코브(Alexander Prokhorov)와 함께 전자기파를 유도하여 레이저를 만들 수 있는 기초를 제공했으며 이 혁신적인 중요한 업적으로 노벨물리학상을 공동 수상하게 된다.

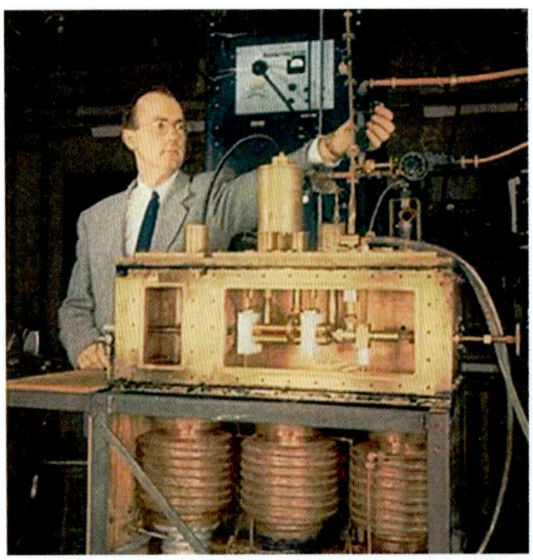

그림 6-3 1953년 찰스 타운즈(Charles H. Townes)가 만든 암모니아 메이저원형

레이저라는 용어는 1957년 콜럼비아 대학의 졸업생인 고든 굴드(Gordon Gould)가 'Light Amplification by Stimulated Emission of Radiation(복사의 유도 방출에 의한 광증폭)'이라는 용어를 처음으로 만들어 이야기하였다(그림 6-4).

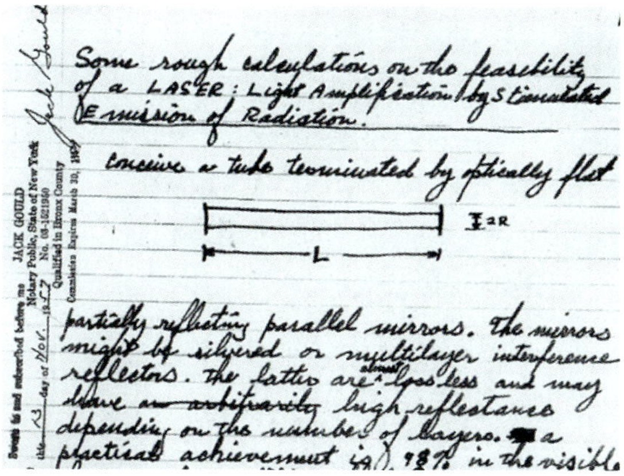
Some rough calculations on the feasibility of a LASER: Light Amplification by Stimulated Emission of Radiation.
Conceive a tube terminated by optically flat partially reflecting parallel mirrors. the mirrors might be silvered or multilayer interference reflectors. The latter are almost lossless and may have an arbitrarily high reflectance depending on the number of layers. a practical achievement is 98% in the visible

그림 6-4 1957년 'LASER'라는 합성어를 처음 만든 고든 굴드의 연구노트

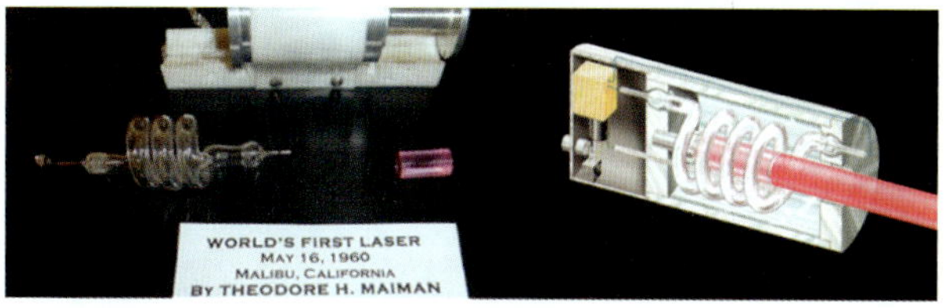

그림 6-5 1960년 테오도르 마이먼(Theodore Maiman)에 의해 최초로 개발된 루비레이저 모형

3. 최초 레이저 발명 (1960)

1960년 레이저의 최초 발명자는 캘리포니아의 휴즈 연구소에서 근무하던 미국의 물리학자 테오도르 마이먼(Theodore Maiman)으로, 그에 의해 최초로 개발된 레이저는 합성 루비를 활성 매질로 사용하는 루비 레이저이다. (그림 6-5) 1960년 7월, 마이먼은 여러 과학자들과 보도진 앞에서 붉은 광선으로 풍선을 터뜨려 보였다. 이 빛의 마술은 크롬 이온이 첨가된 알루미늄 산화물 결정체(루비)를 매질로 이용하여 매우 좁은 파장의 집중된 고강도의 광선을 생성할 수 있는 최초로 발명된 루비 레이저(Ruby laser)였다. 마이먼의 루비 레이저는 레이저의 상용화에 중요한 첫걸음을 내디뎠다. 이 루비 레이저를 최초로 활용한 것은 군사용 거리계이며, 높은 출력을 지녀 지금도 다이아몬드에 구멍을 뚫기 위해 상업적으로 이용되고 있다.

4. 레이저의 기초

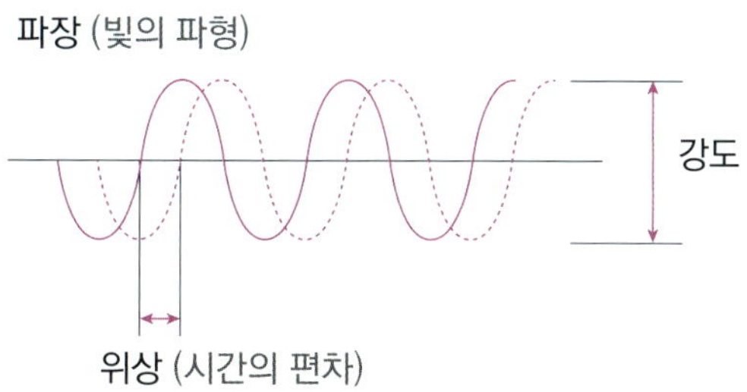

그림 6-6 빛의 파형

빛이 파동의 성질을 지니고 있다는 것은 오래전부터 알려져 있었다. 자연광이 서로 다른 많은 파장과 위상의 빛이 섞여 있는 데 비하여 레이저 광은 단일 파장 동위상의 빛으로 구성되어 있다(그림 6-6). 파장이란 물결의 봉우리와 봉우리, 혹은 골짜기와 골짜기 사이의 길이를 말하는데, 사용되는 매질의 종류에 따라 다른 파장의 빛이 만들어지고, 각 파장마다 각기 다른 일정한 색을 가지고 있으므로 단일 파장인 레이저 광은 단일색을 가지고 있다. 하지만 자외선이나 적외선 같은 가시광 이외의 파장을 가진 레이저 광은 색깔을 가지지 않기 때문에 가이드 빔을 사용하여 작동여부를 도와주고 있다.

레이저는 파동의 성질을 가진다고 하였는데 위상이란 이 물결파동의 어긋남을 이야기한다. 한 매질에서 발생된 빛은 동위상의 특성을 가지고 있는데 이는 물결의 봉우리와 봉우리, 골짜기와 골짜기가 일치하고 있는 것으로, 다시 말해서 한 가지 매질에서 생겨난 빛은 꼭 같은 모양의 파동이 생겨난다고 생각하면 된다. 이 때문에 여러 파장의 빛이 합쳐진 자연광에 비하여 단일레이저 광은 매우 잘 다듬어진 '한 가지 형태 물결'의 빛이라 할 수 있다.

한 가지 매질에서 생성된 빛은 처음에 매우 약하다. 이러한 빛을 증폭한다는 것은 간단히 말하면 어떤 물질을 구성하는 원자와 분자를 자극하여, 생성된 빛의 힘을 강하게 만드는 것을 말한다. 물질에는 각각의 고유한 에너지 레벨이 있어, 증폭되었을 때에 방출되는 빛의 에너지도 각각 일정한 값을 갖는데, 방출되는 빛의 파장이 물질마다 달라지는 것이다.

물질에는 각각의 고유한 에너지 준위가 있어, 증폭되었을 때에 방출되는 빛의 에너지도 각각 일정한 값을 갖게 되는데 방출되는 빛의 파장이 물질마다 달라지는 것은 그 때문이다. 앞서 말한 대로 일정한 에너지 준위에서 안정된 기저 상태의 분자와 원자는 밖으로부터 자극을 받으면 에너지 레벨이 높은 여기 상태가 된다. 이때의 원자는 매우 불안정하기 때문에 에너지 레벨이 낮은 안정 상태로 돌아가려고 받았던 에너지를 빛의 형태로 방출하는데, 이 자연 방출로 얻어지는 빛은 우리가 일상 생활에서 체험하는 햇빛과 같이 파장도 위상도 제각기 다른 무질서한 빛이 혼재된 상태이다. 한편 원자나 분자는 자신이 자연 방출하는 빛과 똑같은 파장의 빛에 부딪치면 원래와 같은 형태의 빛을 유도 방출하게 된다. 이러한 빛을 증폭시키면 조직에 작용을 일으킬 정도의 충분한 에너지의 강한 빛을 만들 수 있는데 이를 레이저(light amplification by stimulated emission of radiation, Laser)라고 한다. 즉, 빛을 증폭한다는 것은 간단히 말하면 빛의 힘을 강하게 만드는 것을 말하며, 그것은 어떤 물질을 구성하는 원자와 분자를 자극하여, 빛 등의 전자파를 에너지로서 꺼내는 것을 말한다. 이러한 증폭된 레이저 광을 만들어 한 방향으로 꺼내기 위해서는 광공진기(optical cavity resonator)를 사용하여야 한다(그림 6-7).

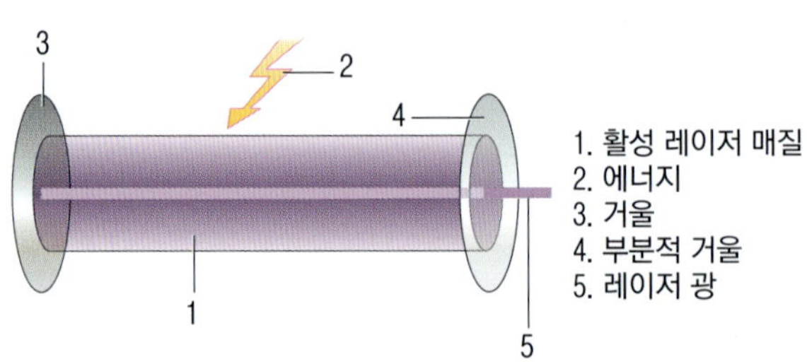

그림 6-7 초기 루비 레이저 구성요소

이것은 광축이 일치하도록 좌우에 한쪽은 전반사 거울, 다른 쪽은 반사율, 투과율이 거의 같은 하프거울을 서로 마주보게 놓고, 그 사이에 레이저 발진을 시키기 위한 물질레이저 이득 매체(gain medium)를 놓은 것이다. 매질로서는 고체 외에 액체, 기체도 사용되는데 현재까지 수천 종류에 이르는 레이저 광이 확인되고 있고 있다. 펌프라고 이야기하는 들뜸용 플래쉬램프로 광공진기의 레이저 매질에 자극을 주어 연속적으로 여기를 만들어 내면, 자연 방출과 유도 방출이 일어나게 된다. 자연 방출도 유도 방출도 처음에는 제각기 다른 방향을 향해서 일어나지만 좌우의 거울에 수직으로 닿는 빛만은 반사되어 거울 사이를 몇 번이고 왕복하는 동안에 레이저 매질에 다시 부딪치며 새로운 유도 방출을 되풀이하여 만들어내며 원하는 힘을 가진 레이저 광으로 성장해간다. 이때 양쪽 거울에 반사되면서 내부를 왕복하고 있는 빛의 일부분이 한쪽에 설치된 부분 투과성거울을 통과하여 광공진기 밖으로 방출되게 되는데 이러한 원리로 레이저 광이 발생되는 것이다(그림 6-8).

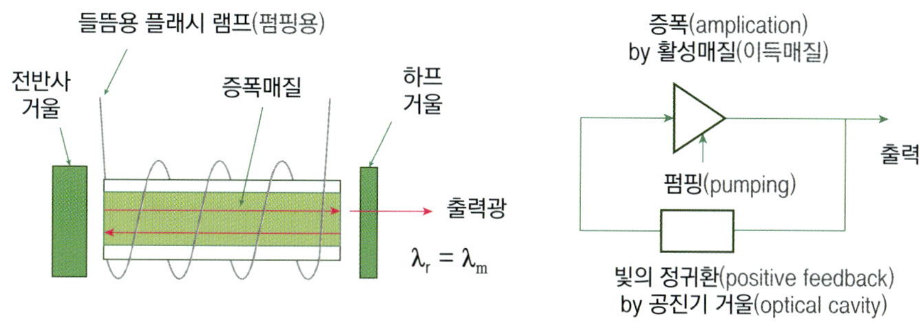

그림 6-8 광진공기를 이용한 증폭 과정

5. 레이저 종류

매질에 따른 레이저의 분류는 고체, 액체, 기체, 반도체 레이저로 구분할 수 있다. 이러한 레이저는 매질의 성질에 따라 특성이 다르고, 용도도 각각 다르다.

매질에 따른 레이저의 종류

- 고체 레이저: 루비 레이저, Nd:YAG 레이저, Ti:Sapphire 레이저, 광섬유 레이저
- 기체 레이저: 탄산가스 레이저, 헬륨-네온 레이저, 아르곤 이온 레이저, 엑시머 레이저 등
- 액체 레이저: 색소 레이저(알코올 또는 에틸렌, 글리콜과 같은 용매에 염료를 녹인 용액을 레이저의 활성 매질로 사용)
- 반도체 레이저: 전기적 펌핑을 통해 레이저를 발생시킴

초기 레이저들은 연속파를 가지거나 기계적 셔터를 이용한 단속파들이었는데 조직에 전달되는 에너지의 양을 조절할 수가 없어 없애려고 하는 조직뿐만 아니라 주변의 건강한 조직까지도 손상시켜 hypertropic scar나 PIH등의 합병증을 피할 수가 없었다. 1983년 하버드대학의 Rox Anderson과 JA Parrish는 치료하고자 하는 표적조직에 전달된 열

이 절반으로 감소하는 열이완시간보다 더 짧은 기간만 레이저를 조사하면 표적조직에만 선택적인 열손상이 일어나고 주변의 정상조직은 레이저의 영향을 받지 않는다는 선택적광융해(selective photothermolysis)라는 새로운 치료개념을 소개하였다. 이를 근거로 레이저가 조직에 노출되는 파장지속시간(pulse duration time)이 msec, nano sec 정도로 짧은 pulsed wave 레이저들이 많이 개발되어 부작용이 적은 안전한 레이저 시술이 가능하게 되었다.

6. 파장지속시간(Pulse duration time)의한 분류

Long pulse laser (msec), 큐스위치레이저(Q-switched laser, ns), 피코레이저(Picolaser, ps)정도로 나누어지게 된다.

1) Long pulse laser (msec)

노출되는 파장의 지속시간이 밀리초(ms, 1/1,000sec) 단위의 가장 긴 레이저로 병변부위를 뜨겁게 만들어 열로 조직작용을 만드는 방식으로 긴 시간 동안 에너지가 방출되기 때문에 조직을 파괴시키는 데 열이 많이 필요한 안면홍조, 혈관성기미, 제모 등에 효과적이다. 매질의 종류에 따라 롱펄스 엔디야그(long pulse Nd:Yag laser), 롱펄스 알렉산드라이트(long pulse Alexandrite laser), 롱펄스KTP (long pulse KTP laser), 롱펄스 다이레이저(long pulse dye laser) 등이 있다.

2) 큐스위치레이저(Q-switched laser)

노출되는 파장의 지속시간이 나노초(ns, 10억분의 1초) 단위의 레이저로 ms 길이의 long pulse laser보다 짧은 시간에 에너지를 집중시켜 병변부위를 진동에 의한 충격파 형태로 로 조직을 파괴하기 때문에 PIH, 기미, 주근깨 등 색소질환의 치료에 주로 사용한다. 사용되는 매질로는 694 nm Ruby, 755 nm Alexandrite와 1064 nm Nd:Yag 레이저가 있다. 1064 nm Nd:Yag 파장을 반으로 분할하여 532 nm의 파장을 일광성 흑자나 주근깨 같은 표재성 색소병변에 사용하기도 한다. 파장 길이가 긴 1064 nm Nd:Yag는 보다 깊은 진피층까지 도달할 수 있기 때문에 깊은 문신을 제거하는 데 도움이 된다. 또한 1064 nm Nd:Yag를 약한 강도로 10회전 후 시술하면 얕은 피부의 작용보다 깊은 피부에 작용하기 때문에 부작용을 최소화하면서 색소를 제거할 수 있는 안전한 방법이며 이를 레이저토닝(laser tonning)이라고 한다.

3) 피코레이저(Picosecond laser)

나노초레이저 파장을 좀 더 쪼개어 피코초(ps, Picosecond 1조 분의 1초) 동안 조직에 조사되도록 만든 것을 피코레이저(Picosecond laser)라고 한다. 사용되는 매질로는 755 nm Alexandrite와 1064 nm Nd:Yag 레이저가 있으며, 1064 nm Nd:Yag 파장을 반으로 분할한 532 nm의 파장을 사용하기도 한다. 피코초레이저 파장은 나노초 파장의 레이저보다 각 파장이 가지는 에너지가 크기 때문에 조직에서 광열작용(photothermal effect)보다 광기계작용(photomechanical effect)이 더 크고 색소를 보다 작게 부수어 색소질환이나 문신제거에 보다 효과적인 레이저이다.

정리하면 매질에 따라 각각 특징적인 파장길이를 가진 연속된 레이저가 발생되고(694 nm Ruby, 755 nm Alexandrite, 1064 nm Nd:Yag), 이 빛을 인위적으로 나누어 조직에 조사되는 길이를 달리하여(롱펄스, 큐스위치레이저, 피코레이저) 조직에 전달되는 에너지 양이 다르게 조절을 하여 여러 형태의 피부병변을 치료하게 된다. 동일한 파장대의 에너지를 가진 1064 nm Nd:Yag 레이저라도 조사되는 시간이 길면 에너지 밀도가 낮아져 열작용이 더 많아지고 짧으면 에너지 밀도가 높아져 기계적인 작용이 더 커지게 된다. 또한 병변 조직의 종류에 따라 열이완시간(thermal relaxation time)이 달라지기 때문에 치료할 수 있는 병변의 종류가 달라지는 것이다. 큐스위치레이저로 치료해야 하는 색소성병변을 롱펄스로 치료하면 열작용에 의하여 색소가 더 짙어질 수가 있으며, 열작용이 필요한 롱펄스로 치료해야 하는 색소성 기미를 큐스위치레이저로 치료하면 아무리 치료해도 효과가 없을 수 있다.

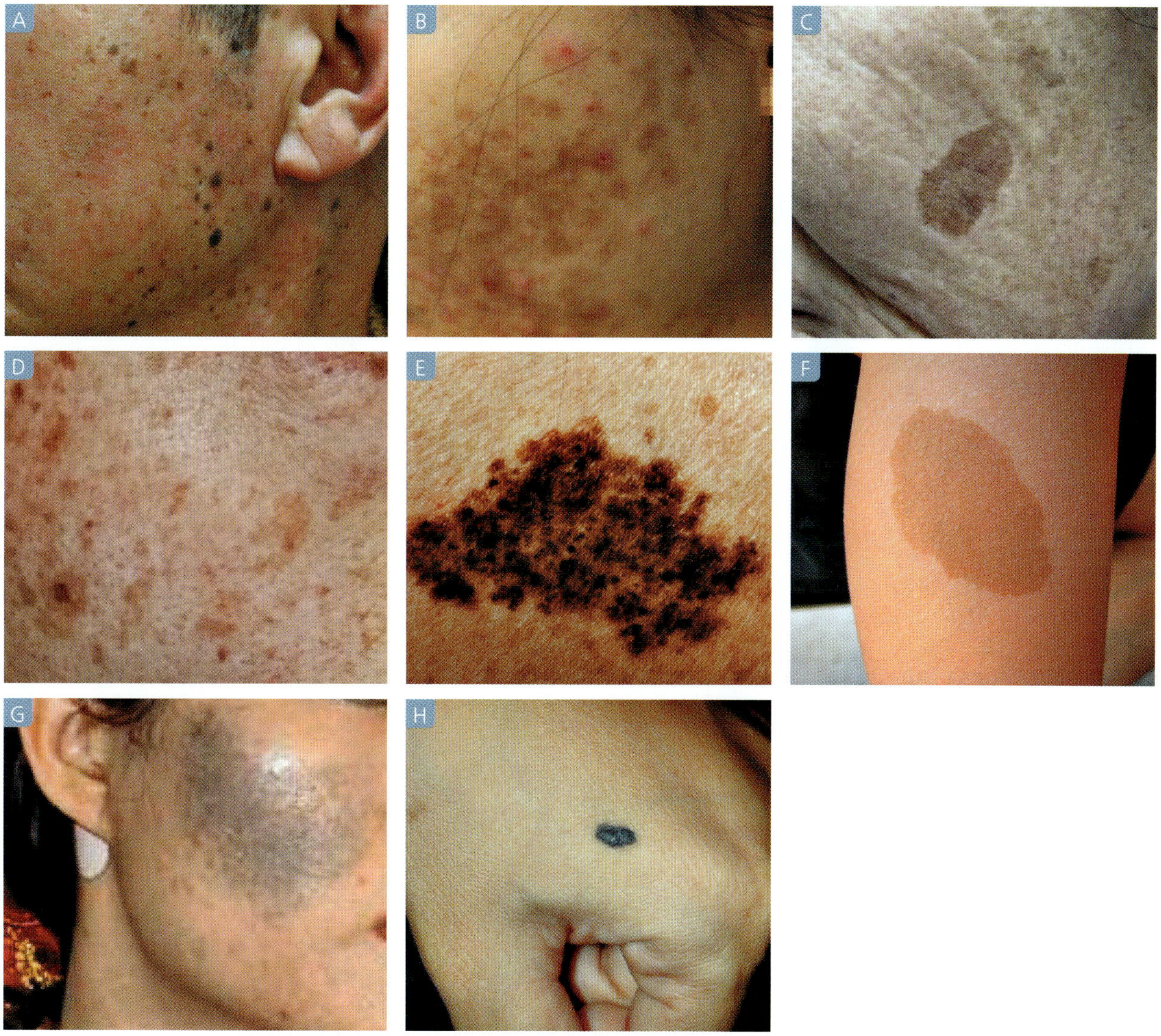

그림 6-9 색소성 병변 치료에 사용되는 레이저. A. 검버섯 B. 과색소침착 C. 노인성 흑자D. 기미 E. 반문성 모반 F. 밀크커피반점 G. 오타 모반 H. 청색 모반

색소성 병변은 멜라닌(melanin) 색소에 의해 발생하는 피부 문제로, 이를 치료하기 위해서는 멜라닌에 선택적으로 흡수되는 레이저 파장을 사용해야 한다. 파장의 길이가 짧을수록 빛이 피부 깊이 들어가지 못하기 때문에 색소가 얕은 표피성 병변은 짧은 파장을, 깊은 진피성 병변은 긴 파장을 사용하는 것이 효과적이다. 예를 들어, 노인성 흑자, 검버섯, 주근깨(freckle), 밀크커피 반점(café-au-lait spot), 반문상 모반(nevus spilus), 기미와 같은 얕은 병변에는 짧은 파장의 레이저가 적합하며, 오타 모반(Ota's nuvus), 청색 모반(blue nevus)과 같은 깊은 병변에는 긴 파장의 레이저가 사용된다. 기미(melasma)나 염증 후 과색소침착(postinflammatory hyperpigmentation, PIH) 등은 표피와 진피에 모두 분포할 수 있기 때문에 치료 시 주의해야 한다(그림 6-9).

문신 제거에도 레이저가 활용되며, 문신의 색상과 깊이에 따라 다양한 레이저가 선택된다. 예를 들어, 표피성 병변이나 붉은색 문신에는 짧은 파장의 Nd:YAG 레이저(532 nm), 기미 같은 표피성 옅은 갈색이나 문신에는 Ruby레이저(694 nm) 가 좋다. 깊어 색소가 짙은 갈색이나 푸른색의 오타 모반(Ota's nuvus)이나 푸른색 혹은 검정색 같은 문신에는 긴 파장의 Nd:YAG (1064 nm)나 Alexandrite (755 nm) 레이저가 적합하다.

7. 색소성 병변 치료에 사용되는 레이저 원리

색소성 병변(pigmented lesions)은 피부에 과도하게 생성된 색소나 멜라닌으로 인해 발생하는 다양한 질환을 말한다. 대표적으로 노인성 흑자, 주근깨, 기미, 문신 등이 포함된다. 각 레이저는 특정한 색소에 흡수되는 특정 파장의 빛을 갖고 있으며, 이를 이용해 색소를 파괴하거나 제거하는 방식으로 색소성 병변을 치료한다. 레이저 빛이 색소에 흡수되면 그 에너지는 열로 변환되어 색소를 파괴하며, 파괴된 색소는 체내의 자연적인 대사 과정을 통해 서서히 제거되어 치료 후 병변의 크기가 줄어들거나 사라진다.

선택적 광열분해(selective photothermolysis)는 1983년 하버드대학의 Rox Anderson과 JA Parrish가 제시한 레이저 치료의 핵심 원리다. 치료하고자 하는 표적조직에 전달된 열이 절반으로 감소하는 열이완시간(thermal relaxation time)보다 더 짧은 기간만 레이저를 조사하면 표적조직에만 선택적인 열손상이 일어나고 주변의 정상조직은 레이저의 영향을 받지 않는다는 새로운 치료개념이다. 이 원리는 특정 파장의 빛이 병변에 있는 색소에만 흡수되도록 흡수력이 강한 파장의 레이저를 짧은 시간에 조사하여, 표적조직에만 온도가 올라가고 그 주변 정상조직으로 열확산이 적어 주변조직의 손상 없이 표적조직만을 색소를 선택적으로 파괴하는 과정이다. 레이저의 빛은 피부의 다른 구조물에는 영향을 미치지 않으므로, 주위의 정상 조직은 보호되며 병변에만 에너지를 집중시킬 수 있다. 이러한 치료목적을 이루기 위해서는 표적조직에 잘 흡수되면서 표적조직의 깊이까지 도달할 수 있는 파장대(pulse length)의 레이저가 필요하고, 목표조직의 열이완시간보다 적은 조사시간(pulse duration)이 필요하며, 에너지밀도(fluence)가 표적조직을 파괴할 만큼 충분한 출력을 가지고 있어야 한다.

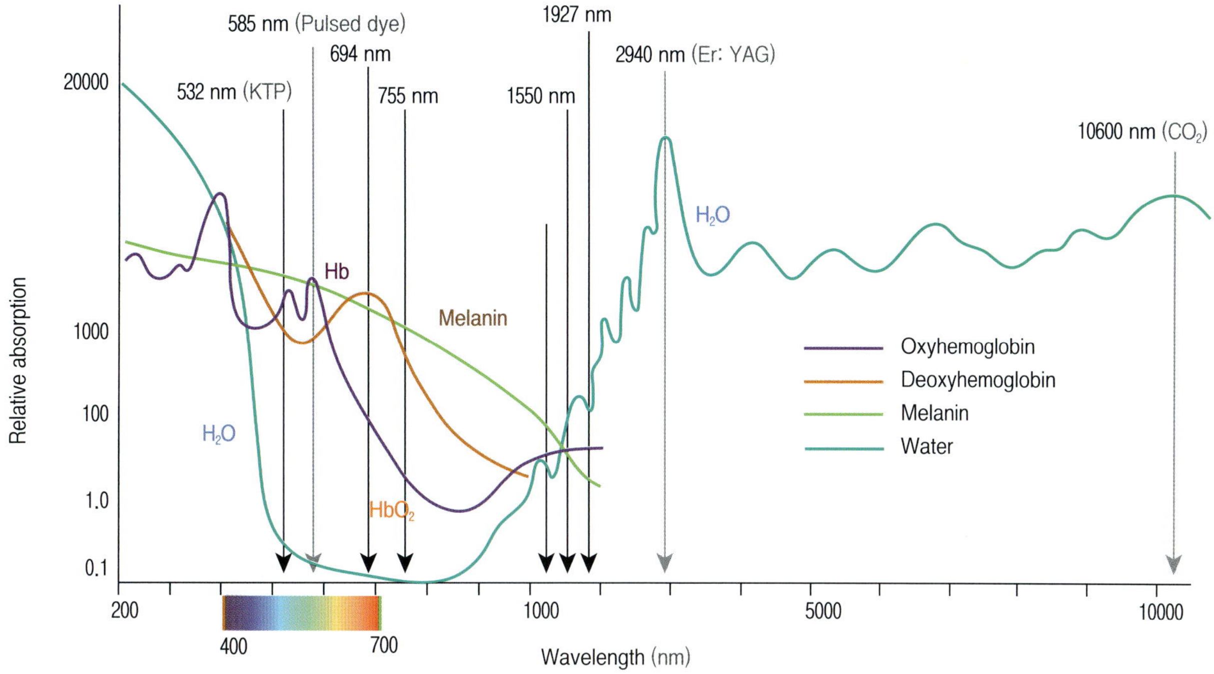

그림 6-10 피부의 발색단(chromophore)과 선택적 흡수 레이저 파장

레이저 빛을 잘 흡수하는 조직을 발색단(chromophore)이라고 하는데 피부에서는 멜라닌, 헤모글로빈(Hb), 수분이 주요한 발색단이다(그림 6-10). 레이저를 사용할 때 이 발색단 각각에 흡수도가 높은 파장대의 레이저를 선택해서 치료하는 것이 중요하다(그림 6-11). 또한 병변의 깊이에 따라 그 깊이까지 도달할 수 있는 파장의 레이저를 선택하는 것도 중요하다. 일반적으로 파장이 짧을수록 얕게 침투하며 파장의 길이가 길수록 깊이 들어간다. 피부색이 짙은 경우 상층의 멜라닌에 흡수되는 빛이 많아 투과 깊이가 감소할 수 있기 때문에 좀 더 긴 파장의 레이저를 선택하는 것이 좋다. 하지만 광선이 색소를 치료할 수 있는 구간인 optical window를 넘어선 영역에서는 수분의 친화력이 높아 깊이 투과하지 못하고 피부표면의 조직의 수분과 반응하여 조직을 기화시켜버리고 깊이 침투하지는 못하게 된다.

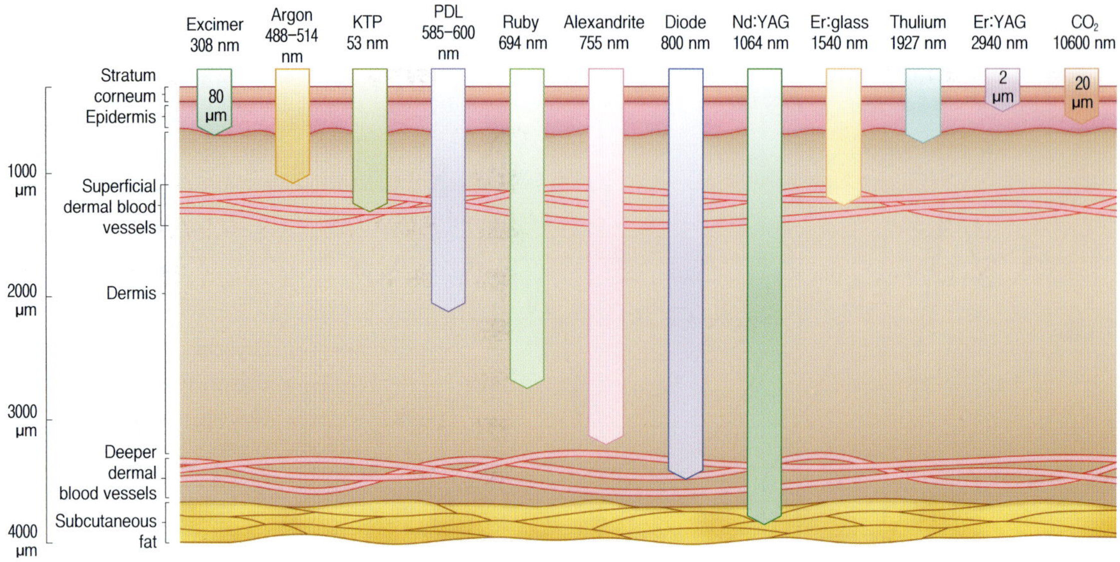

그림 6-11 레이저 종류별 흡수 깊이

색소성 병변의 경우 멜라닌 색소는 400-600 nm 파장대 레이저에 잘 흡수되기 때문에 표재성의 병변의 경우 투과력이 약한 비교적 짧은 파장의 Copper Vapor (511 nm)나 FD Nd:YAG KTP레이저(532 nm), PDL (585 nm) 같은 레이저들을 선택하는 것이 좋다. 반면에 색소가 깊은 경우 피부아래 3-4 mm 정도 침투할 수 있는 비교적 긴 파장의 694 nm Ruby, 755 nm Alexandrite, 800 nm Diode, 1064 nm Nd:YAG 레이저 등을 선택하는 것이 좋다.

깊이뿐만 아니라 병변의 색에 따라 레이저 빛이 흡수되는 정도가 다른데 붉은색을 띤 문신이나 혈관성 병변은 KTP레이저(532 nm), 갈색을 낀 기미나 표재성 색소병변은 694 nm Ruby, 청색이나 검은색의 오타모반, 진피성 색고, 문신, 제모 등에는 755 nm Alexandrite, 800 nm Diode, 1064 nm Nd:Yag 레이저 등을 이용하는 것이 좋다.

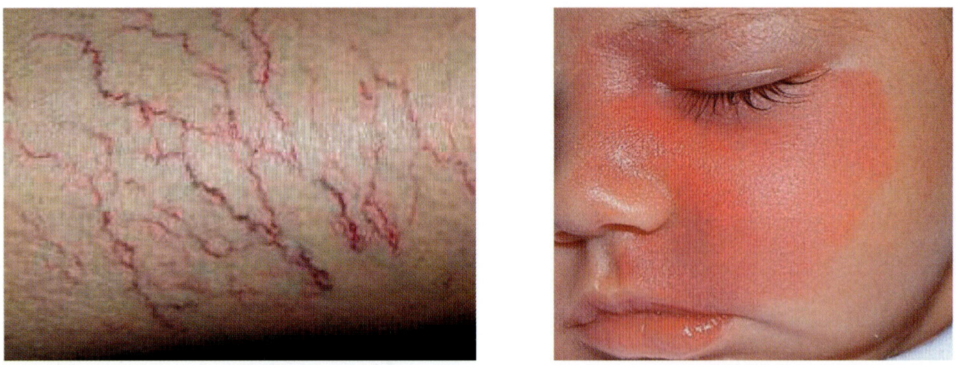

모세혈관확장증 포도주색반점

그림 6-12 혈관성 병변 치료에 사용되는 레이저

1) 혈관성 병변 치료의 기본 원리

혈관성 병변 치료에서 레이저는 주로 혈관 내의 헤모글로빈이 418 nm, 577 nm 근처의 특정 파장의 빛을 흡수하는 특성을 이용한다. 혈관 내 헤모글로빈이 레이저 빛을 흡수하면 그 에너지가 열로 변환되고, 이 열이 혈관 벽을 파괴하거나 혈관을 수축시키는 효과를 유도한다. 이로 인해 병변이 점차 사라지거나 눈에 띄지 않게 된다. 일반적으로 펄스파 색소레이저(pulsed dye laser, 577 nm)가 사용되며 그 외에 Argon 레이저(577 nm), Copper vapor 레이저(578 nm), FD-Yd:YAG 레이저(532 nm), long Pulse 색소레이저(595 nm) 등이 사용된다. 혈관성 병변에 대한 레이저 치료는 색소성 병변에 비해 더 깊은 혈관을 타겟으로 하기 때문에 Nd:YAG 레이저(1064 nm)와 같은 긴 파장이 사용되며, 이는 깊은 혈관을 치료하는 데 효과적이다. 그러나 긴 파장의 레이저는 헤모글로빈에 흡수가 적고 주변 조직에 열 손상을 일으킬 수 있기 때문에 주의가 필요하다. 색소레이저의 치료효과가 좋은 경우는 혈관 직경이 작고 피부 가까이 있는 표피성모세혈관의 치료에 좋으므로 포도주색 반점(port wine stain), 모세혈관확장증(telangjectasia)에 결과가 좋으며, 피부 깊은 심부 혈관성 병변은 효과가 떨어지지만 1064 nm 파장의 레이저를 사용한다. 이런 병변을 치료하기 위한 레이저는 다양한 파장과 원리를 바탕으로 작동한다. 혈관성 병변에 대한 레이저 치료는 여러 번 반복치료를 해야 하며, 전체 치료기간도 2-3년 정도 오래 걸릴 수 있어 지속적인 관리가 중요하다. 또한, 치료 결과는 피부 부위에 따라 차이가 있을 수 있기 때문에 신중한 평가와 계획이 필요하다.

혈관성 병변 치료는 한 번의 시술로 모든 병변이 제거되지는 않으며, 몇 번의 세션을 통해 서서히 개선된다. 치료 후에는 병변 부위가 점차 회복되거나 옅어지며, 일부 병변은 완전히 사라지기도 한다. 치료 후에는 일시적인 피부 홍반, 부기 그리고 드물게 색소침착이나 흉터가 발생할 수 있다. 이는 대부분 일시적이며, 적절한 후속 관리와 치료를 통해 개선된다. 혈관 레이저 치료는 고출력 에너지를 사용하므로, 시술 중에는 눈을 보호하는 장비를 착용해야 한다.

2) 사용되는 레이저 종류

혈관성 병변 치료에 사용되는 주요 레이저는 Pulsed Dye 레이저, KTP 레이저, Nd:YAG 레이저 등이 있다. 혈관성 병변 치료 시 혈관의 크기, 깊이, 치료 부위 등을 고려하여 적합한 레이저를 선택하고, 치료에 사용할 출력과 펄스 길이를 조절하여야 최적의 결과를 얻는다. 표피에 위치하거나 얕은 혈관성 병변은 Pulsed Dye 레이저나 KTP 레이저로 치료한다. 반면에 깊은 혈관성 병변은 파장이 긴 Nd:YAG 레이저가 주로 사용된다.

(1) Pulsed dye 레이저(577 nm)

Pulsed dye 레이저는 단파장(577 nm)의 빛을 발산하며, 이 빛은 헤모글로빈에 강하게 흡수된 후 열로 변환되면서 혈관을 파괴하거나 응고시킨다. Pulsed dye 레이저는 주기적으로 펄스 형태로 방출되어 포도주색 반점, 거미혈관종, 모세혈관 확장증, 홍반 등 혈관성 병변을 선택적으로 치료할 수 있다. 이 레이저는 선택적인 흡수도가 높아서 주변 표피에 미치는 열 손상이 적고, 주로 표피와 표면 근처의 혈관을 치료하는 데 사용된다.

(2) KTP 레이저(532 nm)

532 nm의 파장을 가진 KTP 레이저는 헤모글로빈과 색소에 잘 흡수되어 열로 변환되며 혈관을 파괴하거나 수축시킨다. 일반적으로 KTP 레이저는 모세혈관 확장증, 포도주색 반점 등 피부 가까이에 위치한 혈관성 병변에 효과적이다. 하지만 고출력 펄스를 사용한 경우 표피 깊숙한 혈관성 병변을 치료도 가능하다.

(3) Nd:YAG 레이저(1064 nm)

긴 파장(1064 nm)을 가지고 있는 Nd:YAG 레이저는 피부 깊숙한 층에까지 침투할 수 있기 때문에, 피부 아래에 위치한 혈관성 병변에 적합하며, 피부의 표면에 미치는 영향은 상대적으로 적다. 이 레이저는 혈관에 흡수되는 빛의 양이 적고, 주변 조직에 열손상이 발생할 가능성이 있지만, 깊은 혈관을 치료할 때 효과적이다. 주로 깊은 혈관성 병변, 심부 혈관, 포도주색 반점, 청색 혈관 등에도 효과적이다. 그러나 다른 레이저에 비해 조사 시간이 길고, 주위 조직에 손상을 줄 수 있어 주의가 필요하다.

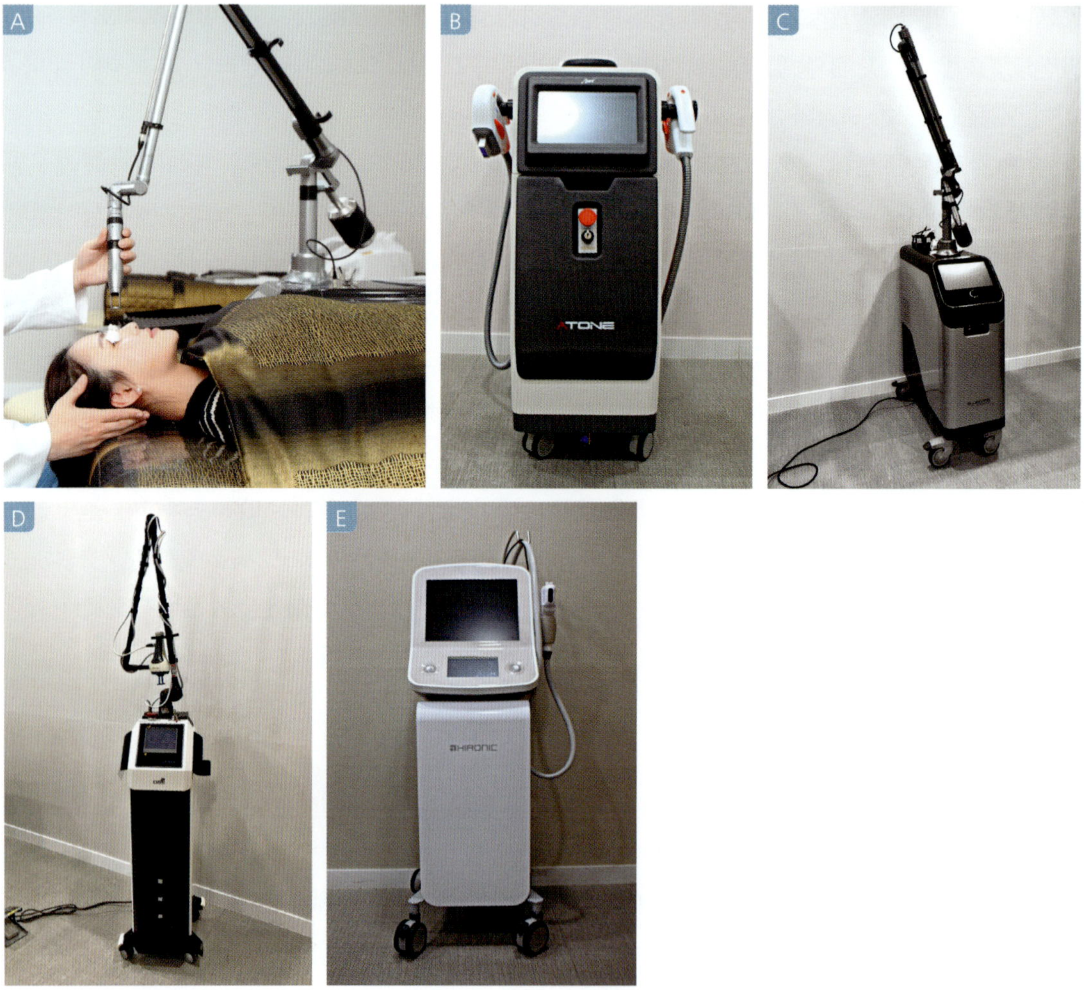

그림 6-13 피부 회춘(Rejuvenation) 레이저. **A.** 레이저 시술 장면 **B.** IPL **C.** Toning **D.** UX **E.** 더블로

노화로 인해 피부는 탄력을 잃고 주름과 색소 침착이 발생한다. 피부 회춘 (rejuvenation) 레이저는 피부 노화로 인한 주름, 색소 변화, 탄력 저하 등을 개선하고 피부의 전반적인 상태를 향상시키는 데 사용된다. 이 레이저는 피부의 콜라겐 재생과 피부 탄력 회복을 촉진하는 원리로 작동하며, 노화된 피부를 개선하는 데 중요한 역할을 한다. 다양한 종류의 레이저가 사용되며, 각 레이저는 피부의 표피와 진피 층을 대상으로 하여 주름 개선, 색소 침착 제거, 피부 탄력 향상 등의 효과를 제공한다. 피부 회춘 레이저는 노화된 피부를 재생시키고, 피부의 탄력과 밝기를 회복시키는 효과적인 치료 방법이다. 다양한 레이저 기술을 통해 개인의 피부 상태에 맞는 맞춤형 치료를 제공하며, 그 결과로 더 매끄럽고 젊은 피부를 얻을 수 있다.

CO2 레이저는 피부를 박피하여 탄력과 주름 개선에 효과적이나, 피부 박피로 인한 상처의 회복 시간이 오래 걸리고 홍반이나 색소 침착이 발생할 수 있어 불편함이 많다. 이에 비해 Er:YAG 레이저는 박피 깊이가 얕고 회복이 빠르지만, CO2 레이저에 비해 효과는 다소 적고 박피로 인한 사회생활의 불편함이 여전히 동반된다.

최근에는 박피를 하지 않고도 피부를 재생시킬 수 있는 비박피성 레이저가 개발되었다. 예를 들어, Erbium-glass 레이저(1540nm)는 냉각장치로 표피를 보호하면서 긴 파장이 진피 깊숙이 투과하여 콜라겐을 자극하고, 수축시키는 효과를 보았으나, 여러 번 시술해야 하고 박피레이저만큼 피부 재생효과는 뛰어나지 못했다. 이를 보강하여 비박피성 레이저이면서 더 강한 효과의 Ervium-glass 레이저(1550 nm) 파장의 프랙셔널(fractional) 레이저인 프락셀(fraxel)이 개발되었다. 프락셀은 표피가 재생되고, 진피의 탄력을 증가시키며 시술 후 몇 시간 뒤 홍반이 없어지므로 사회생활에 지장이 적고 편리해졌다.

고식적인 레이저는 아니지만 표피와 진피에 에너지를 전달하여 피부를 회춘, 개선시키는 장비들이 많이 소개되고 있는데 이들을 총칭하여 EBD (energy based devices)라고 한다. 대표적으로 IPL (intense pulse light)이 있는데, 보통 레이저와 달리 한 레이저에서 500-1,200 nm의 여러 파장이 같이 나오기 때문에 색소성 병변, 표피성 혈관성 병변, 피부 회춘, 제모 등의 다양한 효과를 볼 수 있다. 목표한 치료에 맞추어 레이저 손잡이의 팁(tip)을 교체하면서 목적한 시술을 하게 된다. Microneedling RF는 미세한 바늘을 진피층에 직접 삽입하고 고주파(radiofrequency)를 이용한 후 피부의 진피를 직접 자극하여 콜라겐 수축과 재생에 뛰어난 효과를 보여 최근 널리 쓰이고 있는 장비이다. 또한 고강도의 응집된 초음파(high intensity focused ultrasound, HIFU)를 이용하여 피부의 진피뿐만 아니라 얼굴의 표피성 근육(SMAS)에도 영향을 주어 조직 수축과 콜라겐 재생을 촉진시켜 피부 탄력과 주름 감소의 효과를 보고 있다.

8. 피부 회춘 레이저의 원리

피부 회춘을 위한 레이저는 피부의 표피와 진피에 직접적인 열 에너지를 전달하여 콜라겐 합성을 자극하고, 피부의 세포 재생을 촉진하는 과정을 유도한다. 진피에 50도 전후의 열을 적절히 가하면 진피내의 콜라겐과 엘라스틴 섬유가 수축하게 되고, 주변의 섬유아세포들을 자극시켜 새로운 콜라겐 생성을 촉진하게 된다. 이로 인해 피부가 탱탱하고 탄력 있는 상태로 변하며, 주름과 처짐이 개선된다. 또한 표피층의 재생과 기저층의 재생도 자극하여 표면을 부드럽고 고르게 만든다. 이러한 재생 과정은 색소침착을 완화하거나 피부색을 개선하고, 피부 톤 균일화, 피부 탄력 증가, 미세한 주름이나 흉터 감소 효과 등 다양한 피부 문제를 동시에 해결할 수 있다. 또한 피부에 열 자극을 주어 콜라겐과 엘라스틴의 생성을 촉진하여 피부의 탄력을 회복시키고, 주름과 처짐을 개선한다. 또한 피부 표면의 불규칙성을 제거하고 결을 부드럽고 고르게 만들어준다. 피부를 직접 깎아내는 박피성 레이저와 깎지 않고 자극만 주는 비박피성 레이저가 있다. 박피성은 재생효과가 좋으나 회복이 느리고 합병증이 많다는 단점이 있고 비박피성은 회복이 빠르고 합병증이 적으나 효과가 미미하다는 단점이 있다. 이러한 합병증이나 불편함을 줄이고 회복감을 촉진하기 위하여 개발된 프랙셔널(fractional) 레이저는 미세한 빛의 열 에너지를 점점이 쪼개어 피부에 전달하는 방식으로, 주로 표피와 진피에 작은 구멍을 만들어 피부가 자기 회복을 하도록 유도하여 콜라겐 생성을 자극한다(예: fraxel, pixel 레이저). 하지만 손상된 구멍 사이에 남겨진 정상조직들에 의해 치유 과정이 촉진되어 표피와 진피의 회복을 촉진하고, 피부 톤과 피부 질감을 개선하며, 주름과 피부 처짐을 개선한다. 회복 시간이 짧고, 일상생활로의 복귀가 용이하다는 장점이 있다.

9. 피부 회춘에 사용되는 주요 레이저 종류

1) CO_2 레이저

CO2 레이저는 표피와 진피의 노화를 동시에 치료할 수 있는 박피성 레이저이다. 이 레이저는 수분에 친화성이 높은 고출력 에너지를 피부에 전달하여 수증기화시키는 방식으로 피부의 불필요한 상피층을 제거하고, 동시에 진피의 콜라겐을 자극하여 피부를 수축시키고 재생시킨다. 시술 후 깊은 주름, 넓은 모공, 기미, 흉터 등의 개선에 효과적이다. 하지만 치료 후 회복 기간이 길고, 피부의 민감도가 높아져 과색소침착 같은 합병증이 발생할 수 있으므로 적절한 관리가 필요하다.

2) Er:YAG 레이저

수분친화성이 높은 Er:YAG 레이저는 박피성이지만 CO2 레이저보다는 얕은 깊이에서 피부를 치료한다. 이 레이저는 주로 표피와 진피의 중간층에 작용하여, 피부를 자극하면서도 회복이 빠른 장점이 있다. 하지만 진피층에 대한 자극이 CO2 레이저에 비하여 상대적으로 적고 지혈효과가 적어 깊은 박피의 효과를 가질 수는 없다. 하지만 회복 시간이 비교적 짧아 일상생활로의 복귀가 빠르다. 미세한 주름, 피부 결 개선, 색소 침착 제거, 피부 톤 개선에 효과적이다.

3) IPL (Intense pulsed light)

IPL은 레이저와는 다르게 500-1200 nm의 단일파장이 아닌 여러 파장이 같이 나오게 된다. 광범위의 파장대를 특수한 광필터를 사용하여 빛을 원하는 파장대로 분리하여 사용하여 기미, 주근깨, 색소침착 등의 색소성 병변, 표피성 혈관성 병변, 피부 회춘, 피부 톤 개선, 제모 등의 여러 가지 피부 문제를 동시에 치료할 수 있다. 피부에 고강도의 광선을 쪼여서 모세혈관 확장증을 돕는다.

4) RF (Radiofrequency) 레이저

근래에는 단일파장대의 광선이 아니더라도 피부에 에너지자극을 주어 피부질환을 치료하거나 피부를 개선시키는 기계들을 레이저의 범주에 넣어 통상적으로 부르고 있다. RF 레이저는 고주파 에너지를 사용하여 피부 깊숙한 곳까지 직접적인 열을 전달하고, 진피층에서의 콜라겐을 재생시켜 피부를 강화하고 탄력을 높인다. 이는 피부 탄력 개선, 주름 감소, 피부의 처짐 방지에 효과적이다. 또한 피부 표면을 자극하지 않으므로 회복 기간이 빠르고 안전한 치료가 가능하다.

10. 피부 회춘 레이저 치료 후 관리

레이저 시술 후에는 자외선 차단제를 사용하여 피부를 보호하고, 피부 진정을 위한 관리가 필요하다. 또한 보습과 피부 재생을 촉진하는 크림을 사용하여 시술 부위의 회복을 돕는 것이 중요하다. 치료 후 홍반, 가벼운 부기, 각질 등이 있을 수 있으나, 이는 대부분 일시적이며 시간이 지나면 자연스럽게 개선된다.

11. 흉터 치료를 위한 레이저

다치거나 수술 후 생긴 흉터는 편평하지 않거나 함몰되어 있어 눈에 더 띄므로, 레이저 박피를 이용하여 피부를 수축시키고 탄력을 증가시키는 시술을 통해 개선할 수 있다. 흉터 치료에 가장 많이 사용되는 레이저는 프랙셔널 레이저이다. 프랙셔널 레이저는 상피화된 피부에 악영향을 주지 않으면서도 흉터 조직의 콜라겐 섬유를 재구성하여 흉터를 개선하는 데 효과적이다. 또한, 홍반을 동반한 비후성 반흔에는 혈관성 병변에 사용되는 long pulse 색소레이저(595 nm)가 효과적이다.

최근에는 프랙셔널 레이저가 흉터의 급성기부터 많이 사용되고 있다. 흉터의 치유과정에서 흉터의 급성기에 섬유모세포와 모세혈관이 증식하는데, 이때 프랙셔널 레이저를 사용하면 섬유모세포와 모세 혈관의 증식을 억제하여 콜라겐 섬유소를 줄여 흉터가 커지는 것을 예방할 수 있다. 또한 프랙셔널 레이저는 상피화된 피부에는 악영향을 주지 않기 때문에 다친 상처나 수술 후 1달 후부터 시행 가능하며, 이미 있는 흉터도 줄이는 효과가 있어 최근에 많이 사용하고 있다.

흉터 치료를 위한 레이저는 피부의 손상된 부위를 개선하고, 흉터의 외관을 최소화하는 데 중요한 역할을 한다. 레이저는 주로 피부의 재생, 콜라겐 생성 촉진, 피부 조직의 개선을 통해 흉터를 완화시킨다. 흉터의 종류와 상태에 따라 다양한 레이저 기술이 사용되며, 각 레이저는 다른 원리로 작용한다.

12. 흉터 치료를 위한 레이저의 기본 원리

흉터 치료에서 레이저는 피부의 진피층에 열 에너지를 전달하면, 피부의 콜라겐 섬유가 수축하고, 새로운 콜라겐의 생성을 촉진하여 피부 재생을 유도한다. 이로 인해 흉터가 점차 부드럽고 평평한 형태로 개선된다. 이 과정은 피부의 상처 치유 과정과 비슷하게, 피부를 자극하여 자연스럽게 새로운 세포가 생성되도록 한다. 피부의 표피층에도 영향을 미쳐, 상처가 남아 있는 부분을 재생시키고 피부 표면을 고르게 만든다. 또한 열 에너지가 피부에 전달되면 혈액 순환이 촉진되어, 상처 치유가 가속화되고, 흉터의 염증이나 붉은 기가 개선된다.

흉터의 종류(예: 비후성 흉터, 상처 흉터, 여드름 흉터)에 따라 가장 적합한 레이저 종류를 선택해야 한다. 흉터가 깊거나 오래된 경우 여러 번의 레이저 치료가 필요할 수 있다. 치료 간의 간격을 두고 점차적으로 흉터를 개선한다. 박피성 레이저는 회복 시간이 길 수 있으며, 시술 후 피부 관리가 중요하다. 회복이 빨라야 하는 경우 비박피성 레이저가 선호될 수 있다.

레이저 치료 후 피부는 민감해지므로, 피부를 진정시키는 보습제나 진정 크림을 사용해야 하며, 피부 회복을 돕기 위해, 미백 크림이나 재생 크림을 권장한다. 또한 과색소침착이 올 수 있기 때문에 자외선 차단제를 꼼꼼히 바르는 것이 매우 중요하다.

13. 흉터 치료에 사용되는 주요 레이저 종류

1) 프랙셔널(Fractional) 레이저

Fractional 레이저는 피부에 미세한 구멍을 내는 방식으로 작동한다. 이 구멍들은 피부의 상처 부위에만 영향을 주어 주변 건강한 조직을 보호하면서 피부를 재생시킨다. Fractional 레이저는 피부를 벗겨내지 않고, 열에너지를 사용하여 콜라겐 생성을 촉진하는 non-ablative 방식과 레이저는 표피를 박피하면서 피부의 치유 과정을 촉진하고 흉터를 줄이는 데 효과적인 ablative 방식으로 나뉜다. Fraxel, Pixel 등의 레이저가 이에 해당한다. Fractional 레이저는 흉터, 여드름 흉터, 수술 후 흉터, 기존의 심한 흉터 등을 개선하는 데 효과적이다. 또한 피부 표면을 부드럽게 하고, 불규칙한 피부 결을 고르게 만든다.

2) CO_2 레이저

CO2 레이저는 표피와 진피를 동시에 치료할 수 있는 박피성 레이저이다. 이 레이저는 고출력 에너지를 이용하여 피부 표면을 제거하고, 동시에 진피의 콜라겐을 자극하여 피부를 재생시킨다. CO2 레이저는 박피를 통해 피부의 표면을 새롭게 만들며, 흉터의 두께나 깊이를 줄여 주로 깊은 흉터, 심한 여드름 흉터 또는 수술 흉터에 효과적이다. 하지만 회복 시간이 길고, 시술 후 피부가 민감해지며 홍반이나 부기가 발생할 수 있다. 또한 치료 후 피부를 보호하는 관리가 필요하다.

3) Er:YAG 레이저

Er:YAG 레이저는 표피층을 박피하면서 피부의 깊은 부분에 열 에너지를 전달하여 콜라겐 재생을 촉진한다. 하지만 CO2 레이저보다 더 얕은 깊이에 영향을 미치는 박피성 레이저이다. 이 레이저는 얕은 흉터나 미세한 흉터, 피부 톤 균일화, 표피 회복 등에 효과적이다. CO2 레이저보다 회복이 빠르고, 피부에 대한 자극이 적어 일상생활로 빠르게 복귀할 수 있다.

4) Pulsed Dye 레이저 (PDL)

Pulsed Dye 레이저는 혈관에 흡수되는 특정 파장의 빛을 사용하여, 혈관을 선택적으로 치료하면서 주변 조직을 보호할 수 있어 혈관성 병변이나 붉은 흉터를 치료하는 데 사용된다. 이 레이저는 피부에 있는 붉은색을 줄여주는 효과도 있으며, 흉터의 염증이나 혈관 확장을 개선하는 데 유효하다. 특히 홍반성 흉터, 붉은 흉터, 상처 후의 붉은 기운을 줄이는 데 효과적이다.

5) LED 레이저

LED 레이저는 저출력 레이저로, 피부의 회복과 치유를 촉진하는 데 도움을 준다. 이 레이저는 염증을 줄이고, 피부의 재생을 촉진하는 특성이 있어 흉터 치료의 보조적 치료로 사용되며, 회복 촉진, 염증 감소, 피부 재생 등의 역할을 한다. 일반적으로 다른 레이저 치료 후에 사용되어 회복 시간을 단축시킨다.

14. 레이저 시술의 안전사항

레이저는 고출력 에너지를 이용하여 피부병변을 치료하는 의료행위이기 때문에 반드시 전문 지식을 갖춘 의사가 시술해야 하며, 시술 전후의 관리가 매우 중요하다. 환자는 반드시 자격을 갖춘 전문가에게 레이저 시술의 효과, 한계, 예상되는 부작용, 시술 후 관리 방법 등을 충분히 상담한 후 치료를 받아야 하며, 의료기관에서만 안전한 시술을 받을 수 있다. 각 환자에 따라 피부 타입, 질환, 피부 상태 등을 고려하여 맞춤형 치료를 제공해야 한다.

레이저 시술이 고통을 동반할 수 있기 때문에, 레이저의 출력이 높거나 피부 병변이 넓고 깊은 경우, 협조가 잘 되지 않는 소아에서는 마취가 필요할 수 있다. 마취 방법은 환자의 상태에 따라 다르므로, 전문가가 적절하게 선택해야 한다. 간단한 레이저 시술에는 30분-1시간 전에 국소 마취제를 시술 부위에 도포하거나 국소마취제 도포만으로는 효과가 적은 더 깊은 부위의 시술에서는 직접 국소마취제를 시술 부위에 주사하여 통증을 줄일 수 있다. 얼굴의 삼차신경 분포를 활용하며 적은 양의 마취제를 넓은 부위를 마취할 수 있는 신경차단술도 이용할 수 있고, 광범위한 부위나 어린 환자에게는 수면 마취를 고려할 수 있다.

레이저 치료 중 눈에 직사광선이 들어가지 않도록 보안경을 착용하고, 유독 물질이나 가스를 흡입하지 않도록 보호 마스크를 착용해야 한다. 시술한 레이저와 종류, 피부 병변에 따라 차이는 있지만, 일반적으로 레이저 시술을 받고 나면 일시적인 피부 홍반, 부기, 화끈거리는 통증, 가려움, 멍 등이 생길 수 있음을 알려야 한다. 이러한 일반적 현상들을 줄이고 레이저 효과를 높이기 위해 레이저 시술 후에 피부관리(skin care)를 해주는 것이 좋은데, 이때 미백 크림으로 멜라닌 색소 형성을 억제하고, 박피크림으로 각질을 벗겨 표피재생을 유도하며, 진정크림으로 피부자극을 줄이고, 자외선 차단제와 보습제 등을 사용하는 것이 좋다.

또한, 예상치 못한 부작용(화상, 물집, 심한 발진, 피부 염증 또는 감염, 색소침착, 흉터 등)에 대한 대비도 중요하다.

레이저 시술은 고출력 에너지를 이용해 피부나 조직을 치료하는 과정이므로 안전하게 시술을 진행하기 위해서는 여러 가지 안전사항을 고려해야 한다. 잘못된 시술이나 부주의한 관리로 인한 부작용이나 사고를 방지하기 위해 전문가의 지식과 기술이 중요하다.

7 보툴리눔 독소

1. 보툴리눔 독소 개요

1) 정의 및 유래

보툴리눔 독소(Botulinum toxin)는 Clostridium botulinum이라는 혐기성 세균에 의해 생성되는 신경독소로, 현재까지 알려진 생물학적 독소 중 가장 강력한 작용을 가진 물질 중 하나이다. 식중독인 보툴리즘(botulism)의 원인 물질이기도 하며, 인체에서 신경근 접합부의 신경전달을 차단하여 근육을 마비시키는 특성을 이용하여 치료제 및 미용시술제로 사용된다. 보툴리눔 독소는 1989년 미국 FDA에서 사시 및 안검경련 치료제로 승인을 받았으며, 이후 미용목적으로 사용 영역이 확대되었다.

2) 독소의 종류와 분류

보툴리눔 독소는 혈청형에 따라 A형부터 G형까지 존재하나, 인체에 사용되는 독소는 주로 A형과 B형이다. 그 중 A형 보툴리눔 독소는 미용 및 치료 영역에서 가장 많이 사용되며, 현재 대부분의 상용 제품들이 A형이다. B형은 myoblock® 이라는 제품으로 사용되다 지금은 수입이 안 되고 있다.

3) 작용기전(Mechanism of action)

보툴리눔 독소는 신경전달물질인 아세틸콜린(Acetylcholine)의 방출을 억제하여 근육수축을 차단한다. 이는 신경

세포 말단의 소포막 융합 단백질인 SNARE 단백질 복합체(SNAP-25, syntaxin, synaptobrevin 등)를 절단함으로써 이뤄진다. 그 결과, 신경자극이 근육으로 전달되지 않아 일시적인 근육마비 상태가 유도된다. 이 효과는 시간이 지나면서 말단신경의 재생과 운동종판(motor endplate)의 재형성에 의해 점차 회복된다.

보툴리눔 독소는 혈청형에 따라 A형부터 G형까지 총 7가지로 분류되며, 이 중 A형(botulinum toxin type A)과 B형(type B)이 임상에서 실제로 사용되는 두 가지 주요 제형이다. 이 두 독소는 공통적으로 신경근 접합부에서 아세틸콜린의 분비를 억제하여 근육의 수축을 차단하지만, 작용 기전의 세부적인 표적 단백질이 서로 다르다.

(1) A형 보툴리눔 독소(Type A)

- 대표 제품: Botox®, Dysport®, Xeomin®, Meditoxin®, Nabota®, Innotox®, Coretox® 등
- 주요 작용 표적: SNAP-25 (Synaptosomal-associated protein 25kDa)
- 작용기전: 신경 말단으로의 흡수: A형 독소는 세포막의 수용체를 통해 신경 말단 세포 내로 흡수된다. 가벼운 사슬(light chain, Zn-protease)이 세포 내로 유입된다. SNARE 복합체 중 SNAP-25를 절단한다. 시냅스 소포가 세포막과 융합되지 못하게 되어 아세틸콜린 방출이 차단된다. 결과적으로 근육 수축이 억제되어 일시적인 마비가 발생한다. SNAP-25는 소포막과 세포막의 융합에 핵심적인 단백질로, A형 독소는 이 단백질만을 특이적으로 절단한다.

(2) B형 보툴리눔 독소(Type B)

- 대표 제품: Myobloc® (rimabotulinumtoxinB)(현재는 한국에서 수입되지 않음)
- 주요 작용 표적: VAMP/synaptobrevin
- 작용기전: B형 독소 역시 신경 말단으로 흡수되어 세포 내로 들어간다. 가벼운 사슬은 SNARE 단백질 중 synaptobrevin (VAMP)을 절단한다. 소포막과 세포막의 융합이 방해되어 아세틸콜린이 방출되지 못하게 된다. 결과적으로 A형과 동일하게 근육의 마비 효과를 유도한다. Synaptobrevin/VAMP는 소포막에 위치한 단백질로, 세포막의 syntaxin, SNAP-25와 복합체를 형성하여 아세틸콜린 방출에 관여한다. B형은 이 VAMP를 절단함으로써 기능을 차단한다.

표 7-1. A형과 B형의 기전 비교 요약표

구분	A형 보툴리눔 독소	B형 보툴리눔 독소
표적 단백질	SNAP-25(세포막)	VAMP/synaptobrevin(소포막)
작용 위치	SNARE 복합체의 세포막 측 단백질	SNARE 복합체의 소포막 측 단백질
대표 제품	Botox, Dysport, Xeomin	Myobloc®
지속시간	상대적으로 길다(4–5개월).	짧다(2–3개월).
통증	약간 적음	산성 성질로 인해 통증이 크다.
사용 영역	주로 미용 및 치료 모두	치료용(경직성 질환, 침흘림증) 위주

4) 효과 발현 시간 및 지속 기간

- 시술 후 효과 발현: 2-5일 내에 나타나며 제품마다 효과 발현 시간(onset)은 조금씩 차이가 있다. 저자의 연구에 따르면 디스포트가 알러간보톡스에 비해서 효과 발현 시간이 빠른 것으로 나타났다.

최대 효과 시점은 7-14일이며, 평균 지속 기간은 4-5개월이지만 부위 및 용량에 따라 차이 달라지게 된다. 용량을 충분히 하면 지속기간이 길어지지만 미간부위에는 많은 양을 주사하기 어려우므로 지속기간도 짧아지게 된다.

장기 사용 시 효과가 떨어지거나 없어지는 경우가 있다. 이는 내성에 보툴리늄 독소의 내성이 발현되는 것 때문이다. 이에 보툴리늄 독소의 단백질양을 줄이는 것이 내성발현의 감소에 도움이 된다는 사실이 밝혀졌다.

5) 제형 및 보관법

보툴리늄 독소는 대부분 동결건조된 분말 형태로 공급되며, 생리식염수로 희석 후 사용된다. 희석 농도는 시술 목적에 따라 1.0 mL부터 5.0 mL까지 다양하게 사용된다. 통상적인 희석 농도는 100 U에 2.5 mL을 혼합한다. 일반적인 권장 보관 조건은 2-8℃의 냉장보관이며, 희석 후에도 24시간 이내 사용을 권장한다. 일부 연구에서는 4주까지도 효과 유지가 가능하다고 보고되고 있지만 식염수 혼합후에는 바로 사용하는 것을 권장한다. 최근에는 액상형 보툴리늄 독소(Innotox® 등)가 개발되어 희석 과정 없이 바로 사용 가능한 제품도 있다.

6) 적응증

보툴리늄 독소는 다음과 같은 영역에 사용된다.

미용적 적응증: 이마주름, 미간주름, 눈가주름, 입술주름, 사각턱, 잇몸노출, 턱끝, 목주름, 턱선 개선 등

치료적 적응증: 사시, 안검경련, 경부근긴장이상, 과민성 방광, 편두통, 다한증, 침흘림증, 경직성 질환 등

2. 제품별 비교 및 특징

1) 개요

현재 전 세계적으로 다양한 보툴리늄 독소 제제가 시판되고 있으며, 각 제품은 균주의 출처, 제조 공정, 희석 방식, 부형제의 종류, 복합단백질 유무, 알부민 포함 여부 등에 따라 특성이 다르다. 이러한 차이는 확산성, 지속시간, 내성 발생 가능성 등에 영향을 줄 수 있으므로, 시술 목적과 부위, 환자의 특성에 따라 적절한 제품을 선택하는 것이 중요하다.

표 7-2. 주요 제품 소개 및 비교

제품명	제조사	독소형태	분자량	건조방식	부형제	비고
BOTOX®	Allergan, 미국	OnabotulinumtoxinA	900 kDa	진공건조 (Vacuum dry)	NaCl, HSA	세계 최초, 가장 널리 사용됨
Dysport®	Ipsen, 프랑스	AbobotulinumtoxinA	약 500–700 kDa	동결건조 (Freeze-dried)	Lactose, HSA	확산 범위 넓음
Xeomin®	Merz, 독일	IncobotulinumtoxinA	150 kDa (순수톡신)	동결건조	Sucrose, HSA	복합단백질 없음
Meditoxin®	메디톡스, 한국	Botulinum Toxin Type A	900 kDa	동결건조	NaCl, HSA	Botox 균주 Hall strain 사용
Innotox®	메디톡스, 한국	Botulinum Toxin Type A	900 kDa	액상형 (무균완제품)	Polysorbate, L-methionine	HSA-free, ready-to-use
Coretox®	메디톡스, 한국	Botulinum Toxin Type A	150 kDa	동결건조	Polysorbate20 L-methionine	복합단백질 없음, HSA-free

Coretox®와 Xeomin®은 복합단백질이 없으며, 내성 형성 가능성이 상대적으로 낮음

2) 주요 제품 상세 비교

(1) Botox® (OnabotulinumtoxinA)

미국 Allergan Botox®는 전 세계적으로 가장 널리 알려진 보툴리눔 독소 제제로, 미국의 제약회사 Allergan에서 제조하였다. 1989년 미국 FDA에서 안검경련과 사시 치료제로 최초 승인받은 이후, 미용 영역에서의 사용이 빠르게 확산되었다. 이 제품은 진공건조(vacuum-dried) 방식으로 생산되며, 900 kDa 크기의 복합체 단백질 구조를 가지고 있다. 이 구조는 신경독소(150 kDa)를 중심으로 보호 단백질들이 결합되어 있어, 외부 환경에서의 안정성을 높인다. Botox는 확산이 비교적 적고 국소 작용이 강하여, 정밀한 시술이 필요한 이마주름, 미간주름 등의 부위에 적합하다. 희석 후 입자가 다소 크고 단단한 편이며, 주사 시 약간의 침전이 생길 수 있어 희석 및 사용 전 충분한 롤링이 필요하다. 부형제로는 염화나트륨(NaCl)과 인간혈청알부민(HSA)이 포함되어 있으며, 냉장보관 시 유효기간은 24개월이다. 임상 경험과 논문 보고가 가장 풍부하여 안전성과 효과에 대한 신뢰도가 높다.

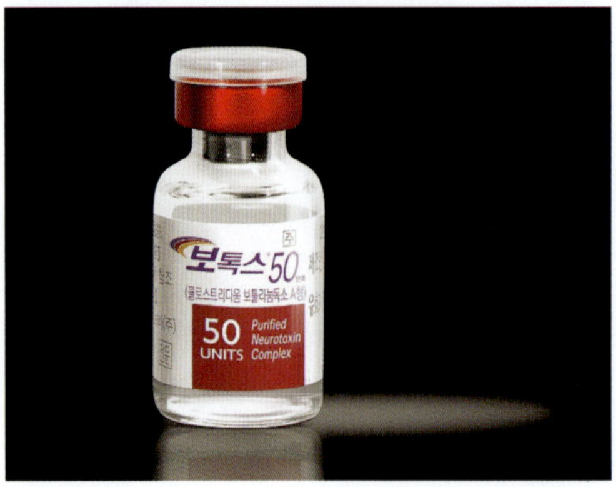

그림 7-1 보톡스

(2) Dysport® (AbobotulinumtoxinA)

프랑스 Ipsen Dysport®는 프랑스 Ipsen사에서 제조하며, 유럽을 중심으로 널리 사용되고 있는 보툴리눔 독소 제제이다. 이 제품은 동결건조 방식으로 생산되며, 평균 분자량이 500-700 kDa에 이른다. Botox에 비해 더 작은 복합단백질을 포함하며, 단위당 독소 함량이 낮아 동일한 효과를 내기 위해서는 Botox의 약 2.53배 용량이 필요하다. Dysport는 확산 범위가 비교적 넓어, 광범위한 부위 예를 들어 사각턱, 종아리근육, 목의 플라티스마 등에 효과적이다. 작용 시작이 빠르며 지속기간이 길다는 임상적 보고도 있으며, 실제 임상에서는 부드러운 확산 특성 덕분에 자연스러운 효과를 기대할 수 있다. 부형제는 락토스(lactose)와 인간혈청알부민(HSA)이며, 투명하고 빠르게 희석되어 사용이 용이하다.

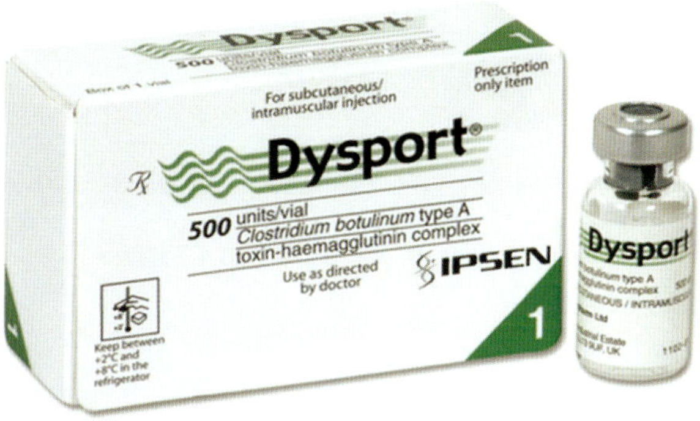

그림 7-2 디스포트

(3) Xeomin® (IncobotulinumtoxinA)

독일 Merz Xeomin®은 독일 Merz사에서 개발한 순수한 형태의 보툴리눔 독소로, 복합단백질이 제거된 150 kDa 순수 신경독소 단백질만을 포함한다. 이로 인해 면역원성이 낮고, 장기적으로 사용하더라도 내성 발생 가능성이 현저히 적다. 동결건조 방식으로 생산되며, 투명한 액상으로 빠르게 용해되어 시술 전 준비가 간편하다. 부형제로는 자당(sucrose)과 HSA가 포함되어 있으며, 입자가 작고 균일하여 얕은 층 주사 시 확산이 적어 정밀한 시술이 가능하다. 특히 내성 이슈가 있는 환자에게 좋은 대안이 될 수 있으며, 복합단백질에 민감한 환자에게도 안전하게 사용 가능하다.

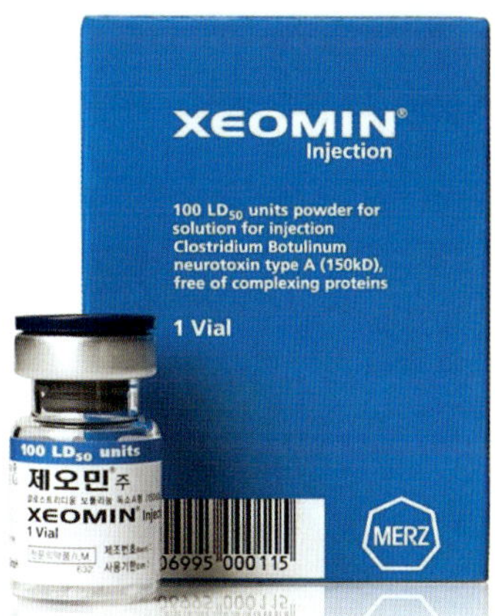

그림 7-3

(4) Meditoxin®

한국 메디톡스 Meditoxin®은 국내 제약사 메디톡스에서 생산한 대표적인 보툴리눔 독소 제제로, Hall strain이라는 균주를 사용하며, 구조와 기능이 Botox와 유사하다. 동결건조 방식으로 제조되며, 분자량은 약 900 kDa로 복합단백질을 포함한 형태이다. 부형제로는 NaCl과 HSA가 포함되어 있으며, 가격 대비 효과가 우수하여 국내외에서 널리 사용된다. 미용뿐 아니라 치료용으로도 다양하게 활용되며, 국산 제품 중 가장 오랜 임상 경험과 안정성을 보유한 제품 중 하나이다.

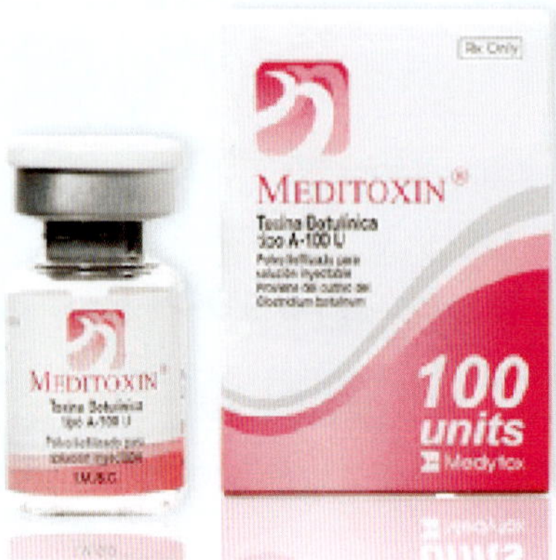

그림 7-4 메디톡신

(5) Nabota® (Daewoong Pharmaceutical)

한국 대웅제약 Nabota®는 대웅제약에서 생산한 국산 보툴리눔 독소로, 2019년 미국 FDA 승인을 획득하면서 세계적으로 인정받은 제품이다. 생산공정과 구조가 Botox와 유사하며, 고순도 및 고정량 톡신으로 구성되어 있어 품질의 균일성이 높다. Nabota는 냉장보관 기준 36개월의 긴 유효기간을 가지며, 동결건조 상태로 보관 후 생리식염수로 희석하여 사용한다. 부형제는 NaCl과 HSA가 포함되어 있다. 임상적으로도 안정적이며, 특히 가격 대비 성능이 우수하여 국내외 병의원에서 빠르게 도입되고 있다.

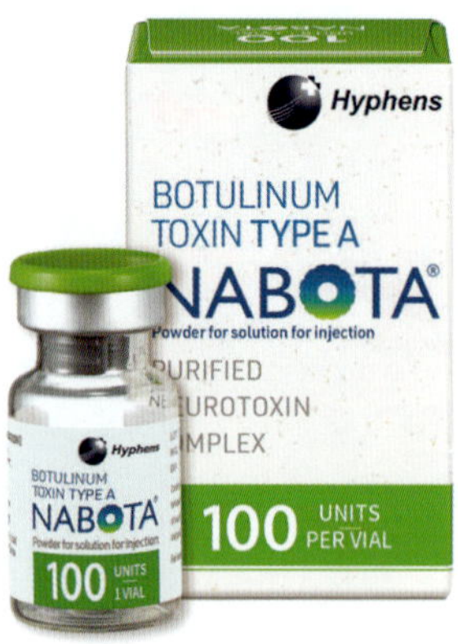

그림 7-5 나보타

(6) Innotox®

한국 메디톡스 Innotox®는 메디톡스에서 개발한 세계 최초의 액상형 보툴리눔 독소 제제로, 기존의 동결건조 방식과 달리 무균 액상 상태로 제조되어 희석이 필요 없다. 이 제품은 복합단백질과 알부민(HSA)을 포함하지 않으며, 그 대신 L-methionine과 Polysorbate 20이 부형제로 포함되어 있다. 즉시 사용 가능하여 희석 중 발생할 수 있는 교차 오염이나 준비 시간의 단축에 강점을 가지고 있으며, 감염 위험이 상대적으로 낮다. 냉장 유통이 가능하고 보관도 편리해 의료진의 편의성과 환자의 안전성 모두를 고려한 제품으로 평가된다.

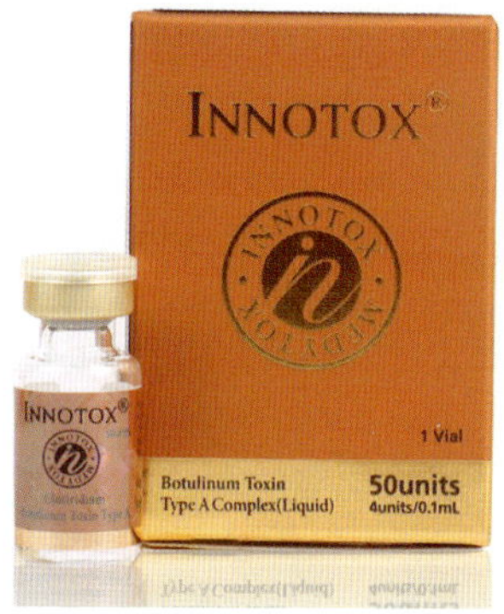

그림 7-6 이노톡스

(7) Coretox®

한국 메디톡스 Coretox®는 메디톡스에서 최근 개발한 프리미엄 보툴리눔 독소 제제로, Xeomin®과 유사하게 복합단백질과 알부민이 모두 제거된 순수 톡신만을 포함하고 있다. 150 kDa의 순수 단백질 형태로 면역 반응을 최소화하며, 장기 사용 시 내성 형성 가능성이 매우 낮다. 부형제로는 L-methionine과 Polysorbate 20이 포함되어 있으며, 고순도의 일관성 있는 생산공정을 기반으로 하고 있다. 알부민을 배제함으로써 동물성 단백질에 대한 민감도가 있는 환자에게도 안정적으로 사용할 수 있는 장점을 가진다.

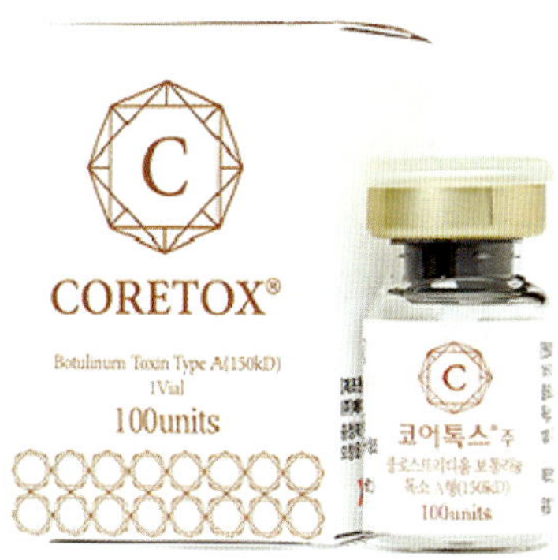

그림 7-7 코어톡스

3. 상안면부 해부학 및 시술 테크닉

1) 주사의 포인트와 깊이

전두근은 헤어라인과 눈썹(혹은 orbital rim)을 기준으로 하고 주사의 포인트를 결정한다. 그러나 대머리의 환자의 경우 주의해야 한다. 따라서 일률적으로 주사의 포인트를 말하기는 어렵지만 대략적으로 눈썹과 헤어라인의 중앙선을 기준으로 주사포인트를 정하지만 필자는 이마에 주름을 만들게 하고 주름의 양상을 보고 주사를 하는 것을 더 선호한다.

주사의 깊이를 결정하기 위해서는 뼈에서부터 피부에 이르기 까지의 해부학적 차이를 이해하고 있어야 한다. 주사 깊이는 ①전통적인 직접 근육에 주사하는 방법, ② 근육의 바로 위층의 근막 바로 위에 주사하는 방법 ③ 근육 위 지방층에 주사하는 방법, ④ 근육이나 지방층이 아닌 진피층에 주사하는 방법(더마톡신 방법) 등이 있다.

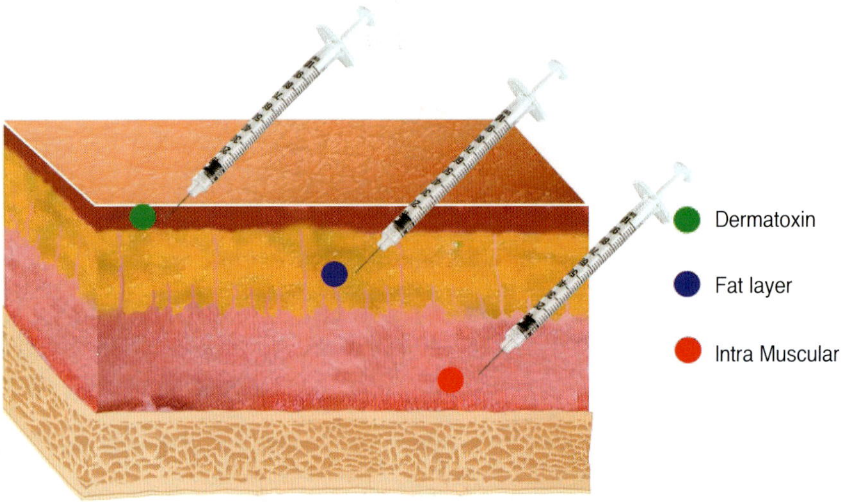

그림 7-8 보툴리눔 독소 주사의 깊이*(출처: 김종서성형외과)*

상안면부는 안면 표정근육 중에서도 눈썹, 이마, 눈 주위, 미간 등 가장 얇은 층에 존재하는 근육들이 분포하는 부위로, 사람의 표정을 결정짓는 데 매우 중요한 역할을 한다. 특히 눈 주변의 주름은 노화의 첫 징후로 인식되며, 보툴리눔 독소의 적용에 따라 미용적 만족도가 매우 높은 부위이다. 해부학적 구조의 정확한 이해와 함께 안전한 주사 깊이, 용량 조절이 매우 중요하다.

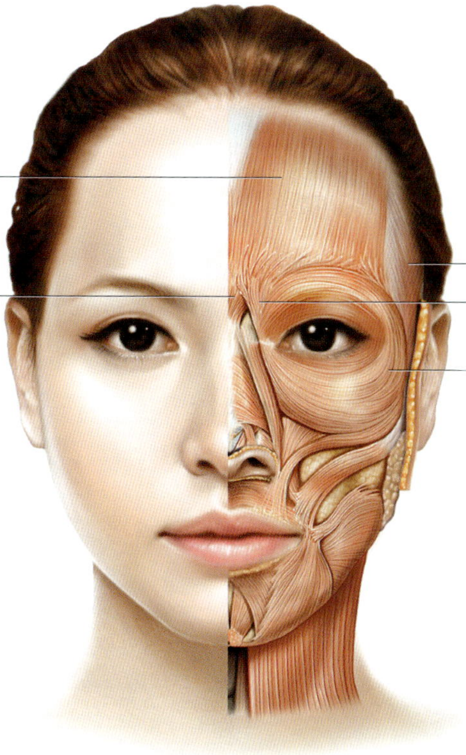

그림 7-9 정면 해부학

(1) 이마 주름(Horizontal forehead lines)

- **주요 근육:** Frontalis muscle
- **해부학:** Frontalis는 눈썹을 들어올리는 기능을 하며, 수직으로 주행하는 섬유들이 이마에 수평 주름을 만든다. 이 근육은 안륜근과 반대로 작용하여 눈을 뜰 때 활성화되며, 양쪽으로 넓게 펼쳐져 있다. 이마주름은 피부의 탄력소실과 더불어 눈썹을 올리는 frontalis m.의 반복적인 운동으로 수평적으로 생기게 된다. 또한 노화와 더불어 눈꺼풀의 이완과 늘어짐이 눈썹을 보상적으로 더욱 올리게 자극하여 이마의 주름이 더 심해지게 된다. Occipito-frontalis m.은 occipital bone에서 기시하여 eyebrow 부분의 연부조직까지 이어지는 두개골을 덮고 있는 큰 구조물로 이마의 근육은 occipito-frontalis m.의 한 부분으로 볼 수 있다. Frontalis m.의 근섬유들은 좌우로 분리되어 "V"자 모양으로 위치하며 중간부분에서 위쪽으로는 근육이 없는 tendon sheath부분이 존재한다. 따라서 정 중앙에 보툴리눔 독소를 주사하는 것은 논란의 여지가 되고 있다. Frontalis m.은 거의 수직으로 배열되어 있으며 일부는 눈썹부분에서 피부에 부착되고 다른 일부는 depressor m., corrugator supercilli m., orbicularis oculi m., depressor supercilli m.과 연결된다. 혹자는 frontalis m.의 하부는 눈썹을 올리는 기능을 하고 전두근의 상부는 hair line을 아래로 당기는 역할을 한다고 주장하는 이도 있다. Frontalis m.은 뼈에서부터 origin 하고 있지 않다.
- **시술법:** 이마 전체를 커버하되, 눈썹에서 최소 1.5 cm 위쪽부터 주입해야 눈꺼풀처짐 (안검하수)을 예방할 수 있다. 평균적으로 6-12포인트로 나누어 20-30 U 정도 주입한다.

- **주의사항:** 과도한 용량 주입 시 눈썹이 과도히 내려가 시야가 가려질 수 있으며, 비대칭을 유발할 수 있으므로 좌우 대칭과 균형 있는 주사 포인트 배분이 중요하다.

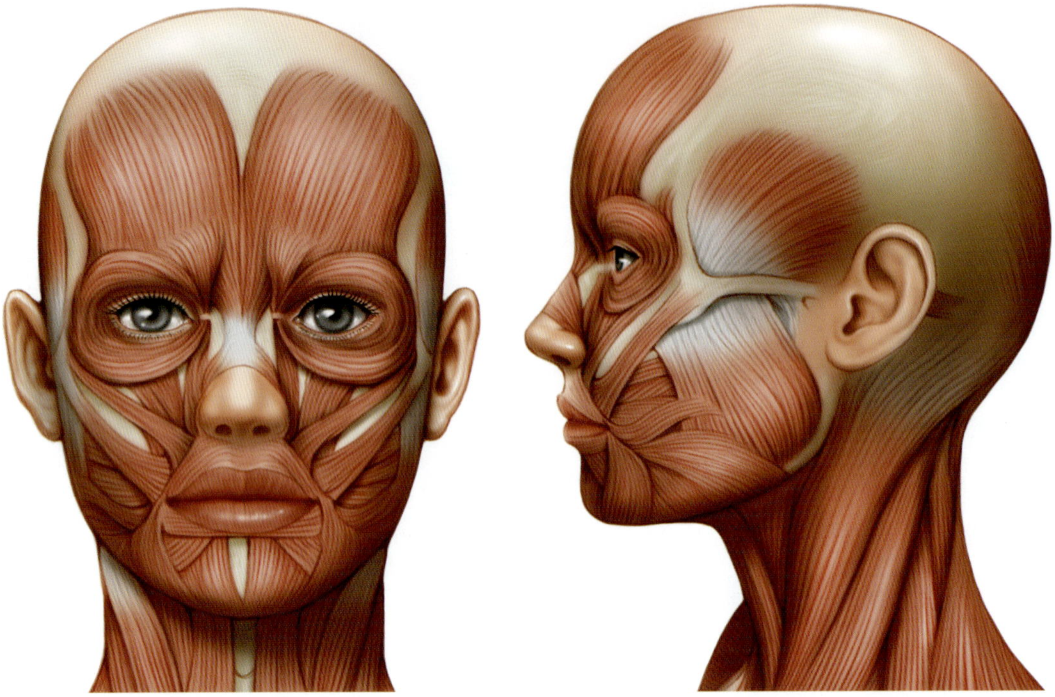

그림 7-10 전두근 해부학. Occipito-frontalis m.은 occipital bone에서 기시하여 eyebrow 부분의 연부조직까지 이어지는 두개골을 덮고 있는 큰 구조물이다. Frontalis m.의 근섬유들은 좌우로 분리되어 "V"자 모양으로 위치하며 중간부분에서 위쪽으로는 근육이 없는 tendon sheath부분이 존재한다.

① 전통적인 직접 근육에 주사하는 방법(Intra-muscular, IM)

근육에 주사할 때는, 중간부분에서 위쪽으로는 근육이 없는 tendon sheath부분이 존재하므로, 이마의 중앙부분에 주사하는 것은 필요하지 않으며 양쪽으로 대칭되게 하면 된다. Allegan 보톡스 회사의 매뉴얼에 따르면 이마 근육에 주사할 때는 6 U를 양쪽에 각각 4군데씩 눈썹에서 2-3 cm상부에 주사하는 것을 권장하고 있으며 독소의 총량은 24 U 정도가 된다.

그러나 눈썹에서 거리를 재어서 주사하는 것은 바람직하지 않다. 얼굴이 큰 사람의 경우 이 방법을 쓰면 너무 눈썹에서 가까이 주사하게 된다. 따라서 헤어라인에서 눈썹의 중앙부분을 주사하는 것이 바람직하다. Allegan사의 매뉴얼에서 제시하는 이마 보톡스의 주입량을 한국인의 여자나 노인에게 사용하면 매우 많은 양이 되며 환자가 불편을 호소하는 경우가 발생하게 된다. 서양인은 표정이 강하며 말을 할 때 이마를 많이 움직이기 때문에 근육의 볼륨이 한국인보다 더 많으며, 더 많은 보톡스를 필요로 하는 경향이 있다.

필자의 방법은 4 U (0.1 cc)를 좌우 각각 3포인트씩 근육주사 한다. 이마에 주사하는 총량은 24 U가 된다(그림 7-11).

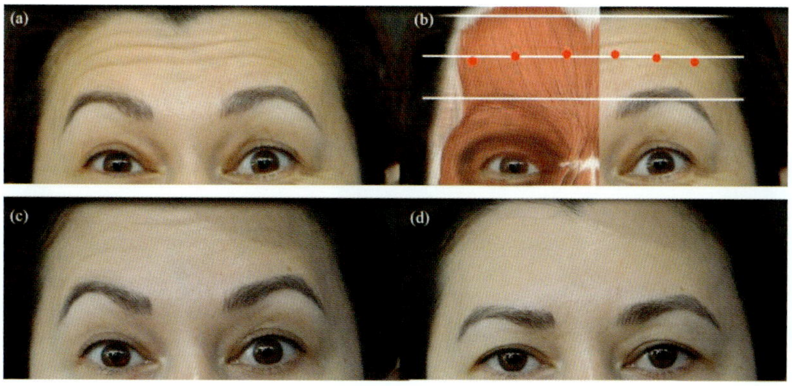

그림 7-11 6-포인트 근육주사법. 필자의 전통적인 주사 방법은 4 U (0.1 cc)를 좌우 각각 3포인트씩 근육주사 한다. 이마에 주사하는 총량은 24 U가 된다. 필자는 이마에 주름을 만들게 하고 주름의 양상을 보고 주사를 하는 것을 더 선호한다.

② 근육의 바로 위층의 근막 바로 위에 주사하는 방법

신경이 근육에 연결되는 neuromuscular junction은 근육 위의 근막층에 가까이 위치하기 때문에 근육을 힘을 주게 한 후 근막 위에 주사하는 방법이 있다. 이마근육은 아주 얇아서 근육에 주사하려다 너무 깊은 층인 loose alreolar tissue에 주사하기 쉬우며 이런 경우 원치 않는 확산으로 눈썹이 떨어지는 불편을 초래할 수 있다. 근육에 주사하는 것보다는 약간 근육 위 부분에 주사하는 느낌으로 주사하는 것이 바람직하다.

③ 근육 위 지방층에 주사하는 방법(Subqutaneous, SQ)

2000년도 초창기에는 보톡스를 왜 지방층에 주사하는지 의문을 가지는 의사가 많았다. 근육에 주사하려다 보면 너무 깊이 주사하여 확산을 초래할 수 있고 깊이 주사하면 그만큼 혈관을 손상시킬 확률이 높아지므로 멍이 들 확률도 높아진다. 따라서 진피 바로 아랫부분에 주사하면 진피주사 시보다 저항도 적고 멍도 덜 들도록 주사가 가능하다. 이마는 연부조직이 아주 얇기 때문에 근육에 주사하는 것보다 지방층에 주사하는 것이 보다 더 일정한 깊이의 주사를 만들 수 있다. 경험이 많지 않은 시술자가 근육층에 주사하려다 보면 근육에 주사하기도 하고 근육을 지나가 깊이 주사도 되며 근육 위에 주사하기도 하여 일정한 효과를 내기 어려운 경우도 생기기 쉽다. 주사 포인트는 근육주사 포인트와 같다.

④ 더마톡신 방법(Intra-dermis, ID)

더마톡신 방법은 전두근의 운동을 다소 유지하면서 피부의 미세한 주름을 완화하는데 좋은 방법이며, 이마부분의 피지선의 활동을 줄여서 그에 따른 모공 크기의 축소와 여드름의 완화 효과를 기대할 수 있다. 더마톡신 방법을 사용할 때는 편의상 희석농도를 2배 이상 더 희석하여 사용하며, 주사 포인트도 근육에 주사할 때와는 다르게 가능하면 많은 포인트에 촘촘히 주사하게 되며, 눈썹에 가까이 이마의 하반부 에도 주사할 수 있는 장점이 있다(그림 7-12). 한군데 포인트에 0.05 cc(근육주사의 반 정도)를 주사하는데 헤어라인으로 갈수록 좀더 많은 양을 주사하고 눈썹에 가까이 갈수록 적은 양을 주사한다. 이마에는 보통 18 포인트를 주사한다 (경우에 따라서는16-20포인트를 주사하기도 한다). 18포인트에 두배 희석하고 반정도의 양을 주사하므로 한포인트의 양은 1 U (0.025 cc)가 된다. 전체적인 이마의 총량은 근육주사보다는 많이 적은 양을 사용해도 무방하지만 너무 적은 U를 사용하는 경우 duration이 짧아지는 것이 문제이기 때문에 필자는 18 U정도를 사용하는 것을 선호한다.

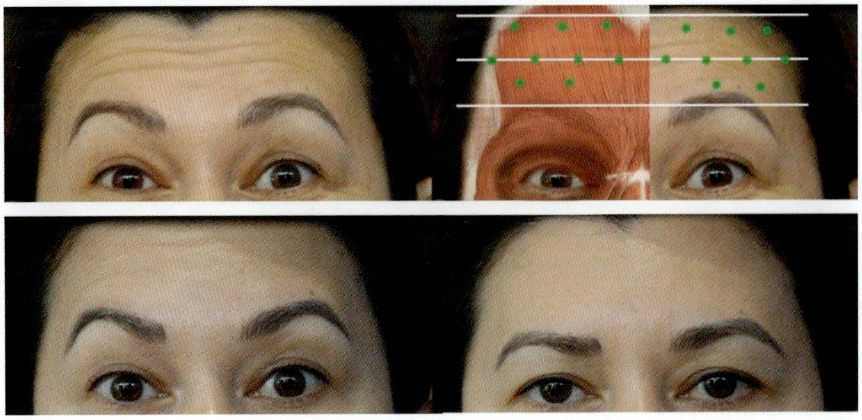

그림 7-12 더마톡신 주사법. 초록색 점은 진피에 주사하는 포인트이다. 한 포인트의 양은 1 U (0.025 cc) 이다.

(2) 미간 주름(Glabellar frown lines)

- **주요 근육:** Corrugator supercilii, Procerus, Depressor supercilii
- **해부학:** Corrugator는 내측에서 외측으로 비스듬하게 주행하며 눈썹을 내리고 내측으로 당겨 수직 주름을 형성한다. procerus는 콧등에서 이마 하부를 상방으로 주행하며 수평 주름을 유발한다.
- **시술법:** 미간의 강한 수축을 억제하기 위해 평균 10-20 U를 3-5포인트로 나누어 주사한다. 눈과 가까운 부위이므로 깊이, 확산 범위에 주의해야 한다.
- **주의사항:** 너무 하부에 주입하거나 확산이 과할 경우 안검하수가 발생할 수 있다. 주사 시 손가락으로 상안와연(supraorbital rim)을 눌러주면 확산을 막는 데 도움이 된다.

가장 간단한 주사방법은 3포인트법으로 간단히 소개하겠다. 인상을 쓰게 하여 근육을 움직이게 한 후 corrugator 근육을 엄지와 검지로 잡고 주사한다. 사람, 인종마다 근육의 위치는 다를 수 있기 때문에 근육을 움직이게 하고 그 근육을 촉진하여 손가락으로 잡고 주사하는 것만큼 정확한 방법은 없다(그림 7-13). 필자의 주사 포인트는 미간주름의 바깥쪽에서 안쪽으로 corrugator 근육의 주행에 따라 점점 더 깊게 움직이면서 주사하며, 좌우 6 U씩 주사한다. Corrugator 근육의 주행을 따라 깊게 찌르면서 움직이면서 주사하므로 많은 양이 corrugator에 정확히 주사될 가능성이 많다. 필자의 Lineal injection 법은 따라하기 쉽고 성공 확률도 높고 결과도 매우 만족스럽다. 두 군데 Lineal injection을 한 후 정중앙 포인트 수평주름 부분에 별도로 한 포인트 주사를 추가한다. 수평주름이 있는 procerus부분에 4 U를 근육 깊이 주사한다(그림 7-14). 피부가 얇은 사람은 혹은 근육 바로 위 지방층에 깊이 주사해도 비슷한 효과를 볼 수 있다. 미간근육이 강한 사람은 이렇게 주사하고 더 lateral쪽으로 2-4 U씩을 추가하기도 한다.

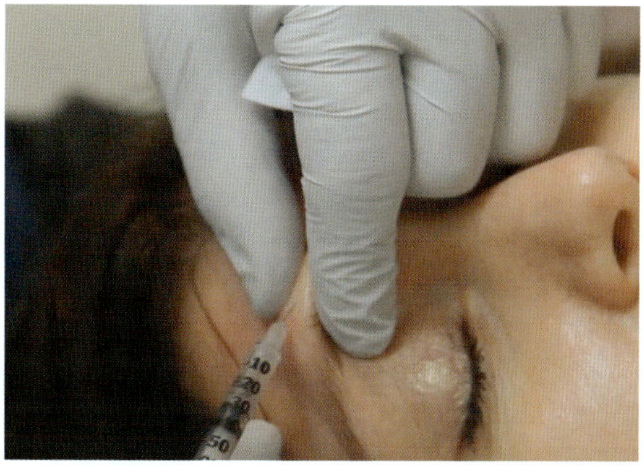

그림 7-13 미간 주사. Corrugator 근육을 힘을 주게 하여 손가락으로 잡고 주사하고 있다. 양측에 각각 메디톡스 4 U를 주사하고 미간 주름의 약간 바깥 쪽으로 4 U주사하고 그 하방에 정중앙으로 수평주름이 있는 procerus 부분에 4 U를 근육 깊이 혹은 근육 바로 위 지방층에 깊이 주사하였다. 총 사용량은 12 U로 대부분의 논문에서 사용하는 20 U보다 조금 부족한 양이었다. *(출처: 김종서성형외과)*

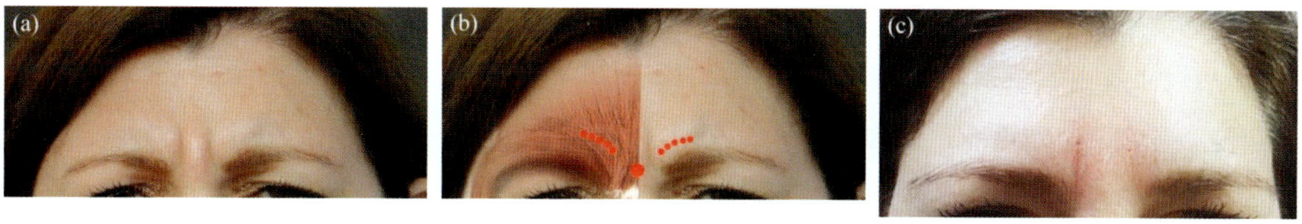

그림 7-14 3포인트법. 미간주름의 바깥 쪽에서 시작하여 안쪽으로 corrugator 근육의 주행에 따라 점점 더 깊게 움직이면서 주사한다. 수평주름이 있는 procerus부분에 4 U를 근육 깊이 주사한다. *(출처: 김종서성형외과)*

5포인트법

3포인트 법으로 부족한 경우가 많기 때문에 "V"자 형태로 5포인트법을 하게 되는 경우도 많다. 중앙부분의 3포인트는 앞서 기술한 3포인트법과 비슷하지만 바로 그 자리에 주사하는 것이 다르다. 그후 더욱 외측에 corrugator근육의 움직임을 관찰하고 두 포인트르 추가하는데 이lateral side부분의 눈썹 위쪽에 주사할 때는 지방층보다는 깊이 주사하지만 중앙 3포인트보다는 덜 깊이 주사한다. 그 이유는 corrugator의 진행이 medial side에는 깊고lateral side로 가면서 표층으로 위치하기 때문이다(그림 7-15). 가장 바깥쪽의 두 포인트는 눈썹 중앙부분의 바로 상방에서 약간 내측으로 진피보다 깊게 근육부분에 주사한다. 그 이유는 너무 진피에 주사할 경우 전두근에 영향을 미칠 수 있음을 주의해야 한다(진피에 주사하는 경우 전두근에 영향을 주지 않기 위해 주사포인트를 더 orbital rim에 가까이해야 한다). 가장 바깥쪽 두 포인트에 너무 깊게 주사하면 levator palpebralaponeurosis로 퍼지는 경우도 발생하므로 가장 외측에 너무 깊이 주사하는 것은 절대 바람직하지 않다. 눈썹 바로 상부에 깊게 주사할 경우 loose connective tissue를 따라서 levator palpebral aponeurosis로확산될 위험이 높기도 하고 supraorbital foramen으로 이동하여 levator palpebral aponeurosis로 보툴리눔 독소가 확산될 수 있다는 것을 항상 염두에 두면서 주사하는 것이 좋다.

대부분의 논문에서는 미간에 20 U를 주사하지만 초반에는 부작용을 염려하여 너무 많은 양을 주사하지 않는 것을 권장한다. 환자가 두 번째 방문할 때 점점 주사량을 늘려가는 방법이 안전하다. 필자도 시술경험이 늘어감에 따라 초반보다는 점차 주사량을 늘리는 경향이 있다. 남성이나 근육의 힘이 강한 경우 최근에는 한 포인트에 0.1 cc (4 U)를 IM주사하고 있다. 그러나 노인의 경우나 근육의 힘이 강하지 않은 경우는 반 정도 양인 한 포인트에 0.05 cc (2 U)를 주사하고 있다. 보톡스, 제오민, 메디톡스를 사용하는 경우 한 포인트의 양은 보통 4 U가 되는 것이다. 총 미간에 사용한 양은 10 U에서 20 U 사이가 된다. 많은 논문에서 20 U 이상의 양은 필요하지 않다고 기술하고 있다. 해외 논문에서 대부분의 미간에 사용하는 양은 20 U이다. 그러나 동양인의 경우 서양인에 비해 미간근육 볼륨이 적기 때문에 많은 논문에서 주장하는 20 U는 한국인에게는 지나친 경우도 있으므로 주의해야 한다.

3포인트법과 같이 가장 중앙의 포인트는 procerus m.의 위치에 깊게 주사하는데 본터치는 하지 않는다. 바늘로 뼈를 촉지하고 주사하면 loose alreolar tissue에 주사되어 주위로 퍼지는 경험을 많이 했기 때문에 이런 방법은 피하는 것을 강하게 주장한다.

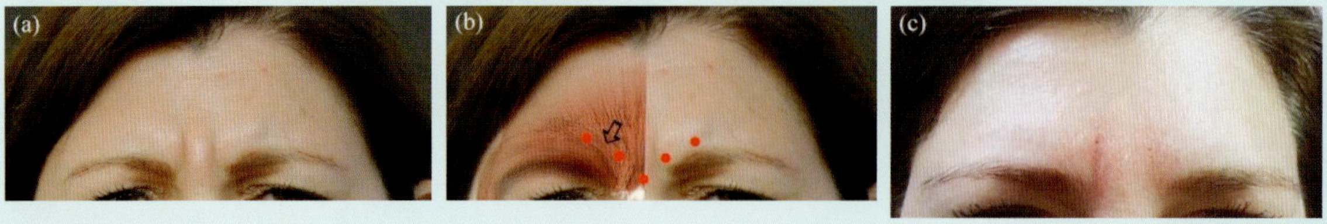

그림 7-15 5포인트법. 검은 점선으로 표시된 corrugator 근육(화살표)은 전두근이나 안륜근보다 심부에 위치하므로 이들 근육보다는 더 깊이 주사해야 정확인 주사를 할 수 있다. Corrugator 근육은 midline으로 갈수록 더 깊게 주행한다. *(출처: 김종서성형외과)*

① 이마 미간 주름 치료 후 부작용

i. 사무라이 눈썹(Samurai eyebrow)

Frontalis m.의 중앙 쪽에만 주사가 집중되고lateral portion에 주사가 부족하면 눈썹의 외측부가 보상적으로 더 활동하게 되어, 표정을 지을 때 lateral part eyebrow 가 이상적으로 더 올라가게 된다(그림 7-16). 치료는 눈썹외측 라인에서 상방으로 이어지는 이미지 라인에서 헤어라인과 눈썹의 중앙부분에 근육층에 2-4 U 주사를 하면 된다. 사무라이 변형이 심한 경우는 약간 하방으로 주사하기도 하며 좀 더 많은 양(4-6 U)을 주사하기도 한다. 심하지 않은 경우는 근육층보다는 진피층이나 진피하층으로 2-4 U주사한다. 필자는 필자의 Botox와 Xeomin은 100 U에 식염수 2.5 cc를 혼합하고, Dysport 500 U에는 식염수 4 cc를 희석한다. 필자는 한 포인트에 0.05 cc 혹은 0.01 cc를 주사한다.

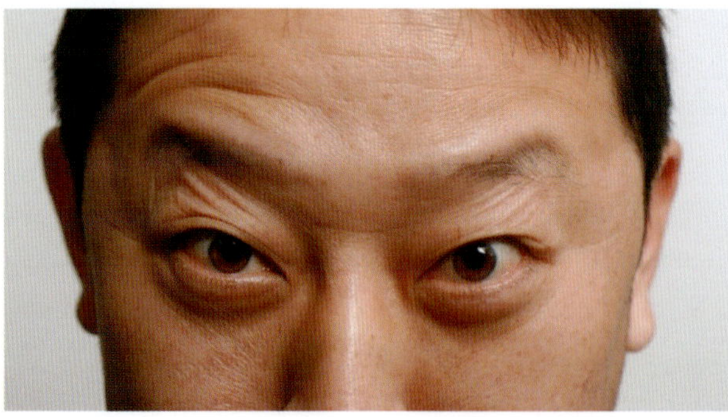

그림 7-16 사무라이 눈썹. 전두근의 중앙에 주사가 집중되면 그림과 같이 양측의 전두근이 보상적으로 과도하게 작용하여 눈썹의 lateral head가 올라가게 된다. 사무라이 행태의 부작용에 대한 교정은 지나치게 올라간 눈썹외측과 상방 헤어라인의 중간부분에 평소에 주사하는 보툴리눔 톡신의 양을 추가하면 된다. *(출처: 김종서성형외과)*

ii. Asymmetry

BoNT 주사 후 눈썹의 비대칭의 원인은 술자의 주사 깊이가 일정하지 못한 경우가 많다. 초보 시술자의 경우 주사량의 차이가 원인일 수도 있다. 그러나 시술 전에 양쪽 눈썹의 높이를 반드시 관찰하여야 한다. 그 이유는 시술 전부터 환자의 눈썹의 level이나 frontalis m.의 운동량이 주사 이전부터 차이가 있는 경우가 많기 때문이다. 따라서 주사 전에 면밀히 환자의 눈꺼풀이나 눈썹의 움직임을 살펴보는 것이 필요하다.

iii. Eyebrow ptosis(눈썹하수)

60대 이후 노인의 경우 눈꺼풀이 늘어지고 어느 정도의 안검하수가 동반되는 경우가 많다. 이런 경우 눈이 처진 것을 보상적으로 눈썹을 올리고 있는 경우가 많다. 이런 환자에게서는 근육에 보툴리눔 독소를 주사한 후 눈썹이 내려오는 경우가 많다. 따라서 헤어라인과 눈썹의 midline보다 더 헤어라인 쪽으로 상방에 주사하는 것이 필요하다. 그후에 소량의 BoNT을 눈썹라인과 주사한라인의 중간부분의 진피에 보충 주사하는 것이 바람직하다. 상안검피부에 여분이 많고 늘어진 경우 보툴리눔 독소를 주사하면서 eyebrow thread lifting을 보충하는 경우도 있다.

iv. Eyelid ptosis(안검하수)

이마의 주름을 펴는 시술 후에 발생하는 가장 심각한 부작용으로 levator m.에 보툴리눔 독소가 확산되어 발생한다. 이마주사 시 본터치를 하는 방법에서 더 흔히 발생하는데 이는 너무 깊이 주사하여 loose areola tissue에서 아래방향으로 확산이 더 잘되기 때문이다. 또한 안와골에는 신경이나 혈관이 통과하는 구멍(foreamen)이 있는데 이런 구멍으로 보툴리눔 독소가 확산될 수 있으므로 supra-orbital foramen 이 있는 미간부분이나 zygomatico-facial n.가 나오는 눈밑 외측을 주사할 때는 너무 깊이 주사하지 않는 것이 좋다.

(3) 눈가 주름(Crow's feet)

- **주요 근육:** Orbicularis oculi (lateral fibers)
- **해부학:** 안륜근의 외측섬유는 눈을 감을 때 외측으로 주름을 형성한다. 반복적인 표정에 의해 눈가에 방사형의 얕은 주름이 생긴다.
- **시술법:** 양측 각각 35포인트로 나누어 한쪽에 10-15 U 정도 주입한다. 매우 얕은 층에 주사하며, 깊이 들어가면 안면근육 약화로 인해 눈 처짐, 불균형 등의 부작용이 생길 수 있다.
- **주의사항:** 하안검 기능이 약한 경우 주사 후 눈밑이 돌출되거나 눈물샘 기능에 영향을 줄 수 있으므로 주의가 필요하다.

① 근육주사 혹은 지방층주사

깊게 근육에 주사할 때는 보통 3부분에 주사를 하여 crow's feet을 교정하기도 하지만 4포인트로 좀 더 많은 양을 IM 주사를 하여 crow's feet을 교정하기도 한다. crow's feet을 교정하기 위해서 근육에 주사하는 방법은 외안각의 수평라인에서 orbital rim부분에서 먼저 한포인트 4 U (0.1 cc)주사를 한다. 그림 7-15보다 더 아래쪽으로 2 U를 추가한다. 대부분의 경우에서 2 U를 medial 안륜근에 추가주사 한다. 대부분의 환자에서 crow's feet 부분만 주사하면 안륜근의

medial portion의 움직임이 주사 후 더 두드러지게 되므로, 필자는 눈물골(teat trough)부분(진피층)에 주사하기도 한다. 2 U 주사를 보충하는것을 손호하고 있다. 총 주사포인트는 5군데가 되며, 4 U가 3개 포인트, 2 U가 2개 포인트가 된다. 총 주사량은 한쪽에 16 U, 좌우 총 32 U unit이 된다(그림 7-17).

필자는 보톡스, 제오민, 메데톡스는 100 U 한 바이알에 생리식염수 2.5 cc를 혼합하며, 디스포트 한 병 500 U에는 4 cc의 생리식염수를 혼합한다. 한 포인트에는 0.1 cc를 인슐린 주사기로 주사하며 그때의 한포인트의 용량은 보톡스, 제오민, 메데톡스는 4 U가 되고 Dysport는 12.5 U가 된다. 그러나 자연스러운 표정을 원하는 경우 주사량을 줄이는 경우도 많다.

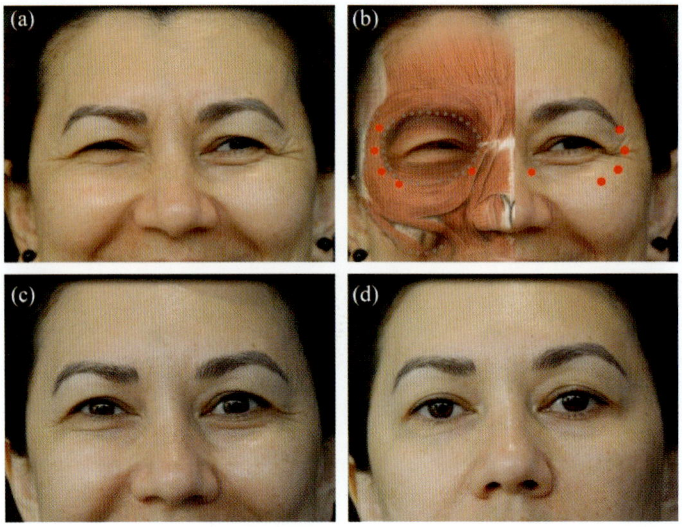

그림 7-17 근육주사 포인트. 먼저 외안각 수평라인에 orbital rim 부분에 주사한다. 그후 rim을 따라 위 아래로 주사를 추가한다. 한포인트의 양은 4 U이다. 대부분의 경우에서 2U를 medial 안륜근에 추가 주사한다. *(출처: 김종서성형외과)*

② 진피에 주사

더마톡신 방법(그림 7-18)으로 crow's feet을 교정하기 위해서는, 두 배 희석을 해서 사용하며 주사 포인트에는 근육주사 영(0.1cc)의 반(0.025cc)을 주사하게 된다. 두 배 희석해서 반을 주사하므로 실제 한 포인트의 양은 1/4이 된다.

광범위하게 분포하는 orbicularis oculi m.을 고려하여 외안각의 외측 부분의 orbital rim에서 주사를 시작한다. 그후 눈썹 tail 방향으로 한 포인트 아래방향으로 orbital rim을 따라 3 포인트를 추가하는데 pupil 직하방까지는 주사하지 않는다.

그후 한 번 더 평행하게 바깥쪽(히어라인쪽)으로 orbital rim보다 더 외측으로 일정한 거리를 유지하면서 점점 원을 크게 하여 포인트를 늘려가면서 4 포인트를 추가 주사한다. 결국 두 줄로 9포인트를 주사하게 되며 teat trough 부분에 한 포인트를 추가해서 총 10포인트가 된다(헤어라인바로 앞까지 한 줄을 더 주사하는 경우도 있다)(그림 7-18).

주사의 포인트는 좌우 각각 10 포인트가 된다. 진피에 주사할 때는 주사량을 1/4로 줄여서 주사하는 방법이 있고. 두 배 희석을 하여 포인트당 0.05 cc씩 주사하기도 한다. 한쪽의 총량은 10 U가 되며 양측 더마톡신의 양은 20 U가 된다.

더마톡신 방법으로 약간의 리프팅을 하고 싶은 경우는 헤어라인 부분에는 많은 양의 보툴리눔 독소가 주사되므로 dermis에 있는 림프관의 근육들이나 얼굴의 움직임이 감소하게 되고 그 결과로 진피층에 fluid retention이 발생하여 환자는 얼굴이 헤어라인 쪽으로 당겨지는 듯한 느낌을 만들 수도 있다. Orbicularis oculi m.은 눈썹을 내리는 작용을 하므로 orbicularis oculi m.에 보툴리눔 독소를 주사하면 눈썹이 올라가게 된다. 이를 위해서는 orbicularis oculi m.에 독소를 주사하면서 눈썹의 직하부의 orbital rim 부분에도 주사를 추가한다.

Crow's feet을 교정하기 위하여 진피(dermis)에 주사하는 방법은 표정근육의 운동은 조금 살리고 자연스러운 표정을 위한 방법이다. 따라서 양측에 20 U를 넘지 않는 양으로 주사하는 것이 좋다. 만일 직업이 연기자인 고객에게 근육에 바로 주사하는 방법을 사용한다면 그들은 자연스러운 표정을 짓는 데 많은 어려움을 겪게 될 것이다. 진피에 주사하는 방법은 근육에 주사하는 양보다 더 적게 사용한다. 필자는 진피에 주사할 때는 디스포트를 사용하기도 하는데 디스포트 500 U에 8 cc를 희석하여 한 포인트에 0.25 cc씩을 주사하는 방법을 즐겨 사용한다.

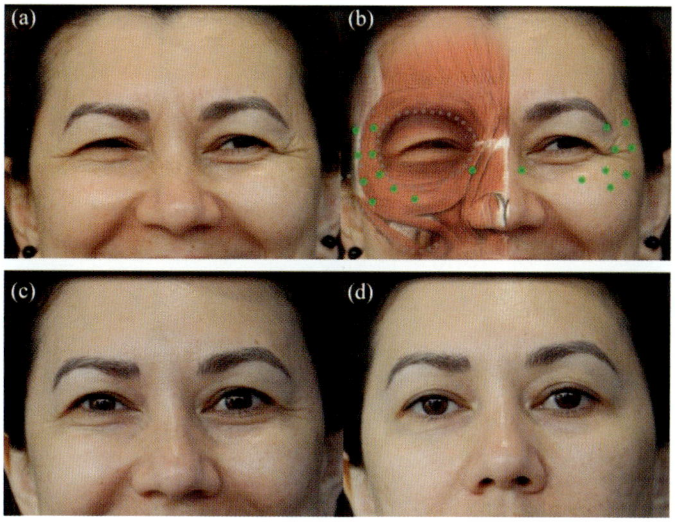

그림 7-18 진피 주사포인트 외안각의 수평라인의 orbital rim에서 주사를 시작한다. 그후 rim을 따라 동그란 모양으로 주추사를 추가한다. 더 외측으로 일정한 거리를 유지하면서 점점 원을 크게 하여 포인트를 늘려가면서 추가 주사한다. 결국 두 줄로 9포인트를 주사하게 되며 teat trough 부분에 한 포인트를 추가해서 총 10 포인트가 된다. 한쪽의 총량은 10 U가 되며, 양측 더마톡신의 양은 20 U가 된다. *(출처: 김종서성형외과)*

(4) 눈밑 주름(Lower eyelid lines)

- **주요 근육:** Orbicularis oculi (inferior fibers)
- **해부학:** 눈밑 안륜근의 수축에 의해 발생하는 가로형 또는 사선형 주름으로, 피부가 얇고 지방층이 적어 주의가 필요하다.
- **시술법:** 한쪽당 2-4 U 정도를 여러 군데로 분산하며, 진피에 분산 주입하며, 매우 얕은 층에 주입한다.
- **주의사항:** 안륜근이 약해지면 하안검이 돌출되거나 안와지방이 도드라져 보일 수 있으므로, 고령 환자나 하안검 피부가 얇은 환자에서는 보수적으로 적용해야 한다.

(5) 콧등 주름(Nasalis wrinkle)

- **주요 근육:** Nasalis, Procerus

- **해부학:** 미간 하부와 콧등의 움직임에 관여하며, 미간의 하방 수평 주름을 생성한다.
- **시술법:** 평균 4-6 U 정도를 1-2포인트로 나누어 좌우측에 각각 주사하며, 콧등 외측에서 중앙으로 향하는 방향으로 주입한다.
- **주의사항:** 확산되어 주변 근육이 약화될 경우 미간이나 입술 움직임에 영향을 줄 수 있으므로 과량 주입을 피한다.

(6) 관자놀이

① Temporalis m. hypertrophy

최근 사각턱 못지않게 관자놀이부분에도 관심이 높아지고 있는데 보툴리눔 독소로 masseter m.의 비대를 줄여주는 것과 같은 원리로 관자놀이에 주사 시 효과를 기대할 수 있다. Masseter m.과 temporalis m.들이 저작 시 주로 기능하기 때문에 masseter m.에 보툴리눔 독소를 주사한 후에 temporalis m.의 비후가 초래되는 경우도 있다. 이런 경우 temporalis m.의 볼륨을 보툴리눔 독소를 이용하여 같이 줄여주는 시술을 하는 것이 좋다. 주사를 하는 요령은 다음과 같다. 가능하면 헤어라인에서 가까운 부분에 주사 포인트를 잡는다. 어금니를 꽉 물게 하여 근육이 딱딱하게 뭉치는 점을 찾아 그 부분에 집중적으로 많은 양을 주사한다. 환자들은 울룩불룩한 부분이 없어지기 때문에 머리 크기가 작아 보이는 것도 좋아하지만 씹을 때 울룩불룩 한 곳이 없어져서 더 만족을 하는 경우도 많기 때문이다.

저자는 관자놀이에 주사할 때 보툴리눔 독소로 사각턱 축소를 하려는 용량의 두 배 정도를 temporalis fascia 바로 밑에 주사한다. 이때 너무 깊이 주사하는 것보다는 가능하면 표층에 주사한다. Temporalis m의 근육을 만져보고 힘을 주게 해보고 주사량을 정하는 것이 바람직하지만 보통 사각턱 축소를 기준으로 두 배 정도 주사한다. 필자는 측두근의 볼륨을 줄이기 위해서는 보톡스나 제오민의 경우100 U 한 병을 주사하고 디스포트의 경우 250 U 정도 주사하고 있다(그림 7-19).

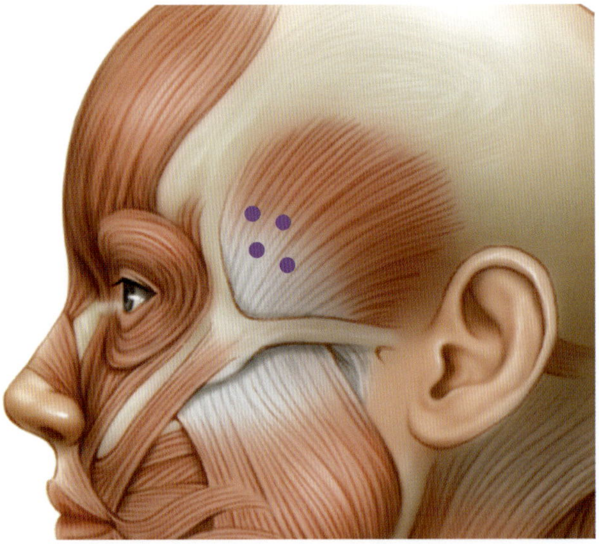

그림 7-19 Anatomy of temporalis m. 두상이 커 보이는 경우 한쪽에 40 U (1 cc)를 4군데로 나누어 근육 주사를 하면 정면에서 두상의 폭이 줄어드는 효과를 볼 수 있다. 한 포인트의 양은 10 U (0.25 cc)가 된다. 두상이 작아지게 하기 위한 외관상의 목적을 위하여 근육 주사는 너무 깊은 곳에 주사하는 것보다는 표층의 근육에 주사하는 것이 효과적이다.

② Migraine

3차 신경통이나 herpes zoster를 앓고 난 후의 신경자극현상의 통증도 보툴리눔 독소로 줄일 수 있다. 보툴리눔 독소는 아세틸콜린 리셉터에도 작용을 하지만 substancep나 다른 히스타민 리셉터에도 작용을 하고 있는 것이 밝혀지고 있으며 통증클리닉에서 이런 원리로 보툴리눔 독소를 통증치료에 사용하고 있다. Migraine의 증상완화를 위해서 보툴리눔 독소를 migraine부분에 두피나 두피하 부분에 주사한다. 흉부나 얼굴의 herpes zoster의 발병 후 반흔이 남은 경우 신경의 내부에 반흔이 발생하여 신경자극 증상이 나타나며 통증이 있는 경우 그 부분의 진피나 진피하부에 보툴리눔 독소를 주사하면 어느 정도 통증감소 효과가 있다. 필자의 방법으로는 보톡스 2 U 디스포트 6 U를 5 mm 간격으로 통증이 있는 부분에 주사한다.

③ 부작용

관자놀이 부분은 원치 않는 표정의 변화나 별다른 부작용이 없는 부분이라 성형외과 의사라면 쉽게 주사할 수 있는 부위이다. 관자놀이의 근육의 볼륨은 상당히 편차가 많고 넓게 분포하기 때문에 부적절한 용량을 주사하거나 적절한 부위에 주사하지 않으면 머리의 크기가 줄지 않았다는 불평을 호소하는 경우도 있다. 골고루 주사하지 않아서 paroxysmal hypertrophy가 생기는 경우도 있다. 실제 두상의 좌우 폭은 temporalis m.의 뒷부분에 의해 좌우되지만 환자가 느끼는 두상의 좌우 폭은 헤어라인 안쪽에서 판단하는 경우가 많으므로 이점을 감안하여 육안적으로 잘 보이는 부분의 근육의 볼륨을 줄여주는 것이 효과적이다.

이미 보툴리눔 독소로 편두통을 치료한 경험이 있는 의사와 환자라면 쉽게 치료를 시행할 수 있지만 처음 시도하는 환자의 경우에는 미리 긴장성두통인지 신경통인지 신경과 전문의와 상의를 하는 것이 좋다. 편두통의 통증치료를 처음 시작한다면 환자에게 편두통의 원인이 다양하고 진단이 어려운 경우가 많다는 것을 납득시키고 치료적 진단의 의미를 잘 설명하고 난 후에 치료에 임하는 것이 좋다.

4. 하안면부 해부학 및 시술 테크닉

하안면부는 안모 윤곽 형성에 핵심적인 역할을 하며, 특히 턱선, 턱끝, 저작근 등은 안면 전체의 균형과 인상을 결정짓는 주요 요소이다. 보툴리눔 독소는 이 부위에서 근육의 과도한 수축을 조절하거나 비대된 근육을 감소시켜 갸름하고 부드러운 안모를 형성하는 데 효과적으로 사용된다. 해부학적 깊이, 근육 분포, 비대칭 여부 등을 고려한 정밀한 시술이 요구된다.

1) 턱끝 주름(Chin dimpling)

- **주요 근육:** Mentalis muscle
- **해부학:** Mentalis는 하악 정중앙의 전방에 위치하며, 하악을 위로 말아올리는 작용을 통해 턱끝에 주름(dimpling)을 형성한다. 특히 입술을 다물거나 긴장할 때 턱이 울퉁불퉁해 보이는 현상이 나타나며, 나이 들수록 주

름이 고착화된다.

- **시술법:** 평균적으로 10 U 내외를 사용하며, 정중앙을 기준으로 양측 한 포인트로 나누어 좌우측에 주입한다. 주입 깊이는 중간 근육층이며, 바늘 각도는 수직 또는 약간 사선으로 접근한다.
- **주의사항:** 과도하게 주입하면 하순의 움직임이 둔해지고 발음이 부자연스러워질 수 있으며, 침 고임 현상이 나타날 수 있으므로 용량 조절이 중요하다.

2) 사각턱 근육 비대(Masseter hypertrophy)

- **주요 근육:** Masseter muscle
- **해부학:** Masseter는 저작 시 턱을 위아래로 움직이는 주근육으로, 하악각 부위에 위치한다. 과도한 사용 또는 유전적 요인으로 인해 근육이 비대해지면 사각턱처럼 보이게 된다.
- **시술법:** 환자가 이를 꽉 깨물게 하여 근육 수축이 가장 뚜렷한 부위를 확인한 후, 보통 3-5포인트로 나누어 깊은 근육층에 90도 각도로 주사한다. 한쪽당 20-25 U, 양측 총량으로는 40-50 U가 일반적이다.
- **주의사항:** 너무 얕은 층에 주사 시 효과가 없거나 표정근 마비가 올 수 있으며, 너무 깊이 주입하면 표층의 근육이 이상수축을 보이거나, 저작이나 턱 운동 시 불편함이 발생할 수 있다. 비대칭일 경우 큰 쪽의 용량을 추가하기도 한다.

3) 턱선 및 목 플라티스마 밴드(Platysmal bands)

- **주요 근육:** Platysma muscle
- **해부학:** Platysma는 얇은 근막성 근육으로, 하악골 아래에서 쇄골까지 넓게 분포하며 피부 처짐과 목의 수직 띠 형태 주름(bands)을 유발한다. 특히 목을 앞으로 긴장시켰을 때 선명하게 드러나는 수직 밴드가 시술 대상이다.
- **시술법:** 밴드가 두드러지는 부위를 기준으로 각 밴드에 2-3 U씩, 총량 10-20 U 정도를 얕은 층에 인슐린 주시기로 주입한다. 경우에 따라 3-5포인트까지 나누기도 한다.
- **주의사항:** 깊이 들어가면 후두부와 연관된 신경 또는 발성, 연하기능에 영향을 줄 수 있으므로 매우 얕은 피하층에 주사해야 한다. 과량 주입 시 턱선이 처져 보일 수 있으며, 목의 전면이 경직된 인상을 줄 수 있다.

4) 입꼬리 처짐 (Drooping mouth corner)

- **주요 근육:** Depressor anguli oris (DAO)
- **해부학:** DAO는 입꼬리를 하방으로 잡아당기는 근육으로, 하악골 외측에서 입꼬리 부위로 주행한다. 노화와 함께 작용이 강화되면 입꼬리가 늘어져 우울한 인상을 만든다.
- **시술법:** 입꼬리 외측 1 cm 지점과 하악골 하연에서 5 mm 상방의 삼각형 영역을 기준으로 좌우 각 1포인트씩, 각 4-6 U를 주입한다. 표층보다는 근육층에 주사하는 것이 효과적이다.

- **주의사항:** 과량 주입 시 입주위의 표정 변화에 영향을 줄 수 있으며, 입을 다물거나 웃는 표정에서 부자연스러움이 발생할 수 있다.

5) 구륜근 잔주름(Perioral fine wrinkles)

- **주요 근육:** Orbicularis oris
- **해부학:** 입술 주변을 감싸는 동심원의 근육으로, 특히 상순에 수직으로 형성되는 잔주름(barcode lines)의 주 원인이다. 반복적인 구순 수축(말하기, 표정 등)과 노화로 인해 더 두드러진다.
- **시술법:** 평균 4-10 U를 사용하며, 입술 라인을 따라 4-6포인트로 나누어 주입한다. 매우 얕은 층에 1 U 미만씩 소량으로 분산 주입하는 것이 원칙이다. 용량이 많으면 입이 다물어지지 않아 물을 마실 때 흘리는 경우가 발생한다.
- **주의사항:** 인중 부위에는 가급적 주입을 피하며, 과량 주입 시 말하거나 음식을 먹을 때 불편감이 생기므로 기능적 움직임을 보존하면서 시술해야 한다.

5. 특수 적응증 및 치료 프로토콜

표 7-3. 보툴리눔 독소의 특수 적응증

적응증	시술 부위	용량
윗입술 주름	구륜근	4-10 U
잇몸노출	LLSAN근	2-3 U(양측)
다한증	진피층	겨드랑이, 손바닥: 50 U/한쪽당
편두통	두피 or 측두부	포인트별 2U 분산 주사

1) 다한증(Hyperhidrosis)

- 적용 부위: 겨드랑이, 손바닥, 발바닥, 두피, 얼굴
- 기전: 에크린 땀샘의 신경전달 차단

(1) 겨드랑이 다한증

- 용량: 50 U/측 (보톡스 기준)
- 테크닉: 털이 분포한 부위 중심으로 10-20포인트 분산 주사
- 주사 층: 진피층 혹은 얕은 피하지방층

(2) 손바닥 다한증

- 용량: 한쪽당50 U, 30-40포인트 분산하며 가능하면 많은 부위에 표층으로 주사한다. 바늘 없는 주사기(mirajet cutrjet)를 사용하면 빠르고 균일하게 주사가 가능하다.
- 주사 층: 진피층
- 주의사항: 통증이 심할 수 있어 손목부분에 국부마취 또는 마취크림을 하는 것이 추천된다.

(3) 발바닥 다한증

- 용량: 100-120 U/측, 50-60포인트 분산
- 주사 전략: 한 번에 절반 주사 후, 2-3주 뒤 나머지 보충 주사 가능

2) 편두통(Chronic migraine)

- 적응증: 월 15일 이상 두통 발생, 그중 8일 이상 편두통 기준 충족
- 적용 근육: frontalis, temporalis, occipitalis, cervical paraspinal muscles
- 테크닉: IM 또는 SubQ 주사 / 총 155-195 U 사용

3) 근긴장이상증 / 안검경련 / 사경

- 적응 부위에 따라 복합적으로 사용
- 안검경련: Orbicularis oculi(상/하), Corrugator 등에 20-50 U 분산
- 사경: SCM, Trapezius 등에 100 U 이상 필요할 수 있음

4) 침흘림증(Sialorrhea)

- 적용샘: parotid, submandibular gland
- 테크닉: 초음파 유도하 주사 권장
- 용량: Parotid 15–30 U, Submandibular 10–20 U

6. 부작용 및 내성 관리

1) 일반적 부작용

- 국소 부위: 발적, 통증, 멍, 감염
- 일시적 비대칭, 미미한 내성 반응 등

2) 중대한 부작용

- 안검하수, 복시, 연하장애, 발성변화
- 예방법: 주사 층 조절, 희석비율 조절, 해부학적 포인트 정확성 중요

3) 부작용 관리법

- 안검하수 발생 시: 0.5% 아프라클로니딘 점안
- 복시/안면비대칭 시: 해당 근육 보완 주사 또는 경과 관찰
- 연하장애: 발생 시 즉시 식이 조절 및 보툴리눔 사용 중지 고려

4) 내성 관리

① 내성 원인: 총 단백잘함량, 복합단백질, 잦은 고용량 반복주사

② 예방전략:

- 순수 150 kDa 제제 사용 권장 (Xeomin®, Coretox®)
- 최소 3개월 간격 유지
- 보충 주사 최소화

③ 150 kDa 순수 보툴리눔 톡신(예: Xeomin®, Coretox®)이 항체 형성을 줄이는 이유

보툴리눔 독소 제제는 일반적으로 150 kDa의 활성 코어 뉴로톡신과 이를 둘러싼 복합단백질(non-toxic accessory proteins, NAPs)로 구성되어 있다. 그러나 150 kDa의 순수 뉴로톡신만 포함된 제제는 면역 시스템에 덜 자극적이며, 반복 주사 시 중화항체 (neutralizing antibody) 형성 위험이 낮다. 대부분의 보툴리눔 독소는 toxic protein과non-toxic protein으로 구성되어 있는데 BOTOX®의 경우 toxic protein은 150 kDa이며 non-toxic protein은 750 kDa이다. 코어 톡신®이나 Xeomin®은 toxic protein만 150 kDa으로 non-toxic protein이 없다. Dysport®의 경우는 총 독소 결합체가 300-900 kDa으로 중간 정도에 해당한다. Non-toxicprotein은 다시 hemagglutinin과 non-hemagglutinin으로 나뉘는데 hemagglutinin은 적혈구를 응집하는 항원으로 독소의 내성을 야기할 수 있다(그림7-20). 따라서 내성을 예방하기 위

해서는 이종단백질의 함량(제오민 0.4 ng, 메디톡신 0.7 ng)이 적은 것을 선택하는 것이 도움이 될 수 있다. 그러나 내성의 원인이 완전히 명확하게 밝혀지지는 않은 상황이라 브랜드에 따라서 내성이 줄 수 있다고 한마디로 말하기는 쉽지 않다. 또한 내성의 발현을 방지하기 위해서 보툴리눔 독소를 자주 주사하는 것을 피해야 한다. 따라서 주사 후 다음 주사는 3개월 이후로 하는 것이 바람직하다. 많은 양을 자주 주사하는 것도 좋지 않으므로 종아리 등에 주사할 때는 좀 더 신경을 써야 한다. 여하튼 내성이 발생한 경우는 Botulinum Toxin type A는 더 이상 효과가 없으므로 Toxin type B (Myoblock®)fm로 대체해야 한다.

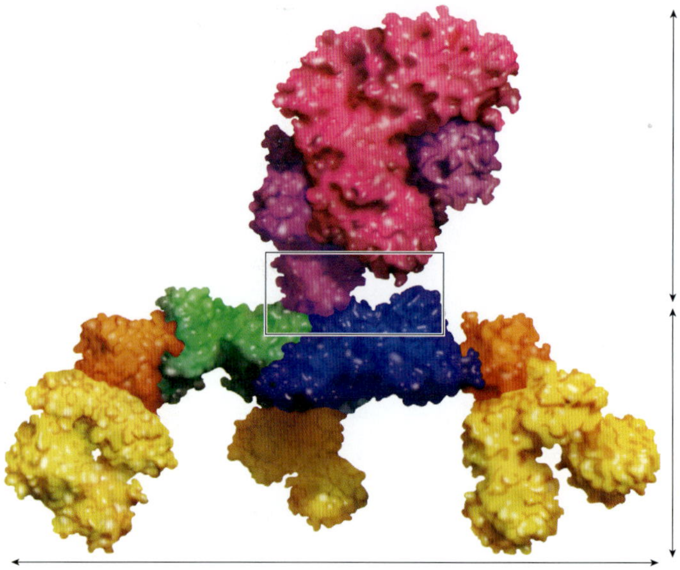

그림 7-20 Structure of a bimodular botulinum neurotoxin complex provides insights into its oral toxicity.

5) 과학적 근거

면역원성의 핵심 요인이 되는 불필요한 단백질을 줄이는 것이다. 일반적인 보툴리눔 제제(예: Botox®, Dysport®)는 치료 효과에는 불필요한 복합단백질(헤마글루티닌, 플라젤린, 응집체 등)을 포함하고 있으며, 이들은 체내에서 '이물질(foreign protein)'로 인식되어 항체 형성의 유인 요인이 될 수 있다.

150 kDa 순수 독소는 면역 반응을 유도할 가능성이 900 kDa보다 낮다. 불필요한 복합단백질이 제거된 고도로 정제된 순수 150 kDa 신경독소만 포함하며, 해당 제형은 체내 면역 연쇄 반응을 적게 유도하게 되며 중화항체 형성률이 매우 낮을 것으로 기대된다.

6) 면역 반응 메커니즘

면역학적 관점에서 볼 때, 외부 단백질(헤마글루티닌, 플라젤린 등)은 위험 신호(danger signal)로 작용하며, 체내 면역계가 이를 항원으로 인식하여 항체를 생성하게 된다.

반면, 150 kDa 순수 뉴로톡신은 필요 최소한의 구조로만 구성되어 면역 자극성이 낮고, 장기적인 반복 주사에서도 항체 형성 위험이 낮다.

표 7-4. 실제 임상 데이터

제품명	독소 구조	중화항체 형성률
Xeomin® (INCO)	순수 150 kDa 신경독소	0%
Botox® (ONA)	150 kDa + 복합단백질	0.6%~5.6%
Dysport® (ABO)	150 kDa + 복합단백질	최대 13.3%

(출처: Ho WWS et al. Plast Reconstr Surg Glob Open. 2022 Jun 20;10(6):e4407)

7) 임상적 시사점

150 kDa 순수 보툴리눔 독소 제제를 사용하는 것은 장기 반복 시술이 필요한 환자에서 내성 위험을 최소화할 수 있는 가장 효과적인 전략이다. A형 보툴리눔 톡신에 내성을 가진 환자는 이미 항체가 형성되어 150 kDa 제형을 사용하더라도 효과는 없다. 예방이 최선의 방법이다.

고용량이 필요한 치료 시(예: 사경, 경직, 다한증) 항체 형성에 대한 우려가 있는 경우, 복합단백질이 없는 제제(Xeomin®, Coretox®) 선택이 추천된다.

7. 제품별 임상 적용 요약표

표 7-5. 제품별 특징 비교(정리표)

항목	Botox®	Dysport®	Xeomin®	Meditoxin®	Innotox®	Coretox®
분자량	900 kDa	500~700 kDa	150 kDa	900 kDa	900 kDa	150 kDa
복합단백질	있음	있음	없음	있음	없음	없음
건조법	진공건조	동결건조	동결건조	동결건조	액상	동결건조
부형제	NaCl, HSA	Lactose, HSA	Sucrose, HSA	NaCl, HSA	L-methionine, PS20	L-methionine, PS20

8 / 필러

1. 필러의 종류

필러는 크게 흡수성(temporary), 반영구성(semi-permanent), 영구성(permanent)으로 나뉘며, 원료 성분에 따라 다음과 같이 분류된다

1) 히알루론산(Hyaluronic acid, HA)

- 가장 흔히 사용되는 흡수성 필러
- 체내에 존재하는 물질로 면역반응이 적고 안전성 높음
- 다양한 입자 크기 및 점탄성으로 제품화되어 있음
- 조직 내에서 수분을 끌어당기는 능력이 탁월하며, 히알루로니다제로 분해 가능

2) 칼슘 하이드록시아파타이트(Calcium hydroxyapatite, CaHA)

- 반영구 필러로, 뼈 성분과 유사한 미세 입자 형태
- 주입 후 초기에는 볼륨 효과, 이후 섬유아세포 자극을 통한 콜라겐 재생 유도
- 조직 내에서 서서히 분해되며 보통 12-18개월 지속
- 대표 제품: Radiesse(래디어스), DCLASSY (faceterm)

3) 폴리카프로락톤(Polycaprolactone, PCL)

- 생분해성 고분자로, 장기지속성(최대 24-36개월)

- 콜라겐 재생 유도 능력이 우수함
- 대표 제품: Ellanse(엘란쎄), 라퓰렌(Lafullen)

4) 폴리-L-락트산(Poly-L-lactic acid, PLLA)

- 피부 속에서 서서히 분해되며 콜라겐 재생을 유도
- 즉각적인 볼륨보다는 시간이 지남에 따라 볼륨이 증가
- 대표 제품: Sculptra(스컬트라)

5) PDLLA (Poly-D, L-lactic acid)

- PLLA와 유사하나 더 빠른 분해속도 및 더 균일한 입자
- 최근 한국과 중국에서 개발된 신형 필러에 적용됨
- 대표 제품: Juvelook(쥬베룩)

6) PDO (Polydioxanone)

- 일반적으로 리프팅용 실에 쓰이던 성분
- 분해되며 콜라겐 생성 유도
- 마이크로 입자 형태로 피부에 주사하는 신개념 필러
- 대표 제품: Ultracol(울트라콜)

7) 인간 진피 유래 필러(Human dermis filler)

- 기증받은 인간 진피를 가공하여 제조
- 면역원성이 낮고 자연스러운 질감
- 국내에서는 일부 재건용으로 활용
- 대표 제품: Essalia(에쌀리아), Re2O(리투오)

2. 필러의 가교제 종류

히알루론산 필러는 분자 간 결합을 형성하여 점탄성을 높이고 체내 지속 시간을 늘리기 위해 '가교제'를 사용한다. 가장 흔히 사용되는 가교제는 BDDE (1,4-Butanediol Diglycidyl Ether)이다.

1) BDDE (Butanediol Diglycidyl Ether)

- 가장 널리 사용되는 가교제
- 안정성이 높고 잔존량이 적은 경우 인체에 무해함
- 가교 밀도에 따라 필러의 점성, 탄성, 지속시간이 달라짐

2) DVS (Divinyl Sulfone)

- 과거에 일부 필러에 사용되었으나 안정성 문제로 사용이 중단되었다가, 다시 단점을 보완하여 새로운 제품이 출시되고 있음

3) PEG (Polyethylene glycol)

- 차세대 가교제로, 유럽 일부 제품에서 적용됨
- 친수성 높고 부드러운 조직감 유도
- Neuvia(뉴비아)

3. Biphasic vs. Monophasic 필러

1) Biphasic 필러

- 입자형 필러(particulate gel)
- 고분자 히알루론산 입자를 소형 입자화하여 가교 젤에 분산시킨 구조
- 주입 시 강한 밀착력과 지지력
- 탄성과 리프팅 효과가 탁월하다.
- 대표 제품: Restylane(레스틸렌), Yvoire(이브아르), Perfenta(퍼펙타)

2) Monophasic 필러

- 균일한 젤 타입(homogeneous gel)
- 입자 없이 연속적인 겔 형태로 부드러운 주입감
- 피부 내 자연스러운 확산과 낮은 부기
- Migration 가능성이 높다

- 대표 제품: Juvederm(쥬베룩), Belotero(벨로테로), Teosyal(테오시알), Neuramis(뉴라미스)

4. 필러의 물성

필러의 물리적 특성은 제품 선택과 시술 결과에 매우 중요한 영향을 미친다. 필러의 점도, 탄성, 응집력, 입자 크기, 수화력 등은 각 제품의 유동성, 형태 유지력, 체내에서의 행동 방식, 볼륨 유지기간 등을 결정한다. 아래는 주요 물성 항목들에 대한 자세한 설명이다.

1) 점성(Viscosity)

- 점성은 필러가 흐르려는 성질에 저항하는 능력으로, 시술 시 **주입 압력**과 밀접하게 관련된다.
- 점성이 높은 필러는 굳고 끈적이며 주입 시 강한 압력이 필요하나, 조직 내에서 **쉽게 퍼지지 않고 제자리를 잘 유지**하는 특징이 있다.
- 따라서 깊은 부위의 볼륨 형성이나 윤곽 교정에 유리하며, 얕은 층에 사용 시 부자연스러움을 유발할 수 있다.
- 최근에는 졈성보다는 탄성이 더 중요시되고 있다.

2) 탄성(Elastic modulus, G')

- 탄성은 필러가 외부 힘에 의해 변형된 후 **원래 형태로 돌아가려는 성질**이다.
- G'(탄성 계수)가 높을수록 필러는 형태 유지력이 강해 **리프팅 효과와 지지력이 뛰어나다.**
- 필러에서 가장 중요한 물성이 탄성이다.
- 일반적으로 G'가 높은 제품은 관자놀이, 광대, 팔자주름 등의 **구조적 지지가 필요한 부위**에 적합하다.
- 반대로 G'가 낮은 제품은 입술, 눈가 등 표정 변화가 많고 움직임이 잦은 부위에 적합하다.

3) 응집력(Cohesiveness)

- 응집력은 필러가 체내에서 퍼지지 않고 **한 덩어리로 유지되는 능력**이다.
- 응집력이 높은 필러는 **변형이 적고 일정한 모양을 유지**하는 반면, 응집력이 낮은 필러는 자연스럽게 퍼지며 연부조직과 부드럽게 어우러진다.
- 리프팅이나 윤곽 보정에는 높은 응집력이 유리하며, 피부 얕은 층에 부드럽게 확산되길 원할 때는 낮은 응집력의 필러가 좋다.
- 탄성에 비해 물리적 힘이 미비하다.

4) 입자 크기(Particle size)

- 필러의 입자 크기는 주입 위치와 밀접한 관련이 있다.
- 입자가 **큰 제품은 깊은 피하 또는 근막 위층에 주입**해야 하며, 조직을 밀어올리는 효과가 크다.
- 입자가 **작은 제품은 얕은 진피층 주입에 적합**하며, 얇은 피부에서도 자연스럽게 퍼지고 매끄러운 결과를 유도할 수 있다.
- 고운 입자는 세밀한 조정이 가능하지만, 지속력은 다소 짧은 편이다.

5) 수화력(Water affinity)

- 수화력은 히알루론산 필러에서 중요한 요소로, 체내 수분을 끌어당기는 능력이다.
- 수화력이 높은 제품은 시술 후 **부피가 추가로 증가할 수 있어 주입 용량 조절이 중요**하며, 입술과 같은 부위에 사용 시 과도한 부기 주의가 필요하다.
- 수화력이 낮은 제품은 예측 가능한 볼륨을 유지할 수 있어 **정밀한 윤곽 교정**에 유리하다.

5. 개별 필러의 특성

1) 쥬비덤(Juvederm®)

쥬비덤(Juvederm®)은 엘러간 에스테틱스(AbbVie)의 대표적인 히알루론산(HA) 필러 브랜드로, 프랑스에서 제조되어 전 세계 100여 개국 이상에서 사용되는 글로벌 베스트셀러 필러이다. 쥬비덤은 리도카인 0.3%가 포함된 가교 히알루론산 겔로 구성되어 있으며, 시술 시 통증 완화 효과를 제공한다. 모든 제품은 미국 FDA 승인을 받은 정품 제제이며, 임상 결과를 기반으로 높은 안전성과 환자 만족도를 입증받고 있다.

(1) 바이크로스™ 기술

쥬비덤의 핵심 기술은 독자적인 Vycross™(바이크로스) 가교 기술이다. 이는 고분자 히알루론산과 저분자 히알루론산을 최적의 비율로 배합해 고르게 교차 결합한 구조로, 다음과 같은 장점을 가진다.

- 뛰어난 응집력과 균일한 입자 구조로 지속력 향상
- 자연스러운 텍스처와 낮은 부기
- 정밀한 주입이 가능하여 표정이 많은 부위에도 자연스러움 유지

(2) 제형별 구성 및 적용 부위

쥬비덤은 시술 부위 및 목적에 따라 4가지 라인으로 구성된다.

① **쥬비덤 볼벨라® (Volbella® with Lidocaine)**

- 히알루론산 농도: 약 15 mg/mL
- 특성: 가장 부드러운 제형, 낮은 G', 낮은 점성
- 적용 부위: **입술, 입 주변 잔주름, 눈가**
- 특징: 섬세한 부위 주입에 적합, 자연스럽고 부드러운 결과 유도
-

② **쥬비덤 볼리프트® (Volift® with Lidocaine)**

- 히알루론산 농도: 약 17.5 mg/mL
- 특성: 중간 G', 적당한 점성
- 적용 부위: 팔자주름, 입가주름, 볼 윤곽 개선
- 특징: 적절한 탄성으로 표정 변화를 자연스럽게 유지하면서 주름 개선

③ **쥬비덤 볼루마® (Voluma® with Lidocaine)**

- 히알루론산 농도: 약 20 mg/mL
- 특성: 높은 G', 높은 점성 및 응집력
- 적용 부위: 광대, 턱, 턱끝, 앞광대 등 깊은 부위
- 특징: 강한 지지력과 볼륨 형성이 필요할 때 적합

④ **쥬비덤 볼룩스™ (Volux™)**

- 히알루론산 농도: 약 25 mg/mL
- 특성: 쥬비덤 라인 중 가장 높은 G', 매우 강한 탄성
- 적용 부위: 턱선, 하악 윤곽 개선
- 특징: 윤곽 형성에 특화된 강력한 구조적 지지 제공

(3) 시술 가이드라인

- 주입 층: 제품에 따라 **심부 진피층, 피하층, 상부 골막층**까지 다양하게 적용 가능
- 주입 시 주의사항
  - 과도한 양 주입 금지 (부종, 조직괴사 가능성)
  - 플런저 저항 시 무리한 압력 금지
  - 혈관 내 주입 방지를 위해 aspiration 필수

(4) 환자 만족도 및 임상 연구

- 임상 결과에 따르면, 시술 1개월 후 볼벨라® 사용 시 입술 만족도 96.6%, 볼루마® 사용 시 팔자주름 개선 만족도 94%를 기록

- 볼룩스™와 볼루마®는 턱 윤곽 개선에 대해 각각 95.2%, 97.4%의 만족도
- 다양한 논문과 연구에서 **높은 자연스러움, 지속력, 안전성**이 입증됨

(5) 주요 참고문헌

- FDA Premarket Approval (PMA)
- Ogilvie P, et al. J Cosmet Dermatol. 2020;19(5):1065-1070
- Dormston WG, et al. J Cosmet Laser Ther. 2014;16;171-179
- Eccleston D, Murphy DK. Clin Cosmet Investing Dermatol. 2012;5:167-172
- Goodman GJ, et al. Plast Reconstr Surg. 2015;136(5 Suppl):139S-148S
- Dayan S, et al. Aesthet Surg J. 2020;40(7):767-777

2) 레스틸렌(Restylane®)

레스틸렌(Restylane®)은 스웨덴의 Q-Med 사에서 개발되고 현재는 갈더마(Galderma)에서 제조 및 판매하는 세계 최초의 가교 히알루론산 필러이다. 1996년 유럽 CE 인증을 시작으로, 2003년 미국 FDA 승인을 받으며 글로벌 필러 시장의 기준을 세운 제품으로 평가받고 있다.

30년 가까운 임상 데이터와 전 세계 65개국 이상에서 누적 수천만 건의 시술 경험을 통해 그 안전성과 효과가 입증된 브랜드이며, 지금까지 출시된 히알루론산 필러 중 가장 다양한 제품 라인업을 보유하고 있다.

(1) NASHA™ & OBT™ 기술 기반

레스틸렌은 **NASHA™ (non-animal stabilized hyaluronic acid)** 기술과 **OBT™ (optimal Balance technology)** 기술이라는 두 가지 서로 다른 가교 플랫폼을 통해 다양한 조직 적응성을 가진 제품들을 개발해왔다.

- **NASHA™**: 고정밀 고탄성 필러로, 강한 리프팅 효과와 높은 G'를 가짐. 일정한 입자 크기와 높은 점성으로 구조적 지지가 필요한 깊은 층에 적합. 바이페이직
- **OBT™**: 응집력과 유연성을 중시한 제형. 조직과의 통합성이 뛰어나 얕은 주름 또는 움직임이 많은 부위(예: 입술, 눈가)에 적합. 모노페이직

이 두 기술은 레스틸렌의 대표 제품군을 구분 짓는 기준이 된다.

(2) 제형별 구성 및 적용 부위

① Restylane® (Classic)

- 기술: NASHA™
- G': 중간

- 적용 부위: **얕은 주름, 코 옆주름, 마리오넷 라인**
- 특징: 클래식 제형으로 정밀한 주입이 가능하며, 다양한 부위에 범용적 사용

② Restylane® Lyft

- 기술: NASHA™
- G': 높음
- 적용 부위: **광대, 턱끝, 이마, 코 필러**
- 특징: 강한 지지력으로 리프팅 효과에 탁월하며, 주로 깊은 층(골막 위)에 사용

③ Restylane® Volyme

- 기술: OBT™
- G': 낮음, 응집력 높음
- 적용 부위: **볼륨 회복, 볼, 앞광대, 측두부**
- 특징: 자연스럽고 부드러운 결과 유도, 조직 통합 우수

④ Restylane® Kysse

- 기술: OBT™
- G': 중간, 응집력 우수
- 적용 부위: **입술, 입 주변**
- 특징: 표정에 따른 유연한 움직임, 자연스러운 입술 볼륨 강화

⑤ Restylane® Defyne & Refyne

- 기술: OBT™
- G': 낮음-중간
- 적용 부위: **팔자, 입가, 표정선 개선**
- 특징: 표정 변화가 많은 부위에서 부자연스러운 움직임을 최소화

⑥ Restylane® Skinbooster (Vital, Vital Light)

- 기술: NASHA™
- G': 매우 낮음, 낮은 점성
- 적용 부위: **피부 수분, 탄력 회복, 목, 손등, 안면 전체**
- 특징: 진피층에 미세 주입하여 피부 품질 개선(물광 주사)

(3) 시술 적합성과 다양성

레스틸렌의 가장 큰 장점은 **제품 라인업의 다양성과 조직 적응성의 폭**이다. 필러 시술에 있어 부위별, 연령별, 피부 두께별로 정확한 제품을 선택할 수 있도록 구성되어 있어, "맞춤형 필러 전략"이 가능하다.

- **높은 G'와 점성**을 가진 Lyft는 구조적 윤곽 교정에 강하고
- **낮은 G'와 높은 응집력**을 가진 Kysse나 Volyme은 움직임이 많은 부위에서 자연스러운 결과 유도에 적합하다.
- 또한 Skinbooster는 볼륨이 아닌 **피부 자체의 질을 개선**하는 목적으로도 사용된다.

(4) 임상적 안전성과 입증된 효능

- 수십 년간 누적된 연구와 시술 경험
- 동물 유래 성분이 아닌 바이오발효법으로 제조되어 **면역원성이 낮고 안전성 높음**
- 다수의 국제 저널에서 높은 환자 만족도, 지속 기간(최대 18개월), 부작용 빈도 낮음이 반복적으로 보고됨

(5) 대표 참고문헌

- Monheit GD, et al. Dermatol Surg. 2010;36 Suppl 3:1831-9
- Raspaldo H, et al. J Cosmet Laser Ther. 2015;17(1):3-10
- Sundaram H, et al. Plast Reconstr Surg. 2015;136(5 Suppl):115S–128S
- Fagien S, et al. Dermatol Surg. 2016;42(3):393-402

3) 벨로테로(Belotero®)

벨로테로(Belotero®)는 독일 Merz사에서 개발된 히알루론산(HA) 필러로, **특허받은 CPM (Cohesive Polydensified Matrix)** 기술을 기반으로 뛰어난 조직 융합성과 자연스러운 결과를 지향하는 프리미엄 필러이다. 2011년 미국 FDA 승인을 받았으며, 고유의 2단계 Dynamic Cross-Linking 공정(DCLT)을 통해 피부 층별로 최적화된 유변학적 특성을 구현한다.

(1) 핵심 기술: CPM 테크놀로지

- 벨로테로는 **Cohesive Polydensified Matrix**라는 독자 기술을 기반으로 다음과 같은 특성을 가진다.
- **응집성(Cohesivity)**: 높은 결속력으로 조직 내 퍼짐 없이 유지
- **다중 밀도 구조(Polydensification)**: 필러 내부에 밀도가 다른 영역이 공존하여 **부드러운 흐름성과 높은 지지력**을 동시에 제공
- **균일한 매트릭스 구조(Matrix)**: 피부와의 경계를 최소화하여 자연스러운 통합

이 기술은 특히 얕은 주입층(진피층)에서도 매끄럽고 울퉁불퉁하지 않은 결과를 만들어내며, **Tyndall 현상** 및 **결절 발생 위험**이 매우 낮다.

(2) 제형별 구성 및 적용 부위

① Belotero® Soft

- G': 매우 낮음/점성: 낮음
- 적용 부위: **잔주름, 눈가, 목주름** 등 얕은 층
- 특징: 피부 표층에 자연스럽게 융합되어 미세한 주름 개선에 적합

② Belotero® Balance

- G': 중간/점성: 중간
- 적용 부위: **눈밑, 입가, 팔자주름** 등 중간층
- 특징: 균일한 분포와 부드러운 흐름, 티어트로프 등 민감한 부위에 적합

③ Belotero® Intense

- G': 높음/응집성: 매우 높음
- 적용 부위: **입술, 코 필러, 깊은 주름**
- 특징: 강한 지지력과 볼륨 부여, 입체적 윤곽 강조에 적합

④ Belotero® Volume

- G': 중간/Plasticity & Cohesivity: 우수
- 적용 부위: **볼, 측두부, 앞광대, 턱, 턱끝**
- 특징: **높은 유연성과 조직 통합성**으로 움직임 많은 부위에도 볼륨 유지

(3) 안전성과 조직 통합성

- CPM 필러는 저분자 HA 함량이 적고 고분자 HA 비율이 높아 **염증 반응이 낮고** 면역 반응 가능성이 낮음
- 조직학적 연구에 따르면 **벨로테로 Volume은 조직 내 염증반응이 가장 적고** 매끄러운 통합 형태를 보임
- 다양한 임상시험에서 12개월 이상 지속 가능성과 높은 환자 만족도가 입증됨

(4) 임상 특성 및 장점

- **피부 밀착력**이 높아 표면의 울퉁불퉁함이나 겉도는 현상 없음
- **얕은 층 시술 가능**: Soft, Balance 제형은 진피 내로도 주입 가능(blanching technique)
- **Tyndall Effect 거의 없음**: 균일한 조직 융합성으로 인해 파란빛 형광현상 최소화
- **결절 및 염증 위험 낮음**: 반복 주입에도 nodularity 발생률이 낮고, long-term safety 우수

(5) 주요 참고문헌 및 데이터

- Sundaram H, et al. Plast Reconstr Surg. 2015;136(5 Suppl):149S–163S
- Micheels P, et al. Dermatol Surg. 2012;38(7 Pt 2):1162-1169
- Tran C, et al. Dermatology. 2014;228(1):47–54
- Prasetyo AD, et al. Clin Cosmet Investig Dermatol. 2016;9:257–280
- Mondon K, et al. J Glycobiol. 2016;5:119

4) 테오시알(Teosyal®)

테오시알(Teosyal®)은 스위스 제약회사인 티옥산(TEOSYAL, Teoxane Laboratories)이 개발한 프리미엄 히알루론산 필러 브랜드로, 유럽 CE 인증을 받은 고순도 히알루론산을 기반으로 다양한 라인업을 보유하고 있다. 모든 제품은 비동물성 HA를 사용하며, TEOSYAL은 'Swiss Quality'라는 신뢰도 높은 품질 기준하에 안전성과 효과를 입증받고 있다.

(1) 핵심 기술: RHA® (Resilient hyaluronic acid) & Teoxane PURESENSE™

테오시알 제품은 두 가지 고유 기술에 기반하여 개발되었다.

① RHA® 기술(Resilient hyaluronic acid)

- '탄력 히알루론산' 기술로, 필러가 **표정 변화에도 잘 적응하고 자연스럽게 움직일 수 있도록 설계**됨
- 자연스럽고 부드러운 표정 유지에 이상적
- 동적 부위(예: 입술, 눈가, 팔자주름)에 최적화

② PURESENSE™ 기술

- 리도카인 0.3%가 포함되어 시술 중 통증을 최소화
- TEOSYAL 전 제품은 **고순도 HA**와 낮은 잔여 BDDE를 통해 안정성을 확보함

(2) 제형별 구성 및 적용 부위

TEOSYAL은 일반적인 Classic 라인과 RHA Dynamic 라인으로 나뉜다.

[Classic Line]

① Teosyal® Global Action

- G': 중간/점성: 중간
- 적용 부위: **중등도 주름, 미간, 이마, 입가**

② Teosyal® Deep Lines

- G': 높음/점성: 높음

- 적용 부위: **심부 주름, 팔자주름, 코, 턱, 턱끝**

③ Teosyal® Ultra Deep

- G': 매우 높음/점성: 매우 높음
- 적용 부위: **윤곽 형성, 광대, 앞광대, 턱선**

④ Teosyal® Kiss

- G': 중간-높음/점성: 중간
- 적용 부위: **입술 볼륨 및 윤곽 정의**

⑤ Teosyal® Redensity I & II

- G': 낮음/점성: 낮음
- 적용 부위: **피부톤 개선, 다크서클, 얕은 주름**
- 특징: 피부 회복, 수분 공급(skinbooster 개념)

[RHA Dynamic Line]

① Teosyal® RHA 1

- G': 매우 낮음
- 적용 부위: **얕은 주름, 눈가, 목선**

② Teosyal® RHA 2

- G': 낮음
- 적용 부위: **중등도 주름, 입가, 이마 주름**

③ Teosyal® RHA 3

- G': 중간
- 적용 부위: **깊은 주름, 팔자, 마리오넷**

④ Teosyal® RHA 4

- G': 높음
- 적용 부위: **볼륨 형성, 윤곽 개선(광대, 턱, 앞광대)**

(3) 임상 특징 및 장점

- 표정 연동성(resilience)이 뛰어나 움직임 많은 부위에 자연스럽게 반응
- 고순도 히알루론산과 낮은 잔여 BDDE로 인한 **부작용 빈도 낮음**
- RHA 시리즈는 FDA 승인 필러로, **미국 시장에서도 점차 점유율 상승 중**
- 리도카인 포함으로 시술 시 환자 불편 최소화

(4) 안전성과 환자 만족도

- Redensity II는 **다크서클 전용 필러**로 전 세계적으로 높은 안전성과 효과 입증

- Ultra Deep 및 RHA 4는 **윤곽 형성 및 장기 유지력** 면에서 우수하다는 평가

(5) 대표 참고문헌 및 임상 데이터

- Teoxane Clinical Whitepaper 2021
- Rzany B, et al. Dermatol Surg. 2017;43 Suppl 1:S1–S20
- Micheels P, et al. Aesthet Surg J. 2019;39(Suppl_1):S1–S14
- FDA Approval Data: RHA Collection (Teosyal RHA 2, 3, 4)

5) 이브아르(Yvoire®)

이브아르(Yvoire®)는 LG화학이 자체 개발한 국내 최초의 히알루론산(HA) 필러 브랜드로, 2011년부터 국내외 시장에 출시되었다. **HICE (high concentration equalized) 기술**을 통해 고농도 고분자 HA와 가교제를 균일하게 분산시켜, 적은 양의 가교제로도 높은 가교 효율을 구현할 수 있는 독자적인 기술이 핵심이다. 전 공정을 LG화학이 직접 연구·개발 및 생산하여 **안정성과 품질 관리** 측면에서 강점을 갖는다.

(1) HICE 및 S-HICE 기술

- **HICE (high concentration equalized)**: 입자 크기와 가교 효율을 동시에 고려하여 고탄성과 고점성을 구현
- **S-HICE (Sync-HICE)**: HICE를 기반으로 **응집력 강화** 및 **Y-Phasic 구조**를 구현

이브아르의 모든 HA 원료는 FDA DMF에 등록되어 있으며, EDQM 인증도 받은 **글로벌 수준의 품질 기준**을 충족하고 있다.

(2) 제형별 라인업 및 적용 부위

[이상성 HA 필러]

① 이브아르 클래식/클래식 플러스

- 입자 크기: 350-400 ㎛
- 탄성: 낮음
- 적용 부위: 얕은 주름, 미간, 입가, 눈가
- 특징: 부드러운 조직 통합, 미세한 볼륨 개선에 적합

② 이브아르 볼륨/볼륨 플러스

- 입자 크기: 800-900 ㎛
- 탄성: 중간-높음
- 적용 부위: 팔자주름, 광대, 앞광대, 볼 등
- 특징: 자연스러운 리프팅과 볼륨 복원 효과, 다용도 사용 가능

③ **이브아르 컨투어/컨투어 플러스**

- 입자 구조: 듀얼 입자(1400 ㎛ + 350 ㎛)
- 탄성: 매우 높음
- 적용 부위: 턱, 윤곽, 깊은 주름
- 특징: 높은 지지력, 피부에 얕게 주입해도 울퉁불퉁하지 않음

[단상성 HA 필러: Y-Solution Series (Y phasic)]

이브아르 Y-Solution은 응집력을 높이기 위해 **S-HICE 기술**을 활용한 **Y-Phasic 필러**이다.

① **Y-Solution 360**

- HA 농도: 12 mg/mL
- 특성: 낮은 점성, 자연스러운 볼륨
- 적용 부위: 얕은 주름, 피부 수분 개선

② **Y-Solution 540**

- HA 농도: 20 mg/mL
- 특성: 중간 G', 높은 응집력
- 적용 부위: 입가, 팔자주름, 광대 등

③ **Y-Solution 720**

- HA 농도: 20 mg/mL
- 특성: 높은 G', 높은 지지력
- 적용 부위: 윤곽 개선, 턱 라인

이 시리즈는 기존 이상성 필러의 단점을 보완하여 **높은 탄성과 응집력을 동시에 구현, 리프팅 능력 극대화**에 중점을 두고 있다.

(3) 임상 시험 및 안전성

- 이브아르 클래식 및 볼륨은 레스틸렌, 레스틸렌 펄레인과 비교 임상에서 **동등한 유효성과 안전성**을 입증함
- 컨투어는 레스틸렌 서브큐와 비교해 **26주 및 52주 시점에서 효과 지속성** 확인
- 리도카인을 포함한 "플러스" 제품군은 통증 완화에 효과적이며, HA 농도 20 mg으로도 효능은 동일함

(4) 주요 특징 요약

- 국내 최초 HA 필러 브랜드, 전 공정 자체 생산
- 글로벌 인증 HA 원료 사용(FDA DMF, EDQM 승인)
- HICE, S-HICE 기술로 고탄성/고응집력 필러 구현

- 이상성 필러부터 단상성(Y-Phasic) 필러까지 풀 라인업 보유
- 높은 안전성과 환자 만족도, 다수 임상 논문 보고됨

(5) 참고문헌

- Yang et al. (팔자주름 개선 임상)
- Huh et al. (앞광대 볼륨 회복 비교 임상)
- Choi et al. (HA 농도와 지속력 비교)

6) 뉴라미스(Neuramis®)

뉴라미스(Neuramis®)는 메디톡스(Medytox)에서 개발한 고순도 히알루론산(HA) 필러로, **SHAPE™ 기술**을 기반으로 한 독자적인 제조공정을 통해 높은 안전성과 정밀한 물성을 구현하였다. 미국 FDA DMF 등재 및 유럽 EDQM 등록을 모두 완료한 고품질 HA 원료를 사용하며, 유럽약전보다 더 엄격한 기준으로 품질관리가 이루어진다.

(1) SHAPE™ 기술 개요

SHAPE™ (stabilized hyaluronic acid and purification enhancement) 기술은 다음과 같은 2단계 공정으로 구성된다:

① **1차 가교(Primary cross-linking)**: BDDE와 HA 간의 안정적인 반응을 유도

② **정제(Purification)**: 투석을 통해 잔여 BDDE를 최소화하며, BDDE 불검출 수준까지 정제

이 기술로 인해 뉴라미스는 **매우 균일한 입자 분포, 우수한 응집력, 높은 탄탄함(firmness), 자연스러운 피부 융합력**을 가진다.

(2) 뉴라미스 라인업 및 제형별 특성

① **Neuramis Deep Lidocaine**

- 적용 부위: 팔자주름, 미간주름 등 중등도 주름
- 특성: 중간 G', 균일한 입자 분포, 조직 융화성 우수

② **Neuramis Volume Lidocaine**

- 적용 부위: 광대, 볼, 앞광대 등 안면 중심 볼륨 회복
- 특성: 고탄성, 고응집력, 볼륨 유지력 우수

③ **Neuramis Light Lidocaine**

- 적용 부위: 얕은 주름, 목주름, 입가 주변
- 특성: 부드러운 점성, 섬세한 주름 개선

④ Neuramis Lidocaine(기본형)

- 용도: 전반적인 주름 개선에 사용
- 특성: 균형 잡힌 점탄성과 자연스러운 몰딩감

(3) 물성(Rheology) 및 구조

- 광학현미경 및 전자현미경 분석에서 **입자가 균일하고 조밀**하며, 몰딩성과 피부 내 안정성이 우수함
- 질감 실험: biphasic 필러 대비 **부드러운 압력감**과 고른 확산성
- Cohesiveness Test: 주입 후 **형태 유지력**이 뛰어나며, 수중에서도 쉽게 퍼지지 않음
- 외부 압력 저항 실험: 높은 firmness로 조직 내 유지력 우수

(4) 임상시험 및 비교 연구

① Nasolabial fold 개선

- 비교군: Restylane® 및 Restylane Perlane®
- 결과: WSRS 점수 기준 24주 시점에서 비열등성 입증
- GAIS 점수 및 환자 만족도 모두 유사 혹은 우수

② 중안면부 볼륨 회복(Neuramis Volume vs. Juvederm Voluma)

- MFVDS 점수 기준 24주 시점: 양군 모두 96.4% 개선
- 2년 연장 연구: 104주 시점에도 유사한 유지율 확인(Neuramis 73.9%, Voluma 72.4%)
- GAIS 점수: 환자 및 연구자 모두 80% 이상 만족률

③ 통증 및 안전성 평가

- 뉴라미스 딥 리도카인 투여 시 평균 VAS 통증 점수는 Restylane 대비 낮았으며, 모든 부작용은 경증에서 중등도 수준으로 회복되었음

(5) 요약 및 장점

- SHAPE 기술 기반의 고탄성, 고응집 필러
- 전 라인업 모두 **리도카인 포함**으로 통증 감소
- BDDE 불검출 수준의 정제력 확보
- 입자 분포의 균일성과 피부 융화성 우수
- **레스틸렌® 및 쥬비덤®과의 비교 임상에서 비열등성 입증**
- 국내외에서 안정성과 효과를 입증한 대표적 국산 필러

(6) 주요 참고문헌

- Joo HJ, et al. Plast Reconstr Surg. 2016;137(3):799-808.
- Pak C, et al. Arch Plast Surg. 2015;42:721-728.

- Jung JM, et al. J Cosmet Dermatol. 2020;19(7):1619-1626.
- Jung JM, et al. Dermatol Ther. 2021;34:e14787.

7) 래디어스(Radiesse®)

래디어스(Radiesse®)는 미국 Merz사에서 개발된 **칼슘 하이드록시아파타이트(CaHA)** 기반의 바이오스티뮬레이터 필러로, 단순한 볼륨 보충을 넘어 **콜라겐 및 엘라스틴 생성을 유도**하는 조직 재생 목적의 주사제이다. 2006년 미국 FDA 승인을 받아 안면주름, 손등 볼륨 개선, 턱선 윤곽 개선, 안면볼륨 회복 등에 사용되며, **20년 이상 임상경험과 200건 이상의 논문**으로 그 효과와 안전성이 입증되어 있다.

(1) 조성 및 구조

- 유효성분: 30% CaHA 미세입자 + 70% CMC (carboxymethylcellulose) 젤 캐리어
- 입자 크기: 25-45 ㎛의 균일한 구형 입자
- 주입 직후 볼륨 보충 + 수개월간 지속적인 섬유아세포 자극
- 완전 생분해성(CaHA는 12-18개월 내에 체내 흡수됨)

(2) 작용기전 및 생리학적 특징

- 즉각적인 볼륨 효과는 CMC 겔에 의해 발생
- 이후 CaHA 입자가 섬유아세포를 자극하여 **신생 콜라겐, 엘라스틴 형성 유도**
- 조직검사 결과, 주입 6개월 후 Type I collagen 및 elastin 섬유가 명확히 증가함
- 조직 자극이 국소적이고 일시적이므로 **장기적으로 안전하고 자연스러운 재생 효과** 유도

(3) 희석 및 맞춤형 사용 전략

래디어스는 희석 농도에 따라 다양한 목적으로 사용 가능하다.

희석 비율	적용 목적	주요 효과
1:1 (Undiluted)	볼륨 증강	깊은 볼륨, 윤곽 교정(턱, 광대 등)
1:2–1:3	피부질 개선	얇은 주름, 목, 손등, 피부 결 개선
1:4~1:6	피부 전반 재생	콜라겐 자극 중심, 리프팅 최소화

- 리도카인 혼합 사용 가능(최종 농도 0.3%), 주사 시 통증 완화 및 환자 만족도 향상
- 2009년부터 FDA에 의해 **lidocaine 혼합 protocol 승인**

(4) 제품특징 요약

- 히알루론산 필러와 달리 **즉각 볼륨 + 장기 재생 효과**를 동시에 제공
- 고탄성, 고점성으로 인해 강한 지지력
- 조직과 융화되어 **Tyndall 현상, 울퉁불퉁함 적음**
- 물리적 안정성: G' 약 2,500~3,00 Pa(히알루론산 대비 매우 높음)

(5) 임상 근거 및 적용 범위

- 5,000명 이상 환자 대상으로 한 임상 연구
- 90% 이상 환자가 **12개월 후에도 효과 지속** 보고
- 턱선 조각, 볼륨 증강, 손등 윤곽 개선, 목주름 개선 등 광범위한 부위에 적용
- 김종서 외, 2023년 발표 자료에 따르면: "적절한 희석과 테크닉 적용 시 안면 리프팅 + 피부결 개선을 동시에 유도 가능"
- 특히 김종서성형외과 (2019)의 연구 및 논문에서는 레디어스를 주입한 후 장기 관찰 결과, 조직 내 **섬유아세포 증가, type I collagen 형성, 엘라스틴 증가** 등이 조직학적으로 명확히 관찰되었으며, 환자의 만족도 또한 매우 높았음

(6) 안전성과 내약성

- 전세계 15 million 시린지 이상 사용
- 염증, 결절, 석회화 등의 부작용은 극히 드물며, 대다수가 일시적
- 20년 이상 축적된 글로벌 사용 경험과 과학적 데이터 보유

(7) 대표 참고문헌

- Sundaram H, et al. Dermatol Surg. 2010;36(Suppl 3):1859–1865
- Kadouch JA. J Cosmet Dermatol. 2017;16(3):336–342
- Kim J., Clin Cosmetic and Invest Derm. 2019;12:771–784
- Palm M, et al. J Drugs Dermatol. 2021;20(1):118-122

8) 페이스템(DCLASSY CaHA, 볼라썸®)

페이스템(FACETEM®)은 국내 CaHA 기반 바이오스티뮬레이터 필러 브랜드로, '볼라썸(Volassom®)'이라는 상표명으로 유통된다. 국내 의료기기 전문기업 디클래시(DCLASSY)가 제조하며, 콜라겐 생성을 유도하는 CaHA의 생리적 장점에 고유의 lattice-pore 공법과 임상 데이터를 더한 제품이다.

(1) 조성 및 구성

- 30% Calcium Hydroxyapatite (CaHA) Microsphere
- 70% Carboxymethylcellulose (CMC) 젤 캐리어
- 시술 직후 볼륨 복원 + 장기적으로 피부질 개선 효과

(2) 작용기전

- CMC 겔이 즉각적인 볼륨 복원 제공
- 섬유아세포 자극 → Type I, III 콜라겐 생성 → 피부 두께 증가 및 탄성 개선
- CaHA 입자는 12~18개월 이내 완전 분해되어 칼슘 및 인산염으로 대사됨

(3) 고유 기술: Lattice-pore 구조

- 균일한 입자 분포와 다공성 입자 구조로 인해 고른 주입, 높은 지속력, 부드러운 조직 통합 가능
- 입자 크기 조절 기술로 인한 시술 편의성 향상 및 리스크 최소화

(4) 임상 근거: 박귀영 교수 연구 요약

- 논문: Park KY, *Dual Benefits of Calcium Hydroxyapatite (CaHA) Filler: A Prospective Study on Midface Volume Restoration and Skin Quality Enhancement*, J Cosmet Dermatol. 2025(예정)
- 대상: 중안면부 볼륨 부족 환자(MFVDS 기준 3단계 이상) 15명
- 시술 부위: 광대-중안면부(Zygoma-midface)
- 평가지표: MFVDS, TEWL, Corneometer, Cutometer

주요 결과

- MFVDS 점수: 시술 후 24주까지 평균 1단계 이상 개선($p<0.001$)
- TEWL: 피부 장벽 기능 개선 확인($p<0.01$)
- Corneometer: 보습력 향상, 평균 20% 이상 증가($p<0.05$)
- Cutometer: 피부 탄성 지표(R2, R5, R7) 모두 유의하게 증가

(5) 제품 특징 및 경쟁력

- FDA와 CE 기준에 부합하는 생산 설비에서 제조
- 레디어스 대비 가격 경쟁력 우수(약 1/2-1/3 수준)
- 0.8 cc/0.3 cc 2시린지 구성으로 유연한 용량 조절 가능
- 자연스러운 윤곽 복원 + 피부 장벽 강화 효과 동시 구현

(6) 정리

페이스템(볼라썸)은 단순한 구조적 볼륨 복원을 넘어 피부 보습력, 장벽기능, 탄력성까지 개선시키는 이중 바이오스티뮬레이션 효과를 보유한 고기능성 CaHA 필러로, 국내 최초 국산 CaHA 재생 필러로서 입지를 빠르게 확장 중이다.

9) 엘란쎄(Ellansé®)

엘란쎄(Ellansé®)는 네덜란드의 AQTIS Medical(현 Sinclair Pharma)이 개발한 **폴리카프로락톤(Polycaprolactone, PCL)** 기반 바이오스티뮬레이터 필러이다. 기존의 히알루론산 필러나 CaHA 제품들과 달리, 장기지속성과 **선택형 유지 기간 설정**이 가능한 것이 특징이다. 주입 직후 볼륨 효과를 나타내며, 이후 수개월에 걸쳐 **섬유아세포 자극 → 콜라겐 형성 → 자가조직 생성**이 일어나면서 장기적인 효과를 유지한다.

(1) 조성 및 특성

- 구성: 30% Polycaprolactone (PCL) 입자 + 70% Carboxymethylcellulose (CMC) gel
- CMC gel이 초기 볼륨 형성, PCL이 장기적인 콜라겐 생성 자극
- PCL은 생분해성 고분자이면서 의료용 실로도 사용되는 안전성이 입증된 재료

(2) 주요 특징

- **콜라겐 형성 유도**: Type I 및 III 콜라겐 증가
- **지속 기간 선택 가능**: S (12개월), M (24개월), L (36개월), E (48개월) 4가지 버전 제공
- **생분해 후 수분, CO 로 완전 분해**되며, 잔류 없음
- 미세입자 크기: 약 25-50㎛로 조직과 균일한 통합

(3) 적응 부위 및 장점

- 볼륨 복원: 앞광대, 측두부, 볼, 하악각
- 윤곽 개선: 턱 끝, 턱선, 광대부
- 피부 질 개선: 장기적인 탄력, 두께 증가, 모공 감소
- 눈가, 입가 같이 움직임 많은 부위에도 적절히 사용 가능

(4) 김종서성형외과 임상연구 요약

- 자동주사기(vital Injector)로 진피 내 0.0005 cc/site씩 엘란쎄-M 주입 후 **1년 및 4년 후 조직 생검 및 초음파 평가**

주요 결과

- **진피 두께 증가**: 생검 기준 1년 후 26.7% 증가(1412.4 → 1781.1 ㎛, $p<0.001$), 4년 후 평균 48.1% 증가
- **콜라겐 형성**: Masson's trichrome, Herovici, type I/III collagen 염색에서 섬유아세포 주변 신생 콜라겐 명확히 확인

- **신생 혈관**: 1년 후 10슬라이드당 3개 → 4년 후 19개로 증가
- **탄성섬유 형성**: Verhoeff 염색에서 새로운 짧은 탄성섬유 관찰
- **면역세포 반응**: giant cell 주변 PCL 입자 존재, plasma cell 없음 → 육아종 아님
- **안전성**: 결절 없음, 감염/괴사 없음, 대부분 5일 이내 멍 소실

(5) 시술 및 관리

- 주입 직후 즉각적인 볼륨 효과
- 4-6주 단위로 효과 점진적 향상
- 희석 없이 사용(undiluted)
- Lidocaine 미포함, 필요시 혼합 가능

(6) 장점 요약

- 볼륨 + 콜라겐 생성 이중 작용
- 유지기간 선택 가능 (S~E 시리즈)
- 장기 진피 두께 증가 및 피부질 개선
- 자가조직 재생 중심, 4년 이상 효과 지속 입증

(7) 대표 참고문헌

- Sundaram H, et al. Dermatol Surg. 2016;42 Suppl 1:S15–S24
- Rho NK, et al. J Cosmet Laser Ther. 2014;16(4):171–176
- Salles AG, et al. Aesthetic Plast Surg. 2018;42(4):1088–1094
- 김종서성형외과, Changes in Dermal Thickness in Biopsy Study of Histologic Findings After a Single Injection of Polycaprolactone-Based Filler into the Dermis, Aesthetic Surg J. 2019.

10) 스컬트라(Sculptra®)

스컬트라(Sculptra®)는 미국 Dermik Laboratories(현 Galderma)에서 개발된 **폴리-L-젖산(poly-L-lactic acid, PLLA)** 기반의 바이오스티뮬레이터 필러로, 기존의 볼륨 보충 중심의 필러들과 달리 **자가 콜라겐 재생 유도**에 중점을 둔 장기지속형 주사제이다. 최초에는 HIV 환자의 안면지방소실(lipoatrophy) 치료용으로 FDA 승인을 받았으며, 이후 미용적 적응증으로 확대되었다.

(1) 조성 및 작용기전

- 주요 성분: Poly-L-lactic acid (PLLA)
- 제형: 동결건조된 가루 형태로, 멸균 생리식염수 및 리도카인과 혼합해 사용 (보통 8-10 cc 희석)

- 작용기전: 주입된 PLLA 입자가 섬유아세포를 자극하여 수개월간 천천히 Type I 콜라겐을 생성함
- 볼륨 효과는 서서히 나타나며 **3-6개월에 걸쳐 점진적 개선**, 효과는 **최대 2년 이상** 지속됨

(2) 시술 전략 및 테크닉

- **시술 주기**: 4-6주 간격으로 2-3회 반복 주사 필요
- **희석 방식**: 1vial당 생리식염수 8-10 cc + 리도카인 혼합, 사용 전 12시간 이상 수화 권장
- **주입 층**: 피하 혹은 근막 바로 위 층
- **주사 방식**: 선형 또는 팬닝 방식으로 넓게 분산 주입

(3) 적응 부위 및 효과

- 중안면부 볼륨 복원(볼, 측두, 앞광대)
- 하악 윤곽 개선(턱선, 턱끝)
- 깊은 팔자주름, 마리오넷 주름
- 피부 질 개선(밀도, 탄성, 미세 주름)

(4) 장점

- **장기 효과**: 2년 이상 지속, 반복 시술 시 더 오래 유지
- **자가 조직 생성 중심**으로 매우 자연스러운 결과
- **콜라겐 재생에 특화**, 노화 진행 지연 효과 기대
- **울퉁불퉁함 적고, 부드러운 통합력**

(5) 주의사항

- 주입 직후의 볼륨은 대부분 희석액에 의한 일시적 효과로, 수일 내 소실됨
- 결절 예방을 위해 숙성, 적절한 희석 및 마사지 중요
- 피부 얇은 층 주입 시 결절 또는 과형성 가능성 있음

(6) 김종서성형외과 참고 소견

김종서성형외과에서는 스컬트라를 이용한 **지연성 콜라겐 자극 리프팅** 시술에서 **초음파를 이용한 층 확인 후 근막층 부위로 주입**을 통해 볼륨 과형성이나 결절 발생률을 최소화하는 프로토콜을 운영하고 있으며, 이를 통해 안전성과 효과를 동시에 확보할 수 있었다.

(7) 대표 참고문헌

- Narins RS, et al. Dermatol Surg. 2004;30(7):1010–1016.
- Vleggaar D. J Cosmet Laser Ther. 2004;6(3):171–177.

- Goldberg DJ, et al. J Clin Aesthet Dermatol. 2010;3(5):32–35.
- 김종서성형외과. *PLLA 필러를 이용한 장기 지속형 리프팅 프로토콜 및 초음파 기반 안전 주입 전략 연구*, 2023(미출간 자료).

11) 쥬베룩 스킨부스터(Juvelook®)

쥬베룩(Juvelook®)은 폴리-D,L-락틱산(Poly-D,L-lactic acid, PDLLA)을 기반으로 한 피부재생형 바이오스티뮬레이터 스킨부스터로, PN(Polynucleotide) 또는 히알루론산 기반 스킨부스터와는 달리, 자가 콜라겐 및 엘라스틴 생성을 통해 피부결, 탄력, 주름 개선 효과를 장기적으로 유도하는 특징을 지닌다.

(1) 조성 및 구조

- 주요 성분: PDLLA 미세입자
- 형태: 둥근 스폰지형 foamy 구조 → 생체 적합성 및 세포 반응성 향상
- 함유량: Juvelook 약 50 mg/Juvelook Volume 약 80 mg
- 주입 후 약산성 pH로 일시적 염증 유도 → 조직재생 자극

(2) 작용기전(Mechanism of action)

① 대식세포 조절 및 항산화 반응 활성화

- PDLLA는 노화된 피부의 대식세포에서 **NRF2** 경로를 활성화해 **M2 대식세포 극성화** 및 **IL-10** 발현 증가 → 염증성 사이토카인 감소
- **NF-κB** 및 **MMP2/3/9** 발현 감소 → ECM 분해 억제

② 지방줄기세포(ASCs) 활성화

- M2 대식세포의 IL-10은 ASCs의 생존력, 증식, TGF-β, FGF2 등 성장인자 분비 증가 유도
- 이로 인해 **섬유아세포의 콜라겐 및 엘라스틴 합성** 증가

③ 콜라겐 & 탄력섬유 증가

- Masson Trichrome, Herovici, Verhoeff's Gieson 염색에서 type I/III collagen, elastic fiber의 밀도 증가 확인

④ 신생혈관 형성 유도

- PDLLA는 **VEGF, HIF-1α, PI3K/AKT/ERK 경로**를 활성화하여 angiogenesis 촉진

(3) 제품 구성 및 시술 전략

- **Juvelook**: 진피 내 주입(30 G needle 또는 multi injector)
  - 적응증: 잔주름, 모공, 피부결, 피부탄력, 색소 개선
  - 시술 주기: 4주 간격, 총 3회
  - 희석: 생리식염수 8 cc와 혼합, 시술 전 부드럽게 흔들어 사용

- **Juvelook volume**: 진피심층~피하층 주입(25 G cannula)
    - 적응증: 볼륨 소실, 탄력 저하, 여드름흉터, 광대/앞광대 복원
    - 시술 주기: 4주 간격, 총 3회
    - 희석: 생리식염수 16 cc와 혼합, 시술 전 부드럽게 흔들어 사용

(4) 임상 결과 요약

- 여드름 흉터 치료: Needle free injector, Needle RF(포텐자 등) 병행 시 시너지 효과
- 6개월 이상 지속되는 조직 재생 효과 확인
- 피부 탄력, 주름, 보습, 색소, 모공 등 다면적 개선

(5) 과학적 배경 논문 요약

- **PDLLA는 NRF2를 통해 노화된 피부의 항염증 반응(M2) 유도**, ASCs 증식 및 성장인자 분비 증가
- PDLLA에 의해 **섬유아세포의 직접 활성화 및 ECM 합성 촉진**, NF-κB/MMP 억제
- PN 및 CaHA 대비 angiogenesis, 콜라겐 합성 효과에서 우수함($p<0.001$)

(6) 주요 참고문헌

- 2개의 PDLLA 논문 요약(대한피부과의사회지 2023)
- Juvelook 병원 세미나 자료 (2024)
- Foamy PDLLA 구조 기반 전달 논문
- Fractional RF 기반 진피층 PDLLA 전달 논문
- 이선복 외, PDLLA 피부 재생 응용 논문

12) 에쌀리아(Essalia®)

에쌀리아(Essalia®)는 DOF사에서 개발한 인체조직 유래 재생필러로, 초임계 유체 탈세포 기술로 제조된 mADM (micronized acellular dermal matrix)을 기반으로 한다. 고농도의 콜라겐, 엘라스틴, 그리고 다양한 성장인자를 풍부하게 함유하여 피부 재생과 탄력 개선을 유도하는 **고기능성 ECM 필러**로 분류된다.

(1) 조성 및 제품 구조

- 원료: 인체 피부 유래 탈세포화 진피(ECM)
- 기술: Supercritical CO_2 기반 E-CELL 탈세포화 기술
- 제형: ESSALIA Putty (8% mADM), ESSALIA Paste (25% mADM)
- 입도: 평균 70 ㎛ (powder), 최대 500 ㎛ (Paste)
- 구성물: ECM + CMC 기반 버퍼/Prefilled syringe 제공

(2) 작용 기전

① **ECM의 골격 작용**

- 피부 내 scaffold 역할 수행
- 고정형 구조로 장기적인 조직 지지

② **콜라겐/엘라스틴 보충 및 생성 유도**

- 외부 공급 + 내인성 자극으로 fibroblast 활성화

③ **성장인자 공급**

- bFGF, IGF-1, VEGF 등 총 30종 이상 성장인자 포함

④ **혈관 신생 및 세포 증식 자극**

- 염색/면역조직학적 실험에서 angiogenesis 및 섬유아세포 증식 증가 확인

(3) 주요 특징 및 장점

- 경쟁 제품 대비 **10-20배 높은 콜라겐 함량, 2배 높은 엘라스틴 함량**
- 성장인자 보존율 최대 80%, bFGF 102%, IGF-1 75% 등 확인됨
- 31G까지 부드럽게 주입 가능한 나노분산 구조
- 고탄성 및 고점성 유지로 모양 유지력 우수
- CD90, CD73, CD105 줄기세포 marker 및 CD9, CD81 엑소좀 marker 발현 확인

(4) 적응 부위 및 시술 효과

- 진피 및 피하 얕은 층 주입에 적합
- **피부 두께 증가, 모공 축소, 탄성 증가, 미세주름 개선, 피부 톤 및 장벽 개선**
- 특히 얇은 피부, 광대, 눈가, 입가 등에서 안전하게 적용 가능

(5) 임상 결과 (2024~2025)

- 광대부, 볼, 목주름 등 부위별 시술 3개월 후
  - 진피 두께 평균 22.5% 증가
  - 피부 보습력 20-30% 향상(corneometer)
  - 탄력성 R2, R5 지수 상승(cutometer 측정)
- 조직검사에서 fibroblast, collagen, elastin 증가 명확히 관찰
- 5일 이내 대부분 멍 소실, 결절이나 Tyndall 현상 없음

(6) 김종서성형외과 실제 사용 경험

김종서성형외과에서는 **ESSALIA 3% 및 8% 제품을 사용하여 Vital Injector 또는 수기 주입법**으로 진피층에 균일하게 분포시켰으며, **목주름, 눈가 잔주름, 광대부위에 유의한 피부질 개선과 지속성**을 보고함. 3개월 이상 유지되며,

추가 주사 시 누적 효과 확인됨

(7) 요약

- 초임계 유체 기반 mADM ECM 필러
- 피부 재생, 탄력, 진피 두께 개선에 적합한 고기능성 필러
- 30종 이상의 성장인자 + 고농도 콜라겐/엘라스틴
- 31 G까지 주입 가능한 부드러운 물성
- 김종서성형외과 포함, 국내외 임상결과 우수한 효과 및 안전성 입증

(8) 주요 참고문헌

- Park KY et al., *Dual Benefits of ECM Fillers: Skin Restoration and Collagen Activation*, J Cosmet Dermatol. (2024 예정)
- Liu QW et al., *Anti-inflammatory properties of human amniotic stem cells in dermal repair*, Int J Mol Sci. 2020.
- Niknejad H et al., *Immune-Modulatory Functions of Amniotic Stem Cell-Derived Exosomes*, Eur Cell Mater. 2018.
- 김종서성형외과, *Clinical Experience of ECM Filler ESSALIA for Neck and Midface Skin Quality Improvement*, Unpublished Report 2024.

9 / 실리프팅

1. 실리프팅의 개요

실리프팅(thread lifting)은 절개 없이 처진 안면 연부조직을 물리적으로 리프팅하고 생리학적 재생을 동시에 유도하는 비수술적 시술이다. 주로 생분해성 실을 진피 하층 또는 피하조직층에 삽입하여 즉각적인 물리적 견인 효과와 장기적인 콜라겐 생성 자극을 달성하는 데 목적이 있다.

실리프팅은 크게 두 가지 작용기전에 의해 효과를 발휘한다. 첫째는 실의 기계적 구조, 즉 바브(Barb, 톱니)나 코그(Cog)에 의한 조직 견인력으로, 피부의 처짐과 주름을 즉각적으로 개선한다. 둘째는 삽입된 실이 생체 내에서 '이물 반응(foreign body reaction)'을 유발하며, 이를 통해 섬유아세포가 활성화되고 콜라겐 I형과 III형, 엘라스틴 등이 새롭게 형성되어 조직의 장기적인 구조적 강화와 피부 탄력 개선을 유도하는 것이다.

이러한 반응은 염증기(inflammatory phase), 증식기(proliferative phase), 재형성기(remodeling phase)를 거치며, 약 3개월에 걸쳐 콜라겐 매트릭스가 안정화된다. 특히, Poly-L-lactic acid(PLLA) 및 Polycaprolactone(PCL) 등 특정 고분자 실은 Type I 콜라겐 생성을 집중적으로 유도해 진피 두께 증가 및 리프팅 효과의 지속성을 연장하는 것으로 보고되었다.

최근 5년간 구글 스칼라(Google Scholar) 기반 연구들을 종합해보면, 실리프팅은 단순한 피부 리프팅을 넘어 다음과 같은 재생 의학적 효과들이 보고되고 있다.

- VEGF 증가에 따른 **혈관신생 효과**(Savoia et al., 2020)
- 조직 내 **섬유아세포 및 면역세포 재조정**(Hong et al., 2024)
- 피부 내 탄력섬유, 콜라겐 네트워크의 **정렬 개선과 구조 강화**
- 진피층 내 **모공 축소**, 피부결 균일도 향상

이와 함께 실리프팅은 다양한 부위별 시술로도 세분화되고 있다

- 상안면부(이마, 미간, 눈썹): 부드러운 모노 또는 나선형 실을 활용해 피부 재생 중심
- 중안면부(광대, 볼, 팔자): 바브 실 또는 몰딩 코그 실로 구조적 리프팅 강조
- 하안면부(턱선, 턱끝, 목): 고정력이 강한 양방향 코그 실 또는 앵커형 실 활용

현재 실리프팅은 단독 시술 외에도 필러, 고강도 집속 초음파(HIFU), 레이저, PN/PRP 주사 등과의 병합요법으로 활용되며, 시너지 효과가 보고되고 있다. 피부 조직의 층별 해부학적 이해와 함께 실의 구조적 특성과 삽입 기법에 대한 정밀한 조합 전략이 성공적인 시술 결과의 핵심이다.

2. 실의 구조적 분류 - 심화 확장판(브랜드 예시 포함)

1) 모노 실(Mono thread)

모노실은 바브나 코그 구조 없이 직선형으로 설계된 가장 기본적인 실이다. 진피층 내 미세 자극을 통해 콜라겐 생성을 유도하며, 주로 피부결, 탄력 개선, 잔주름 개선에 사용된다.

- **대표 사용 부위**: 눈가, 입가, 목, 미간 주변 등 얇은 피부 부위
- **삽입 층**: 진피 하부 또는 얕은 피하지방층
- **대표 제품**
  - **민트 모노(MINT mono)** – HansBiomed
  - **엘라스티 모노(Elasty mono)** – DongBang Medical
  - **스위츠 모노(Switz PDO mono)** – Switz Biotech
  - **테스리프트 소프트(TESSLIFT soft mono)** – Maypharm

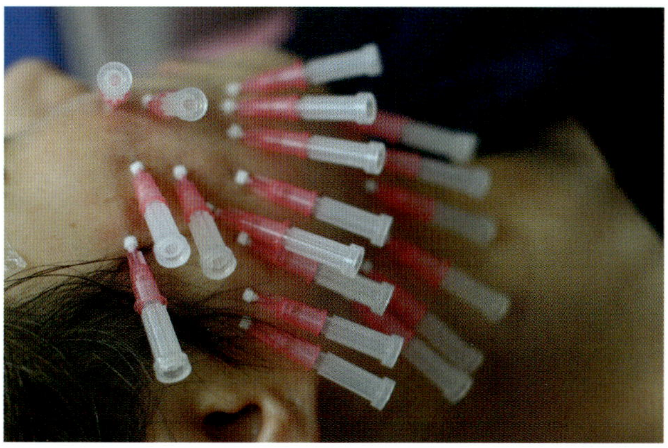

그림 9-1 모노 실 시술 모습

2) 코그 실(Cog thread)

코그 실은 실 표면에 바브(톱니)를 가지며, 직접적인 조직 견인이 가능하다. 다양한 바브 구조는 물리적 고정력, 삽입 층, 목적에 따라 차별화된다.

- **바브 제작 방식**
    - ○ **컷팅 코그**: 강한 견인력(예: 민트 코그)
    - ○ **몰딩 코그**: 부작용 적고 지속력 높음(예: 테스리프트 몰딩)
    - ○ **프레스 코그**: 탄력성이 좋고 조작성 향상

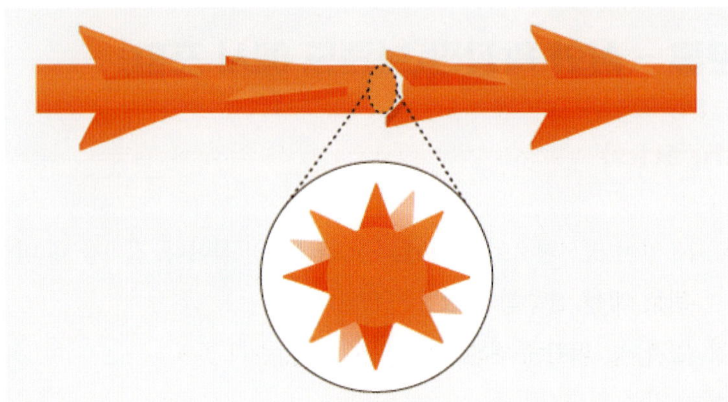

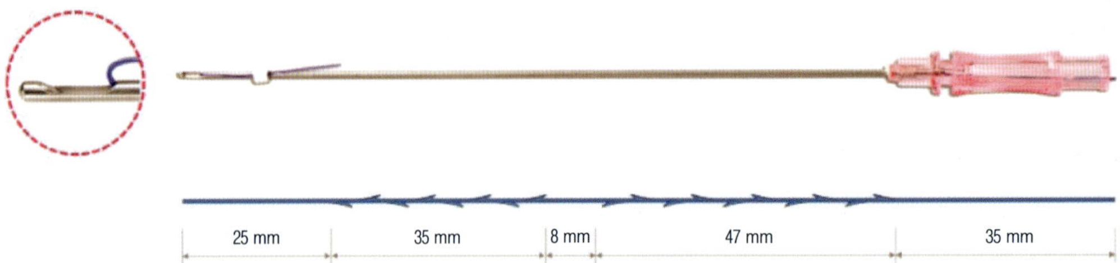

Thread length	Barbs length	USP size	Cannula gauge	Cannula type	Cog design
150 mm	82 mm	2-0	18 G	W-type	Bi-direction

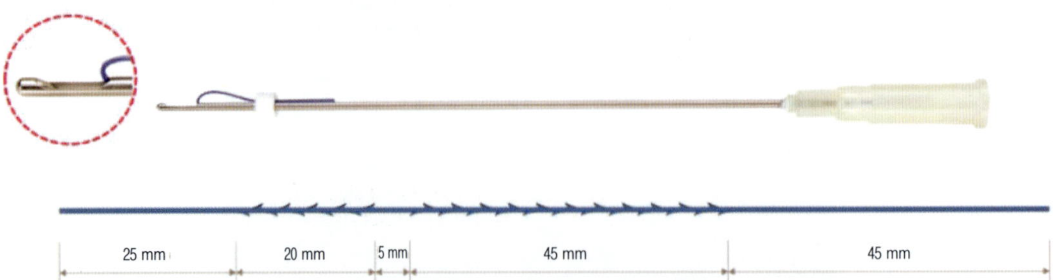

Thread length	Barbs length	USP size	Cannula gauge	Cannula type	Cog design
140 mm	65 mm	2-0	19 G	W-type	Bi-direction

그림 9-2 코그 실의 대표 제품*(출처: SWITS, Mint lift)*

- **대표 제품**
  - ○ **민트리프트(MINT lift)** – HansBiomed
  - ○ **테스리프트 몰딩(TESSLIFT molding)** – Maypharm
  - ○ **엘라스티 코그(Elasty cog)** – DongBang Medical
  - ○ **스위츠 S/L-Cog** – Switz Biotech
  - ○ **Aptos Visage Excellence** – Aptos (Georgia)
  - ○ **JBP Cog** – Japan Bio Products

3) 고정 실(Fixation thread)

고정 실은 실 양끝 또는 중간에 고정용 장치를 포함한 특수 설계 실로, 리프팅된 조직을 원하는 방향에 안정적으로 유지시켜주는 역할을 한다. 주로 바브 실과 병용 사용되어 고정력을 강화하며, 중력에 저항하는 장기적 리프팅 효과를 극대화한다.

- **기전**: 피부와 SMAS 사이에 고정점을 만들어 리프팅 방향 유지
- **적응 부위**: 중안면부, 광대, 턱 끝, 측두부 고정 시
- **특징**: 고정력이 뛰어나고, 삽입 위치에 따라 비대칭이나 뭉침 방지 필요
- **대표 제품**
  - ○ **테스리프트 소프트(TESSLIFT soft anchor)** – Maypharm(나비형 고정기 내장)
  - ○ **Elasticum® (Elastic thread suspension)** – Korpo(이탈리아)
  - ○ **엘라스티 롱앵커(Elasty anchor long)** – DongBang Medical
  - ○ **Sihilift Anchor Type** – 국내 교육용 보급형 고정 실

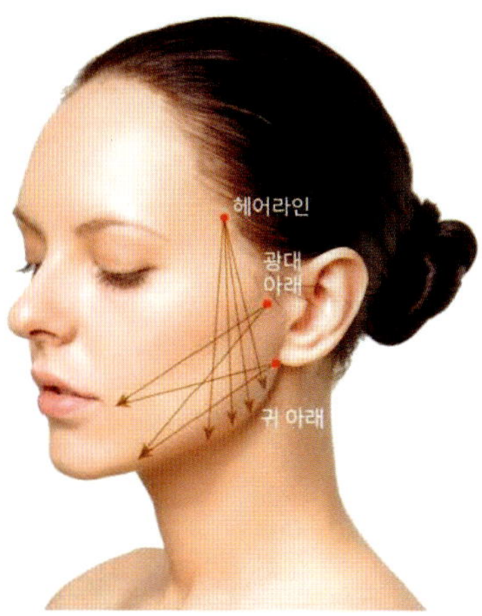

시술 적합 환자

- ☑ 얼굴 처짐이 심하지 않은 환자
- ☑ 하안면부의 전체적인 리프팅이 필요한 환자

구분	● Entry point →
수량	• One side: 8줄 • Total: 16줄
마취	• Lidocaine

그림 9-3 고정 실의 대표 제품(*출처: Mint lift*)

4) 볼륨 실(Meshfill/volume-thread)

볼륨 실은 다수의 모노실이 다발 또는 메쉬형태로 배열되어, 진피 하부에 삽입 시 체적을 형성하고 콜라겐 생성을 유도한다. 볼륨이 필요한 함몰 부위에 적합하며, 필러 대체 효과도 기대할 수 있다.

- **기전**: ECM 유도 및 진피층 내 지속적 자극을 통해 조직 체적 증가
- **적응 부위**: 관자놀이, 앞광대, 팔자주름 상부, 이마 등
- **특징**: 유연한 체적 보완, 자연스러운 탄력감 유지
- **대표 제품**
  - **민트 멀티 (MINT Multi Threads)** – HansBiomed
  - **엘라스티 메쉬 (Elasty Mesh / Spring)** – DongBang Medical
  - **스위츠 멀티모노 (Switz Multi Mono)** – Switz Biotech
  - **테스필 볼륨 (TESS Fill)** – Maypharm

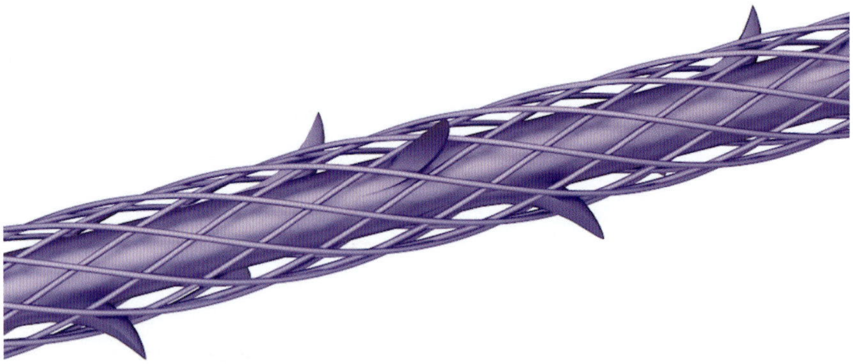

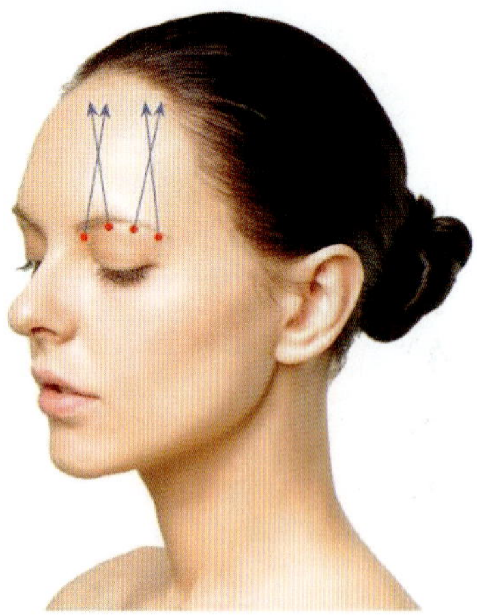

시술 적합 환자

- ☑ 눈썹의 Mobility가 좋은 환자
- ☑ 눈꺼풀과 눈썹 사이가 좁은 환자

구분	● Entry point ⟶
수량	• One side: 4줄 • Total: 8줄
마취	• Tumesent

그림 9-4 볼륨 실의 대표 제품*(출처: Mint lift, TESS)*

5) 코 전용 실(Nasal thread)

코 전용 실은 비주 및 콧대 모양 교정을 위해 설계된 짧고 견고한 몰딩형 코그 실이다. 코끝 지지와 연장을 동시에 달성하며, 필러 단독으로 어려운 고정 효과를 제공한다.

- **기전**: 비주 고정 및 각도 조정 + 콧대 볼륨 보완
- **적응 부위**: 콧대, 코끝, 비주
- **특징**: 반복 삽입 가능, 필러 병행 시 안정성 향상
- **대표 제품**
  - ○ **민트 노즈(MINT nose thread)** – HansBiomed
  - ○ **엘라스티 노즈코그(Elasty nose cog)** – DongBang Medical
  - ○ **스위츠 노즈(Switz nose thread)** – Switz Biotech
  - ○ **Tesslift Nose** – Maypharm

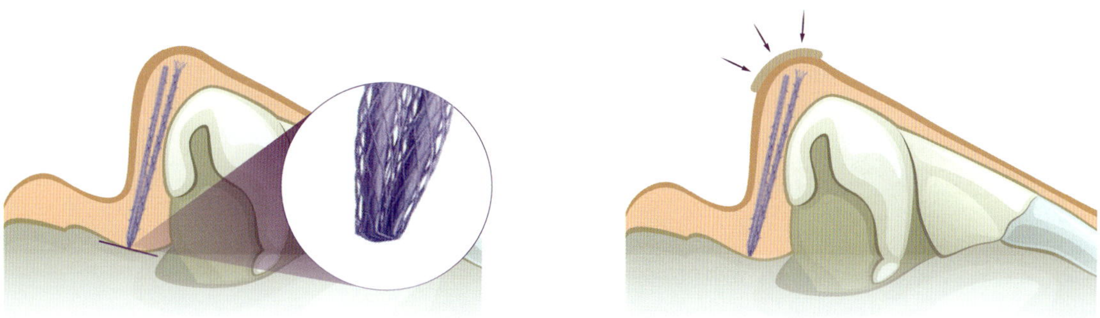

그림 9-5 코 전용 실의 대표 제품(*출처: TESS*)

3. 실의 재료별 분류

실리프팅에 사용되는 실은 그 화학적 성분과 생물학적 반응 특성에 따라 다양하게 분류된다. 특히 생분해성 고분자 소재를 기반으로 한 흡수성 실이 가장 많이 사용되며, 시술 후 일정 기간 내에 분해되면서 콜라겐 유도 및 조직 재생을 유도한다. 주요 재료로는 PDO (Polydioxanone), PLLA (Poly-L-lactic acid), PCL (Polycaprolactone), 그리고 PLCL (Poly-L-lactide-co-ε-caprolactone)이 있다. 각각의 재료는 분해 속도, 콜라겐 유도 능력, 조직 반응, 물성 특성에서 차이를 보이며, 시술 부위 및 목적에 따라 선택되어야 한다.

1) PDO (Polydioxanone)

- **구성**: 합성 폴리에스터로, 외과용 봉합사로도 널리 사용됨

- **분해 기간**: 약 6-8개월, 빠른 생분해
- **특성**: 초기 조직 반응 유도력이 뛰어나며, 단기 콜라겐 생성을 자극함. 주로 모노실, 코그실, 나선형 등 다양한 형태로 제공됨
- **장점**: 안전성 높고, 조직 부작용 낮으며, 얕은 층 시술에 적합
- **단점**: 유지기간이 짧아 반복 시술 필요
- **임상 활용**: 피부 탄력 증가, 얇은 주름 개선, 민감부위 시술에 선호됨

2) PLLA (Poly-L-lactic acid)

- **구성**: 고분자 젖산 유도체로, 필러(Sculptra) 성분과 동일
- **분해 기간**: 약 12-24개월, 천천히 분해됨
- **특성**: 지연성 콜라겐 생성을 유도하며, 섬유화 반응 강함. 지속력 우수하지만 실 구조는 다소 강직함
- **장점**: 장기적 효과, 진피두께 증가, 중안면 및 하악부 시술 적합
- **단점**: 염증 반응 가능성, 기술적 난이도 있음
- **임상 활용**: 볼륨 회복, 심부조직 리프팅, 고정 실로 사용

3) PCL (Polycaprolactone)

- **구성**: 생분해성 합성 고분자, 피부봉합사로도 사용됨
- **분해 기간**: 약 18-24개월, 가장 장기 지속되는 실 중 하나
- **특성**: Type I 및 III 콜라겐 유도를 자극, 연부조직과 유연한 통합 가능
- **장점**: 유연성과 장기 지속력 겸비, 표정근 부위 시술 적합
- **단점**: 초기 리프팅 효과는 제한적
- **임상 활용**: 하안면부 처짐 개선, 턱선 리프팅, 콜라겐 증가 중심의 리쥬버네이션

4) PLCL (Poly-L-lactide-co-ε-caprolactone)

- **구성**: PLLA와 PCL의 공중합체로, 두 재료의 장점을 통합한 형태
- **분해 기간**: 약 12-18개월
- **특성**: 콜라겐 생성 속도는 PLLA보다 빠르며, 유연성과 분해 균일성도 향상됨
- **장점**: 조직 부작용이 적고, 다양한 해부학 부위에 적용 가능
- **단점**: 최신 소재로 데이터 축적은 제한적
- **임상 활용**: 광대, 하악선, 볼륨 회복과 조직 견인이 동시에 필요한 부위

5) 기타(Non-absorbable threads)

- 예전에는 Polypropylene 같은 비흡수성 실도 사용되었으나, 이물 반응과 장기 부작용 가능성으로 현재는 거의 사용되지 않음. 일부 특수 케이스에서 고정용으로 비흡수성 실이 제한적으로 사용되기도 함

4. 캐뉼라 및 삽입 도구와 실의 물성 - 심화 확장판

실리프팅의 성공적인 결과를 위해서는 실 자체의 물리적 특성과 함께, 이를 정확하게 삽입할 수 있는 기구의 선택과 삽입 전략이 매우 중요하다. 실의 물성은 조직 내 반응, 유지력, 변형 저항성과 밀접하게 연관되며, 캐뉼라(또는 니들)의 선택은 출혈, 통증, 혈관 손상 등의 부작용 발생률을 결정짓는다. 아래는 주요 물성 요소와 삽입 도구의 분류이다.

1) 실의 물리적 특성(Rheological properties)

(1) 탄성 계수(Elastic modulus, G')

- 실이 외력에 대해 복원하려는 힘. G'가 높을수록 형태 유지력과 조직 견인력이 뛰어남
- 코그 실에서는 고탄성이 요구됨
- 일반적으로 PLLA > PCL > PDO 순으로 G' 값이 높음

(2) 점도(Viscosity)

- 실 자체의 유동 저항성
- 나선형이나 메쉬형 실의 경우 점성이 높아 조직 내 볼륨 효과 제공

(3) 응집력(Cohesiveness)

- 실 내부 구조의 결합력. 응집력이 높으면 주입 후 변형이 적고, 장기적인 구조 유지에 유리

(4) 인장강도(Tensile strength)

- 실이 잡아당겨졌을 때 끊어지지 않고 버티는 힘
- 고정용 실에서는 높은 인장강도가 요구됨
- 몰딩 코그 실 > 컷팅 코그 실 > 모노실 순으로 강도 증가

(5) 입자 크기 및 밀도(In mesh threads)

- 볼륨형 실의 경우, 단위 면적당 실의 배치량과 직경이 볼륨 및 콜라겐 생성량에 영향을 미침

2) 캐뉼라 vs. 니들 삽입 도구 비교

항목	블런트 캐뉼라	샤프 니들
끝 모양	둥글고 폐쇄형	날카로운 절단형
출혈 가능성	낮음	높음
조직 자극	적음	높음
삽입 정확도	낮음 (경로 형성 필요)	높음 (직접 삽입 가능)
사용 예시	코그실, 볼륨형 실	코실, 고정실 등

- **Blunt cannula**: 특히 혈관이 많은 중안면부, 눈가, 하악선 주변에서 안전하게 사용 가능. 조직 손상을 최소화하며 멍과 통증을 줄임
- **Sharp needle**: 견고한 삽입이 필요한 경우, 고정실 또는 코 전용 실 사용 시 선호됨. 단, 혈관 손상 위험 있으므로 해부학 지식 필수

3) 삽입기구의 부가 설계

- **Double needle system**: 한 실에 양쪽에 니들이 달려 있어 양방향 삽입 가능. V형 또는 U자형 리프팅 벡터 구현에 적합
- **360° 회전식 핸들**: 시술자가 실의 방향을 회전시키며 조절할 수 있는 구조로, 몰딩 코그 실에 주로 사용
- **2nd generation cannula**: 끝부분에 내시경 구조 또는 조명 삽입 가능한 고급형 장치도 일부 고가 시스템에서 활용됨

이처럼 실의 선택은 단순히 재료뿐 아니라 해당 실을 어떻게 조직에 안전하고 정밀하게 전달할 수 있을지를 함께 고려해야 하며, 시술자의 경험과 해부학적 이해가 실리프팅의 예후에 결정적이다.

5. 실리프팅의 생리적 반응 및 콜라겐 생성 과정

실리프팅 시술의 핵심은 단순한 물리적 견인을 넘어서 조직의 생리학적 리모델링 과정을 유도하는 데 있다. 흡수성 실을 진피 또는 피하 조직층에 삽입하면, 해당 조직은 이를 '미세 이물질'로 인지하여 염증성 반응을 유도하고, 이 과정에서 섬유아세포가 활성화되며 콜라겐을 포함한 다양한 기질 단백질을 생산하게 된다. 이러한 재생과정은 다음과 같은 단계를 거친다.

1) 즉각적 반응(1일 이내)

- 시술 직후에는 물리적인 견인에 의해 처진 연부조직이 리프팅됨과 동시에, 미세출혈 및 조직 압박에 의한 국소 염증 반응이 시작됨
- 삽입 부위에 존재하는 조직 사이 틈에 실이 자리잡으며 초기 부종과 함께 혈관 투과성이 증가
- 조직 내 macrophage, neutrophil 등 면역세포 침윤

2) 급성 염증기(1-3일)

- 이물질 반응 시작: 이 시기부터 실 주변에 대식세포와 이형성 giant cell이 관찰됨
- IL-6, TNF-α, VEGF 등 염증 및 혈관신생 유도 인자가 증가하며 혈관 신생이 시작됨
- PDGF와 TGF-β의 자극에 의해 섬유아세포 전구세포가 진피층으로 이동

3) 섬유아세포 활성화 및 기질 재생기(3-21일)

- Fibroblast가 활성화되어 Type I 및 Type III 콜라겐을 분비하기 시작
- Elastin, laminin, fibronectin 등 ECM 성분도 함께 증가
- PLCL이나 PCL 실의 경우, 이 단계에서 콜라겐 분비가 보다 지속적이고 강하게 나타남

4) 재형성기 및 안정기(3주-12개월 이상)

- 새로운 콜라겐이 조직 내에 균일하게 배열되며 진피 두께 증가 및 탄력 개선 유도
- Type I 콜라겐 비율이 점차 증가하여 장기적인 구조 안정성 부여
- 실이 생분해됨에 따라, 잔여 기질이 조직을 지지하는 자가 프레임워크 역할 수행

5) 혈관신생 및 콜라겐생성

- 삽입 부위 주변에 혈관 밀도가 증가하며, 산소와 영양공급이 개선됨
- VEGF 발현이 증가하여 모세혈관 신생이 유도됨
- 이로 인해 콜라겐 조직의 생성이 일어나며, 피부 탄력증가가 기대됨

6) 조직 리모델링의 장기 지속성

- 흡수성 실은 분해되어 없어지지만, 그동안 형성된 콜라겐 네트워크는 조직을 지탱하며 효과를 지속시킴

- 특히 PCL과 PLCL 실은 18-24개월 동안 효과 지속
- 콜라겐 기반 ECM 구조가 남아 자가지지 구조를 형성함으로써 리프팅 효과 유지

이러한 생리적 반응은 단순히 물리적 '끌어 올림' 이상의 조직재생효과를 기대할 수 있게 하며, 실제로 많은 연구에서 진피 두께 증가, 모공 감소, 피부 탄성 향상, 색소 균일도 개선 등의 부수적인 미용효과도 보고되고 있다.

6. 최신 임상 고찰 및 시술 전략

실리프팅 시술은 다양한 실의 재질, 구조적 설계, 삽입 위치 및 기술적 접근법에 따라 그 결과와 안정성에 큰 차이를 보인다. 최근 10년간 다양한 임상 논문과 문헌들이 이러한 변수들이 시술 효과 및 부작용 발생에 미치는 영향을 조명해왔다. 본 장에서는 최신 문헌에 기반한 시술 전략과 과학적 고찰을 중심으로 임상적 지침을 제시한다.

1) 실 종류 및 조직 반응 비교

- Hong et al. (2024)은 몰딩 코그 실이 컷팅 코그 실에 비해 염증 반응이 적고 조직 고정력이 우수하여 하악선 및 중안면 리프팅에 유리하다고 보고하였다.
- De Boulle et al. (2022)은 PCL 및 PLCL 기반 실이 PDO에 비해 Type I 콜라겐 유도력이 평균 32% 높았고, 조직 내 생착률 및 모공 감소 효과 또한 유의미하게 뛰어남을 보여주었다.

2) 삽입 층별 전략

- SMAS 위층: 가장 높은 견인력 확보 가능. 몰딩 코그 사용 시 권장됨.
- 피하 지방층: 피부 처짐을 부드럽게 교정하며, 블런트 캐뉼라 사용이 적합
- 진피층: 볼륨형 실이나 모노실 삽입 시 적합. 콜라겐 증가 목적

3) 벡터 및 방향 설정

- U자형 벡터: 중안면부에 적합, 광대와 팔자 부위 볼륨 상승 효과
- V자형 벡터: 하악선 리프팅에 효과적이며 턱라인을 명확히 함
- 수직/사선 교차 삽입: 이마 또는 목 부위에서 주름 개선에 활용

4) 복합시술 전략(Combination therapy)

- 실 + 필러: 심부 볼륨 보충 후 표층 리프팅. 시너지 효과
- 실 + HIFU: 피부 타이트닝과 실리프팅의 병행 적용으로 장기 유지
- 실 + PN/PRP: 콜라겐 강화 및 회복력 증대

5) 최신 트렌드 및 장비화

- 초음파 가이드 하 실 삽입 기술 도입 → 혈관 손상 감소, 실 위치 추적 가능
- 개인 맞춤형 실 설계: 해부학적 분석 기반으로 실 길이, 코그 방향, 고정 위치 맞춤화
- AI 기반 시뮬레이션: 시술 전 3D 얼굴 분석 및 벡터 설계

6) 합병증 예방 및 대처 전략

- 안면신경 손상 예방: Deep temporal fascia 이하 삽입 금지
- 안면 혈관 해부학 인지: Angular artery, facial artery, zygomaticofacial artery 경로 피하기
- 실 노출 예방: 얕은 층 삽입 지양, 피하지방층 이상 삽입 권장

"Thread lifting is not a mechanical act but a geometric anatomical procedure – strategy matters more than force." – (Hong GW, 2024)

이와 같은 최신 전략들을 임상에 반영함으로써 실리프팅의 예후를 최적화할 수 있으며, 환자의 만족도를 높이고 부작용 위험을 최소화할 수 있다. 고정력, 콜라겐 유도력, 시술 해부학 이해, 맞춤형 삽입 전략이 현대 실리프팅의 핵심 개념이다.

7. 결론 및 향후 전망

실리프팅은 비수술적 안면 및 전신 미용 시술 중 가장 빠르게 발전하고 있는 분야 중 하나로, 기술적 정교함과 과학적 근거가 지속적으로 축적되고 있다. 단순한 처짐 교정이나 일시적인 볼륨 회복을 넘어, 실리프팅은 점차 '생물학적 재생 자극 장치(biostimulatory scaffold)'로 인식되며, 고령화 사회의 안티에이징 수요 증가에 따른 중심 축으로 자리잡고 있다.

1) 시술의 의학적 가치 재조명

- 실리프팅은 단순한 미용 시술의 범주를 넘어, 조직재생을 기반으로 한 재건성 치료에도 응용되고 있음
- 예: 안면마비 환자의 비대칭 개선, 중증 여드름 흉터 개선, 경증 안검하수의 보조 교정 등

2) 콜라겐 기반 리쥬버네이션 플랫폼으로의 전환

- 최신 연구에 따르면 실 삽입 후 섬유아세포 증식뿐 아니라 혈관신생, 림프 흐름 개선, 면역 세포 리모델링까지 관찰됨(Savoia et al., 2020)
- 향후 실리프팅은 단순한 '당김'을 넘어, 조직 환경 개선을 통한 피부 항상성 회복 전략으로 확장될 전망

3) 미래 기술 접목 가능성

- 실 + 약물방출: PN, exosome, growth factor를 실 표면 코팅하여 콜라겐 유도 강화
- 지능형 삽입 장치: AI 기반 해부학 지도 자동 생성 → 실 경로 자동 삽입 기술 도입 가능
- 실 코딩 정보화: 삽입 후 실의 위치, 각도, 장력을 기록 및 관리하는 '스마트 실리프팅 시스템' 개발 중

4) 윤리적, 교육적 고찰

- 실리프팅 시술의 기술적 정교함이 높아짐에 따라 시술자 간 기술 격차 확대 우려
- 체계적 교육 시스템 필요: 해부학적 정확성, 부작용 대처 능력, 기기 이해도를 갖춘 전문인력 양성
- 윤리적 시술 가이드라인, 제품 표준화, 부작용 데이터 공유 등이 병행되어야 함

5) 정리

- 실리프팅은 향후 최소침습 재생의학의 주요 플랫폼으로 자리잡을 가능성이 높으며, 물리적 리프팅과 생물학적 회복이 동시에 가능한 하이브리드 테크놀로지로 평가받고 있다.
- 기술 개발, 재료 공학, 임상 경험이 접목될수록, 실리프팅은 단순 미용을 넘어 의학적 기능을 수행하는 필수 시술로 진화할 것이다.

"Thread lift is not the future – it is the foundation. The challenge now lies not in lifting, but in understanding how to regenerate." – Kim J. (김종서성형외과)

10 / 안검성형술(쌍꺼풀 수술)

눈은 마음의 창, 눈이 혀보다 웅변적이라고 할 만큼 얼굴 표정의 중심이 되는 눈과 눈꺼풀이 사람의 감정을 잘 표현하기 때문이다. 쌍꺼풀 수술을 받는 사람들은 예쁘고 자연스런 눈모양을 원하는데, 시대, 사회, 문화의 흐름에 따라 아름다운 눈의 기준이 달라지고 있다. 특히 동서양의 미적기준도 다르겠지만, 근래에는 동양인들도 서양인 같은 둥글고 큰 눈을 선호하는 경향이 있다. 하지만 개인별로 눈의 형태가 다르기 때문에 자신의 상태에 맞는 수술방법을 찾아야하고, 수술 후 예측되는 모양도 상담을 통해 이해해야 한다.

서양인은 모두 쌍꺼풀인 반면에 동양인에게는 외꺼풀이 훨씬 많은데, 그 이유는 해부학적으로 상안검 속에 눈을 뜨게 하는 상안검 거근(levator)이라는 근육의 섬유 일부가 피부쪽으로 연장되어 피부와 연결되어 있어(그림 10-1), 눈을 뜰 때 피부에 연결된 부위가 당겨지면서 그쪽 피부가 접혀 함몰되어 생기는 것이 쌍꺼풀이다(그림 10-2). 그러므로 쌍꺼풀 수술의 원리는 간단한데, 원하는 높이의 피부에 절개를 가하고 상안검 거근과 피부사이를 봉합해 묶어줌으로써 쌍꺼풀이 생기게 하며, 필요에 따라 과도한 지방, 근육을 떼 내는 것이다. 그러다 보니 쌍꺼풀 수술을 윗눈꺼풀에 선하나 긋는 정도의 간단한 수술로 인식하고 아무 곳에서나 수술을 받았다가, 결과가 마음에 들지 않아 재수술 상담을 해오는 환자들이 있다. 실제 재수술을 해보면 일차수술을 어디서 어떻게 했는지 모르며, 모양과 상태에 따라 수술방법이 달라져야 하기에 수술을 하면 할수록 어렵고 힘든 수술이 된다.

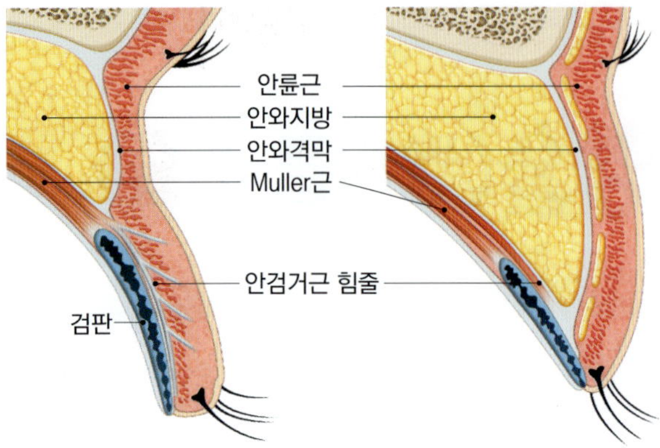

그림 10-1 서양인과 동양인의 상안검 구조의 차이

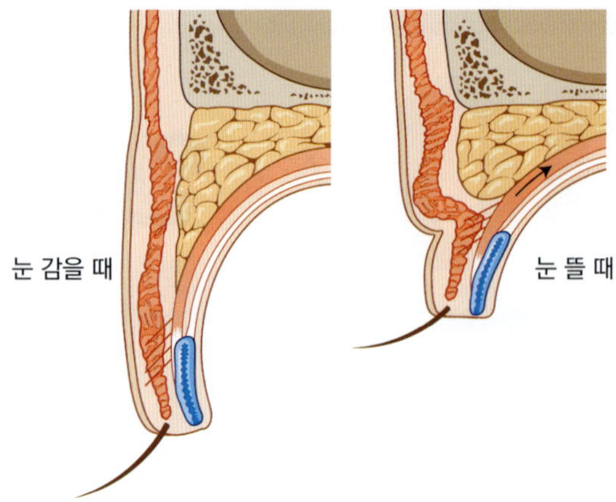

그림 10-2 눈 뜰 때 쌍꺼풀이 생기는 원리

1. 안검의 해부 그림

안검(eyelid)은 상안검과 하안검으로 나누어지며, 안검의 내측 끝을 내안각(medial canthus), 외측 끝을 외안각(lateral canthus), 내안각과 외안각 사이 길이를 검열(palpebral fissure)이라 하고, 내안각 부위에 언덕처럼 융기된 구조물을 누구(lacrimal caruncle)이라 하며, 누구 위아래 상하안검에 한개씩의 눈물 구멍인 누점(lacrimal punctum)이 누소관(lacrimal canaliculi)으로 연결되면서 눈물이 흘러 들어간다. 눈뜰 때 상안검에 형성되는 주름을 쌍꺼풀(double eyelid, double fold)이라 하며, 내안각을 덮고 있는 피부를 몽고주름(epicanthus) 또는 내안각 췌피(epicanthal fold)라고 한다(그림 10-3). 하안검에서는 나이가 들면서 나타나는 변형들이 있는데, 안와지방이 돌출하면서 내안각에서부터 하안검 중간에 이르는 함몰을 눈물고랑(tear trough, nasojugal groove)이라고 하며, 눈물고랑보다 더 외측으로 연결된 함몰을 안검-뺨고랑(lid-check junction, palpebromalar groove)이라고 하고, 눈물고랑이 광대뼈 쪽으로 사선으로 연장된 함몰을 인디안 주름(indian fold)이라고 한다(그림 10-4). 상안검의 단면(그림 10-5)을 살펴보면, 안검의 구조는 크게 앞층판(anterior lamella)과 뒤층판(posterior lamella)로 나누며, 앞층판에는 피부, 피하지방, 안륜근(orbicalaris oculi muscle), 안륜근뒤지방(ROOF)이 있고, 뒤층판에는 안와격막(orbital septum), 안와지방(orbital fat), 안검거근(levator palpebrae superioris), Muller근, 검판(tarsus , tarsal plate), 결막(conjunctiva)이 있다.

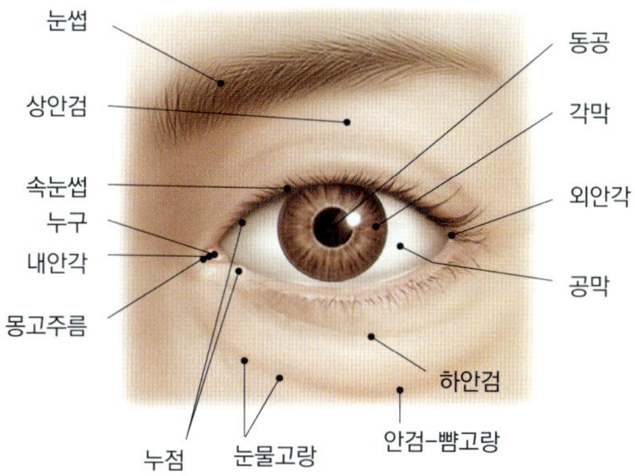

그림 10-3 안검의 표면해부

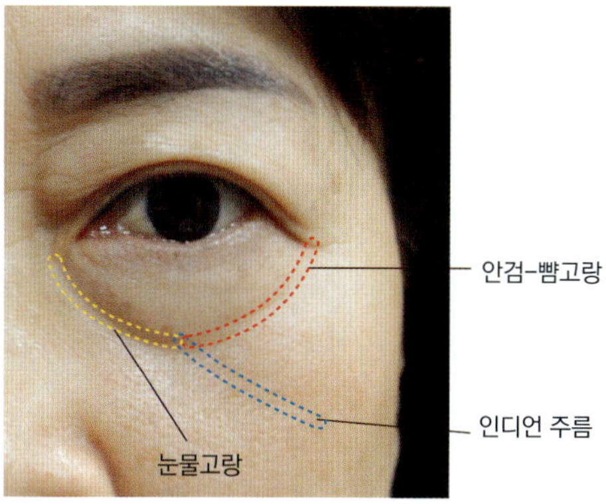

그림 10-4 눈물고랑, 안검-빰고랑, 인디안주름

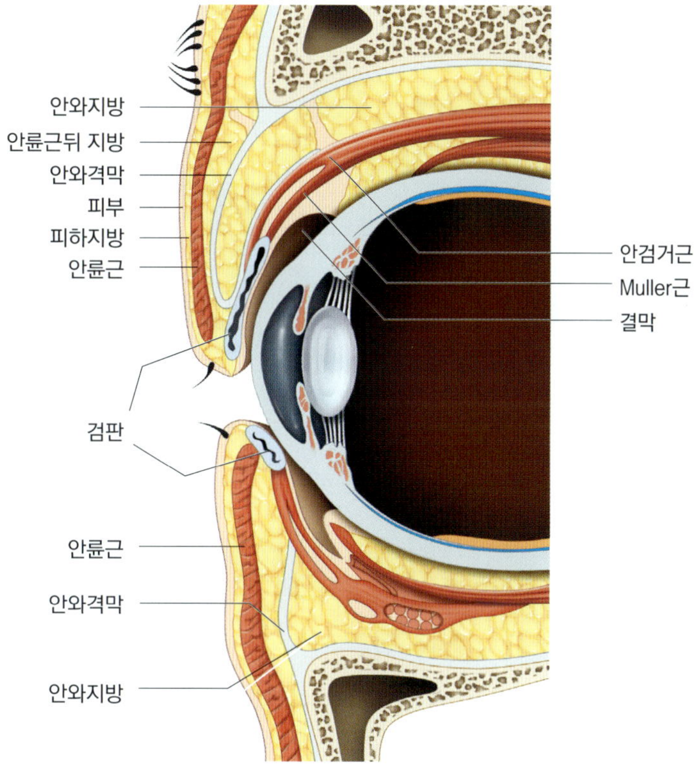

그림 10-5 안검의 단면해부

2. 안검성형술 전 고려사항

근래에는 동양인도 서양인 같은 둥글고 큰 눈을 선호하는 경향이 있는데, 개인별 눈의 형태가 다르기 때문에 각자의 눈의 형태와 모양을 고려하여 수술계획과 수술방법이 선택되어져야 한다.

먼저 눈과 상안검의 형태와 모양을 파악해야 하는데, 피부의 처짐 여부에 따라 피부절제량이 달라질 것이며, 몽고

주름의 정도에 따라 내안각췌피술의 필요여부가 결정되어야 할 것이다. 상안검에는 피하지방, 안륜근뒤지방, 안와지방, 안검거근하지방 등 여러 부위의 지방조직이 있는데, 어느 부위든 지방이 많으면 안검이 부어오른 것 같이 보이고, 졸려 보이며, 반대로 지방이 적으면 나이 들어 보이거나 아픈 사람처럼 보이므로 부위별 지방조직의 조작을 고려해야 한다. 또한 일반적인 표준의 눈의 형태와 크기를 비교하여 수술 계획 및 결과의 한계를 평가해야 하는데, 검열길이와 상하안검 사이의 검열폭, 내안각과 외안각이 만나게 그은 수평축이 이루는 각도 등을 측정해야 한다.

쌍꺼풀의 폭과 형태(그림 10-6)에 있어서도 동양인은 눈을 떴을 때 쌍꺼풀 폭이 1.5-3 mm 정도가 좋다. 쌍꺼풀의 형태에 있어서도 크게 내주름(infold)과 외주름(outfold, parallel fold)으로 나뉜다. 내주름은 쌍꺼풀이 내안각췌피의 안쪽에서 생겨 외측으로 갈수록 넓어지므로 동양인에게 자연스런 모양이며, 외주름은 내측과 외측이 평행하게 쌍꺼풀을 형성하는 것으로 내안각췌피가 심한 경우에는 모양이 좋지 못하고, 내안각췌피가 적거나 내안각췌피술을 동반할 때 가능하다. 자연스런 쌍꺼풀을 원한다면 쌍꺼풀 폭이 6-8 mm 정도가 되게 수술 도안을 하며, 외주름 형태라도 10 mm 이상은 넘지 않는 것이 좋다.

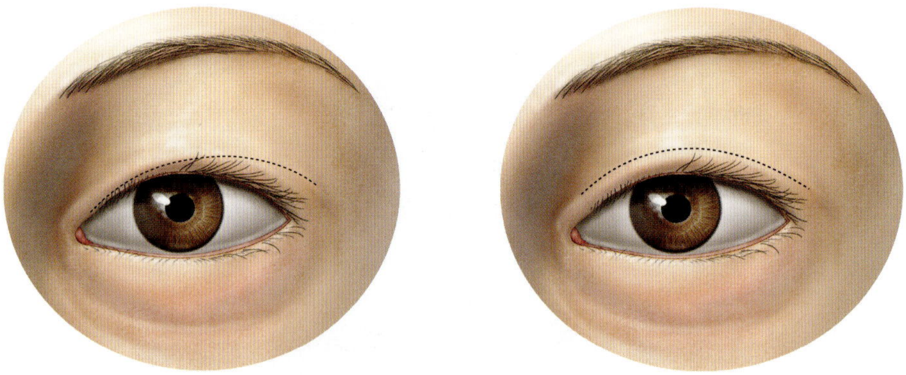

A. 내주름 B. 외주름

그림 10-6 쌍꺼풀의 형태

안검수술 전 검사해야 하는 것으로는 시력검사, 안검하수의 유무, 좌우 비대칭, 눈동자의 돌출정도, 눈감는 기능 정도, 안구건조증 유무, 안과질환 유무 등이 있다. 시력검사는 필수적인데, 시력이 나쁜 경우는 눈에 힘을 주고 뜨는 경향이 있어 안검하수가 동반되었는지 확인해야 하며, 술 전에 있었던 시력장애를 술후 생긴 것으로 오해하지 않게 한다.

안검하수의 유무와 정도에 따라 수술 후 쌍꺼풀의 크기와 모양에 많은 차이가 있으며, 안검하수를 같이 교정해야 한다. 안검하수의 정도는 MRD1 (marginal reflex distance 1) 검사로 확인하는데, 눈썹과 이마의 힘을 사용하지 않고 전방을 주시하였을 때, 동공의 중심점부터 상안검의 가장자리까지의 거리를 측정하여 4-4.5 mm가 정상이며, 4 mm보다 적으면 안검하수이고, 같은 방법으로 상안검이 각막의 1-2 mm를 덮으면 정상이고 그 이상 덮을 경우 안검하수이다(그림 10-7).

눈동자의 돌출 정도는 같은 환자의 좌우 차이가 있을 수 있고, 정상적 모양, 돌출형, 함몰형으로 분류하는데, 돌출형의 경우에는 함몰형에 비해 지방양이 적고, 안륜근의 상방견인에도 제한이 있어 미용적 결과가 떨어진다. 눈 감는 기능의 정도에 따라 수술 전에도 눈을 일부 뜨고 자는 사람이 있는데, 수술 후에도 이런 토안 증상이 생길 수 있으므로 감별하여야 한다. 안검성형술은 안구주변을 수술하기 때문에 수술 후 기존 안과질환이 악화될 수 있으므로 안구건조증 등 평소 안과질환에 대해 확인해야 한다.

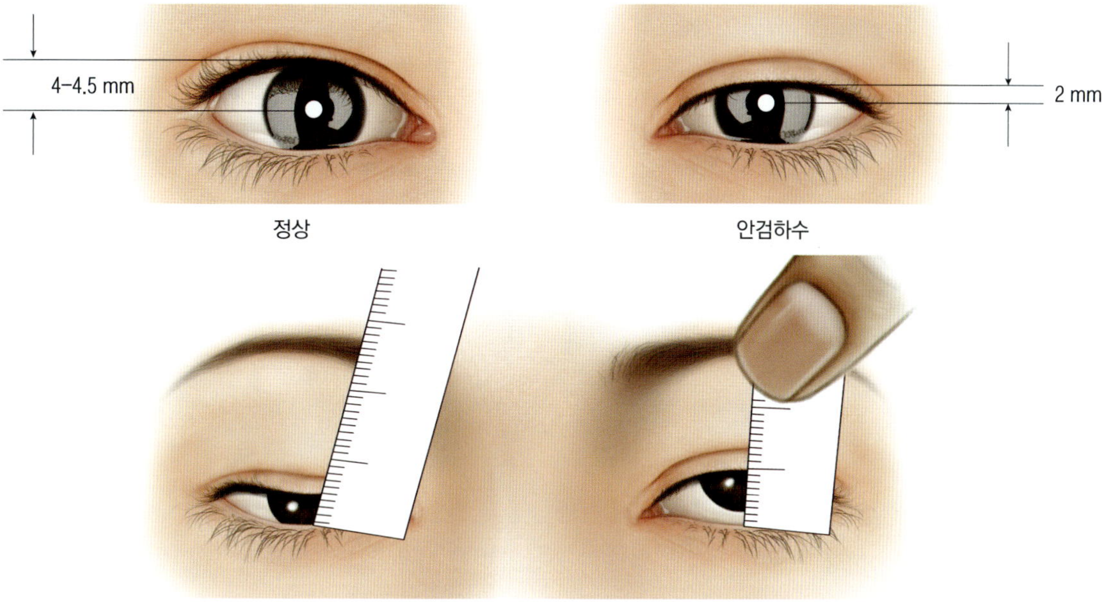

그림 10-7 MRD측정, 상안검거근 기능 검사

3. 쌍꺼풀 수술–비절개법(Double eyelid operation, Non-incision method)(그림 10-8)

동양인의 반 이상이 쌍꺼풀이 없기 때문에 젊은 사람들 중에 가장 많이 시행되는 성형수술이며, 쌍꺼풀 수술은 크게 비절개법과 절개법으로 나눌 수 있다. 이 중 비절개법은 쌍꺼풀이 생기는 원리인 상안검거근과 피부의 연결에 의한 것이라는 간단한 원리를 적용한 것으로, 피부에 작은 구멍을 만들어 봉합사를 이용하여 쌍꺼풀을 만드는 방법으로 매몰법(buried suture method)이라고도 한다.

상안검에 절개를 가하지 않기 때문에 상처가 적고, 회복이 빠르며, 수술 후 부기가 빨리 빠지므로 빠르게 자연스러워지는 장점이 있는 반면, 절개법에 비해 쌍꺼풀이 풀어질 확률이 높고, 늘어진 피부를 절제할 수 없으며, 지방제거가 용이하지 않다는 단점이 있다. 그러므로 비절개법은 안검하수 없이 피부처짐이 적고, 피부조직이 얇은 사람에게 유용하게 시술된다.

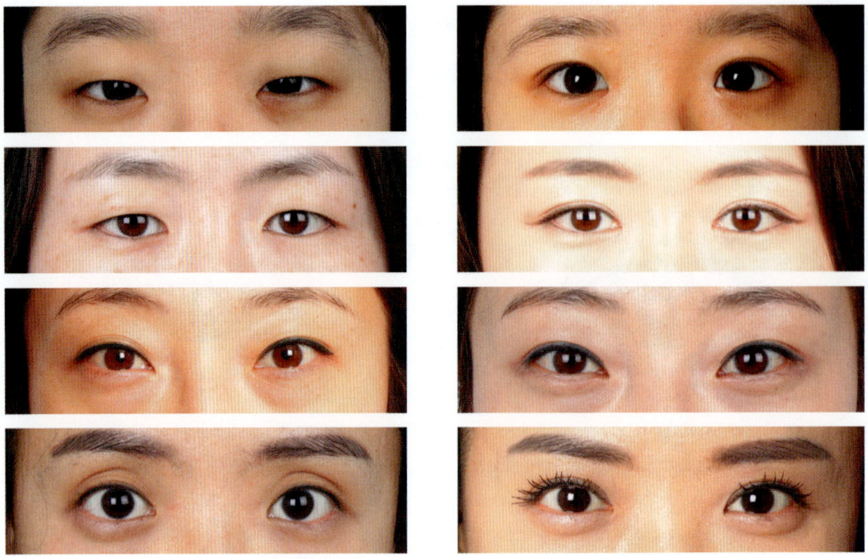

그림 10-8 쌍꺼풀 비절개법 증례

그동안 보고된 수술방법은 매우 다양한데, 크게 다매듭법과 단매듭 연속매몰법으로 나눌수 있다. 다매듭법(그림 10-9)은 넓든 좁든 고리(loop)형태 또는 사각형 형태의 봉합방법을 사용하므로 하나하나의 매듭을 따로 만들어야 하는 단점이 있지만, 여러 개를 이용할 경우 하나의 매듭이 풀어져도 쌍꺼풀이 유지될 수 있다.

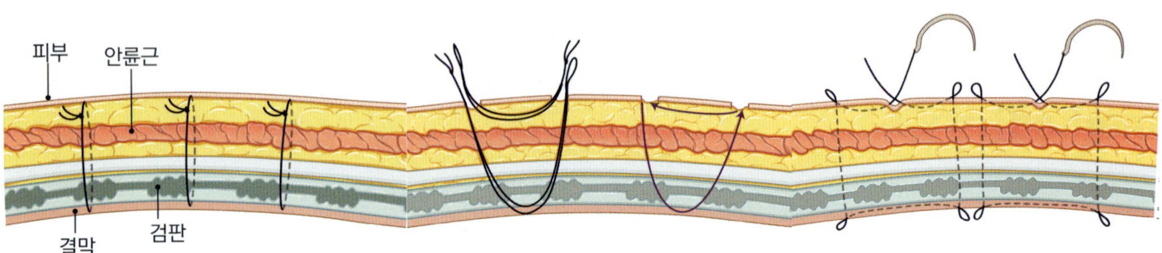

그림 10-9 비절개법(다매듭법)

단매듭 연속매몰법(그림 10-10)은 고리형태, 사각형 형태, 삼각형 형태 등 다양한 봉합형태를 응용할 수 있으며, 매듭의 수가 한 개이므로 매듭관리가 쉽고, 연속매몰법이므로 전체 힘을 나눠 가질 수 있어 전반적으로 강한 힘이 잘 유지될 수 있는데, 환자의 상태에 따라 3개 내지 5개의 절개창을 통해 연속매몰법을 시행한다.

수술은 환자의 상태에 맞는 수술도안(design)을 앉혀서 하고, 피부와 결막에 국소마취를 한 후 계획한 개수의 작은 절개창을 피부에 넣고, 수술방법에 따라 바늘과 실이 피부와 결막사이를 관통하면서 피부의 진피층을 통해 옆쪽 절개창으로 이동한다.

비절개법에 사용되는 실은 주로 바늘의 반경이 크고, 길며, 바늘 끝이 둥근 nylon 7번을 사용한다(그림 10-11).

수술 후 합병증으로는 쌍꺼풀의 풀림, 매듭부위의 육아종, 비대칭, 실이 결막쪽으로 노출되어 눈동자를 자극하는 불편감, 실로 인한 낭종 등이 있다.

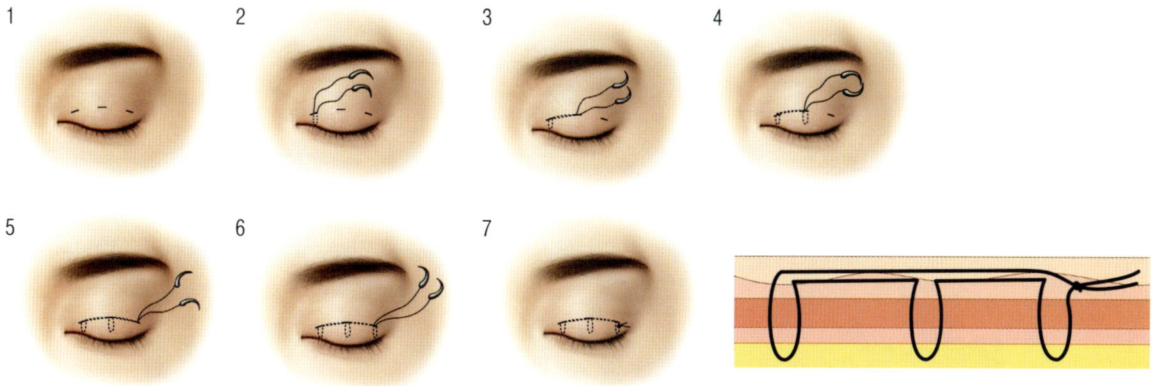

그림 10-10 저자의 비절개법(단매듭 연속매몰법)

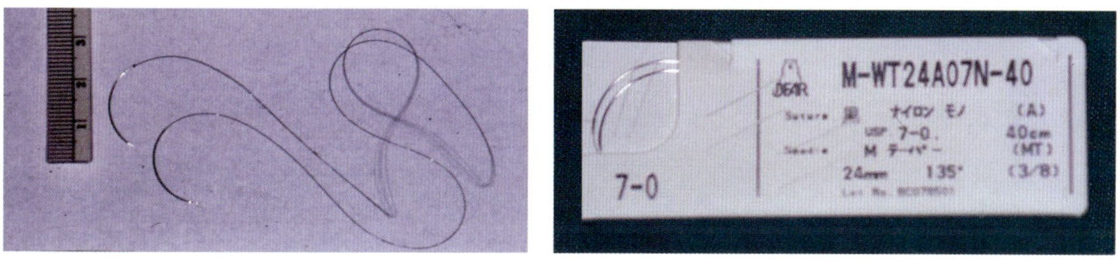

그림 10-11 비절개법의 실

4. 쌍꺼풀 수술-절개법(Double eyelid operation, Incision method)(그림 10-12)

절개법은 상안검에 절개를 가하여 쌍꺼풀을 만드는 방법이므로, 처진 여분의 피부를 절제할 수 있고, 과다한 지방을 제거할 수 있으며, 내안각췌피술을 동반하여 눈의 길이를 길게하여 눈이 더 크고 시원하게 보일 뿐만 아니라 쌍꺼풀 형태도 조절 가능하고, 안검하수가 동반된 경우에는 안검하수도 동시에 교정할 수 있어 쌍꺼풀의 풀림과 비대칭을 예방할 수 있다. 쌍꺼풀을 만드는 방법은 다양하게 있지만, 궁극적인 목적은 눈을 뜰 때 서양인들처럼 상안검거근 힘줄(levator aponeurosis)의 섬유조직들이 안륜근을 통해 눈꺼풀에 부착되어 쌍꺼풀을 만드는 원리이므로, 동양인들은 두꺼운 연부조직, 처진피부, 눈을 뜨는 힘이 부족한 경우가 많아 효과적이고 영구적인 쌍꺼풀을 위해서는 절개법이 더 적합할 수 있다.

쌍꺼풀의 크기는 수술방법, 환자의 선호도, 수술자의 기호에 따라 달라질 수 있으나, 상안검거근의 힘, 안구의 돌출정도, 피부의 처진 양, 검열의 길이, 눈의 형태, 피부두께 등 쌍꺼풀에 영향을 미칠 수 있는 모든 조건을 고려하여 정한다. 피부의 절제여부에 있어서는 쌍꺼풀은 젊은 환자들에게 시행하는 것이므로 눈 뜨는 힘이 양호하거나 피부처짐이 적을 경우에는 피부를 제거할 필요가 없고, 상안검 피부의 여유가 많은 경우, 눈썹처짐이 예상되는 경우, 눈 뜨는 힘이 약한 경우에는 수술 후 눈썹 또는 피부가 처지므로 피부를 제거한다. 수술 시 마취는 국소마취 또는 정맥마취로 시행하며, 도안된 모양대로 15번 칼로 피부를 절개한 후, 필요에 따라 피부, 지방, 근육을 제거하는데 이렇게 함으로써 두툼한 조직에 의해 쌍꺼풀이 풀리는 요소들을 제거하고 조직 간에 유착을 시킨다. 그러나 과도한 조직의 제거는 수술 후 상안검의 함몰 변형, 함몰된 쌍꺼풀, 부자연스런 쌍꺼풀을 만들 수 있으므로 제거해야 할 조직들은 부분적으로 제거하는 것이 좋다. 절개 후 필요에 따라 여분의 조직을 정리한 후에는 쌍꺼풀선 아래쪽 피부와 조직을 검판에 고정해주는데, 3-4군데에 7번 나이론실로 검판을 부분적으로 먼저 통과시킨 후 피부와 안륜근을 물린 후 매듭을 만든다(그림 10-13). 이후 환자의 눈을 뜨고 감게 하여 쌍꺼풀의 모양을 확인할 수 있으며, 문제가 없을 경우 피부를 7번 실크나 나이론으로 봉합해주는데, 내측에 보통 흉터가 더 생기기 때문에 내측을 더 꼼꼼하게 피부층을 맞추어 봉합해준다(그림 10-14).

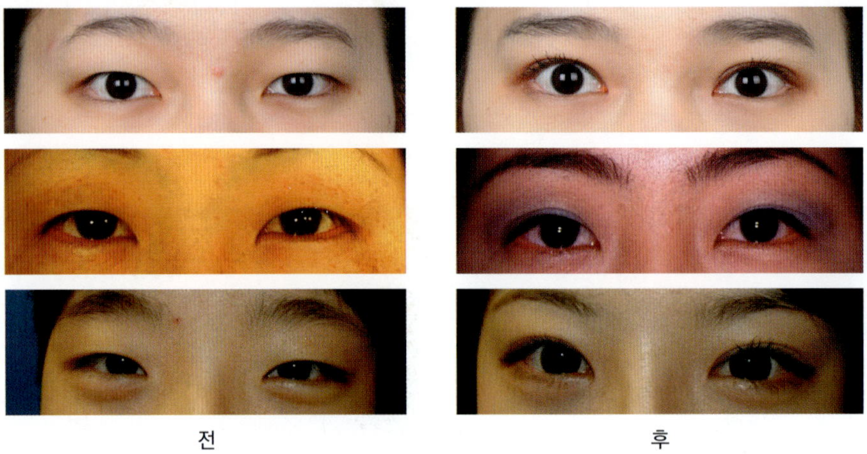

그림 10-12 쌍꺼풀절개법 증례

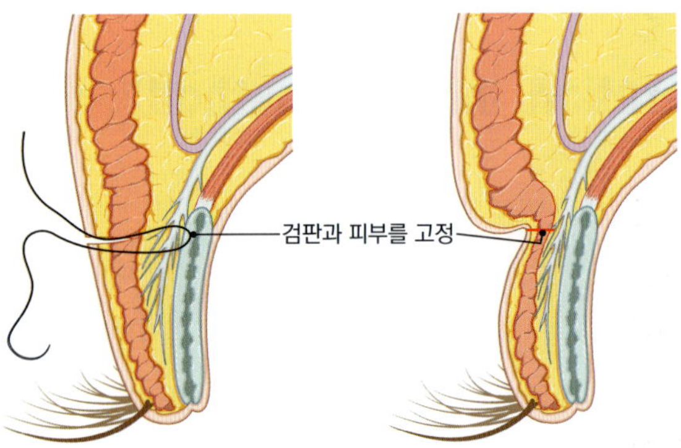

그림 10-13 쌍꺼풀의 검판고정

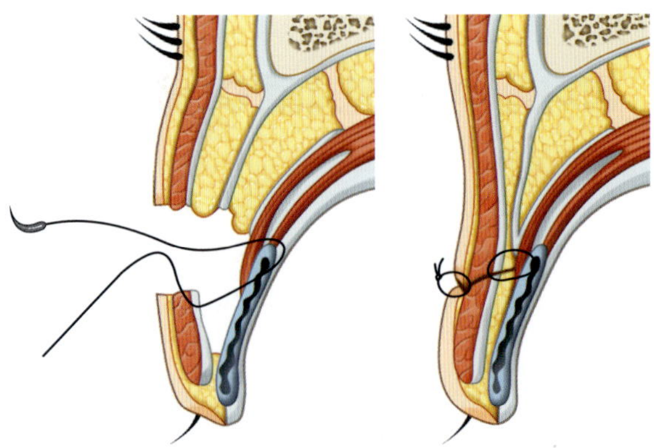

그림 10-14 쌍꺼풀 수술 – 절개법

5. 상안검성형술(Upper blepharoplasty)(그림 10-15)

상안검성형술은 나이가 듦에 따라 생기는 눈꺼풀의 노화현상으로 인하여 눈꺼풀의 피부처짐과 그에 따른 변형과 시야를 가리는 불편함을 해결하기 위한 수술이다. 젊은 환자들에게 시행하는 쌍꺼풀 수술과 원리는 비슷하지만, 노화에 따른 상안검 조직의 특성과 상태를 파악하여 수술하여야 한다.

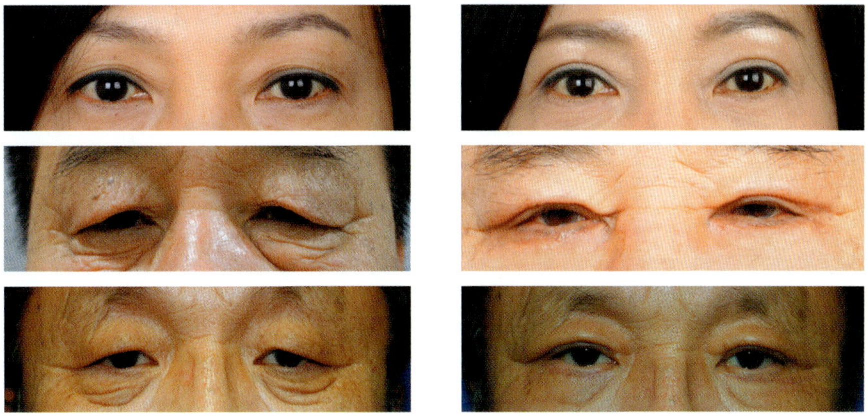

그림 10-15 상안검성형술 증례

먼저 피부의 처짐 정도를 파악하고 절제량을 측정하게 되는데, 피부의 처짐이 심한 경우에는 수술 후에도 만족도가 낮고, 피부처짐이 심한 경우에는 눈썹의 처짐도 동반된 경우가 많으므로, 상안검성형술과 함께 눈썹하거상술 또는 이마거상술 등을 같이 시행하는 것이 좋다. 피부의 두께에 있어서도 피부가 두꺼울수록 쌍꺼풀을 작게 만드는 것이 좋고, 피부가 얇은 경우에는 환자가 원하는 대로 크기를 조절할 수 있다. 안구 돌출 정도에 있어서도 돌출형인 경우에는 삼꺼풀(triple fold)의 부작용이 쉬우며, 쌍꺼풀이 또렷하지 못하고 커질 수 있는 반면, 함몰형의 경우에는 수술 후에도 피부의 처짐이 더 심해 보여 쌍꺼풀이 작아질 수 있다.

상안검거근의 눈뜨는 기능이 노화로 인해 다소 떨어지지만, 젊은 사람들처럼 안검하수를 교정하면 오히려 부자연스러울 수 있고, 교정을 원한다 해도 젊은 사람보다 적은 양을 교정하여 안구건조증을 악화시키지 말아야 한다. 눈썹처짐의 정도에 따라 눈썹 처짐이 심하거나 양쪽 눈썹 높이의 비대칭이 있을 경우에는, 눈썹하거상술 또는 눈썹상부거상술을 같이 시행해준다. 상안검의 지방은 젊은 사람들 만큼 제거해야 할 필요가 없지만, 필요에 따라 적당량을 제거한다. 젊은 사람들이 시행하는 쌍꺼풀은 일반적으로 선명하고 큰 시원한 눈매를 원하는 경우가 많지만, 노화로 인한 상안검성형술 환자들은 대부분 기존의 인상이 변하지 않는 자연스런 눈매를 원하므로 상담과 검사를 통해 확인해야 한다.

수술의 도안은 앉아서 시행하여 쌍꺼풀의 높이와 피부절제량을 측정한다(그림 10-16). 먼저 하부 절개선을 도안할 때는 젊은 쌍꺼풀 수술 도안과 비슷하게 도안하다가, 외안각 부위에서부터는 외측으로 경사지게 도안을 하는데, 이는 외측 피부처짐을 해결하기 위한 것이고, 피부 절제량이 많을수록 상방으로 올라가는 경사가 커진다. 특히 수술 전에 눈꺼풀 피부의 처짐으로 인해 눈썹을 상방으로 올리는 습관이 있는 환자에서는 상안검성형술 후 외측 피부처짐은 더 심해진다. 하부절개선을 도안한 후 피부절제량에 맞추어 상부절개선을 도안하게 되고, 쌍꺼풀 수술과 유사하게 마취는 국소마취 또는 수면마취를 한다(그림 10-17).

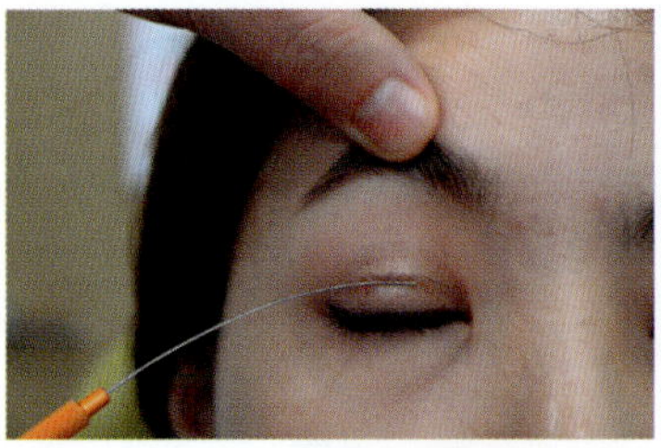

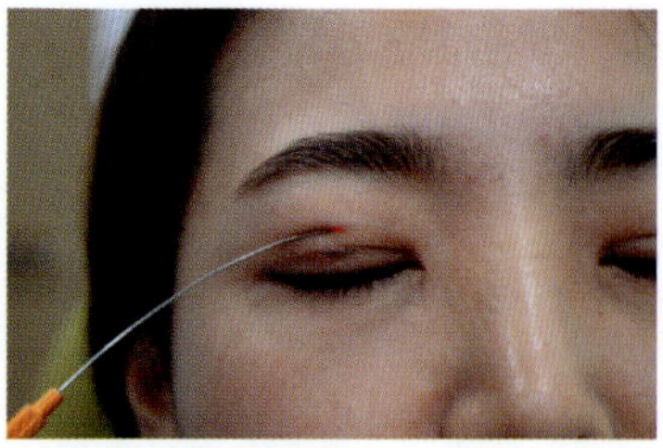

그림 10-16 피부절제량 측정

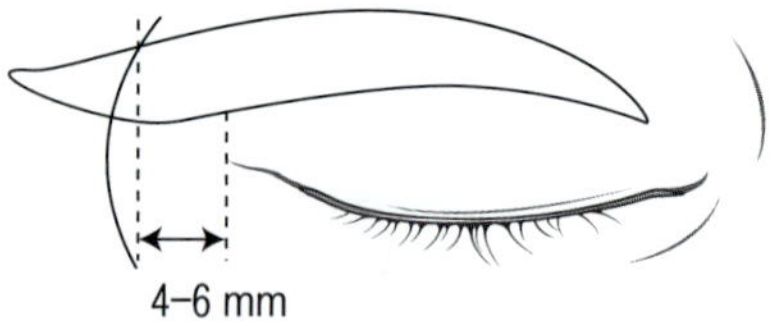

그림 10-17 상안검성형술 도안

피부절개는 하부절개선 후 상부절개선에 시행하는데, 젊을 때 하는 쌍꺼풀 수술과는 다르게 많은 조직들을 제거하지 않기 때문에 피부 위주의 절개를 한 후 필요에 따라 근육 또는 지방을 부분 제거한다. 검판과 피부사이의 고정봉합은 쌍꺼풀 높이에 맞추어 쌍꺼풀 수술 때와 유사하나, 외측 피부처짐을 호전시키기 위한 고정봉합이 쌍꺼풀 수술과 차이가 있으며, 7번 나이론으로 4-5군데 고정한다. 고정봉합과 쌍꺼풀 높이에 있어서도, 쌍꺼풀을 원하지 않는 경우는 속눈썹 직상방에 낮게 절개를 가하여 피부를 절제하면 되고, 기존 쌍꺼풀을 유지하기 원하는 경우에는 새로운 고정봉합이 필요없이 피부절제만 하면 되며, 새로운 쌍꺼풀을 원하는 경우에는 원하는 크기대로 도안하여 일반 쌍꺼풀 수술처럼 고정봉합 해준다. 고정봉합 후 피부봉합도 쌍꺼풀 수술처럼 7번 나이론 또는 실크로 봉합해준다(그림 10-18, 19).

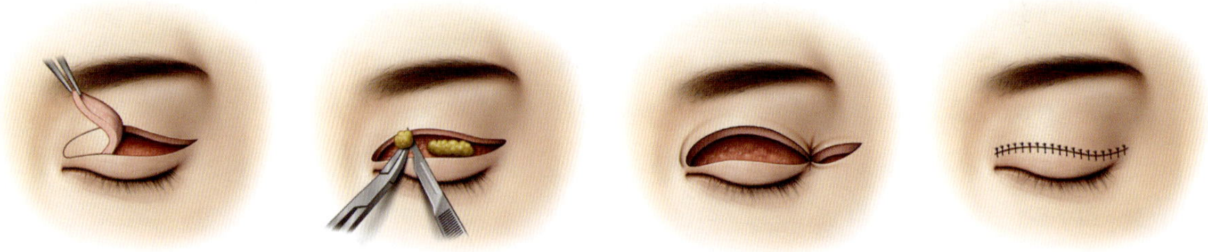

그림 10-18 상안검성형술

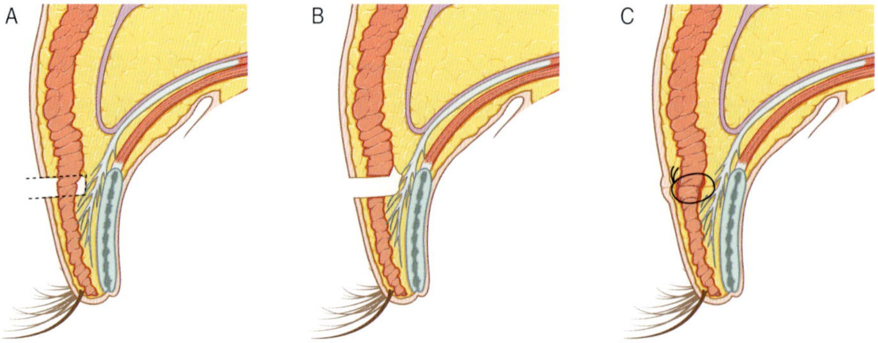

그림 10-19 상안검성형술의 단면도

6. 하안검성형술(Lower blepharoplasty)(그림 10-20)

노화로 인해 상암검성형술을 하듯이 나이가 듦에 따라 아랫눈꺼풀의 노화현상으로 피부가 처지고, 지방을 둘러싸고 있던 안와격막이 약해져 안와지방이 돌출되면서 고랑이 생기는 함몰변형을 미용적 목적으로 교정해주는 것이 하안검성형술이다.

안와지방이 돌출하면서 생기는 함몰변형으로는, 내안각에서 하안검 중간에 이르는 눈물고랑, 눈물고랑보다 외측으로 안와뼈를 따라 연결되는 안검-뺨 고랑, 눈물고랑이 광대뼈 쪽으로 비스듬히 연장되는 인디안 주름이 있는데, 하안검성형술은 이러한 함몰변형을 교정하면서 늘어진 피부를 절제해주는 것이다(그림 10-21).

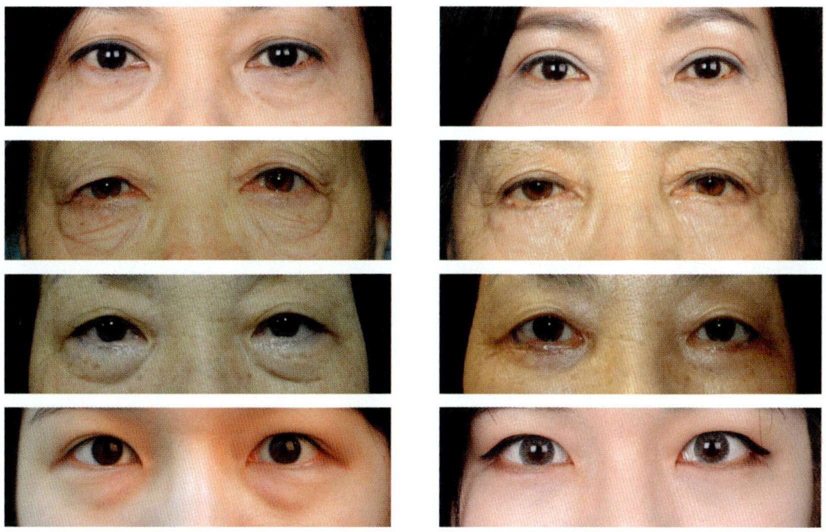

그림 10-20 하안검성형술 증례

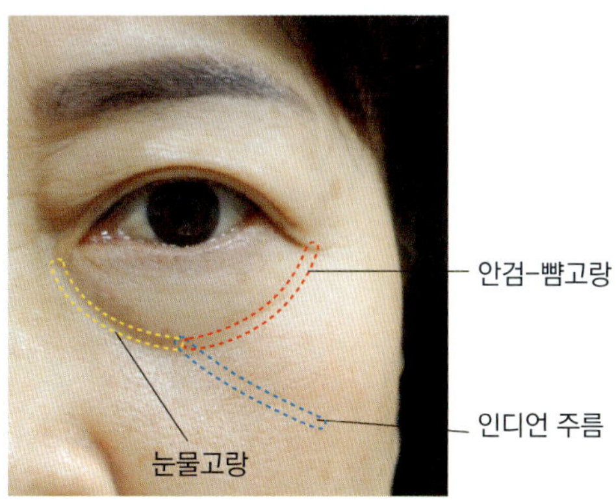

그림 10-21 눈물고랑, 안검-뺨고랑, 인디안주름

수술 전 검사에는 쌍꺼풀 수술이나 상안검성형술 때 시행하는 검사들 이외에 하안검의 변형상태를 파악하여 수술 후 부작용을 예방해야 하는데, 피부상태, 지방량, 함몰변형의 정도뿐만 아니라 수술 후 하안검 형태의 변형을 예방하기 위해 하안검의 탄력과 이완정도를 측정해야 한다. 하안검이 이완된 상태에서 수술을 하면 수술 후 하안검이 뒤집어지는 안검외반(ectropion)이나 하안검이 아래로 당겨 내려가는 안검퇴축(retraction)이 발생할 수 있기 때문이다(그림 10-22). 하안검의 탄력과 이완 정도를 알기 위한 검사로는, 반동검사(snap back test), 이완검사(distraction), 집기검사(pinch test)가 있다(그림 10-23).

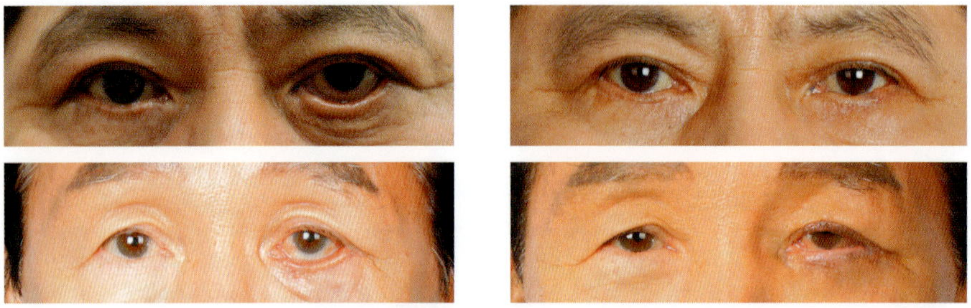

그림 10-22 합병증 증례

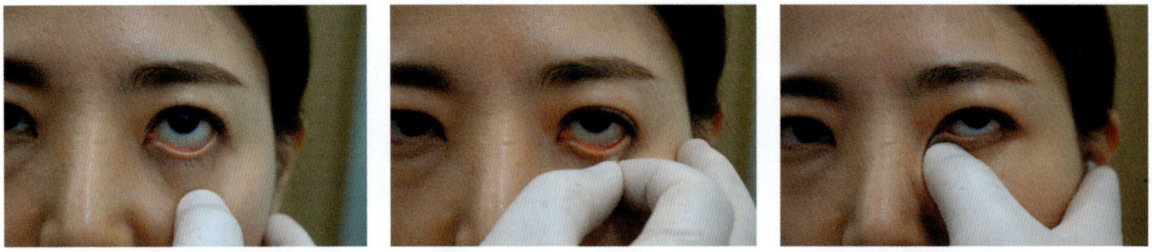

그림 10-23 하안검 반동검사, 하안검 이완검사, 하안검 집기검사

반동검사는 하안검을 아래로 당겼다가 놓았을 때 제자리로 돌아가는 속도를 보는 것인데, 제자리로 돌아가는 속도가 늦을수록 이완이 심한 상태이다. 이완검사는 하안검의 중간부를 엄지와 인지로 집어 앞으로 당겼을 때 하안검이 눈동자에서 6-8 mm 이상 떨어진다면 이완된 상태이다. 집기검사는 하안검의 피부와 근육을 엄지와 인지로 집은 상태에서 눈을 꽉 감게 하면, 하안검의 변형이 안륜근의 이완인지, 피부의 이완인지 감별할 수 있다. 수술 도안은 환자의 눈물고랑, 안검-빰 고랑, 인디안 주름을 표시하고, 속눈썹에서 2-3 mm 밑에 절개도안을 그린 후, 마취는 상안검성형술과 같이 국소마취 또는 수면마취를 시행한다.

피부절개는 도안된 대로 시행하며, 피부박리를 할 때는 보통 검판 앞 안륜근을 보존하면서 3 mm 정도 내려간 후 근육을 박리하는 피부-근육판 박리를 시행하는데, 일반적으로 애교살이라고 하는 검판 앞 안륜근을 도톰하게 보존하기 위해서는 피부를 7-8 mm 박리한 후 근육을 박리하는 피부판 박리(그림 10-24)를 시행한다. 근육박리 후 안와지방의 변형 정도에 따라 안와지방의 단순 제거, 지방재배치 등의 방법이 있는데, 지방재배치의 방법에도 안와격막을 열고 지방을 빼내 재배치하거나 늘어진 안와격막과 지방을 함께 재배치할 수도 있고, 지방재배치를 골막 상부 또는 하부에 하는 등 다양한 방법이 있다. 필요에 따라 중안면부 거상을 위해 더 밑으로 박리한 후 안륜근하 지방조직을 3-4군데 골막에 고정해주고, 안륜근의 외측부위를 삼각형으로 절개한 후 안와외측부의 안쪽에서 바깥쪽으로 고정봉합 해 줌으로써 안검외반도 예방하고 검판의 앞부분 애교살을 보강해준다. 피부절제량은 환자가 누운 상태에서 최대한 상방을 주시하고 입을 벌린 상태에서 남는 피부량을 절제한다.

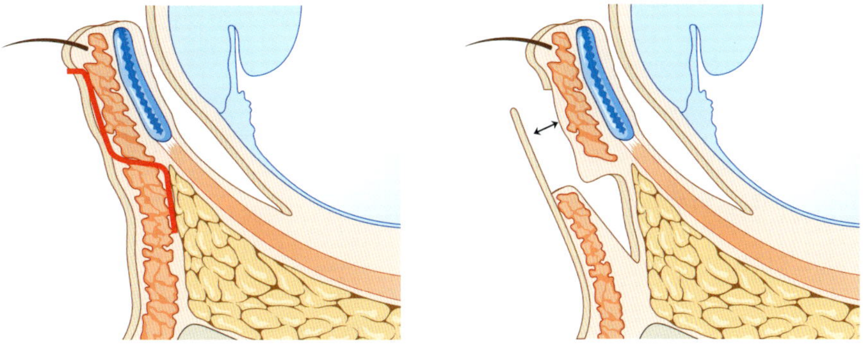

그림 10-24 피부-근육판 박리

하안검성형술 후 부작용은 상안검성형술 후 발생할 수 있는 일반적 부작용 이외에 안검외반이 특징적으로 발생할 수 있는데, 이는 피부의 과도한 절제, 안륜근의 약화, 유착 등에 의해 생길수 있으므로 수술 전에 미리 환자의 상태를 잘 검사해야 하며, 수술 중에 안검외반이 발생할 수 있는 요인을 조심하고, 수술 후 안검외반이 발생했다면 원인과 정도에 따라 교정해주어야 한다.

7. 눈썹하 거상술(Subbrow lift)(그림 10-25)

상안검 피부를 눈썹부터 속눈썹까지 삼등분 해보면 위에서부터 아래로 갈수록 피부가 얇아지는데, 특히 상안검 피부가 많이 처진 경우에는 피부절제량이 많아 상안검의 윗쪽 두꺼운 피부와 아래쪽의 얇은 피부가 만나 무겁고 두터운 부자연스런 쌍꺼풀을 형성하게 된다. 이런 경우 눈썹하 거상술을 하거나 상안검성형술과 함께 눈썹하 거상술을 동시에 시행하게 된다. 눈썹하 거상술만 시행하기에 좋은 적응증으로는 눈꺼풀이 전반적으로 두터운 경우, 눈썹과 눈 사이가 멀면서 자연스러운 모양을 원할 경우, 본인의 쌍꺼풀이 있으면서 처진 피부만 절제하기를 원하는 경우이다.

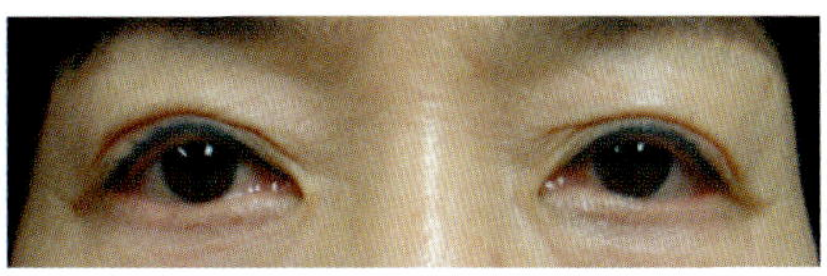

전

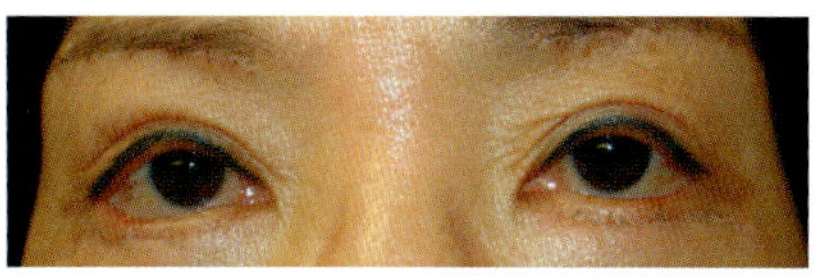

후

그림 10-25 눈썹하 거상술 증례

눈썹이 많이 처져 눈썹과 눈 사이가 좁은 경우에는 눈썹상부 거상술(suprabrow lift)을 시행할 수 있는데, 눈썹상부 거상술은 이마의 두꺼운 피부를 절제 후 봉합하므로 수술 후 눈에 띄는 흉터를 조심해야 한다.

눈썹하 거상술은 눈썹 밑에서 늘어진 피부를 겸자로 집어 속눈썹이 살짝 들릴 정도의 방추형의 피부도안(그림 10-26)을 한다. 국소마취 또는 수면마취 후 눈썹의 모낭이 손상되지 않게 비스듬히 절개를 가한 후, 피부와 안륜근을 절제하고 눈썹이 안와면(orbital rim)보다 1 cm 정도 상방에 위치하도록 골막에 두 군데 고정 후, 매몰봉합과 피부 봉합을 한다. 눈썹하 거상술은 안와지방을 제거할 수 없으나, 필요에 따라서는 수술 중에 추미근(corrugator)과 비근근(procerus) 같은 미간과 콧등의 주름근육을 교정해줄 수 있다.

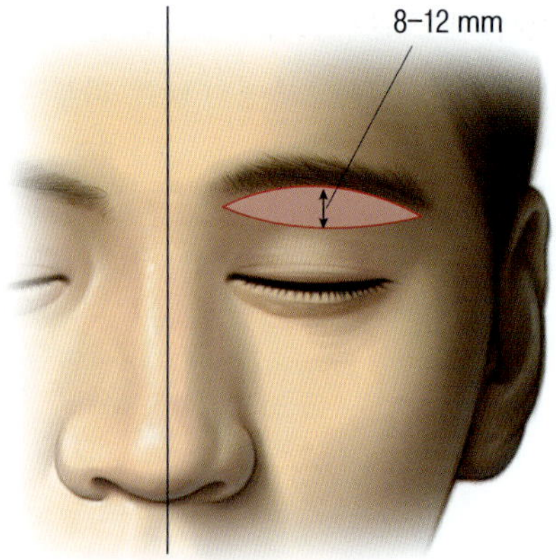

그림 10-26 눈썹하 거상술 도안

8. 안검하수 교정술(Correction of blepharoptosis)(그림 10-27)

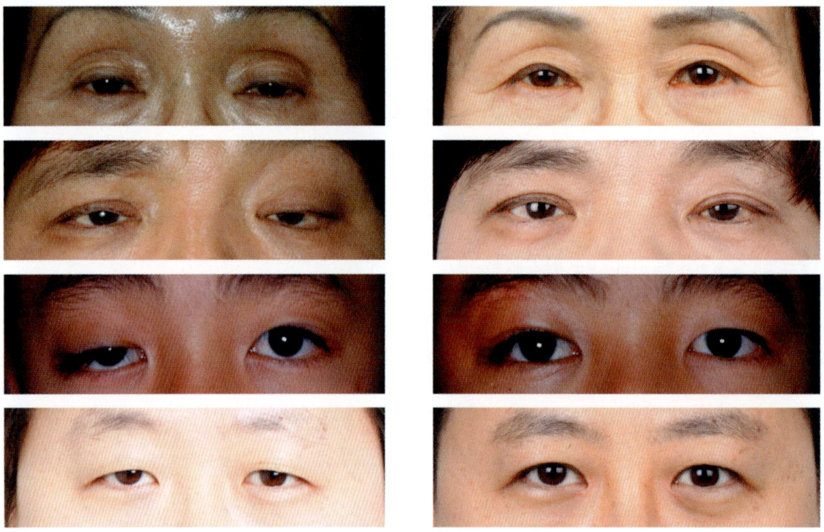

그림 10-27 안검하수 교정술 증례

정면을 바라볼 때 상안검의 가장자리(margin)가 각막상연(upper corneal limbus)을 1-2mm 정도 가리는 것이 정상이다. 안검하수는 상안검거근 또는 Muller근의 이상으로 2mm 이상 각막상연을 덮어 검열 폭이 줄어들면서 졸려보이고, 눈을 뜰 때 이마와 눈썹을 들면서 눈을 뜨며, 심하면 시야를 가리게 된다.

1) 수술 전 검사

안검하수는 원인에 따라 신경성(neurogenic), 근육성(myogenic), 안검거근 힘줄성(aponeurotic), 기계성(mechanical), 가성(pseudoptosis) 안검하수로 분류되는데, 치료방향을 결정하는 데 도움이 된다.

안검하수 환자의 수술 전 평가가 매우 중요한데, 안검하수의 정도를 측정하기 위해 MRD 측정, 검열의 수직 길이, 상안검거근의 기능 측정 등이 있다(그림 10-28).

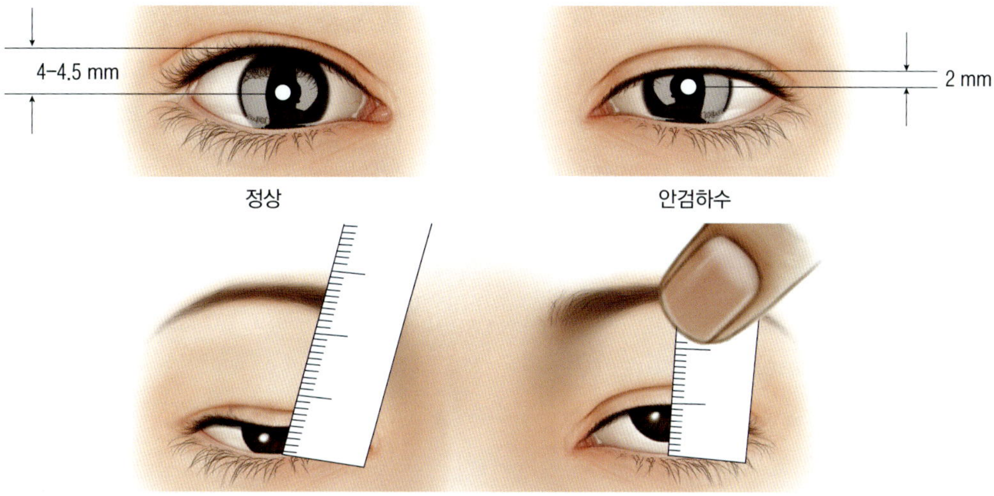

그림 10-28 MRD 측정, 상안검거근 기능 검사

MRD 검사는 눈썹과 이마의 힘을 사용하지 않고 전방을 주시하였을 때, 동공의 중심점부터 상안검의 가장자리까지의 거리를 측정하여 4-4.5 mm가 정상이며, 4 mm보다 적으면 안검하수이다. 검열의 수직길이는 눈썹과 이마의 힘을 사용하지 않고 전방을 주시하였을 때, 상안검의 가장자리가 각막상연을 1-2 mm 덮어 수직길이가 9 mm 정도인 것이 정상인데, 각막상연을 2 mm 이상 덮어 수직길이가 9 mm 이하일 때는 안검하수이다. 상안검거근의 기능측정은 이마근육의 움직임을 차단하고 순수하게 상안검거근의 기능으로만 윗눈꺼풀을 들어올리는 기능을 보는 것으로, 가볍게 눈을 감은 상태에서 환자의 눈썹 위를 손가락으로 눌러 이마근육의 영향력을 차단하고, 눈을 뜨게하여 상안검거근의 기능을 측정하는 것으로, 동양인에 있어서는 일반적으로 10 mm 이상이면 정상, 7-9 mm 정도이면 경증(mild), 5-6 mm 정도이면 중등도(moderate), 4 mm 이하이면 중증(severe) 안검하수로 분류되고 있다(그림 10-29).

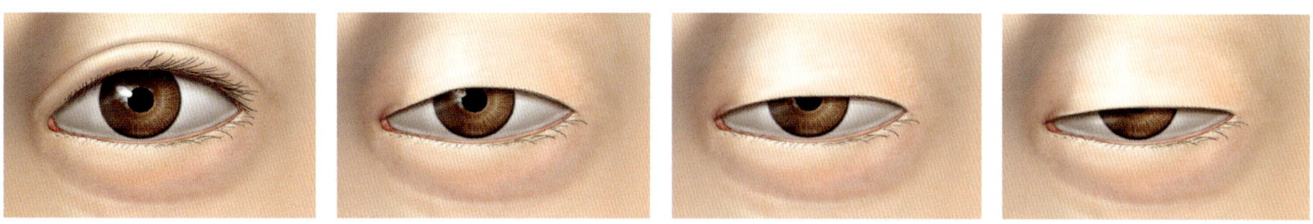

A. 정상 B. 경증 C. 중등증 D. 중증

그림 10-29 안검하수의 분류

2) 수술방법

안검하수는 다른 안검성형술과는 달리 기능적인 부분의 결함이 있어 심하면 시야를 가리고 시력에도 문제를 줄

수 있으므로, 어린 소아의 경우에도 안검하수가 심한 경우에는 약시의 예방을 위해서 1세 전후에수술할 수 있고, 약시의 위험이 없다면 5세 전후에 교정해줄 수 있다. 마취는 일반 안검성형술과 유사하지만, 국소마취제가 깊게 주사될 경우에는 눈뜨는 근육을 마비시킬 수 있으므로 주의해야 하고, 수면마취의 경우에는 잠이 깊이 들면 수술 중 눈의 상태를 확인하기 어려우므로 조심해야 한다. 안검하수 교정을 위한 수술방법의 선택은 안검하수의 원인, 안검하수의 정도, 상안검거근의 기능 정도에 따라 정해지는데, 수술방법으로는 피부절개 없이 결막을 통해 Muller 근육을 절제하는 방법(fasanella-Servat법), 안검거근 힘줄수술(aponeurosis surgery), 상안검거근과 Muller 근육 수술(levator & Muller surgery), 후방제한인대수술(posterior check ligament surgery), 결막을 통한 비절개 매몰법(transconjunctival nonincision method), 전두근을 이용하는 방법(frontalis suspension or transfer) 등 다양한 방법이 있지만, 여기서는 쌍꺼풀 수술 또는 상안검 성형술과 같이 시행되는 안검거근 힘줄수술, 상안검거근과 Muller 근육 수술 위주로 살펴본다.

(1) 안검거근 힘줄수술(Aponeurosis surgery)

안검거근 힘줄에 의한 안검하수는 노화, 과거 상안검수술 등으로 생길 수 있으며, 대부분 안검거근 힘줄이 늘어져 있거나 검판으로부터 끊어져 있으므로, 특징적으로 상안검의 눈뜨는 기능이 많이 나쁘지는 않지만, 쌍꺼풀이 높아지거나 검판 앞의 상안검이 얇거나 함몰되어 있다. 그러므로 이런 경우에는 늘어진 안검거근 힘줄을 검판위로 전진시켜 강화해주거나 끊어진 안검거근 힘줄 부위를 검판 위에 다시 고정시켜 준다. 안검거근 힘줄수술은 안검거근 힘줄이 늘어지거나 끊어진 경우가 아니더라도, 경증 또는 중등도의 안검하수에서 상안검거근과 Muller근의 조작이나 손상없이 안검거근 힘줄을 검판 위로 필요한 만큼 주름지게 접어주는 중첩(plication) 고정함으로써 안검하수를 교정할 수 있다 (그림 10-30).

(2) 상안검거근 힘줄전진술(Levator aponeurosis advancement)

안검거근 힘줄을 중첩시켜서 안검하수가 교정되지 않는 경우에는, 안검거근 힘줄과 Muller근 사이를 박리한 후 필요한 만큼의 안검거근 힘줄을 검판 쪽으로 당겨내린 후 검판에 고정해주고 남는 힘줄부분은 잘라준다(그림 10-31).

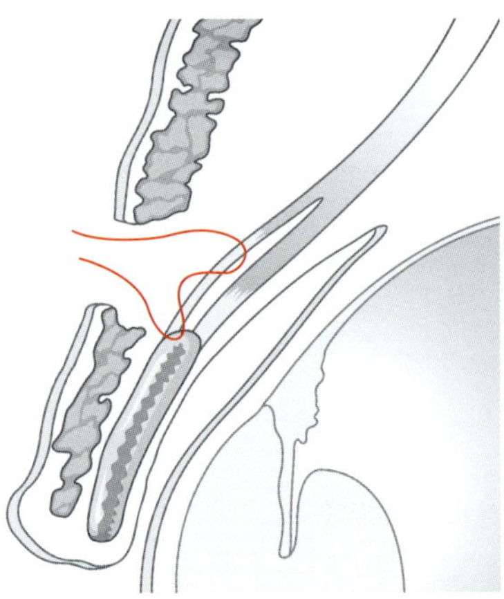

그림 10-30 안검거근 힘줄 중첩수술

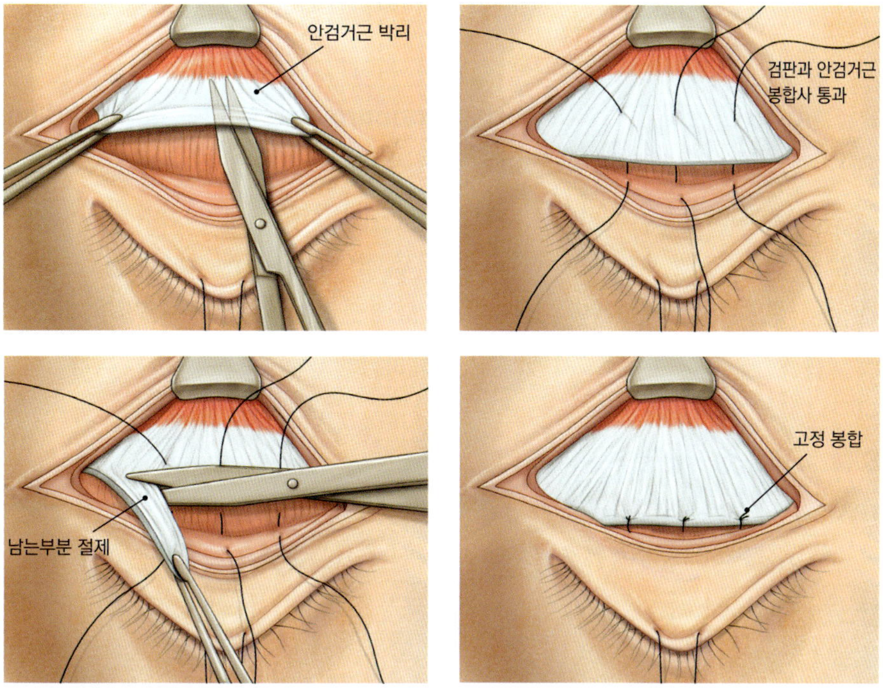

그림 10-31 상안검거근 힘줄 전진술

(3) Muller근 중첩 또는 전진술(Muller plication or advancement)

경증 또는 중등도의 안검하수에 사용되는 방법으로, 안검거근 힘줄과 Muller근 사이를 박리한 후 안검거근 힘줄전진술 때와 비슷하게 필요한 만큼의 Muller근을 검판쪽에서 중첩(plication) 고정하는 방법(그림 10-32)과 중첩 고정만으로 효과가 좋지 않을 때는 Muller근을 검판 쪽으로 당겨내려 전진시킨 후 검판에 고정해주고 남는 Muller근을 절제해주는 방법이 있다.

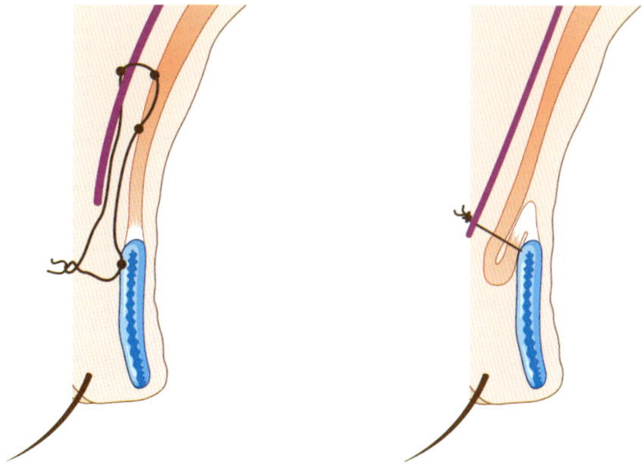

그림 10-32 Muller근 중첩수술

Muller근 수술은 수술 후 자연스러운 모양이 장점이지만, 눈을 뜨게 하는 기능에 있어서 Muller근은 상안검거근보다 확실성이 떨어지므로 Muller근 수술은 재발가능성이 있다. 그러므로 Muller근 단독보다는 상안검거근과 같이 수술하여 중등도 이상의 안검하수를 교정해준다.

(4) 안검거근 힘줄과 Muller근 균형 전진술(Levator aponeurosis & Muller balanced advancemet)

안검거근 힘줄과 Muller근을 병용하는 술식(그림 10-33)으로, 안검하수의 정도에 따라 Muller근은 중첩 또는 전진할 수 있으며, 안검거근 힘줄은 전진하는 방식이다.

안검하수를 교정할 때 상안검거근 또는 Muller근 두 근육 중 하나만 중첩(plication), 전진(advance-ment), 절제(re-section)하게 되면 한 근육에만 부하가 지속되어 눈을 감거나 뜰 때 불편하고, 수술 후 재발의 가능성도 있으나, 두 근육에 모두 부하를 균형있게 분배함으로써 불편감과 재발의 가능성을 줄일 수 있다.

(5) 공통근막(CFS)을 이용한 심한 안검하수의 교정

선천성 안검하수, 노인성 안검하수, 재수술과 재발된 경우 등으로 인한 심한 안검하수의 경우에는 안검거근 힘줄과 Muller근을 병용하는 수술을 하더라도 수술과정도 어려울 뿐만 아니라 수술 후 재발하는 경우가 많다.

이런 경우 전두근(frontalis mulcle)을 이용한 안검하수의 교정을 시행하기도 하는데, 눈 뜰 때 부자연스럽고, 토안, 재발 등으로 결과를 예측할 수 없다.

이런 심한 경우 공통근막(conjoint fascial sheath, CFS)을 이용한 안검하수 교정이 시행되고 있는데, 공통근막은 안검거근과 상직근(superior rectus) 사이의 구조물로서 표층(superficial layer)과 심층(deep layer)으로 구성된 섬유조직으로 탄력섬유(elastic fiber)를 함유하여 잘 늘어나고 복원력도 좋다.

그러므로 공통근막을 당겨 내려 안검하수를 교정한 후 안검거근으로 일부 보강해주면 재발이나 토안의 발생이 적고, 자연스러운 눈 모양도 기대할 수 있어 최근에 사용되고 있으나, 수술 술기가 복잡하여 숙련도를 요한다.

3) 수술 후 합병증

안검하수 수술 후 발생할 수 있는 합병증은 쌍꺼풀 수술이나 상안검성형술 후 발생할 수 있는 합병증과 부작용 이외에도 안검내반(entropion), 안검외반(ectropion), 토안(lagophthalmos), 저교정, 과교정, 재발 등 다양한데, 이는 안검하수의 정도, 수술방법, 환자의 상태에 따라 결과가 다르게 나타나므로, 성형수술 중 가장 결과를 예측하기 어려운 수술로 이해해야 한다.

눈 뜨는 근육을 박리한 후 다시 검판에 고정하는 과정에 안검내반 또는 안검외반이 발생할 수 있고, 눈뜨는 근육을 조작하고 검판에 고정하였으나, 수술 후 저교정 또는 과교정되거나, 양쪽 눈 모양이 비대칭으로 나타나는 경우도 있으며, 시간이 지나면서 안검하수 상태로 점차 재발하는 경우도 있다. 무엇보다 수술 중 또는 수술 후 즉시 나타나는 현상으로 눈을 뜨고 자는 토안 증상이 있다. 눈 뜨는 힘이 약한 상태의 근육을 교정하여 눈을 뜨기 쉽게 만드는 수술이므로 수술 후 눈을 감는 것이 힘든 것은 당연하며, 안검하수의 정도와 수술방법에 따라 토안 정도의 차이가 크다.

심하지 않은 안검하수의 경우에는 수술 후 수개월 내 정상적으로 눈을 감을 수 있으나, 안검하수가 심한 경우나 수술 전부터 토안 증상이 있었던 경우에는 토안 증상의 해결기간을 예측하기 어렵다.

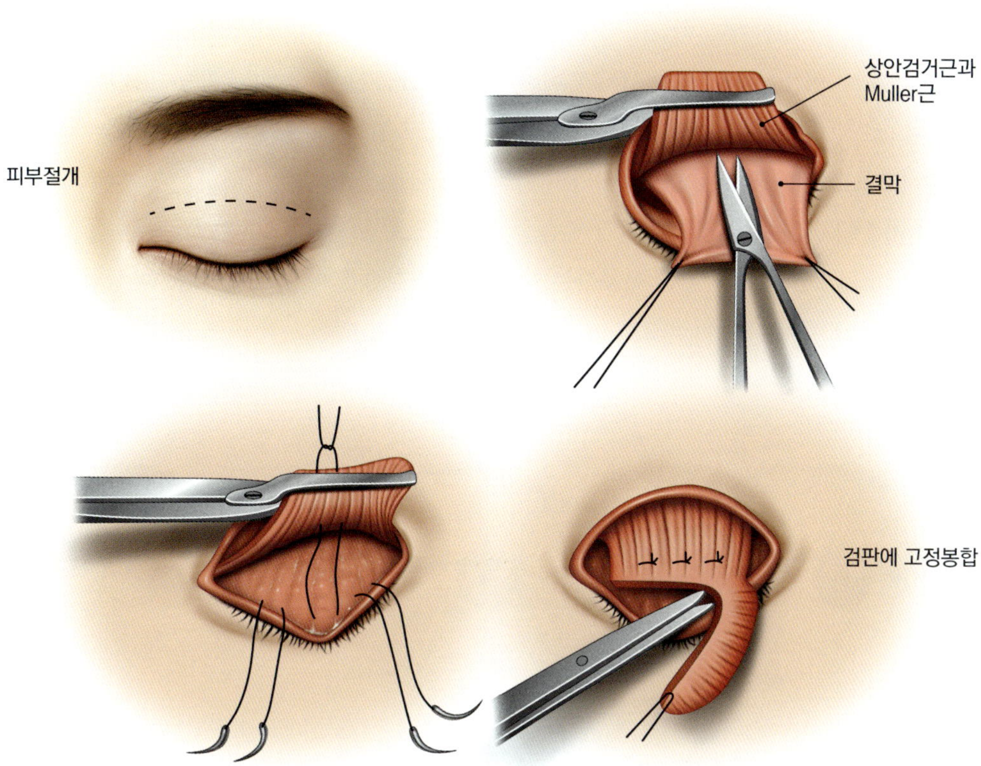

그림 10-33 상안검거근과 Muller근 전진술

9. 앞트임(Epicanthoplasty)(그림 10-34)

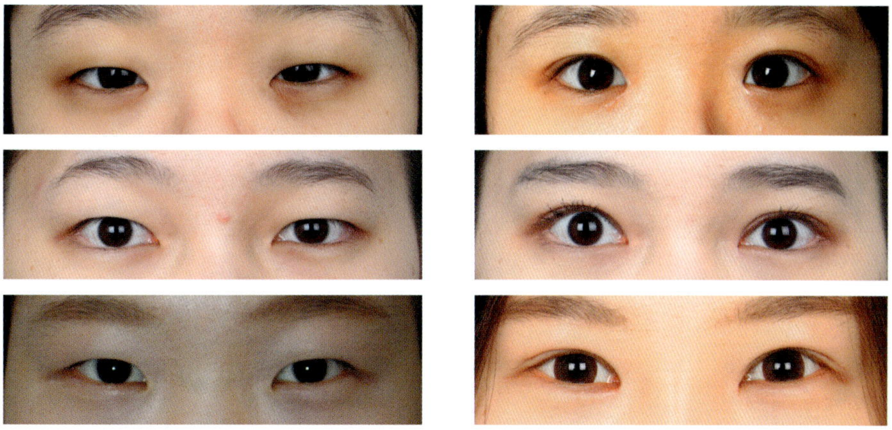

그림 10-34 앞트임 증례

앞트임은 몽고주름이라고 불리는 내안각 주름(epicanthal fold)의 피부로 가려진 내안각을 열어주어 눈 안쪽의 가로와 세로 크기를 증가시키는 내안각 눈매교정 수술로서, 앞트임수술 또는 내안각췌피술이라고 한다. 내안각 주름은 크게 3가지 형태로 나눌 수 있는데, 내안각에서 주름이 상안검 쪽으로 향하는 경우(epicanthal fold tarsalis), 주름이 상안검과 하안검 양쪽으로 향하는 경우(epicanthal fold palpebralis), 주름이 하안검 쪽으로 향하는 경우(epicanthal fold inversus)로 나눌 수 있다(그림 10-35). 어떠한 형태의 내안각 주름이든 앞트임만 시행하는 경우는 드물어 쌍꺼풀 수술과 함께 시행하거나 기존에 쌍꺼풀 수술 후 내안각 주름을 추가적으로 개선하기 위해 시행하는 경우가 대부분이다.

수술방법으로는 단순절제법, Z-성형술을 이용하는 방법, V-Y 전진술을 이용하는 방법, W-성형술을 이용하는 방법 등이 있다(그림 10-36).

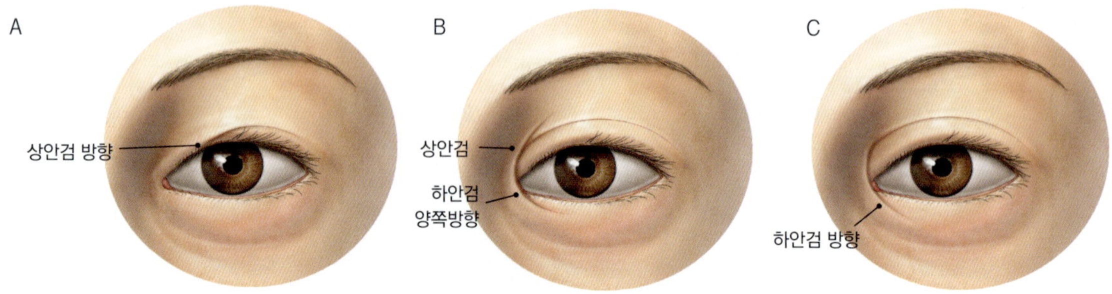

그림 10-35 내안각 주름종류

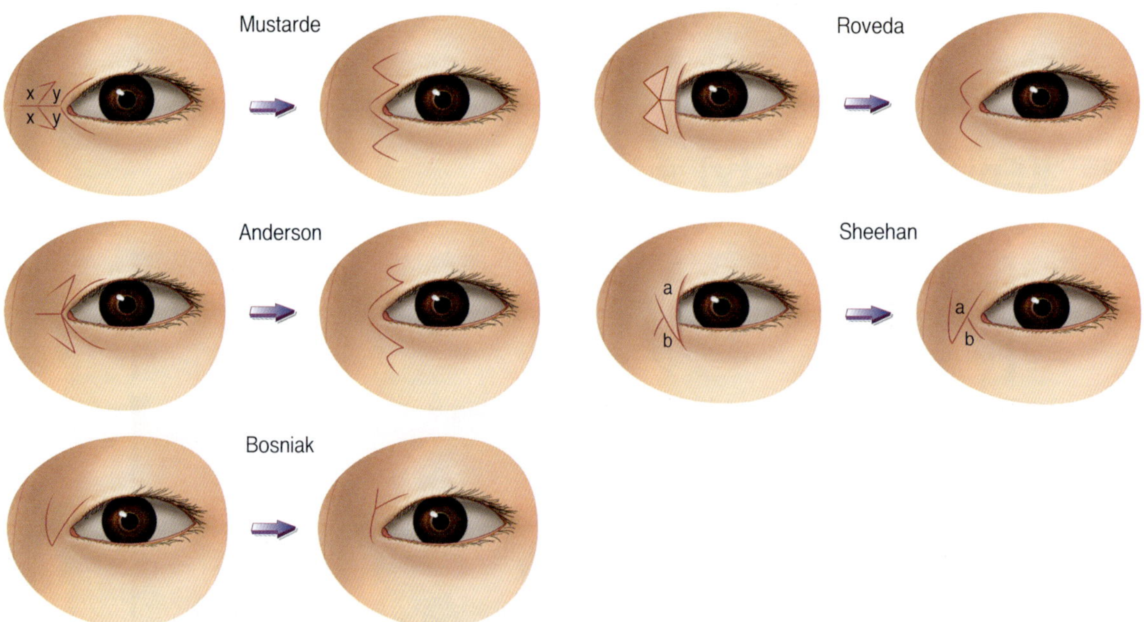

그림 10-36 앞트임의 수술방법

단순절제법은 가장 단순한 방법으로 내안각에 평행하게 내안각 주름을 절개한 후 피부를 박리하여, 내안각의 위아래로 피부를 펴주는 내안각 주름교정술(periciliary epicanthoplasty)이 많이 이용된다. Z-성형술을 이용하는 방법은 하나 또는 2개의 삼각형을 이용하여 주름의 방향에 맞추어 삼각 피부판을 교차해주는 것이다. 주로 half Z-성형술을 이용하는 방법(그림 10-37)이 많이 사용되는데, 이 방법은 기준점이 분명하고, 술기가 쉬우며, 반흔이 적게 남는 장점이 있으나, 조금만 도안이 잘못되어도 두꺼운 코쪽 피부와 얇은 안검피부 사이에 반흔이 남을 수 있고, 숙련된 기술이 필요하다. 그 이외의 V-Y 전진술 또는 W-성형술을 이용하는 방법도 많지만, 대부분 반흔이 눈에 띈다는 단점이 있어 사용하지 않고 있다. 근래에는 피부재배치(skin redrap) 방법에 의한 앞트임 수술방법을 많이 사용하고 있는데, 내안각을 기준으로 위쪽은 쌍꺼풀 선으로 연결시키고, 아래쪽은 눈썹 아랫부분에 놓이도록 재배치하여 일반적 앞트임 후 발생하는 내안각의 아래쪽에 수직으로 생기는 반흔을 예방할 수 있다. 또한 앞트임 수술은 내안각 주름을 제거하기 위해 단순히 피부만 절개하고 처리하는 것이 아니라, 피부 밑의 안륜근을 같이 교정해줘야 내안각 주름의 재발을 최소화할 수 있다.

앞트임 수술 후 흔한 부작용으로는 반흔, 재발, 눈물관 손상 등이 있는데, 이러한 부작용을 예방하기 위해서는 내안각 주름의 형태와 정도에 맞는 수술방법을 선택하여야 하며, 피부와 안륜근을 조작할 때 재발과 눈물관 손상이 없도록 주의해야 하고, 피부를 과다 절제하여 피부 긴장이 높을 때에는 비후성 반흔도 발생하므로 주의해야 한다. 또한 과도하게 내안각 주름을 열어주면 내안각 부위에 언덕처럼 융기된 누구(lacrimal caruncle)가 보기 싫게 노출되어 다시 내안각주름 복원수술을 받는 경우도 있다.

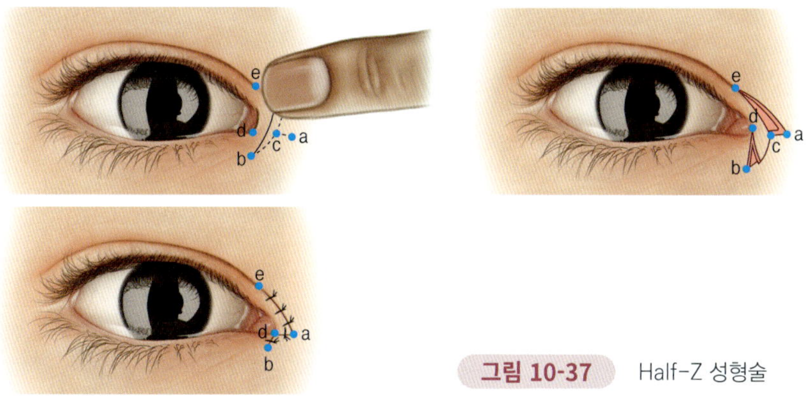

그림 10-37 Half-Z 성형술

10. 뒷트임(Lateral canthoplasty)(그림 10-38)

뒷트임은 외안각성형술이라고도 하며, 눈 폭이 작고, 눈꼬리가 올라가 있는 경우에 외안각 부위를 절개하여 공간을 만들어줌으로써 눈 바깥쪽의 가로와 세로 크기를 증가시키고, 눈꼬리를 내려주는 수술이다. 뒷트임은 외안각 부위에서 절개하여 새 공간을 만든 후 피부, 결막, 근육, 안검의 상연과 하연을 재배치하여 새로운 외안각을 만들어주는 수술인 만큼, 수술의 적응증에 맞추어 신중하게 시행되어야 하는데, 외안각에서 눈 바깥쪽 뼈까지의 거리가 짧거나 그쪽이 함몰된 경우에는 결과에 한계가 있고, 부작용 발생 가능성도 높다.

수술방법은 크게 외안각 절개술 후 결막 박리 봉합법(그림 10-39)과 외안각 절개술 후 안검의 상연 또는 하연 피판 전진술을 이용하는 방법(그림 10-40)으로 분류할 수 있다. 과거에는 뒷트임을 단순 외안각 절개술 후 결막과 피부 봉합법만 시행했었는데, 다시 유착되어 재발하므로 잘 시행되지 않고, 지금은 외안각 절개술 후 결막을 박리하여 결막과 피부를 봉합해 주는데, 재발 가능성이 높고, 결과에 한계가 있다. 그래서 요즘은 외안각 절개술 후 피부, 결막, 근육, 안검의 상연 또는 하연을 박리하여 재배치하는 외안각성형술(canthoplasty)뿐만 아니라 외안각고정술(canthopexy)을 추가하여 수술 전 목표로 했던 외안각의 위치와 크기를 더 정확히 형성할 수 있다.

뒷트임 또한 앞트임처럼 반흔, 비후성 반흔, 재발, 과교정으로 인한 변형 등의 부작용과 후유증이 발생할 수 있으며, 특히 수술 중에 결막을 많이 조작하기 때문에 결막부종(chemosis) 발생이 높으므로 주의해야 하고, 수술부위가 항상 눈물과 만나는 부위이므로 7일째 봉합사를 제거하는 것이 좋다.

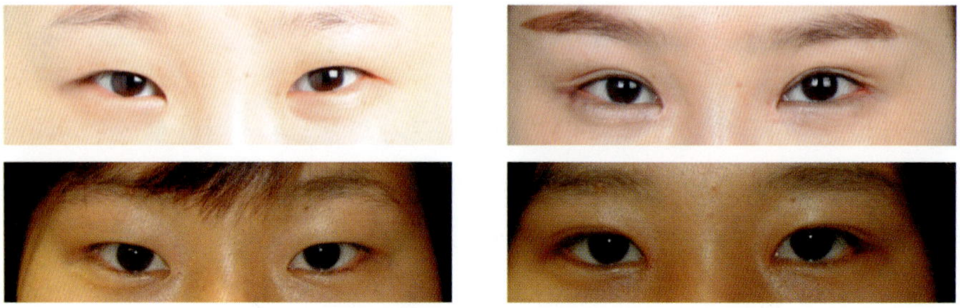

전　　　　후

그림 10-38 뒷트임 증례

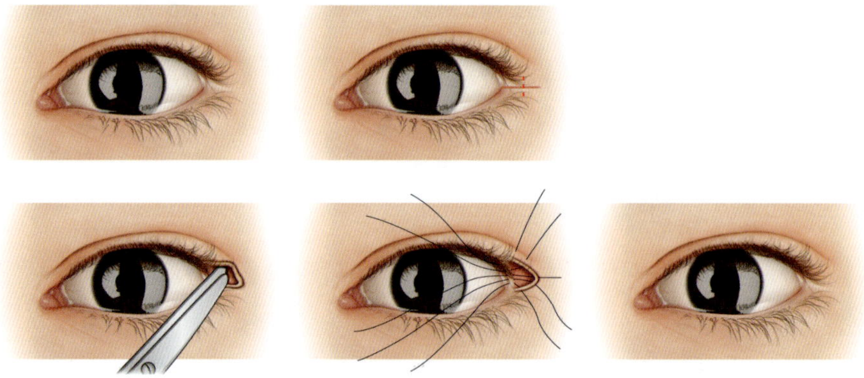

그림 10-39 뒷트임

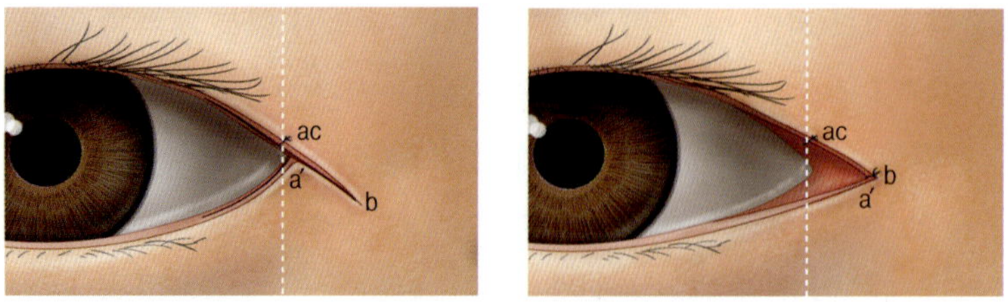

그림 10-40 뒷트임

11. 수술 전 관리

쌍꺼풀 수술 또는 상안검성형술을 시행할 때는 각각 단독으로 시행하는 경우도 있지만, 안검하수 교정술, 하안검성형술, 앞트임, 뒷트임과 같이 시행하는 경우가 더 많으므로, 수술 전에 같이 상담하고 복합적으로 준비하여야 한다. 수술 전 상담은 반드시 수술할 의사와 함께 충분히 상담하여야 하며, 앞서 설명되었던 내용대로 환자의 눈꺼풀 상태와 환자가 원하는 바를 종합하여 환자의 상태에 맞는 안전한 수술이 시행될 수 있게 준비한다. 상담 후 수술 일정이 잡힌 환자에 대해서는 당뇨, 고혈압, 갑상선 질환 등 전신질환을 앓고 있거나 만성질환으로 복용 중인 약이 있으면 상의하여 전신상태를 좋게 유지시켜야 한다. 수술 전에 항응고제, 혈전용해제, 호르몬제, 혈액순환제, 한방성분의 약을 평소 복용하고 있는 경우에는 수술 중 출혈 경향을 높이므로 수술 1-2주 전에 중단하게 하고, 흡연과 음주는 상처회복에 좋지 않으므로 수술 1주일 전부터 금연, 금주를 하게 한다. 수술 당일에는 마취의 종류에 따라 금식시간이 필요한데, 국소마취의 경우에는 평소와 같이 식사를 하면 되지만, 수면마취의 경우에는 6-8시간 정도 금식해야 하며 고혈압, 갑상선 약은 평소대로 복용하도록 한다. 수술 당일에는 얼굴 화장을 해서는 안 되고, 귀걸이와 목걸이 등 액세서리 착용을 금지시키며, 손발톱 매니큐어와 속눈썹연장술은 제거하고, 수술 후 사용할 수 있는 스카프, 모자, 선글라스, 마스크를 준비하게 한다. 수술 당일 환자가 병원에 도착했을 때는 앞서 안내했던 지시들을 준수했는지 확인하고, 액세서리와 귀중품을 따로 보관한 후 수술복으로 갈아입힌다. 수술실 들어가기 전에 전신상태를 파악하여 활력징후를 측정하고, 안검성형술에 맞추어 환자의 임상사진을 찍은 후 앞서 설명된 수술과 마취의 일반적 동의서와 안검성형술에 대한 수술동의서(그림 10-41)를 받는다. 수술 준비가 끝난 후 수술할 때까지 환자가 불안한 마음을 해소할 수 있게 수술대기실이나 회복실에서 쉬게 한다.

12. 수술 후 관리

수술 후 회복실로 이동한 환자가 완전히 마취에서 깨어나고, 상태가 양호해진 것을 확인한 후 수술실을 나온다. 5일분의 항생제, 진통소염제, 소화제를 처방한다. 수술 후 봉합사는 수술에 따라 5-7일 후 제거하므로 수술 다음 날, 셋째 날, 다섯째 날 순서로 방문하여 상처치료와 봉합사의 제거를 시행한다.

봉합사 제거 때까지 수술 후 첫 이틀간은 냉찜질을 하여 붓기를 줄이고, 3일부터는 온찜질을 하여 혈액순환과 부기 회복에 좋게 한다. 취침 때에는 머리를 높일 수 있게 베개를 높게 베고, 수술 부위를 만지는 일이 없도록 하며, 술과 담배는 염증을 유발시키고 혈액순환을 방해하여 상처치유에 좋지 않으므로 자제하도록 한다. 눈화장은 수술 2-3주 후부터 시작하고, 인조눈썹, 콘택트렌즈, 운동, 사우나 등은 수술 후 1달 후에 시작하는 것이 좋다. 수술 후 1-2주가 되면 부기가 빠지면서 쌍커풀 모양이 자리를 잡지만, 술후 1달가량은 수술부위의 상처치유 과정이 증식지에 접어들면서 수술부위에 흉터조직이 붉고 단단해지므로 당기는 불편감이 생긴다. 이러한 증상은 상처가 자리 잡는 과정에서 자연스러운 현상이며, 3-6개월이 지나면서 성숙기에 접어들어 쌍커풀의 최종 모양이 만들어진다. 수술 후에도 수술 전에 촬영했던 임상사진을 봉합사 제거 후에 촬영해두고, 환자가 외래 경과 관찰 때 촬영한다.

K 성형외과병원
K-plastic surgery hospital

등록번호 :
이　　름 :
생년월일:
병　　실 :

눈 성형수술 동의서

1. 수술 목적 및 필요성, 장점

---

2. 수술 설명(과정 및 방법)

---

3. 수술 전/후 주의사항

안내문과 함께 설명을 들었음.

4. 수술로 발생할 수 있는 후유증 및 합병증

#수술의 일반적 부작용
① 출혈, 혈종, 멍, 재발
② 감염 (봉와직염, 고름)
③ 수술부위 흉터->비후성 반흔, 켈로이드
④ 부종
⑤ 예상하지 못했거나 희귀한 경우의 부작용이나 후유증 -> 발생 시 설명
⑥ 인상이 변할 수 있다.
⑦ 안구 주변 수술이므로 술 후 안과적 문제 발생가능, 발생시 안과적 치료 필요

1) 쌍꺼풀 수술 : 쌍꺼풀 수술의 일반적 부작용
① 풀림
② 비대칭(짝짝이)

1-1) 매몰법 (비절개법)
① 폭이 작아질 수 있다
② 봉입낭
③ 봉합부 농양

1-2) 절개법
① 각막노출 및 안구건조 -> 토안증 (눈이 안 감김) -> 노출성 각막염
② 흉
③ 안검외반, 내반, 안검하수, 안검함몰
④ 눈물 흘림
⑤ 봉합부 농양

2) 안검 성형술 :안검성형술의 일반적 부작용
① 안검외반, 내반, 안검하수, 안검함몰
② 각막노출 및 안구건조 ->토안증 (눈이 안 감김) ->노출성 각막염
③ 눈물흘림
④ 비대칭(짝짝이)
⑤ 과교정, 저교정, 풀림
⑥ 눈가 잔주름은 해결되지 않는다.

2-1) 상안검 성형술
① 눈썹이 처질 경우 쌍꺼풀 묻힘 (10명중 1-2명)
② 쌍꺼풀 외측끝이 밖으로 뻗지 못할수 있다.

2-2) 하안검 성형술
① 안검외반(안검이 뒤집어 질 수 있다)
② 지방이 다시 흘러 내려올 수 있다. (평평해 지는 것은 아니다.)
③ 중력에 의해 피부가 쉽게 쳐질 수 있다.
④ 눈물관 기능이상 또는 손상
⑤ 흉터

2-3) 눈썹 위 또는 아래 거상술
① 흉터(눈썹이 빠질 수 있다.)
② 처질 수 있다.

3) 안검내반, 안검외반
① 재발
② 과교정, 저교정
③ 좌우비대칭

K 성형외과병원
K-plastic surgery hospital

눈 성형수술 동의서

4) 앞트임
① 재발
② 내안각의 지나친 노출
③ 흉터

5) 뒤트임
① 재발
② 비후성 반흔
③ 미미한 효과

6) 재수술
① 부작용
② 감염
③ 재발
④ 결과 예측 불가, 유착, 흉터
⑤ 개선 없을 수 있다
⑥ 단계적 수술

7) 안검하수 교정술
① 저교정, 과교정
② 비대칭
③ 토안증(눈뜨고 잔다)→각막손상, 시력소실
④ 단순 쌍꺼풀수술이 아니라 눈뜨는 근육 교정술이므로 결과 한계 있다
⑤ 안검내반, 안검외반
⑥ 상안검거근이나 Muller근육으로 수술결과가 좋지 못할 경우, 전두근 수술 시행 가능

 # 마취 부작용
(1) 국소마취
① 마취 시 통증
② 불완전 마취
③ 두통
④ 쇼크(알레르기) -> 사망

(2) 수면마취
① 악몽
② 메스꺼움, 구토
③ 무호흡, 기도폐쇄 -> 저산소성 뇌손상 ->사망

(3) 전신마취
① 일시적 음성변화, 경부불쾌감
② 폐렴, 무기폐, 기도폐쇄
③ 간독성, 신장독성
④ 심장마비
⑤ 마취 삽관에 의한 기관지, 인후두, 성대 및 치아 손상 -> 수술 또는 약물 치료 -> 안되면 기능 손상
⑥ 사망

환　　자 :　　　　　　　　　　㊞

보호자(대리인) :　　　　　　　　㊞　　(환자와의 관계:　　　　　　　)

K성형외과병원
K-plastic surgery hospital

눈 성형수술 동의서

그림 10-41 눈 성형수술 동의서

11 / 코 성형술

코는 얼굴의 중앙에 위치하면서 돌출되어 있어 미모와 자신감을 상징하며, 눈에 가장 먼저 띄는 곳이라 사람의 인상을 좌우하는 곳이기도 하다. 코는 원래 이런 미적인 이미지 이전에 숨 쉬고 냄새 맡는 역할 이외에도 먼지의 여과와 정화, 온도와 습도의 조절, 발성 등 중요한 기능을 하는 곳이다.

코는 눈과 더불어 가장 많이 시행하는 미용수술 중 하나가 되었으며, 요즘은 코를 부위별로 나누어 다양해진 재료와 복잡한 수술방법으로 시술하므로 욕심이 앞서면 불만족스러운 수술이 될 수 있다. 과거 몇 년 전만 해도 동양인들의 특성상 작고 낮은 코의 콧대를 높여주는 단순 융비술이 유행했으나, 요즘은 코의 부위별 특성에 맞추어 다양한 수술방법이 적용되고 있다. 그러다 보니 수술재료도 주로 사용하던 실리콘 보형물에서 벗어나 사체연골, 인조피부뿐만 아니라 자가조직인 연골이나 진피지방 등으로 다양해지고 있고, 자가 연골 중에서도 코의 비중격연골, 귀연골, 늑연골 등을 사용하고 있다. 자가조직이 다른 보형물보다는 안전하다고 하지만 조직이 많이 들어가고 무리하게 수술하다 보면 부작용이나 후유증의 문제가 따르게 된다. 수술 후 당장은 만족스러워도 시간이 지나면서 문제가 발생할 수 있는데, 보형물이 비뚤어지거나 비치는 경우, 코끝이 빨개지거나 들리는 경우, 보형물이 딱딱하게 만져지거나 노출되는 경우 등이 있다. 그러므로 얼굴의 눈, 코, 입, 얼굴형, 체형 등을 모두 고려하여 자신에게 자연스럽게 어울리는 코가 아름다운 코이며, 자가조직이든 보형물이든 한번 수술하면 내 몸의 일부가 되므로 평생 안전하고 자연스러운 모습을 유지할 수 있는 수술방법을 선택해야 한다.

1. 코의 해부

코의 기본적 부위를 알아보면, 코 윗부분의 콧대인 콧등(dorsum), 코의 아래쪽 끝부분인 코끝(tip), 코끝의 양쪽으로 둥글게 펼쳐진 콧날개(alar), 코끝을 지지하고 있는 비주(columella)로 크게 나눌 수 있다. 서양인들은 대개 콧대가 높고 긴 반면, 동양인들은 콧대와 코끝이 낮고 콧날개가 벌어져 있어 전반적으로 작은 모양을 가진다 (그림 11-1).

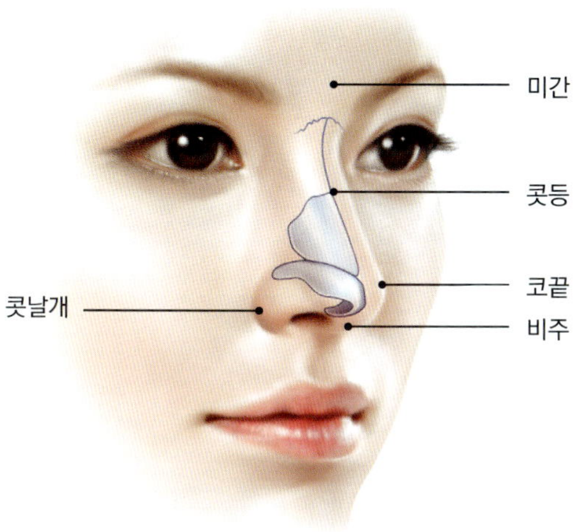

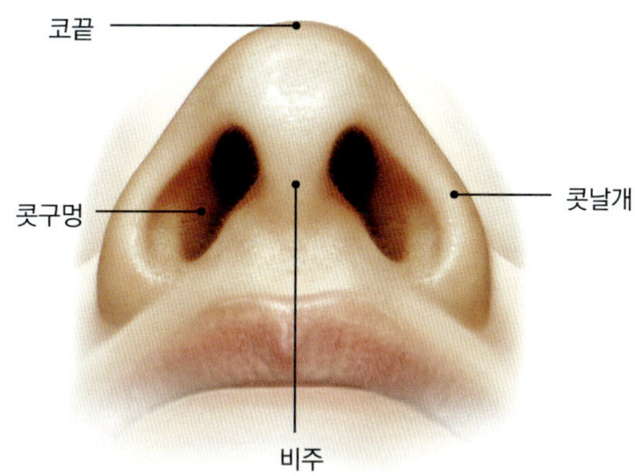

그림 11-1 표면해부

피부와 연골-뼈 사이의 연부조직은 피부, 표재지방층, 섬유-근육층, 심부지방층, 연골막-골막으로 층을 이룬다. 이 중 섬유-근육층이 얼굴의 표재근건막계(SMAS)에 해당되며, 심부지방층에 혈관과 운동신경이 존재하므로 코 수술을 할 때는 심부지방층 아래, 연골막 바로 위층으로 박리해야 이러한 구조물들이 손상되지 않는다.

연골-뼈 구조는 비골(nasal bone), 상외연골(upper lateral cartilage), 하외연골(lower lateral cartilage)로 나눠지는데, 비골과 상외연골은 비골 아래에서 4-5 mm 정도 중첩된다. 하외연골은 비익연골(alar cartilage)이라고도 하며, 내각(medial crura), 중간각(middle crura), 외각(lateral crura)으로 구성된다(그림 11-2). 코의 비중격은 비중격 연골(septal cartilage), 사골 수직판(perpendicular plate of ethmoid bone), 서골(vomer), 상악골 비릉(nasal crest of maxilla)으로 이루어져 있다(그림 11-3).

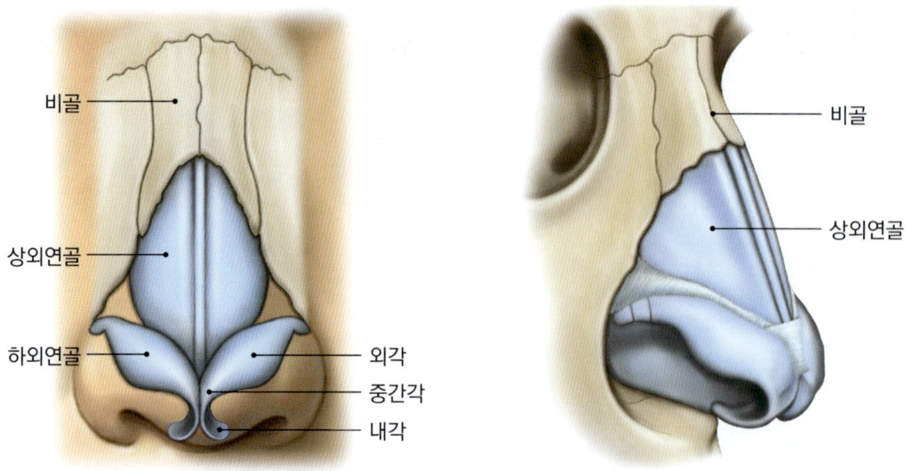

그림 11-2 연골-뼈구조

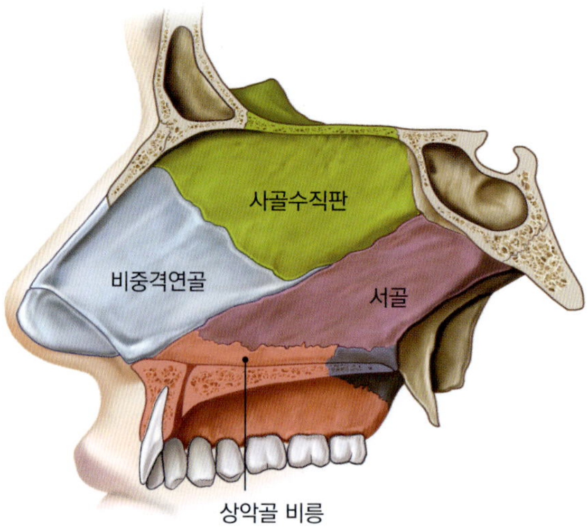

그림 11-3 코의 비중격

2. 코 성형술 전 고려사항

코가 얼굴 전체와 균형 있고 조화로운 수술이 되기 위해서는 코뿐만 아니라 얼굴의 다른 부위와 연관시켜 전체적으로 보아야 한다.

얼굴의 이상적인 수평과 수직 분할을 살펴보면, 이상적인 얼굴은 전두모발선(trichion), 미간점(glabella), 비저(nasal base), 턱끝점(menton)을 지나는 수평선에 의해 삼등분되며, 미간점과 턱끝점의 수직연결선을 통해 코와 입술이 대칭적으로 양분된다(그림 11-4).

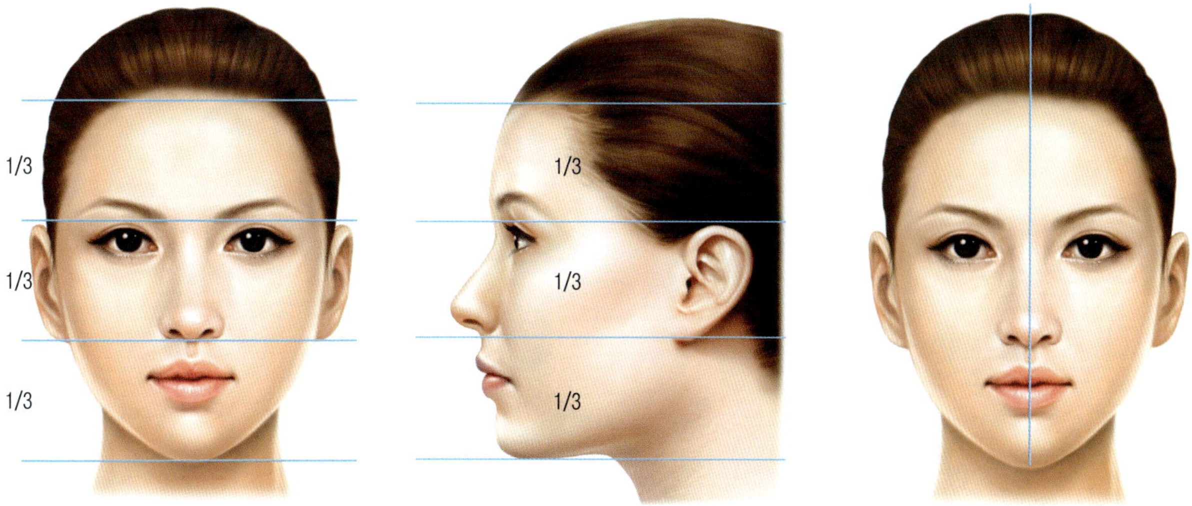

그림 11-4 얼굴의 수평과 수직분할

이러한 얼굴의 수평과 수직 분할을 통해 얼굴과 코의 비대칭을 먼저 파악할 수 있고, 코 자체적으로도 콧구멍의 형태, 코끝의 모양, 비주(columella)의 위치, 콧날개의 형태에 따른 각각의 모양을 분류할 수 있다. 또한 머리를 뒤로 젖혀 관찰할 수 있는 기저부 모양(basal view)에서 콧구멍, 코끝, 비주, 콧날개의 전반적 모양을 관찰할 수 있으므로, 각 부위의 형태와 크기를 분류하면서 모양과 대칭성을 관찰해야 한다(그림 11-5).

형태학적 분석 이전에 환자의 기대치와 환자가 자신의 코 변형에 대해 어느 정도 인식하고 있는지에 대해 수술 의사와 환자 간 충분한 상담을 통해 소통하는 것이 더 중요하며 환자의 코 변형 정도에 따라 수술결과의 한계에 대해서도 서로 인식해야 한다. 최근 들어 성형수술을 받는 환자의 연령이 빨라지고 있으며, 특히 쌍꺼풀 수술의 경우에는 13-14세부터도 많이 시행되고 있는데, 연령에 따른 신체적 성숙도뿐만 아니라 정신적 성숙도도 잘 평가되어야 하며, 코 수술의 경우에는 코의 성장이 안정되는 17-18세 이후가 추천된다. 수술 전에 코의 외형적 모양 이외에 코의 다양한 이학적 검사도 필요한데, 숨 쉴 때 코 막힘은 없는지, 코를 다친 적은 없는지, 이전에 코 수술 경험은 없는지 등을 파악한 후 비경(nasal speculum)을 통한 코안 검사를 시행하고, 필요에 따라 X-ray, CT 등 방사선 검사를 시행한다. 마취는 보통 수면마취와 국소마취를 시행하지만, 코뼈를 절골하거나 변형이 심한 재수술 등의 경우에는 전신마취를 시행하며, 무엇보다도 코 수술은 다른 수술에 비해 수술 중 기도를 확보하는 것이 중요하므로 수술 중에 활력징후를 철저히 측정해야 한다.

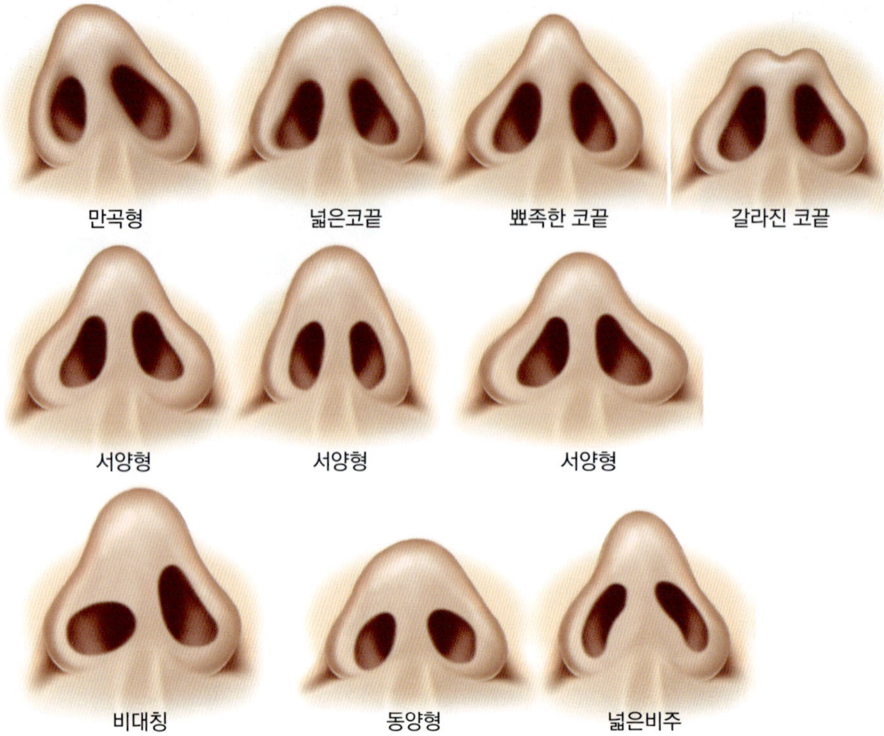

그림 11-5 코의 기저부 모양

3. 보형물과 자가조직

코 수술에 사용되는 재료는 크게 보형물과 자가조직으로 나눌 수 있는데, 자가조직의 안정성과 유용성에 대해서는 논란의 여지가 없으나, 공여부의 흉터와 변형, 이식조직의 흡수, 복잡한 수술술기와 수술시간, 외형적 결과의 한계 등 논란이 있어 보형물을 많이 활용하고 있는 실정이다. 코 수술 때 자가조직으로는 연골(cartilage), 진피지방(dermofat), 근막(fascia) 등이 많이 사용되며, 보형물로는 실리콘(silicone), 고어텍스(Gore-Tex), 대체 진피(동종 진피), 대체 연골(동종 연골) 등이 많이 사용된다.

1) 보형물(Implant)

보형물은 생체 내에 장기간 있어도 물리화학적 변화가 없어야 하고, 이물작용이 없으며, 독성과 알레르기를 일으키지 말아야 하는데, 아직까지 부작용 없는 보형물이 없어 안전하지는 못하지만, 각 재료의 장단점을 잘 활용하면 안전하고 편리하다.

(1) 실리콘(그림 11-6)

코 수술 역사와 함께하며 현재까지도 가장 널리 사용되는 보형물로서, 최근에는 대부분 주문 제작된 형태를 환자의 상태에 맞게 다듬어 사용한다. 주로 콧등과 콧대를 높이는 데 사용되어, 시간이 오래 지나도 보형물의 높이나 형태의 변화가 없고, 인체 주변조직과 피막(capsule)을 형성하므로 보형물을 제거할 필요가 있을 때 쉽게 제거된다. 이러한 피막이 구축(contracture)현상을 일으키면, 코뿐만 아니라 보형물까지도 구부러지는 변형이 올 수 있으며, 실리콘 표면에 칼슘이나 지질이 침착하여 석회화(calcification)가 생길 수 있다(그림 11-7) 무리하게 높은 실리콘을 삽입한 곳의 피부가 긴장(tension)을 받아 얇아지거나 천공될 수 있다.

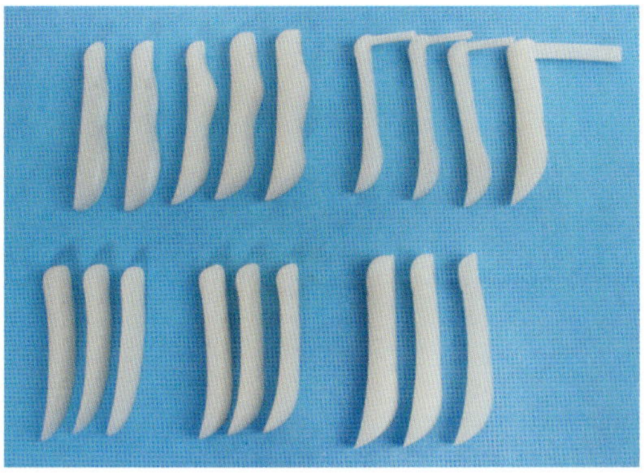

그림 11-6 실리콘 보형물

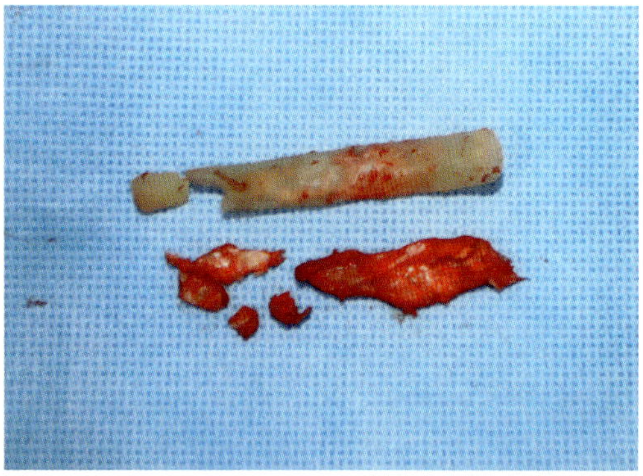

그림 11-7 석회화

(2) 고어텍스(그림 11-8)

polytetrafluoroethylene (PTFE)이라는 합성수지를 미세하게 기공하여 코 융비술을 위한 보형물로 만들어진 것이다. 미세한 기공(pore) 속으로 인체조직이 자라 들어가므로 보형물의 움직임이 적고, 피막 형성이 없어 피막구축 현상으로 인한 변형이 적으나, 이로 인해 주위조직과 유착이 심하므로 보형물을 제거하기가 어렵다. 이러한 단점을 보완하기 위해 실리콘 보형물의 표면에 고어텍스를 감싸 처리한 제품이 실리텍스(Sili-Tex)인데, 미리 제작되어 나오므로 환자 코에 맞추어 실리콘의 조작이 어렵다는 단점이 있다.

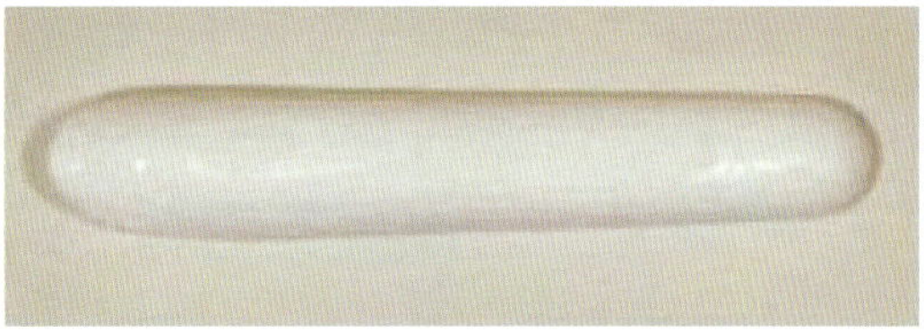

그림 11-8 고어텍스

(3) 대체 진피(그림 11-9)

일반 피부이식 때 광범위한 피부이식을 줄이기 위해 만들어진 피부 대체품으로, 처음에는 돼지와 같은 이종 동물의 진피를 사용하였다. 근래에는 동종의 사체 진피를 이용하여 콧등과 콧대를 세울 수 있는 형태로 나오며, 코끝 성형 때 자가조직 연골 대신에 쓸 수 있는 형태로도 다양한 제품이 있다.

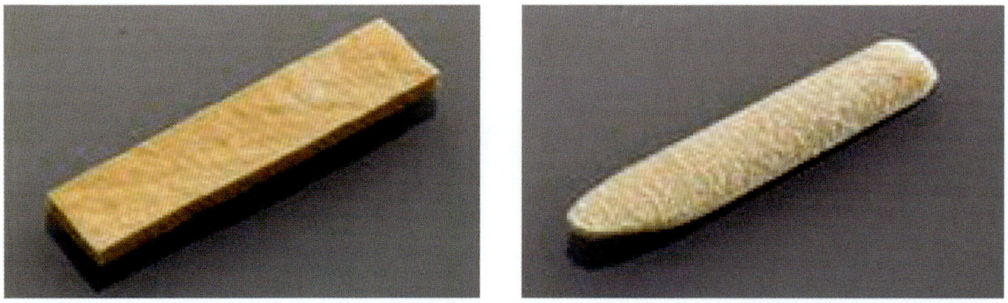

그림 11-9 인공진피

(4) 대체 연골

기증연골, 사체연골이라고도 하며 동종의 사체연골을 이용해 코끝 성형 때 자가조직 연골 대신 쓸 수 있는 형태의 제품이다. 자가 연골 채취의 번거로움을 줄이고, 공여부 흉터와 변형을 줄일 수 있다는 장점이 있다.

2) 자가조직

자가조직은 보형물에 비해 부작용이 적어 안전하다는 것에는 논란의 여지가 없지만, 동양인들의 낮은 콧대와 두꺼운 피부로 인하여 자가조직으로는 만족스러운 융비술을 하지 못하므로 아직은 보형물에 의존하는 경우가 많다. 보형물 없는 자연스러운 모양을 원하거나 보형물의 부작용 해결과 예방을 위해 자가 조직은 필수적이다.

(1) 연골(Cartilage)

코 수술에 주로 사용되는 연골은 귀의 이갑개 연골(conchal cartilage), 코의 비중격 연골(septal cartilage), 늑연골(rib cartilage)이다. 이갑개 연골(그림 11-10)은 코의 비익연골(alar cartilage)과 조직학적으로 비슷하여 모양과 질감이 비슷하고, 비중격 연골보다 양이 많고 튼튼하며 생착률이 높지만, 유연성이 떨어지는 단점이 있다. 무엇보다 채취하기 용이하고, 귀의 모양에 변형이 적으며, 코끝 모양을 자연스럽게 만들기 좋은 형태라서 가장 많이 사용되고 있다. 이갑개 연골의 채취방법은 귀 뒤쪽에서 절개하여 연골 뒷면에 연골막을 붙이고 앞면에는 연골막 없이 떼어내는데, 귀의 감각신경을 보존하기 위해 귀 앞쪽에서 절개하여 연골을 채취하기도 한다.

비중격 연골(그림 11-11)은 코 수술을 하면서 동시에 채취할 수 있으며, 이갑개연골보다 좀 더 두꺼워서 구조물을 지지하는 데 좋고, 유연성이 좋으며, 곡면이 없는 판 모양이라는 장점이지만, 오히려 구부러진 굴곡진 곳에는 좋지 못하다. 비중격 연골의 채취방법은 한쪽 비중격 점막을 일으킨 후, 배측(dorsum)과 미측(caudal)에 최소한 10 mm 정도의 연골은 남겨두고 채취해야 변형을 예방할 수 있다(그림 11-12).

늑연골(그림 11-13)은 채취할 수 있는 양이 풍부하고, 진피지방보다 흡수율이 적어 콧대와 콧등 융비술에 사용되며, 얇게 쪼개서 이갑개 연골 또는 비중격 연골을 대체할 수 있는 역할도 하므로 변형 심한 재수술 환자에게 많이 사용된다. 이식 후 휘는 변형의 가능성이 있고, 공여부의 흉터와 변형, 긴 수술시간 등의 단점이 있으나, 귀연골과 코연골을 사용할 수 없을 때는 좋은 재료이다. 코 수술에 사용되는 늑연골은 보통 5, 6, 7번 늑연골을 채취하며, 여성의 경우 5, 6번 늑연골은 유방주름선(inframammary fold)에 절개흉터가 놓이므로 흉이 가려지는 장점이 있으나, 폐에 손상을 주는 기흉의 가능성이 있으므로 조심해야 한다.

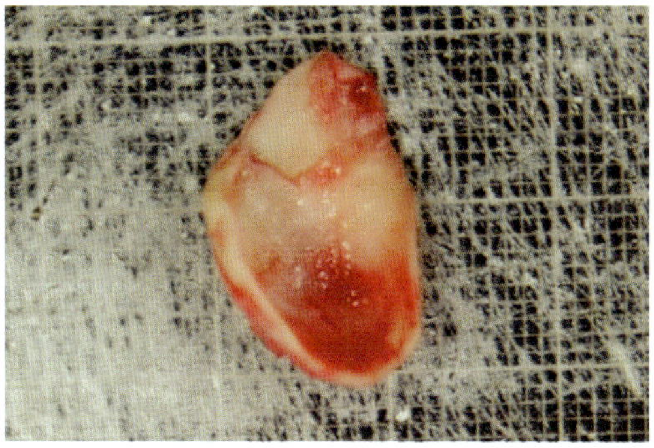

그림 11-10 이갑개연골

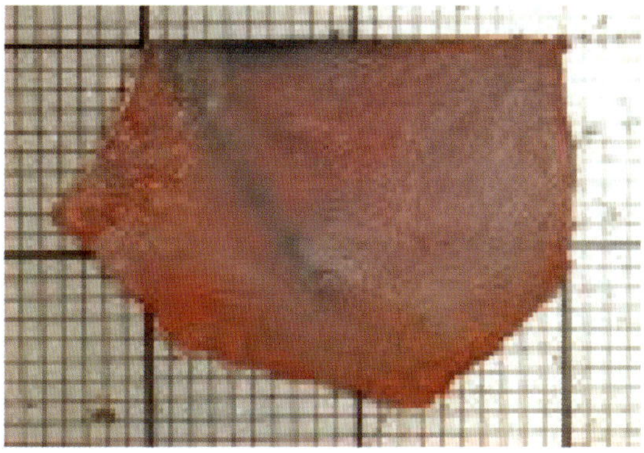

그림 11-11 비중격연골

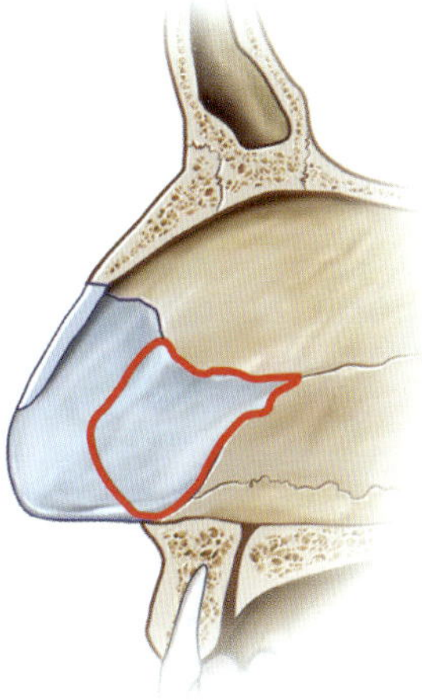

그림 11-12 비중격연골 채취범위

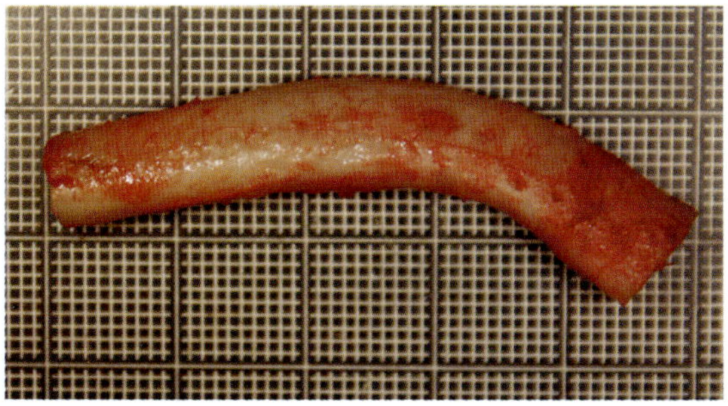

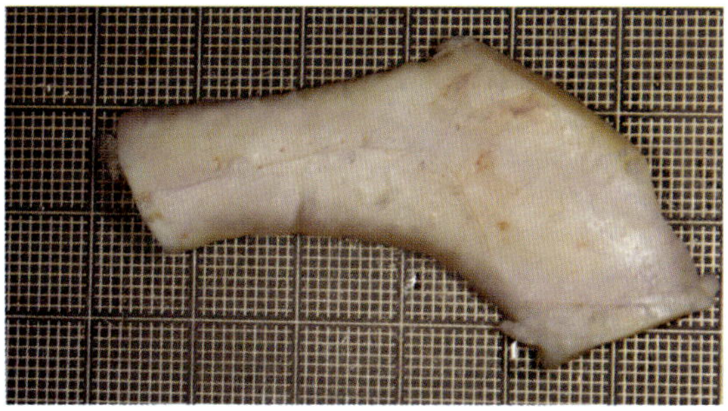

그림 11-13 늑연골

(2) 진피지방(Dermofat)

진피지방(그림 11-14) 이식은 피부에서 표피(epidermis)를 제거하고 남은 진피(dermis)와 피하지방(subcutaneous fat) 일부를 함께 채취하여 이식하는 것이다.

진피지방은 콧등 피부가 매우 얇거나 보형물에 대한 거부감이 있는 환자, 보형물로 인한 부작용으로 재수술 하는 경우 선택될 수 있으며, 주로 엉덩이 사이의 천골미골부(sacrococcygeal area) 또는 엉덩이 밑 둔부주름(gluteal fold)에서 (그림 11-15) 필요한 크기만큼 채취할 수 있다. 다만 시간이 지나면서 흡수되는 정도의 차이가 있으므로 수술 전에 잘 계획되어야 한다.

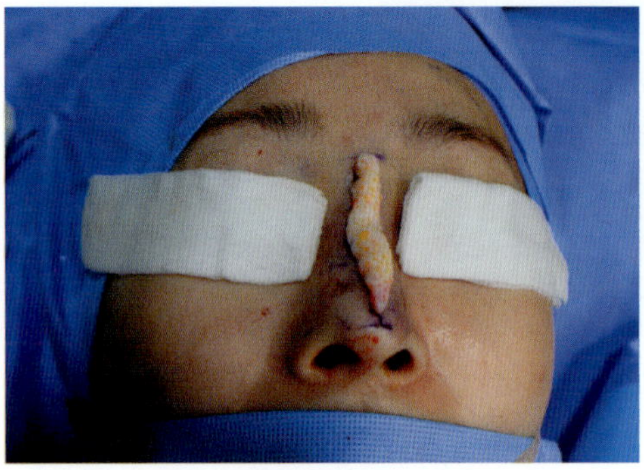

그림 11-14 진피지방

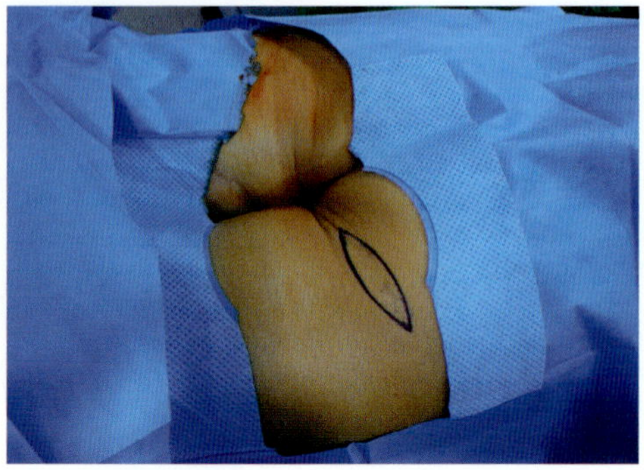

그림 11-15 진피지방 디자인

(3) 측두근막(Temporal fascia)

두피 속 측두부의 근육을 싸고 있는 측두근막은 표재층과 심층으로 나눠지며, 코 수술에서는 주로 심층이 사용되지만, 필요한 크기에 따라 표재층도 채취하는데, 수술부위의 탈모에 주의해야 한다.

측두근막은 수술 후 변형에 대한 재수술 환자에게 주로 사용되며, 혈액순환이 좋아 피부가 얇아져 있거나 함몰변형이 있을 때 좋고, 실리콘 보형물을 감싸주어 보형물만의 한계를 극복하고, 잘게 썰은 연골을 감싸서 보형물 역할도 한다.

4. 코수술의 접근술(Approach)

코수술의 절개방식인 접근술은 폐쇄접근술(closed approach, endonasal approach)과 개방접근술(open approach)로 나눠진다. 수술목표와 수술부위에 따라 선택되는데, 폐쇄접근술은 외부 반흔이 없고, 필요한 부위에 국한된 박리를 하므로 수술시간이 짧고 회복이 빠른 반면, 정확한 수술시야의 확보가 어렵다. 개방접근술은 수술시야를 잘 확보할 수 있어 정확한 진단과 교정이 가능하지만, 외부의 반흔과 변형, 긴 수술시간으로 창상치유가 지연된다는 단점이 있다.

1) 폐쇄접근술

폐쇄접근술에는 비익 하연골 절개(infracartilaginous incision), 연골간 절개(intercartilaginous incision), 연골내 절개(transcartilaginous incision), 비공연 절개(rim incision)가 있다(그림 11-16).

비익 하연골 절개는 하외연골(lower lateral cartilage)의 하연을 따라 내각에서 외각 쪽으로 절개하는 것인데, 보통

개방접근술을 시행할 때는 비주 횡절개선(transcolumellar incision)을 비익 하연골 절개와 연결시켜 시행한다. 연골 간 절개는 하외연골과 상외연골 사이의 공간을 따라 절개를 시행하므로, 기존 보형물 제거 또한 매부리(hump) 절제 때 접근 용이하다.

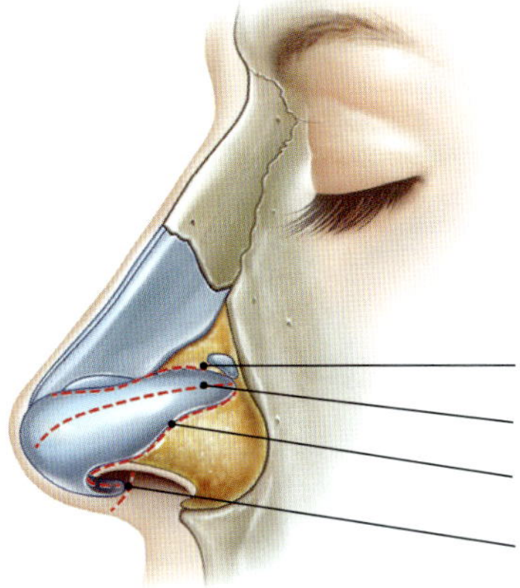

그림 11-16 폐쇄 접근술

연골내 절개는 하외연골 내에 절개하는 방법으로, 하외연골의 두측(cephalic portion)을 절제하는 수술 때 하외연골 외각의 미측(caudal portion) 경계로부터 6-8 mm 위쪽으로 외각을 관통하는 절개를 한다. 비공연 절개는 콧구멍의 내측 가장자리(rim)를 따라 절개하는 방법으로, 단술 융비술을 위해 보형물을 삽입하는 절개법이지만, 연한 삼각(soft triangle) 부위의 반흔 변형을 초래할 수 있으므로 조심해야 한다.

2) 개방접근술

개방접근술은 폐쇄접근술 중 비익 하연골 절개를 비주 횡절개선(transcolumellar incision)과 연결시켜 사용되고 있는데, 비주 절개법에는 주로 역-V 절개(inverted-V incision) 또는 계단모양 절개(stair-step incision)가 사용되고 있다(그림 11-17).

비주 절개술은 주로 비주의 가장 좁은 부분인 중간부위에서 시행되며, 비주의 피부절개 후 하외연골 내각의 하연(caudal margin)을 따라 중간각과 외각의 하연으로 절개를 연결시키고, 피부판을 박리해 올릴 때에는 하외연골의 손상 없이 연골막 상방으로 안전하게 박리한다.

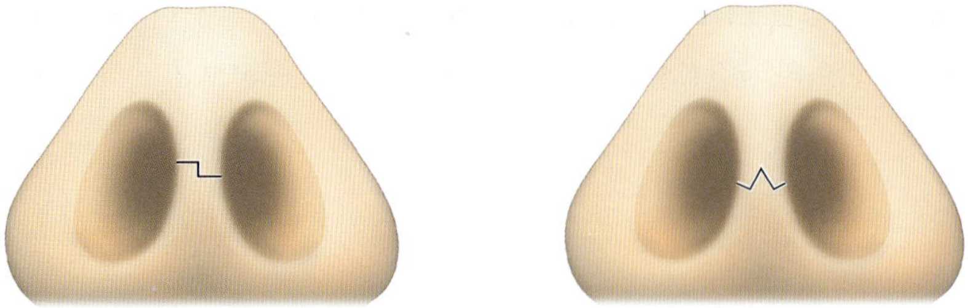

그림 11-17 개방 접근술

5. 콧등 증대술(Dorsal augmentation)(그림 11-18)

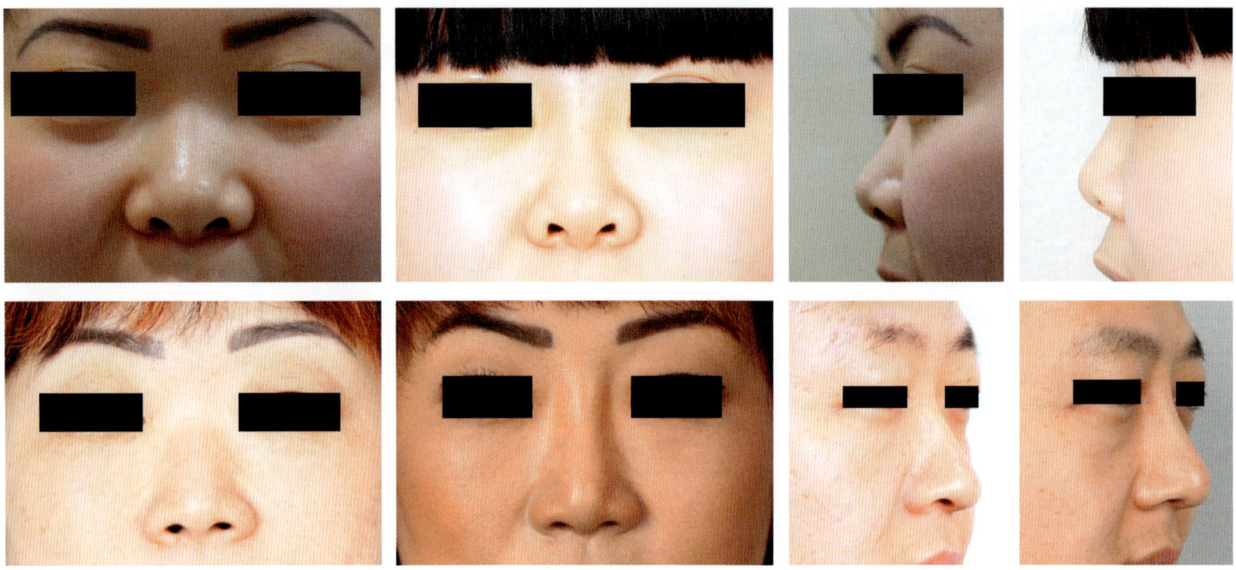

전 후 전 후

그림 11-18 콧등 증대술 증례

콧등 증대술에는 보형물로는 실리콘과 고어텍스, 자가조직으로는 진피지방과 늑연골이 주로 사용되는데 어떠한 재료를 사용하더라도 환자 코의 상태, 모양, 선호도를 파악하여 조심스럽게 사용해야 하며, 변형이 동반된 재수술인 경우에는 자가조직을 우선적으로 고려해야 한다.

그래도 아직까지는 콧등 증대술(그림 11-19)에는 실리콘 보형물이 가장 보편적으로 사용되고 있으므로, 환자의 수술 전 코 모양과 상태를 잘 파악하여 보형물의 시작점과 끝점을 도안해야 하고, 보형물의 끝점은 코끝까지 들어가지 않고 코끝 바로 위쪽까지만 가게 하여야 안전하며, 코끝을 높이고 싶을 때는 보형물이 아니라 코끝 하외연골을 조작하여 모아주거나 자가조직 연골을 이식하여 높여준다. 특히 피부가 얇은 환자에서는 코끝에 보형물이 있으면 비쳐 보일 수 있고, 피부에 긴장을 주어 문제를 일으킬 수 있다.

절개방법은 콧등 증대술만 필요한 경우에는 폐쇄접근술만으로도 충분한데, 비익 하연골 절개 또는 비공연 절개 후

연골막 상층을 따라 박리하다가 코뼈부터는 골막하층으로 박리하여, 적절한 크기의 공간을 만들고 보형물을 위치시킨다. 그러나 많은 경우에 콧등 증대술과 함께 코끝 성형을 필요로 하므로 개방접근술을 시행하여 콧등과 코끝을 함께 성형해준다.

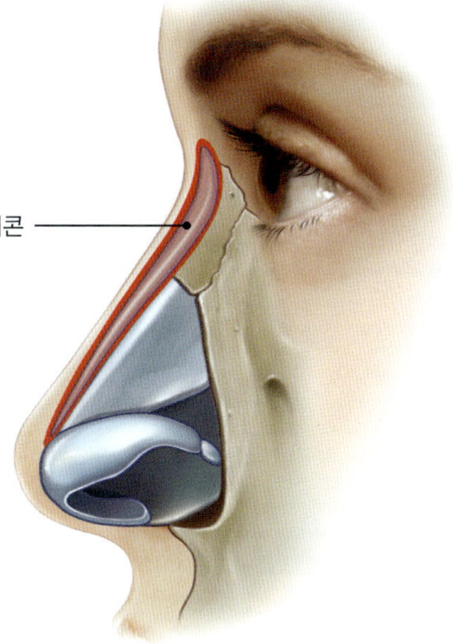

그림 11-19 콧등 증대술

6. 코끝 성형술(Nasal tip-plasty)(그림 11-20)

코끝 성형은 주로 하외연골을 조작하여 모아주거나 자가조직 연골이식을 시행하기 때문에 폐쇄접근술 보다는 개방접근술을 주로 이용하게 된다.

1) 하외연골 봉합법

봉합방법으로 코끝을 올리고 돌출시키는 방법으로, 경원개 봉합술(transdomal suture), 원개간 봉합술(interdomal suture), 내각 봉합술(medial crural suture) 등이 있다.

경원개 봉합술(그림 11-21)은 각각의 하외연골에 석상봉합(mattress suture)을 시행하여 코끝을 돌출시키는데, 과도하게 조이면 코끝이 뾰족하게 찝힌 변형(pinched tip deformity)이 발생할 수 있어 조심해야 한다. 원개간 봉합술(그림 11-22)은 하외연골의 내각과 중간각을 접근되게 봉합하여 코끝을 돌출시키는데, 보통은 양쪽 하외연골에 각각 경원개 봉합술 후 형태를 봐가면서 원개간 봉합술을 보강한다. 내각 봉합술(그림 11-23)은 하외연골의 내각 사이를 모아주는 봉합법으로, 주로 비주 지주(columellar strut) 또는 비중격 연장이식술(septal extension graft)을 사이에 두고 시행한다.

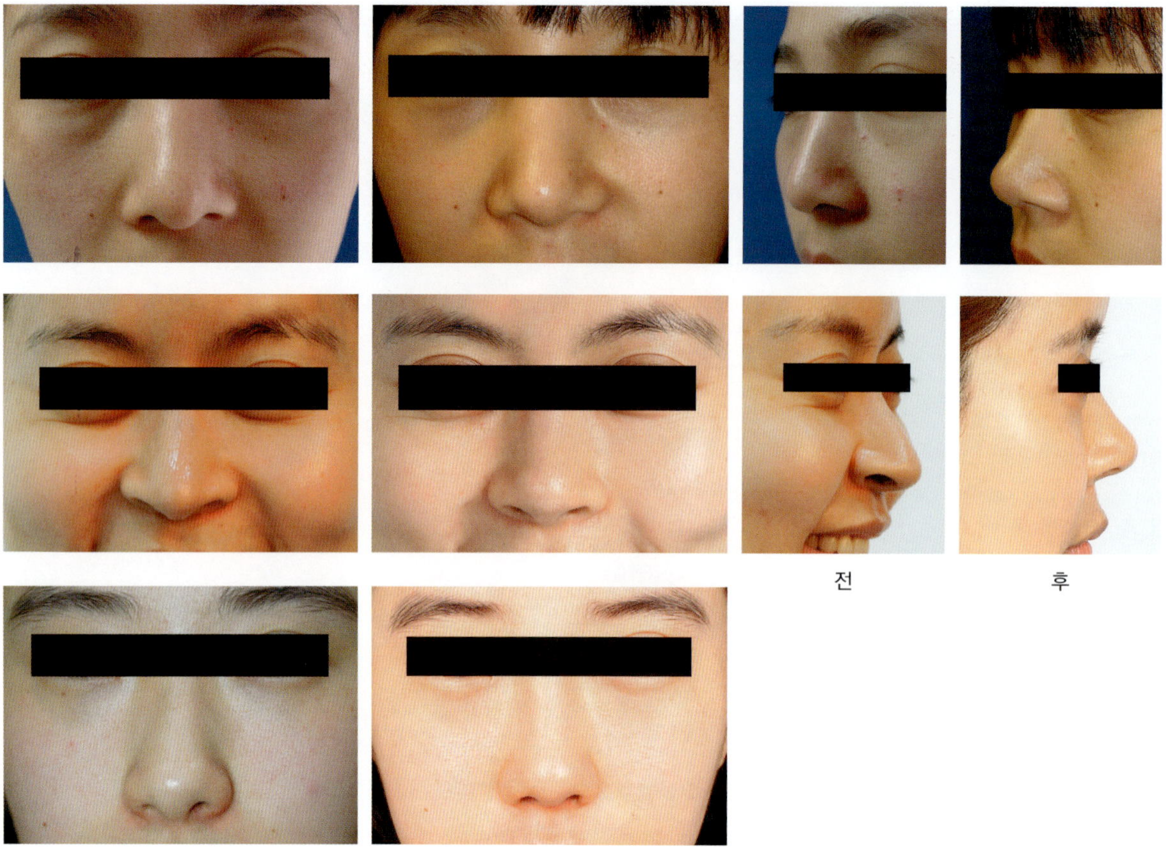

그림 11-20 코끝 성형술 증례

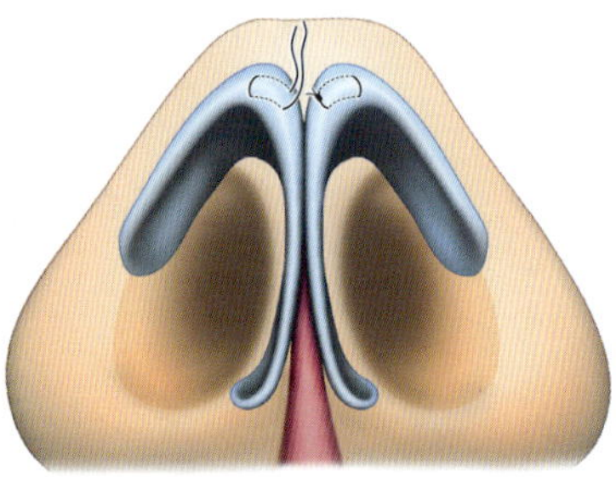

그림 11-21 경원개 봉합술

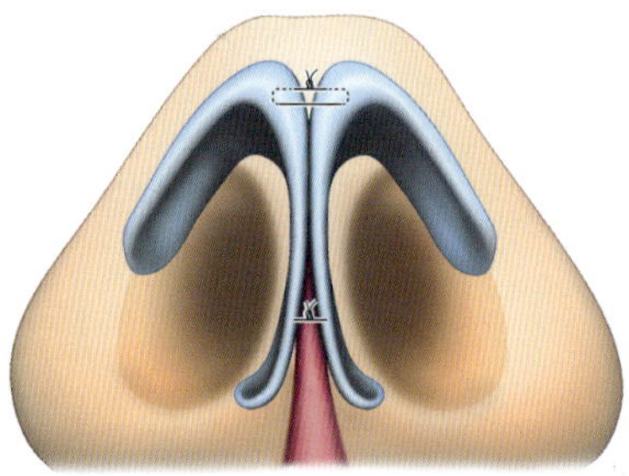

그림 11-22 원개간 봉합술

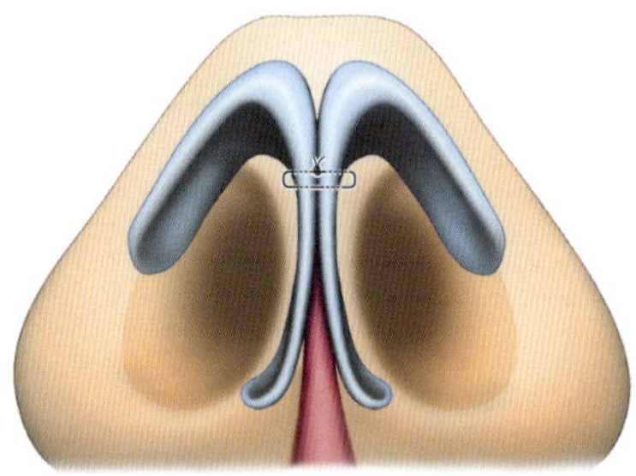

그림 11-23 내각 봉합술

2) 코끝 연골이식술(Cartilage graft)

코끝에 연골을 이식하여 코끝을 올리고 돌출시키는 방법으로, 중첩 이식(onlay graft), 방패형 이식(shield graft), 우산형 이식(umbrella graft) 등이 있다.

중첩 이식(그림 11-24)은 하외연골 중간각의 원개(dome) 위에 연골을 한 겹 또는 여러 겹 중첩시켜 올려주는 방법으로, 귀의 이갑개 연골은 연골 자체가 가지고 있는 굴곡 때문에 선호된다. 방패형 이식(그림 11-25)은 코끝 아래쪽에서 연골을 이식하여 코끝이 돌출되게 해주는데, 한 겹으로 단독 시행될 경우에는 코끝에 눌려져 효과가 떨어질 수 있으므로, 중첩 이식과 함께 모양을 지탱하기 수월해진다. 우산형 이식(그림 11-26)은 중첩 이식만 하게 되면 아래쪽 비주에서 받쳐주는 힘이 필요하므로 비주 지주(columellar strut) 형식의 이식이 추가되는데, 이때 비주 지주는 중첩 이식과 분리된 연골을 쓸 수도 있고, 연결된 연골을 쓸 수도 있다.

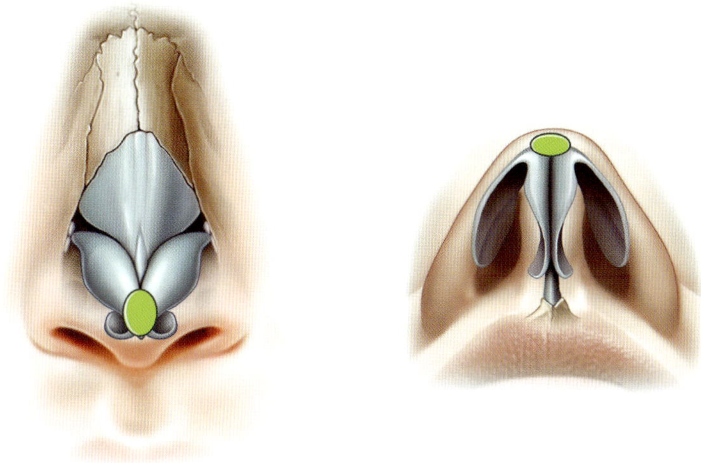

그림 11-24 중첩이식

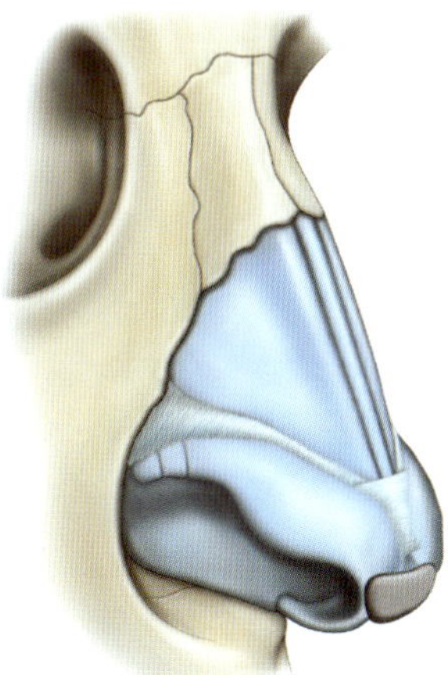

그림 11-25 방패형이식

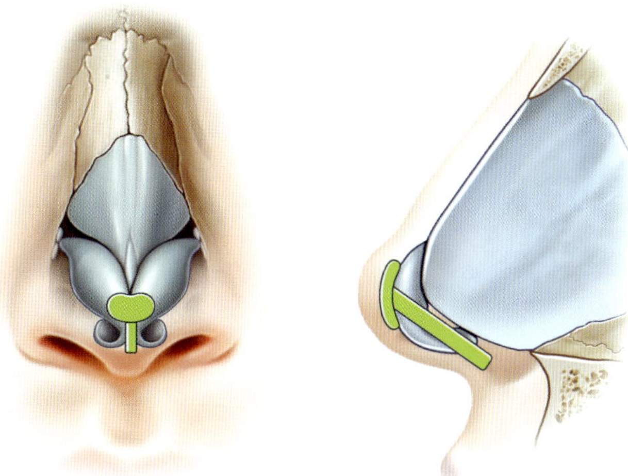

그림 11-26 우산형 이식

3) 비주 지주(Columellar strut)

비주 지주는 비주를 형성하는 하외연골의 내각 사이에 연골이식을 하여 코끝이 돌출되게 하는 방법으로, 주로 비중격연골이 사용된다. 이식된 연골이 전비극(anterior nasal spine)에 고정여부에 따라 고정식(fixed type)과 부유식

(floating type)으로 나눠진다(그림 11-27) 코끝 돌출의 효과는 고정식이 좋으나, 코끝이 고정된 느낌으로 딱딱하고 부자연스럽다는 단점이 있다.

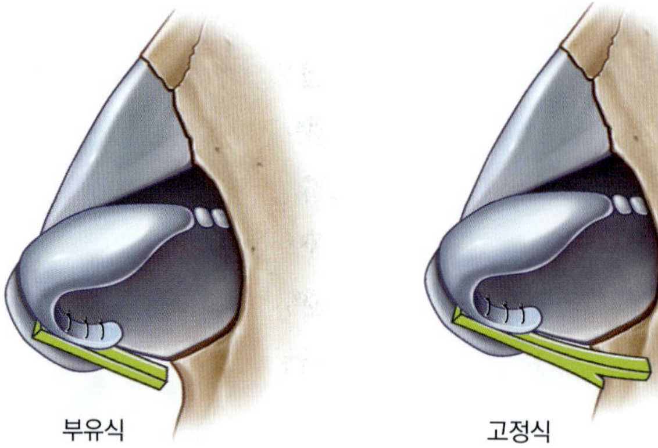

그림 11-27 비주지주

4) 비중격 연장이식술(Septal extension graft)

비중격 연장이식술은 코끝 돌출효과 이외에도 코끝의 길이를 길게 연장할 수 있다는 장점이 있어, 요즘 많이 사용되는 수술방법이다. 하지만 코의 위쪽 고정된 부분(fixed portion)과 아래쪽 코끝의 움직이는 부위(mobile portion)가 하나로 고정되어, 코끝의 움직임이 제한되고 딱딱한 느낌을 준다.

비중격 연장이식술(그림 11-28)은 버팀목 형태(batten type)와 확장 형태(spreader type)로 수술할 수 있는데, 코끝의 돌출효과는 버팀목 형태가 좋고, 코끝의 길이 연장효과는 확장 형태가 좋다.

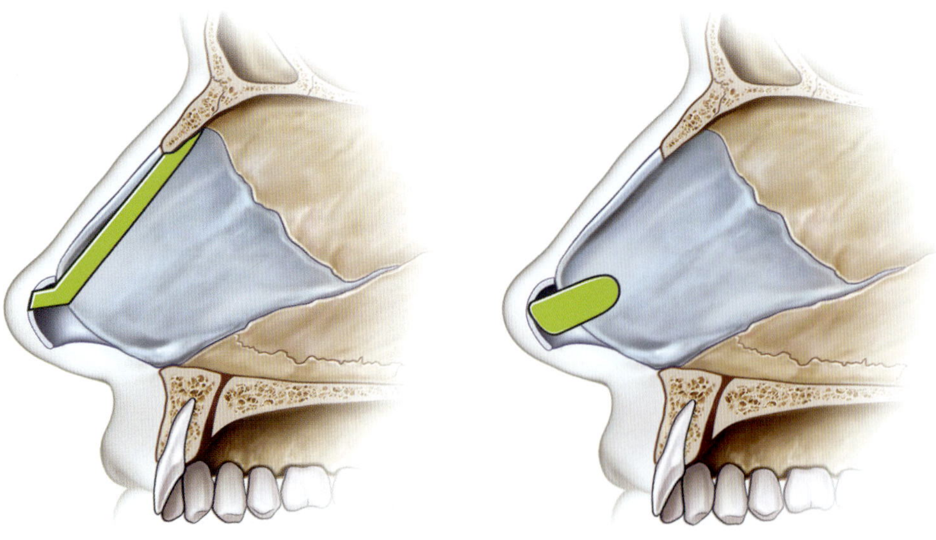

그림 11-28 비중격 연장이식술

7. 들창코(Short nose, contracted nose) 교정술(그림 11-29)

일반적으로 흔히 말하는 들창코는 의학적 용어로는 짧은코(short nose) 또는 구축코(contracted nose)인데, 어떠한 원인에 의해 코끝이 위로 당겨 올라가 코가 짧아지면서 콧구멍이 보이는 증상이다. 그 원인으로는 선천적인 경우와 후천적인 경우가 있는데, 주로 코 성형술 후 염증이나 감염, 빈번한 재수술 등으로 발생한다. 특히 코 성형술 후 발생한 들창코는 코의 내부에 흉터조직이 많아, 수축을 일으키면서 코끝을 위로 당겨올리고, 피부와 연골조직을 당겨서 들창코가 발생한다. 그러므로 교정의 원리는 흉터조직을 제거하고, 당겨 올라간 코끝 연골과 피부조직을 정상위치로 복원해주어야 하며, 연장되어 내려온 하외연골을 고정해줘야 하므로 교정수술이 매우 어렵다. 이렇게 하외연골을 내려 길이를 연장해주는 수술방법에는 비중격 연장이식술(septal extention graft), 미측회전이식술(derotation graft)(그림 11-30)이 주로 사용된다.

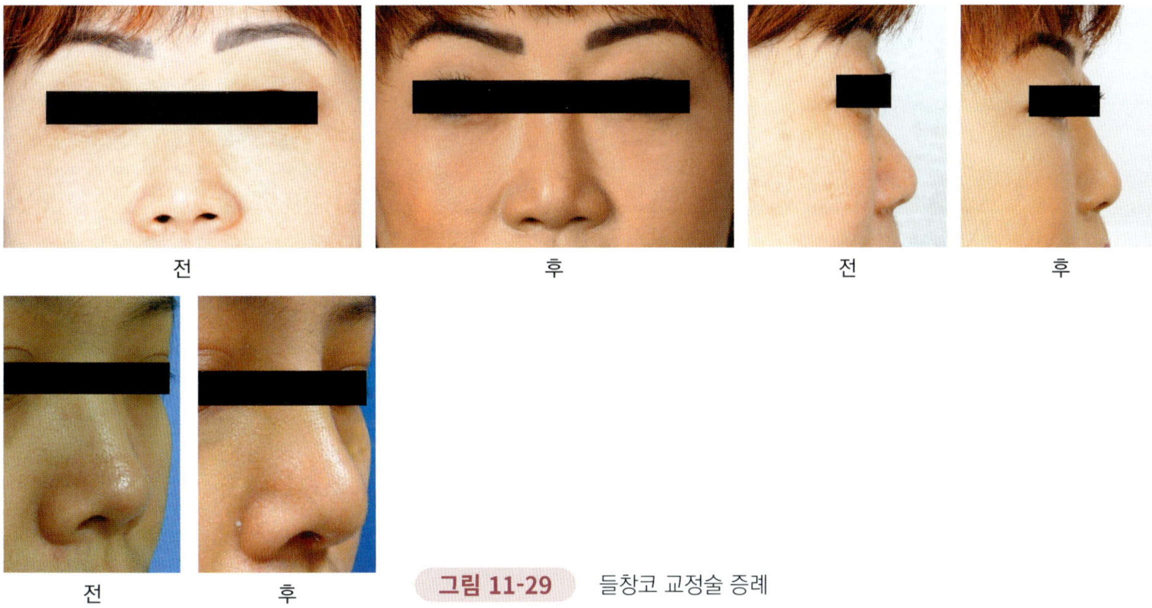

그림 11-29 들창코 교정술 증례

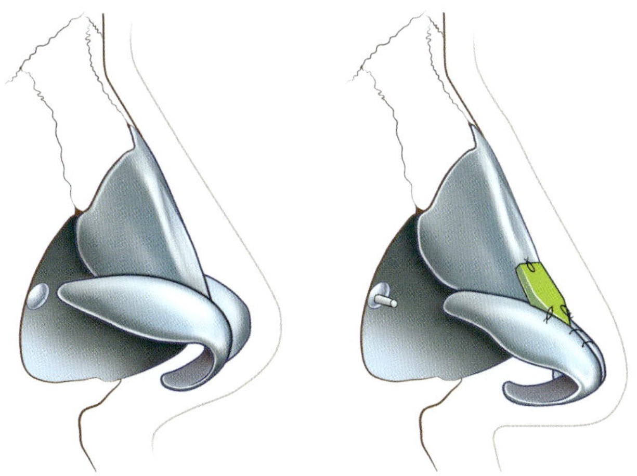

그림 11-30 미측회전이식술

코끝을 내려주는 과정에서 중요한 것은 하외연골을 충분히 주변조직으로부터 자유롭게 박리하여 완전히 분리시킨 후 새로운 위치에 고정해주는 것이다. 비중격 연장이식술의 경우에는 확장형태(spreader type)가 좋고, 미측회전이식의 경우에는 비주지주(columellar strut) 또는 코끝 중첩이식(onlay graft)을 추가하여 좋은 결과를 만들 수 있으며, 비중격 연장이식술과 미측회전이식을 동시에 시행하기도 한다. 귀연골이나 코연골을 이용할 수 없는 경우 또는 많은 양의 연골이 필요한 경우에는 늑연골(rib cartilage) 이식을 시행한다.

8. 매부리코(Hump nose)의 교정(그림 11-31)

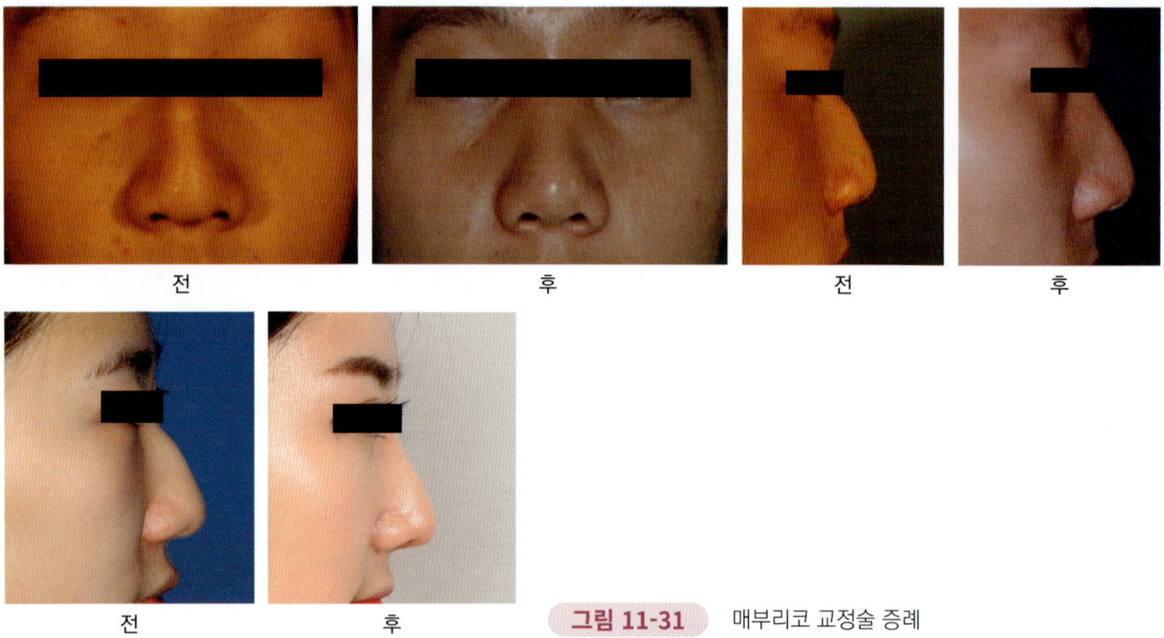

그림 11-31 매부리코 교정술 증례

매부리코는 콧대 중간이 튀어나와 있고, 코끝이 처지거나 코뼈가 넓은 경우를 말하는데, 이로 인해 인상이 강해 보인다는 불만을 가질 수 있다. 동양인의 매부리코는 정도가 심하지는 않지만, 심한 경우에는 돌출된 부분을 절제해줄 뿐만 아니라 넓은 코뼈도 절골하여 모아주어야 하므로 수술은 복잡해진다. 매부리코는 코뼈와 그 밑에 연결되어 있는 상외연골이 튀어나온 것이므로, 매부리 정도가 심하지 않을 때는 돌출된 부분만 갈아내거나 연골과 뼈를 깎아내는 방법으로 교정한다. 오히려 코가 작으면서, 매부리코일 경우에는 매부리 교정과 함께 코끝 성형술과 융비술을 같이 시행해준다. 매부리가 심한 경우에는 매부리의 구성요소인 코뼈, 상외연골, 비중격연골을 순서대로 분리하여 부분 절제하거나 축소해주는데(그림 11-32), 이때 코점막 손상이나 연골의 과절제는 오히려 변형을 남길 수 있으므로 주의해야 한다. 필요에 따라서는 넓은 코뼈의 양옆을 모아주기도 하며, 콧대 변형이 예상될 때는 진피 또는 근막이식을 한다. 매부리코 교정 후 처진 코끝은 귀연골이나 비중격연골을 이용하여 코끝 성형술 또는 비주지주술을 시행한다.

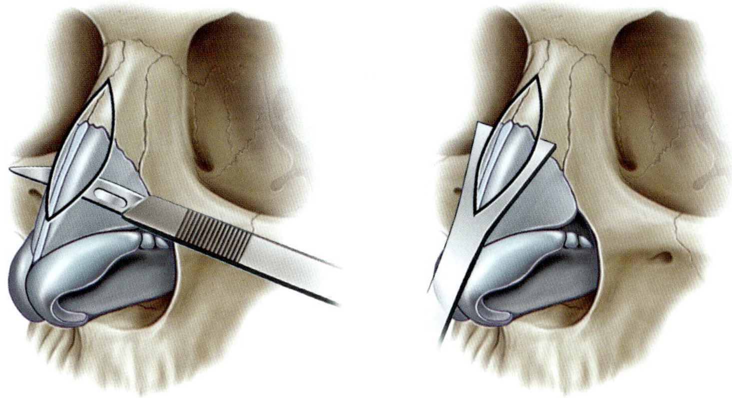

그림 11-32 매부리코 절제술

9. 수술 전 관리

코 성형술을 시행할 때는 콧대 융비술, 코끝 성형술, 들창코 교정술, 매부리코 교정술을 각각 단독으로 시행하는 경우도 있지만, 코의 변형에 따라서는 같이 시행하는 경우가 많다. 특히 환자의 코 형태와 모양에 따라 수술방법이나 사용할 재료가 다르기 때문에 충분한 상담과 검사를 통해 잘 준비되어야 한다. 수술 전에는 반드시 수술할 의사와 충분히 상담하여야 하며, 앞서 설명되었던 환자의 코의 상태와 환자가 바라는 바를 종합하여 환자의 상태에 맞는 안전한 수술이 시행될 수 있게 준비한다.

상담 후 수술일정이 잡힌 환자에 대해서는 당뇨, 고혈압, 갑상선 질환 등 전신질환을 앓고 있거나 만성질환으로 복용 중인 약이 있으면 상의하여 전신상태를 좋게 유지해야 한다.

수술 전에 항응고제, 혈전용해제, 호르몬제, 혈액순환제, 한방성분의 약을 평소 복용하고 있는 경우에는 수술 중 출혈 경향을 높이므로 수술 1-2주 전에 중단하게 하고, 흡연과 음주는 상처회복에 좋지 않으므로 수술 1주일 전부터 금연과 금주하는 것이 좋다.

수술 당일에는 마취의 종류에 따라 금식시간이 필요한데, 국소마취의 경우에는 평소와 같이 식사를 하면 되지만, 수면마취의 경우에는 6-8시간 정도의 금식시간을 가져야 하며 고혈압, 갑상선 약은 평소대로 복용하도록 한다. 수술 당일에는 얼굴 화장을 해서는 안 되고, 귀걸이와 목걸이 등 악세서리 착용을 금지시키며, 손발톱 매니큐어와 속눈썹 연장술은 제거하고, 수술 후 사용할 수 있는 스카프, 모자, 마스크를 준비하게 한다. 수술 당일 환자가 병원에 도착했을 때는 앞서 안내했던 지시대로 준수했는지 확인하고, 악세서리와 귀중품을 따로 보관한 후 수술복으로 갈아입힌다. 수술실 들어가기 전에 전신상태를 파악하며, 활력징후를 측정하고 코 성형술에 맞추어 환자의 수술 전 임상사진을 찍은 후 총론에서 설명된 수술과 마취에 대한 일반적 동의서와 함께 코 성형술에 대한 수술동의서(그림 11-33)를 받는다.

수술준비가 끝난 후 수술할 때까지 환자의 불안한 마음을 해소할 수 있게 수술대기실이나 회복실에서 쉬게 하고, 코 성형술 종류에 맞게 코털을 깎아 정리한다.

등록번호 :
이　　름 :
생년월일:
병　　실 :

코 성형술 동의서

K 성형외과병원
K-plastic surgery hospital

1. 수술 목적 및 필요성, 장점

2. 수술 설명(과정 및 방법)

3. 수술 전/후 주의사항

안내문과 함께 설명을 들었음.

4. 수술로 발생할 수 있는 후유증 및 합병증

#수술의 일반적 부작

① 출혈, 혈종, 멍, 재발
② 감염(고름) -> 삽입물 제거 -> 변형
③ 수술부위 흉터
④ 비대칭
⑤ 예상하지 못했거나 희귀한 경우의 부작용이나 후유증 -> 발생 시 설명
⑥ 이물질 및 이로 인한 염증 가능성 -> 2차 제거수술 가능성

1) 콧등 증대술 : 코 세움수술의 일반적인 부작용
① 저교정, 과교정
② 비대칭

(1) 보형물(실리콘, 고어텍스 등) 삽입
① 보형물의 변위 및 이동(비틀어 질 수 있다.)
② 보형물의 돌출
③ 감염 동반 시 보형물 제거
④ 피부구축, 변형

(2) 자가 진피, 지방이식
① 흉터
② 모양이 일정치 않아 보형물처럼 균일한 외형이 안 될 수 있다.

(3) 귀뒤 연골이식
① 귀뒤 흉터
② 귀모양 변형
③ 피부괴사

2) 개방형 코 성형술
① 코기둥의 흉터
② 피부 천공 및 괴사
③ 비중격 변화에 따라 콧구멍 비대칭이 올 수 있다.

(1) 매부리코 교정술
① 재발
② 비대칭
③ 저교정, 과교정

(2) 코길이 교정술
① 저교정, 과교정
② 교정에 한계 있다.

(3) 코끝 성형술
① 재발
② 과교정, 저교정
③ 피부 얇을 경우 비치거나 불규칙

3) 코 재수술
① 부작용
② 감염
③ 재발, 유착, 흉터
④ 결과 예측 불가
⑤ 보형물 제거, 교체
⑥ 개선 없을 수 있다
⑦ 단계적 수술

< 마취 부작용 >

(1) 국소마취
① 마취 시 통증
② 불완전 마취
③ 두통
④ 쇼크(알레르기) -> 사망

(2) 수면마취
① 악몽
② 메스꺼움, 구토
③ 무호흡, 기도폐쇄 -> 저산소성 뇌손상 -> 사망

(3) 전신마취
① 일시적 음성변화, 경부불쾌감
② 폐렴, 무기폐, 기도폐쇄
③ 간독성, 신장독성
④ 심장마비
⑤ 마취 삽관에 의한 기관지, 인후두, 성대 손상-> 수술 또는 약물 치료->안되면 기능 손상
⑥ 사망

환　　자 : ㊞

보호자(대리인) : ㊞ (환자와의 관계:)

K성형외과병원
K-plastic surgery hospital

코성형술 동의서

그림 11-33 코 성형술 동의서

10. 수술 후 관리

수술이 끝나면 상처치료와 함께 혈종예방과 압박고정, 붓기 경감을 위해 코부목(nasal splint)을 사용하는 것이 중요한데, 코부목의 종류에는 알루미늄 부목(aluminium splint)과 아쿠아 부목(aqua splint)이 많이 사용된다(그림 11-34).

아쿠아 부목은 50-60도 온수에 담그어 부드러워진 부목을 수술 후 코 모양에 맞추어 부목이 경화되면 다듬고 반창고로 고정해준다. 코 모양에 맞추어 좀 더 밀착시키는 장점은 있으나, 알루미늄 부목보다는 조작이 번거롭다. 코부목은 보통 3-5일 정도 유지해주는 것이 좋고, 코뼈를 절골한 경우에는 2주 정도 유지해준다. 수술 후 5일분의 항생제, 진통소염제, 소화제를 처방하며, 봉합사는 수술부위에 따라 5-7일 후 제거하므로 수술 다음 날인 첫째 날, 셋째 날, 다섯째 날 순서로 방문하여 상처치료와 봉합사 제거를 시행한다. 폐쇄접근술을 시행한 경우에는 코안 상처는 흡수성 봉합사로 봉합했으므로 봉합사 제거 없이 상처치료만 하면서 경과를 본다.

봉합사 제거 때까지 수술 후 첫 이틀간은 냉찜질을 하여 붓기를 줄이고, 3일부터는 온찜질을 하면 혈액순환과 부기 회복에 좋다. 취침 때에는 머리를 높일 수 있게 베개를 높게 베고, 수술 부위를 만지는 일이 없도록 하며, 술과 담배는 염증을 유발시키고 혈액순환을 방해하여 상처치유에 좋지 않으므로 삼간다. 코 수술 후 한 달간 안경은 착용하지 않으며, 운동, 사우나 등은 수술 1달 후에 시작하는 것이 좋으며, 3-6개월을 지나면서 부기가 빠지고 최종 모양이 만들어진다. 수술 후에도 수술 전에 촬영했던 임상사진을 봉합사 제거 후에 촬영하고, 환자가 외래 경과관찰 때 촬영한다.

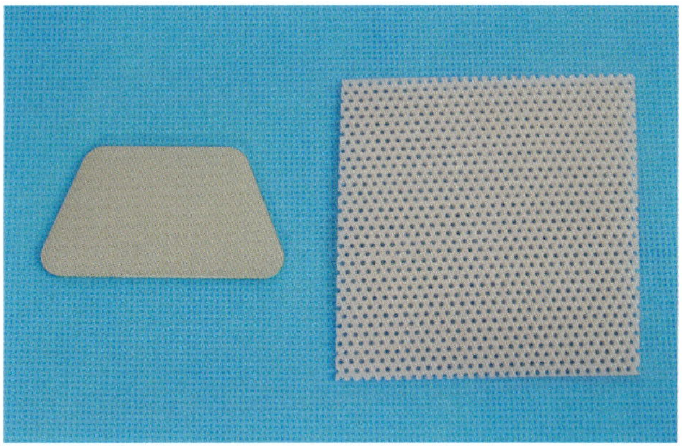

그림 11-34 알루미늄 부목과 아쿠아 부목

12 / 안면거상술

요즘은 백세시대라 하여 성형수술의 비율이 젊은 층에서보다 중장년층에서 더 높은데, 그 이유로는 아름다움에 대한 관심과 개념이 변화하고, 백세시대에 맞게 사회활동이 늘어나다보니 자기관리를 하며, 경제적 능력을 갖추는 나이가 되었기 때문이다. 중장년층의 성형수술은 결국 안티에이징(antiaging)에 관련된 항노화 수술이므로 안검성형술이 가장 많고, 다음으로 많은 수술이 안면거상술이다. 안면거상술은 나이가 들어가면서 얼굴에 나타나는 세월의 흔적을 감추고, 젊고 탄력 있는 얼굴로 되돌리는 수술이라 해서 안면회춘술(facial rejuvenation)이라고도 한다. 수술 종류는 크게 이마거상술(forehead lift), 중안면거상술(midface lift), 하안면과 경부거상술(lower face & neck lift)로 나눌 수 있으며, 실을 이용하는 실 리프팅(thread lifting) 등 다양하게 발전해왔다. 근래에는 처진 주름과 피부를 단순히 당기거나 제거할 뿐만 아니라 노화로 인해 꺼진 부위와 깊은 주름에는 지방이식을 동반하여 연부조직의 입체감(volume)을 채워준다.

1. 안면부 노화와 해부

나이가 들면서 발생하는 안면부의 노화는 피부, 피하지방, 표재근건막계통(SMAS), 심부지방, 뼈 모두에 일어나는 현상이며, 조직이 처지고 함몰되거나 주름지는 현상이다. 노화가 진행되면서 피부와 피하지방은 탄력을 잃고 얇아지면서 위축이 오고, 심부지방으로 분류되는 광대 지방덩이(malar fat pad) 또는 안륜근하 지방(SOOF)의 처짐으로 눈물고랑(tear trough), 인디안 주름(indian fold)을 심화하며, 협부 지방덩이(buccal fat pad)가 처지면서 볼의 꺼짐 현상과 팔자주름(nasolabial fold)을 더 부각시킨다(그림 12-1).

근육은 일반적으로 노화에 따라 위축이 진행되지만, 얼굴표정근은 지속적으로 작용하여 위축이 덜하므로, 표층에 존재하는 하안면과 경부의 활경근(platysma) 또는 중안면부의 표재근건막계통(SMAS) 근육이 안면거상술에서 중요한 근육이 되며, 특히 표재근건막계통에는 안면신경(facial nerve)이 존재하므로 항상 조심해야 한다(그림 12-2).

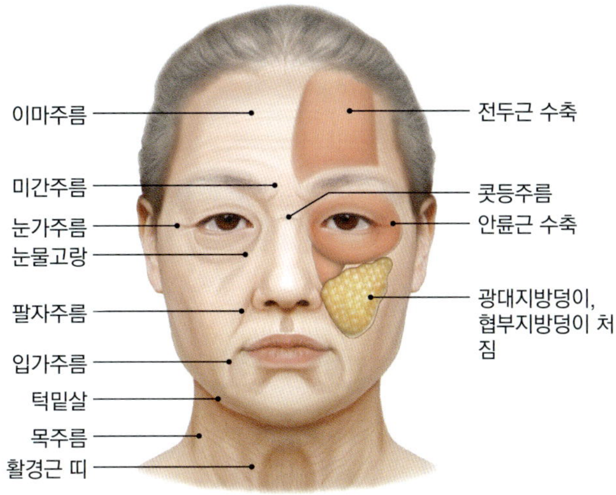

그림 12-1 안면부 노화

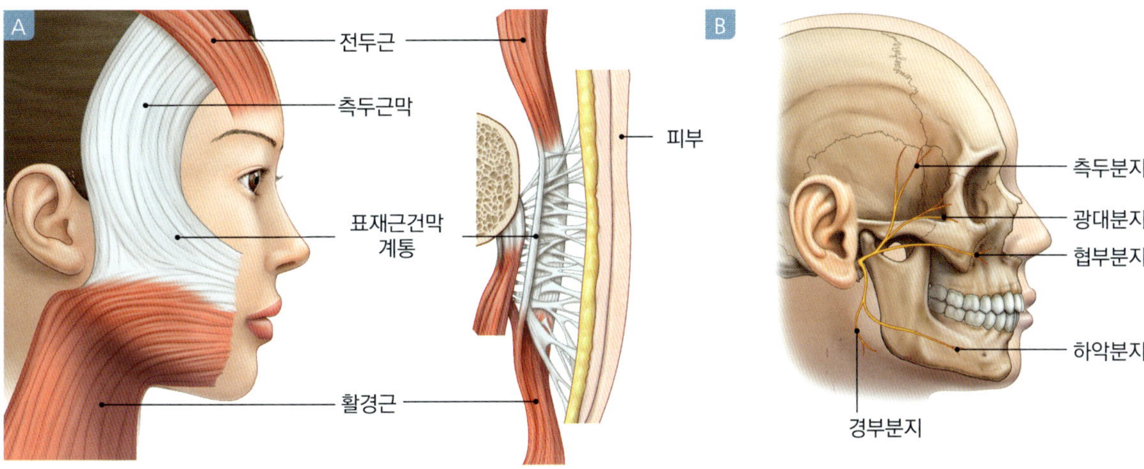

그림 12-2 표재근건막계통과 활경근(A), 안면신경(B)

유지인대(retain ligament)는 안면부 피부가 뼈에 고정되게 지지하는 구조물이지만, 나이가 들면서 약해져 얼굴 처짐의 주 원인으로 보고 있다. 광대 유지인대(zygomatic retain ligament)가 약해져 그 부위의 연부조직이 아래로 처져 팔자주름이 깊어지고, 교근 유지인대(masseteric retain ligament)가 늘어져서 심술보 처짐인 턱 밑살(jowls)이 두드러진다(그림 12-3).

얼굴뼈도 노화에 따라 위축이 오는데, 특히 상악골의 골 흡수로 눈물고랑이나 팔자주름이 깊어진다.

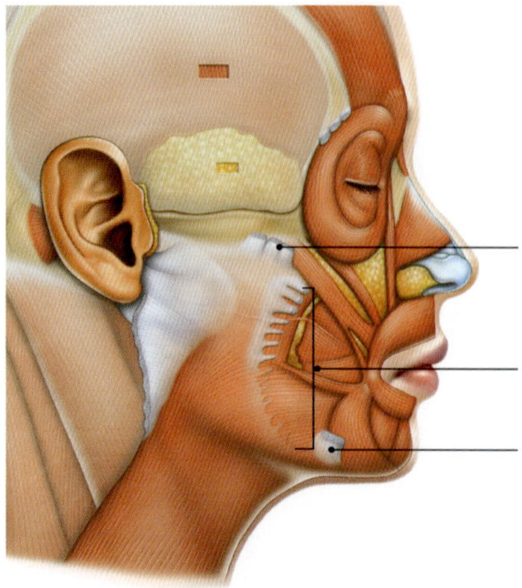

그림 12-3 안면부 유지인대

2. 수술 전 고려사항

요즘은 안면거상술의 개념이 단순히 처진 피부를 위로 당겨 올리는 것이 아니라 얼굴의 형태를 고려하여 꺼진 곳은 채워주고, 처진 연부조직은 원위치시키는 데 목표를 두고 있어, 이러한 목표를 달성하기 위해 안면거상술과 함께 지방이식술, 근육재배치 등을 시행한다.

안면거상술의 접근방법에는 피하층 안면거상술(subcutaneous facelift), 피하층 안면거상술과 표재근 조작(SMAS or platysma modification), 표재근건막계통 안면거상술(SMAS facelift), 골막하 안면거상술(subperiosteal facelift) 등이 있으며, 환자의 나이, 얼굴의 변형 정도, 마취종류, 환자의 요구사항에 맞추어 수술방법을 선택한다. 주름은 크게 역동성 주름(dynamic wrinkle)과 상시주름(static wrinkle)으로 나누는데, 역동성 주름은 웃거나 찡그리는 표정을 지을 때 생기는 주름으로 이마주름, 미간주름, 눈가주름, 입가주름이 대표적이며, 상시주름은 표정을 짓지 않고 가만히 있을 때도 보이는 주름으로 뺨, 목 부위에 흔히 생긴다. 주름은 세분하여 잔주름(fine wrinkle), 주름(wrinkle), 접힌 주름(fold)으로 나눠진다. 잔주름이나 주름은 보툴리눔 독소, 필러주사, 레이저 박피술 등으로 개선이 가능하고, 접힌 주름의 경우에는 심하지 않으면 필러주사, 지방이식으로 일부 개선되지만, 심한 경우에는 안면거상술이 궁극적 치료방법이다. 윗입술주름은 안면거상술로 펴지지 않으므로 박피술 또는 보툴리눔 독소를 시행하고, 목의 가로주름은 목거상술로 일부 개선은 되지만, 필러와 보툴리눔 독소를 같이 시술해줘야 한다.

마취방법은 수술종류, 수술시간, 환자의 선호도 등을 종합하여 결정되는데, 안면거상술은 보통 전신마취를 시행하는 경우가 많다. 하지만 수면마취로 시행하는 경우도 흔히 있으며, 수면마취를 시행할 때는 감시마취관리(mornitored anesthesia care, MAC)하에 수술할 얼굴부위의 부위차단(regional nerve block)도 같이 시행하면서 국소마취를 한다.

3. 이마거상술(Forehead lift)(그림 12-4)

나이가 들면서 눈썹이 처지고(eyebrow ptosis), 눈꺼풀이 처져(blepharochalasia) 시야를 가리면, 보상작용으로 이마근육과 눈썹을 들어 시야를 확보한다. 이때 상안검성형술을 통해 처진 눈꺼풀을 잘라내면 시야는 확보되지만, 시야를 확보하기 위해 이마근육을 들어 올리던 보상작용이 필요없어 눈썹은 더 밑으로 처지게 되어, 상안검성형술의 효과도 떨어지고 눈썹 처짐은 더 심해진다. 그러므로 눈썹과 눈꺼풀이 모두 처져 있으면 상안검성형술 전에 먼저 이마거상술로 눈썹 거상 후 상안검성형술을 하는 것이 좋다.

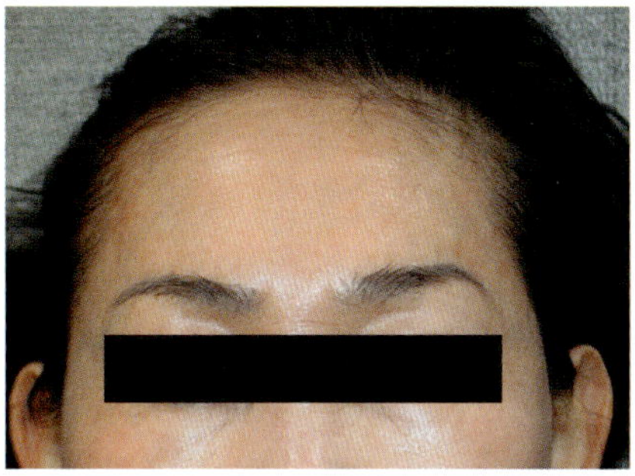

전

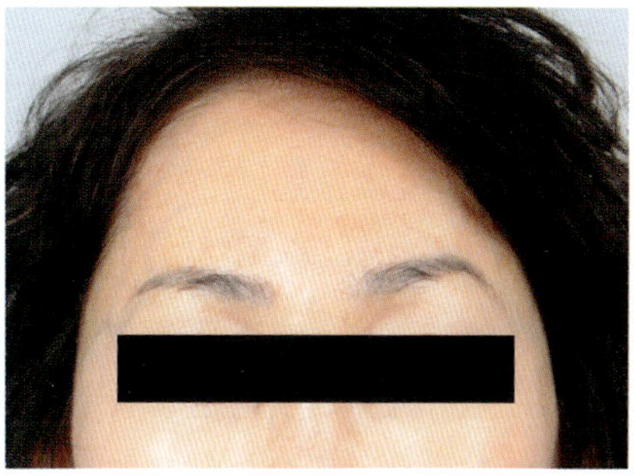

후

그림 12-4 이마거상술 증례

눈썹을 들어 올리는 근육은 전두근(frontalis)이지만, 눈썹을 당겨 내리는 근육은 안륜근(orbicularis oculi), 추미근(corrugator), 비근근(procerus)이기 때문에 이마거상술 때 고려해야 하는 근육들이다. 이들 근육에 의해 전두근은 이마의 가로주름, 추미근은 미간주름(glabella wrinkle), 비근근은 콧등주름, 안륜근은 눈가주름(crow feet)을 형성한다(그림 12-5). 이마거상술 때 조심해야 하는 신경으로는, 운동신경으로는 안면신경의 측두분지(temporal branch of facial nerve)가 관골궁(zygomatic arch)을 넘어 측두부를 거쳐 이마의 전두근으로 연결된다. 감각신경으로는 안와부 내측에서 나와 이마의 감각을 담당하는 상안와신경(supraorbital nerve)과 상활차신경(supratrochlear nerve)이 있다(그림 12-6).

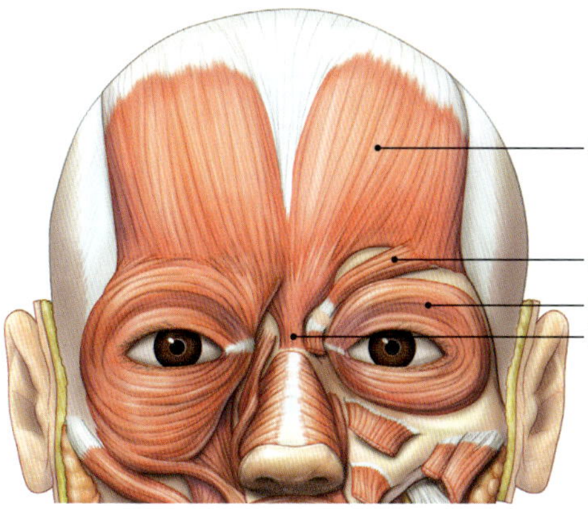

그림 12-5 눈 주변 주름근육

PART 3 임상 각론

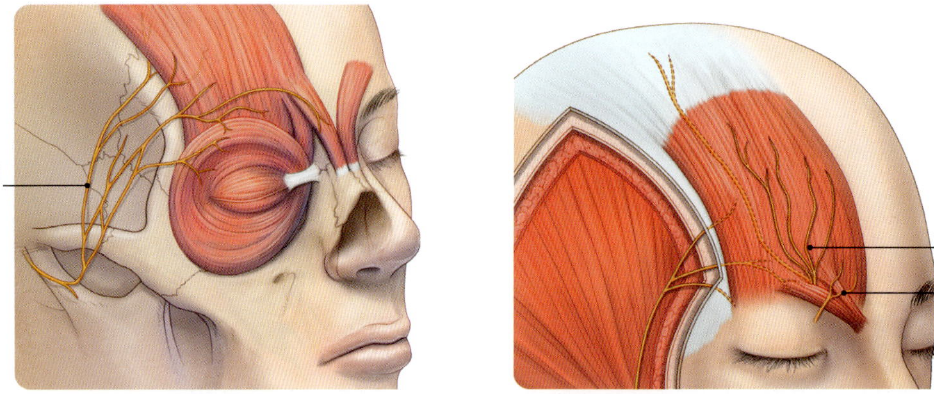

그림 12-6 이마신경

1) 관상절개 이마거상술(Coronal forehead lift)

관상절개 이마거상술은 전통적인 수술방법으로 두피의 이마 모발선 후방 5-7 cm에서 양쪽 전두부와 측두부에 이르는 25-30 cm 정도의 절개를 가한다(그림 12-7). 박리는 모상건막하층(subgaleal plane)과 골막상층(supraperiosteal plane)으로 박리해 가다가, 눈썹 내측 부위에서 추미근과 비근근을 절제해주고, 골막하층(subperiosteal plane)으로 안와골 상부를 박리하여 눈썹과 이마가 최대한 거상될 수 있게 한다. 그 후 최대한 당겨 올리고 남는 피부는 절제하고 절개부위를 봉합한다.

피부봉합 전에 혈종(hematoma)을 예방하기 위해 배액관(drain)을 연결하고, 수술 후에는 압박붕대(elastic bandage)로 감아준다. 그러나 이마가 넓은 환자의 경우에는 수술 후 이마가 더 넓어지는 단점이 있으므로, 이마도 줄이면서 이마거상술이 될 수 있게 이마 모발선에서 피부절개를 하고, 관상절개 이마거상술과 같은 방식으로 수술한 후 남는 피부는 이마 모발선 앞의 이마 피부를 절제하고 절개부위를 봉합하는 윗이마거상술(hairline forehead lift)을 시행하기도 한다. 관상절개 이마거상술의 경우에는 피부 처짐과 주름이 심한 경우, 관골축소술 또는 이마융기술(forehead augmentation)을 함께 원하는 경우에 좋으며, 단점으로는 수술시간이 길고, 두피 속 탈모가 발생할 수 있으며, 출혈과 혈종의 위험, 신경손상의 가능성이 있다.

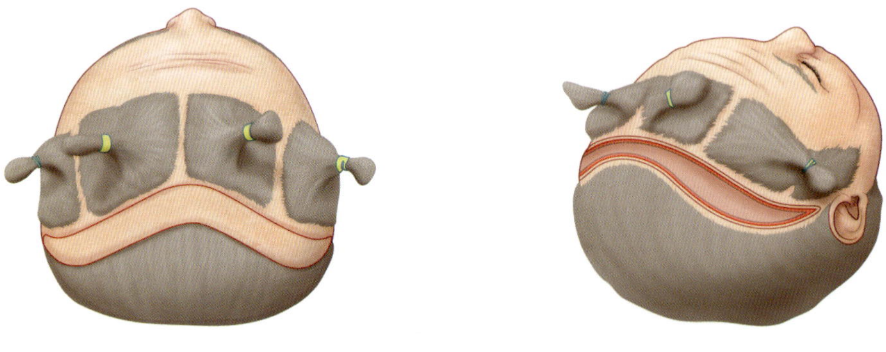

그림 12-7 관상절개 이마거상술

2) 내시경 이마거상술(Endoscopic forehead lift)(그림 12-8)

내시경 이마거상술은 이마의 피부 처짐과 주름이 심하지 않은 경우에 두피 속 이마 모발선 2~3cm 후방에서 2~3cm 정도의 작은 절개를 통해 수술한다(그림 12-9). 내시경을 이용하여 골막하층(subperiosteal plane)으로 이마를 박리하다가, 눈썹 내측 부위에서 골막상층으로 가서 추미근과 비근근을 절제하고, 골막하층에서 안와골 상부를 박리하여 눈썹과 이마가 최대한 거상될 수 있게 한다. 그 후 두피 속 절개부위를 통해 골막을 최대한 당겨 올려 두개골(skull)에 고정해주고, 절개부위를 봉합한다. 이때 두개골에 고정해주는 방법으로는 두개골의 피질골(cortex)에 2개의 구멍을 뚫고 그 사이로 터널을 만들어 고정하는 방법과 특수하게 고안된 흡수성 고정장치인 엔도타인(endotine)을 이용하는 방법이 있다. 측두부 거상술이 필요한 경우에는 측두부에도 최소 절개를 넣고 모상건막하층(subgaleal plane)을 통해 박리한 후 당겨 올려 측두건막에 고정해 준다.

내시경 이마거상술은 두피 속 최소 절개로 수술하므로 탈모나 흉터가 작고, 회복이 빠르며, 신경손상이 적어 일상생활로의 복귀가 빠르다.

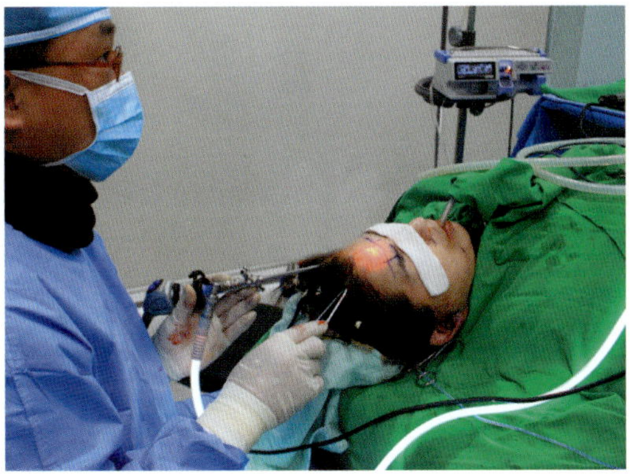

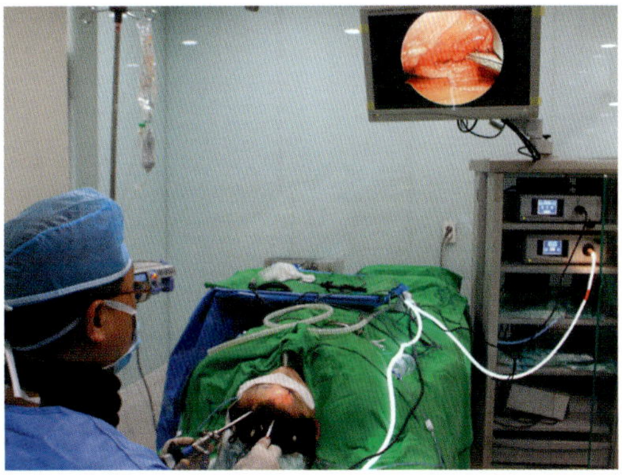

그림 12-8 이마내시경 수술 중 모습

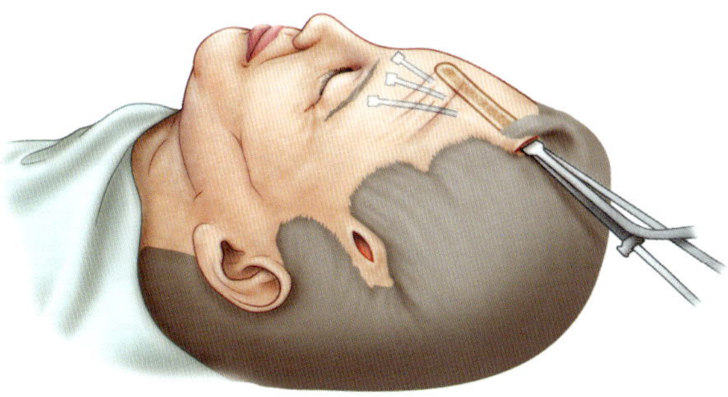

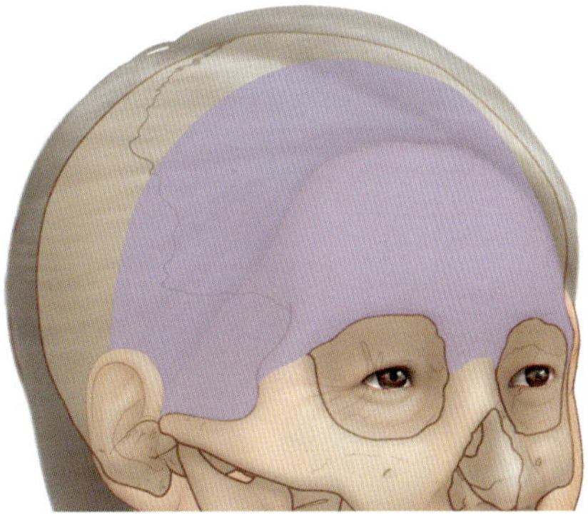

그림 12-9 내시경 이마거상술

4. 중안면과 하안면 거상술(Midface & Lower face lift)(그림 8-10)

중안면과 하안면 거상술이 일반적으로 말하는 안면거상술에 속하는 것으로, 환자의 얼굴 피부처짐과 주름 정도와 부위에 따라, 중안면거상술(midface lift), 하안면거상술(lower facelift), 목거상술(neck lift) 등으로 분류한다. 또한 수술범위에 따라 위와 같이 단독적으로 시행할 수도 있고, 각 부위별로 얼굴 전체거상술(full facelift), 중안면과 하안면거상술, 하안면거상술, 하안면과 목거상술과 같이 전체 또는 부분적으로 중복해서 같이 시행할 수도 있다. 중안면과 하안면거상술은 보통 같이 시행되며, 얼굴의 주름과 처진살을 들어 올려주므로 팔자주름과 심술보 주름인 턱 밑살(jowls)을 개선시켜 얼굴의 주름과 처짐을 개선하면서 얼굴 형태와 턱선의 윤곽도 좋아지게 하는 것이 목적이다.

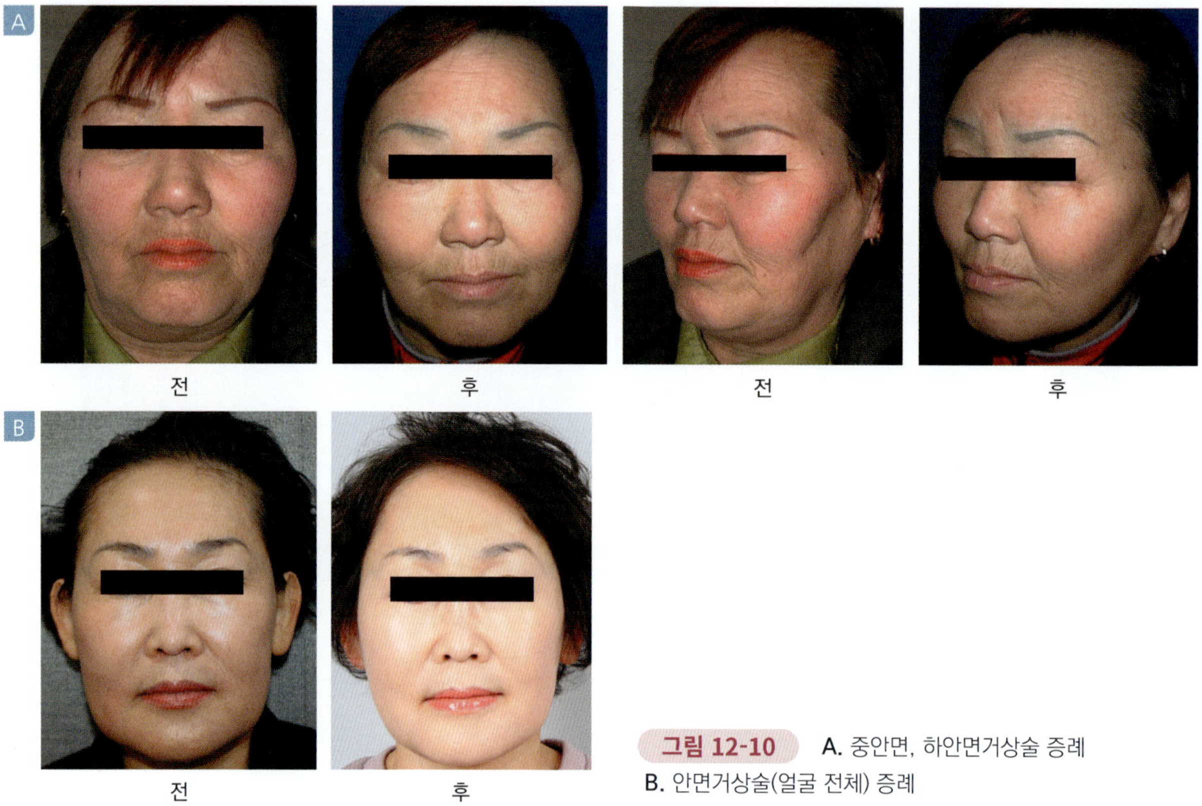

그림 12-10 A. 중안면, 하안면거상술 증례
B. 안면거상술(얼굴 전체) 증례

1) 피하 안면거상술(Subcutaneous facelift)

피하 안면거상술은 고식적이고 기본적인 수술방법으로 환자의 유형에 관계없이 널리 사용되는데, 이 수술방법을 잘 익혀두면 여러 변형된 안면거상술 방법을 시행하는 데 도움이 된다. 대부분의 안면거상술의 절개방법은 귀 앞쪽의 절개를 시작으로 위로는 측두부의 두피 속 또는 측두부의 모발선을 따라 절개가 연장되는데, 모발선 절개방식은 측두부 모발선과 구레나룻(sideburn)의 변형을 방지한다는 장점은 있지만, 흉터가 눈에 띌 수 있다. 귀 앞쪽의 절개는 귓불(earlobe)을 지나, 귀 뒤의 이갑개 홈(conchal groove)을 따라 올라가서, 이갑개 상부에서 수평으로 후두부 모발선 쪽으로 수평절개하여 두피 속 또는 후두부 모발선을 따라 절개는 연장된다(그림 12-11). 피부절개 후 피하층 박리를 하여 피부판을 거상하는데, 귀 앞쪽은 표재근건막층(SMAS) 위로 피하박리를 하고, 측두부는 모상건막(galea) 위쪽 피하박리를 하며, 귀 뒤쪽은 활경근(platysma) 위 피하박리를 시행하여 환자의 피부처짐과 주름 정도에 맞추어 피하박리 범위를 정한다(그림 12-12) 피하박리 후에는 피부판을 효과적인 올바른 방향으로 재배치하기 위해 귀 앞, 측두부, 귀 뒤에 주요 봉합(key suture)을 하고 남는 잉여 피부를 절제한 후 봉합한다. 피부봉합 전에 혈종을 예방하기 위해 배액관을 두고, 수술 후에는 압박붕대로 감아준다. 또한 근래에는 단순 피하 안면거상술로 끝내는 것이 아니라 수술 중 바닥에 보이는 표재근건막층(SMAS)에 중첩봉합(plication)을 하거나 부분적으로 일부 절제하고 봉합하기도 하며, 고리(loop)봉합을 이용하기도 한다(그림 12-13).

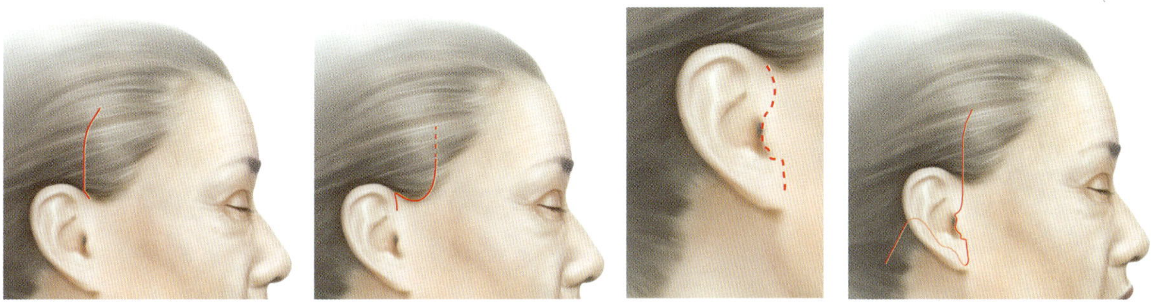

그림 12-11 피하 안면거상술 도안

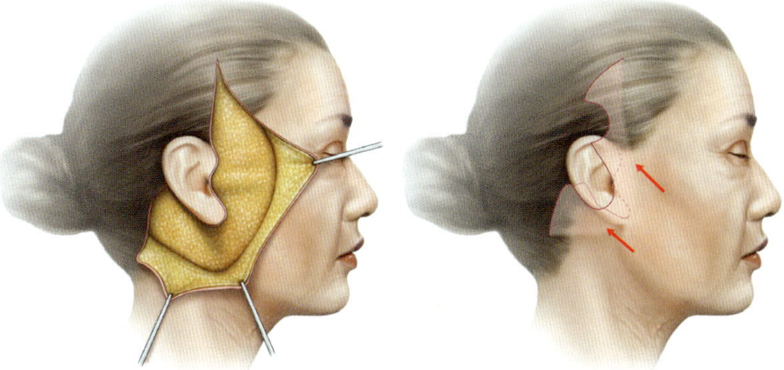

그림 12-12 피하 안면거상술 박리 및 거상

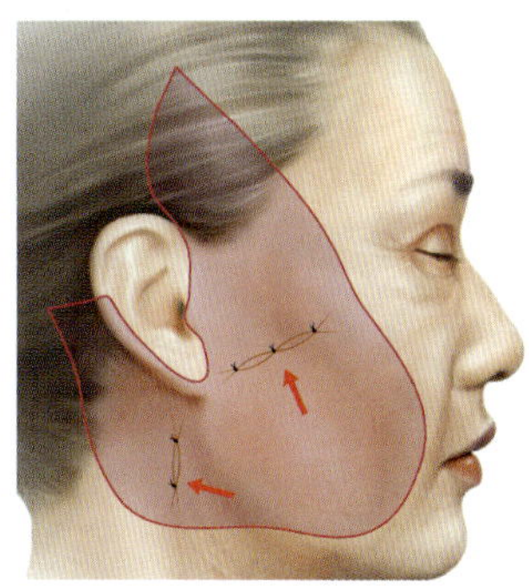

그림 12-13 피하 안면거상술 및 중첩봉합

2) MACS 안면거상술(MACS lift)

MACS (minimal access cranial suspension) 안면거상술은 앞서 설명된 피하 안면거상술 방식에서 고리봉합(loop)과 주머니끈 봉합(purse strung suture)을 이용하여 심부조직을 당겨올려 재배치하므로 늘어진 중안면부를 개선한다(그림 12-14).

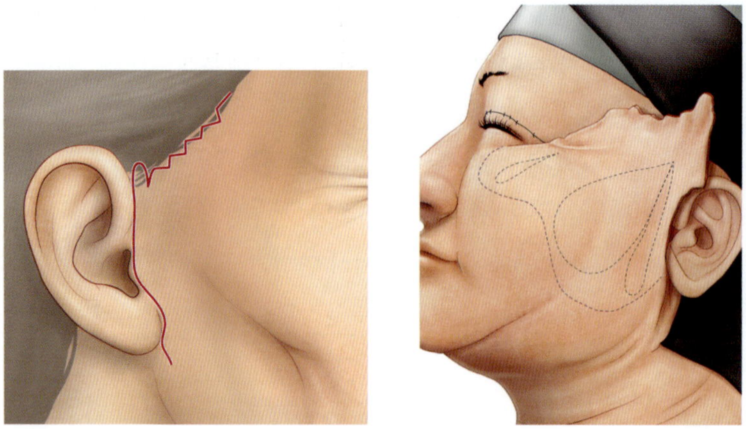

그림 12-14 MACS 안면거상술

수술방법은 귀앞 절개와 측두부 모발선 절개를 통해 피하조직층 박리를 시행하고, 위의 봉합방식으로 처진 중안면부를 당겨 올리므로 귀뒤쪽 절개와 박리는 필요없이, 귀앞과 측두부 모발선의 연결된 절개를 통해 피하층 박리를 5~6cm 정도 시행한다. 그후 표재근건막층(SMAS) 조직의 안쪽으로 고리봉합 3개를 수직(vertical), 사선(oblique), 관골 쪽으로 걸어두고, 주머니끈 봉합은 이주(tragus) 앞에서 심측 측두건막에 고정점을 두어 얼굴 아래로 내려가면서 U-자 모양으로 고리를 만들고 다시 시작위치에서 매듭을 고정한다. 그 후 피부판을 효과적으로 윗쪽 방향으로 당겨 올리고, 남는 피부는 절제 후 배액관을 삽입하고 피부봉합해 준다. 목의 처짐이나 주름이 심하지 않으면서 팔자주름, 입가주름, 턱밑살 등 중안면부의 처짐이나 주름에 효과적으로 적용할 수 있지만, 봉합사의 현수(suspension) 봉합방식에 의존하므로 그 효과가 오래 지속되지 못한다는 단점이 있다.

3) SMAS 안면거상술(SMAS facelift)

기존 고식적 방법의 피하 안면거상술 개념에서 안면거상술에 있어 표재근건막층(SMAS)의 중요성이 인식되고, 심부조직인 SMAS층의 조작으로 인해 얼굴 전반적 피부처짐과 깊은 주름에 대한 개선의 결과가 더 좋아졌으며, SMAS층의 조작으로 인해 유지인대(retain ligament)의 광범위한 박리와 더불어 안면거상술이 한층 더 발전하는 술식이 되었다. SMAS 안면거상술은 수술방법에 따라 외측 SMAS 절제술(lateral SMASectomy), 광범위 SMAS 안면거상술(extended SMAS facelift), 상부 SMAS 안면거상술(high SMAS facelift)로 나눌 수 있다. 이들 수술은 모두 중안면과 하안면 거상술 처럼 측두부, 귓불, 귀뒤, 후두부 절개를 시행하여 피하층 박리를 통해 피부판을 거상한 후, SMAS층을 어떻게 조작하느냐에 따라 수술방법이 달라지는 것이다. 외측 SMAS 절제술(그림 12-15)은 이하선(parotid gland)의 앞쪽 가장자리를 덮고 있는 SMAS를 2-4 cm 정도 절제한 후 이하선을 덮고 있는 단단한 근막에 고정해줌으로써 평행한 방향의 팔자주름, 수직방향에 놓여 있는 턱밑살, 중안면의 주름을 개선할 수 있다. 또한 SMAS를 박리하여 피판으로 거상하지 않기 때문에 SMAS가 찢어지거나 수술 후 벌어지는 재발이 적어 안전한 반면, 피부조직이 얇은 환자나 피부처짐이 심한 경우에는 결과에 한계가 있다.

광범위 SMAS 안면거상술(그림 12-16)은 관골의 관골체와 관골궁에서부터 SMAS를 분리하고 대관골근(zygomaticus major)의 내측까지 박리하여 관골의 뼈막에 고정해주므로 팔자주름, 볼살, 턱밑살뿐만 아니라 처진 협부지방(buccal fat)도 위쪽으로 재배치할 수 있는 보다 효과적인 수술방법이다. 피하층뿐만 아니라 SMAS층을 각각 거상하기 때문에 두 층을 각각 필요한 다른 방향으로 당겨 올려 고정할 수 있으므로 그만큼 효과가 더 좋은 것이다. 그러나 수술시간이 오래 걸리고, 안면신경 손상의 위험이 있으며, 수술이 복잡하다는 단점이 있다. 상부 SMAS 안면거상술(그림 12-17)은 귀앞 절개에서 피하층 박리는 2-3 cm 정도만 시행하고, 더 앞쪽으로는 SMAS층 심부로 진행하여 SMAS층을 박리하다가 다시 피하층 박리를 시행하므로, 피하층-SMAS층-피하층 박리로 이루어지는 하나의 거상층이 된다.그러므로 앞서 설명된 광범위 SMAS 안면거상술보다는 비교적 간단한 방법이나, 피부판과 SMAS가 한 방향에 의존해야 하는 단점이 있다. 노화로 인한 중안면부의 위축은 광대지방(malar fat)의 위축과 처짐으로 인한 중안면의 처짐으로 이어진다면, 중안면부를 이루는 광대지방을 효과적으로 당겨 올려주면서 볼륨도 보강해줄 수 있다는 점에서 상부 SMAS 안면거상술을 통해 관골지방을 거상하기 용이하게 한다.

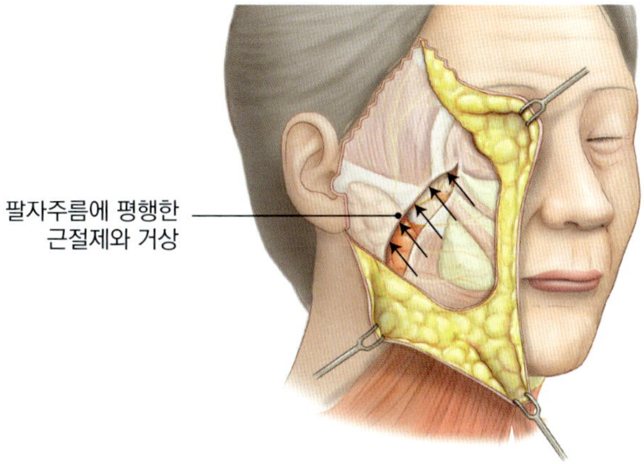

그림 12-15 외측 SMAS 절제술

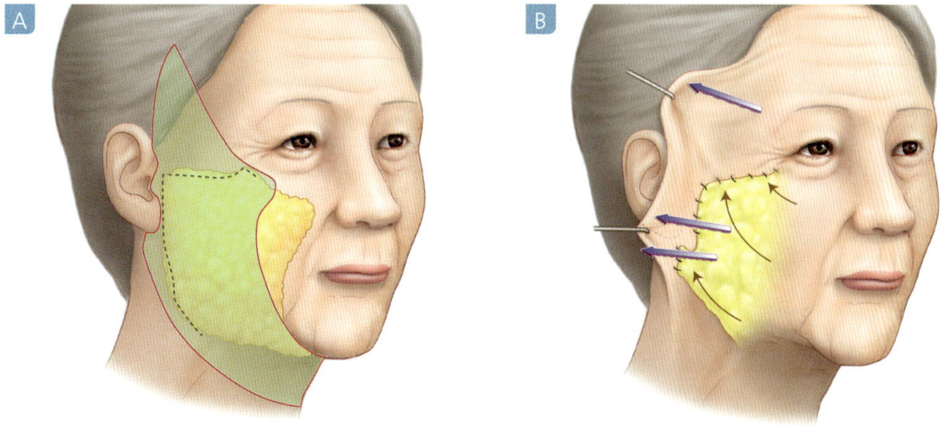

그림 12-16 광범위 SMAS 안면거상술 박리범위와 거상(A), 광범위 SMAS 안면거상술(B)

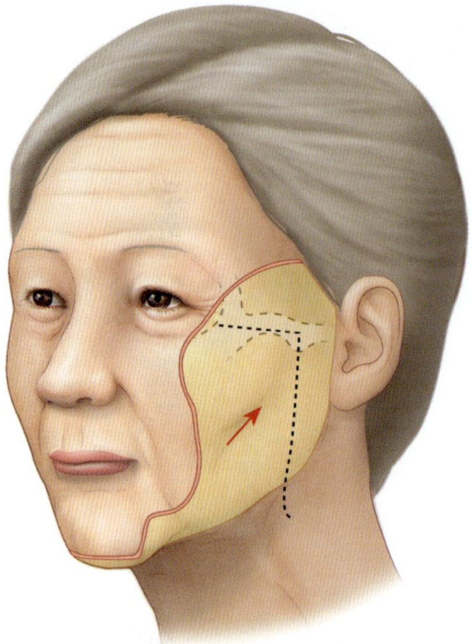

그림 12-17 상부 SMAS 안면거상술

5. 목거상술(Neck lift)

목의 노화에 따른 특징적 소견으로는 목 피부의 처짐, 활경근(plastysma)의 띠(band)와 이완, 턱밑 지방(submental fat), 턱밑선(jowls)의 처짐 등 다양하다(그림 12-18).

활경근은 얼굴의 SMAS층과 연결되고, 부분적으로 하악골의 하악 체부와 하악각 부위에 부착되며, 아랫입술을 내리는 역할을 하고, 안면신경(facial nerve)의 목가지(cervical branch)의 지배를 받는다(그림 12-19).

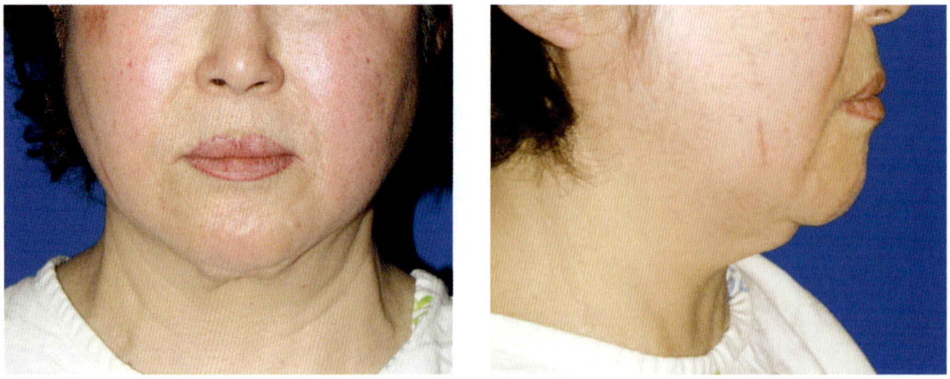

그림 12-18 목의 노화 변형

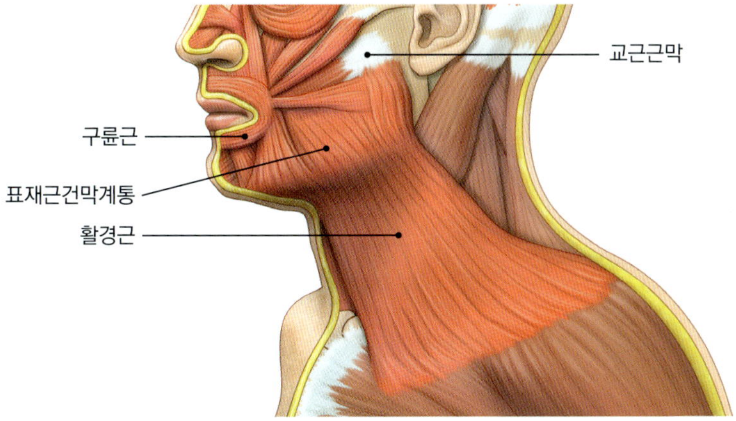

그림 12-19 목의 천층 해부도

활경근은 목 앞쪽에서 근 섬유들이 합쳐져서 역-V자 형태를 만드는데, 3가지 변이(그림 12-20) 중 하악골 중앙 아래 1-2 cm 부위에서 근육이 합쳐지는 경우가 75%로 가장 많은 형태를 보인다. 활경근은 뼈와 접촉이 적고 SMAS와 연결되어 목까지 이어지므로 활경근과 SMAS가 느슨해지면 목 부위까지 같이 늘어나게 되어 목띠(band)를 형성하게 되는 것이고, 하악 중격(mandibular septum)의 처짐에 의해 턱선이 처지는 턱밑선(jowls)도 형성되는 것이다(그림 12-21).

그러므로 이상적인 수술결과를 얻기 위해서는 목뿐만 아니라 안면부의 노화도 같이 고려해야 하는데, 실제로 목 부위만 노화가 진행된 경우는 매우 드물기 때문에 적절한 안면거상술을 함께할 때 목거상술의 효과가 극대화될 수 있다. 피하지방의 제거와 피부-근육 간의 부착해소를 위해 지방흡입술을 시행해주는 것도 목거상술에 효과적이다. 동양인의 경우에는 하안면부와 목의 주름과 피부처짐이 동반되는 경우가 많기 때문에 하안면부와 목은 단순히 피부만 늘어져 있지 않고, SMAS와 활경근이 같이 탄력을 잃고 약화되어 있기 때문에 늘어진 피부의 절제뿐만 아니라 SMAS와 활경근을 효과적인 부위와 방향으로 당겨줘야 좋은 결과를 얻을 수 있다.

하안면부와 목을 같이 거상하는 방법은 앞서 다양한 방법의 거상술로 소개되었으므로, 여기서는 최소 절개와 박리의 하안면과 목거상술(minimal invasive lower face & neck lift)을 소개한다(그림 12-22).

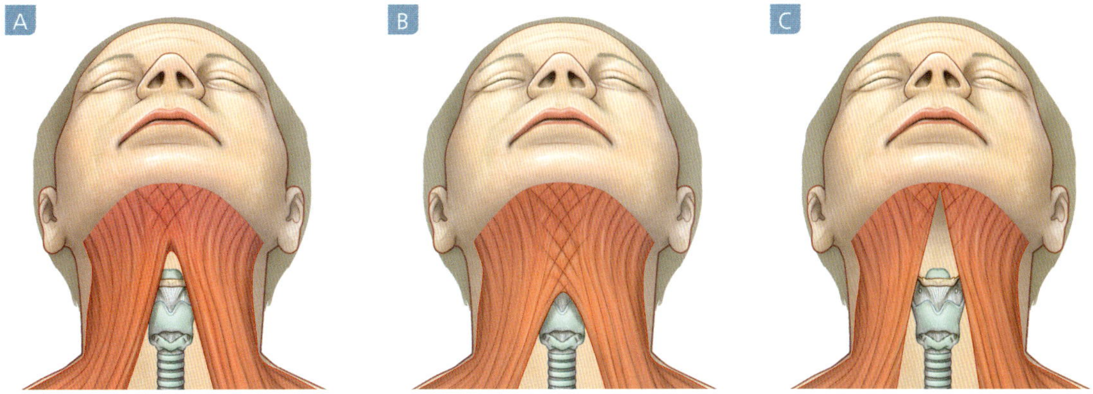

그림 12-20 활경근의 3가지 변이

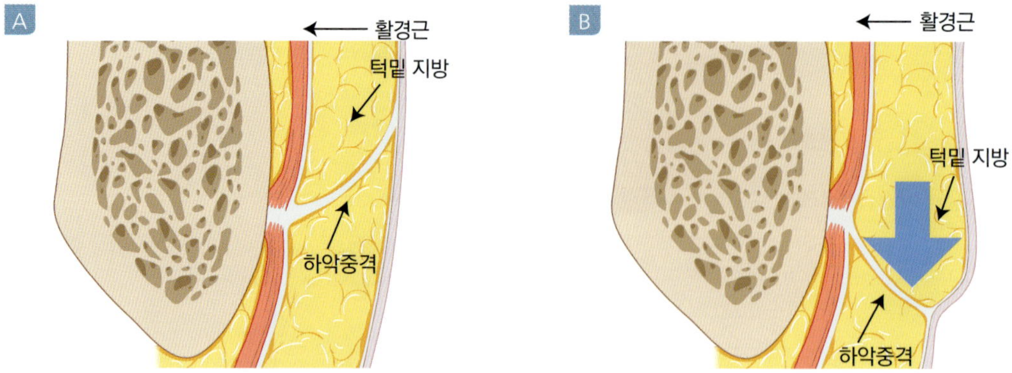

그림 12-21 하악 중격의 처짐에 의한 턱밑살

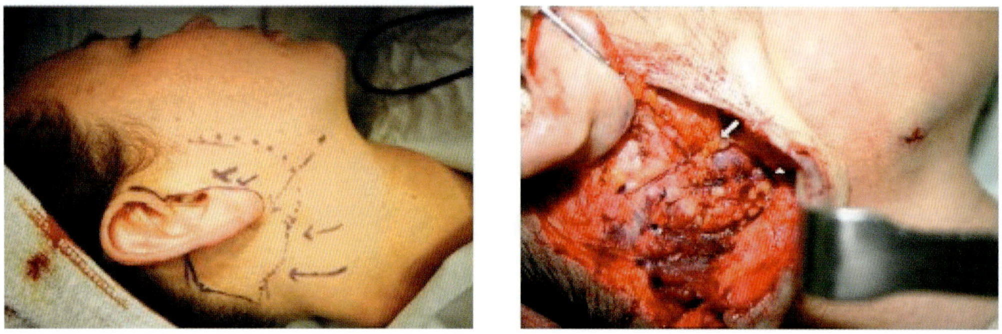

그림 12-22 최소 박리 하안면과 목거상술

수술방법은 귀앞, 귀뒤, 후두부 모발선을 잇는 피부절개 후 피하층 박리를 한 후, 피부와 근육을 양방향으로 충분히 당겨지게 한다. 귀 앞에서는 SMAS를 일부 절제한 후 당겨 봉합하고, 귀밑과 귀뒤에서는 활경근을 뒤와 위로 당겨 늘어진 목 처짐이 해결되는 범위에서 현수봉합(suspension suture) 해준 후 남는 피부를 절제하고 봉합해준다(그림 12-23). 드물게 얼굴보다 목의 노화가 심하여 목지방과 주름만 제거하는 경우도 있는데, 이때는 턱밑 절개를 통해 지방을 제거한 후 활경근을 모아서 조절해 주거나(그림 12-24), Z-성형술을 이용한 피부와 근육을 직접 절제하는 방법(그림 12-25)으로 수술해준다.

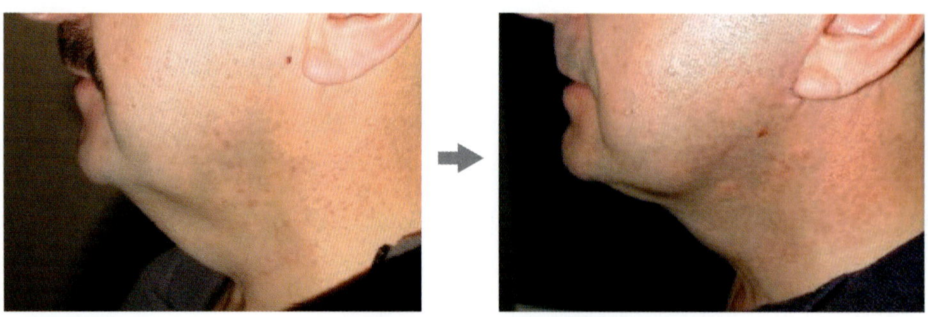

그림 12-23 목거상술 증례

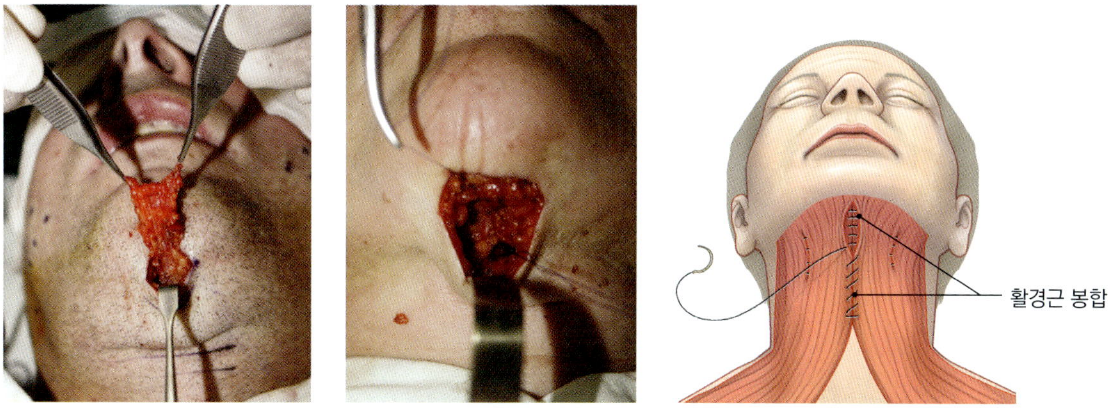

그림 12-24 목지방과 주름제거술

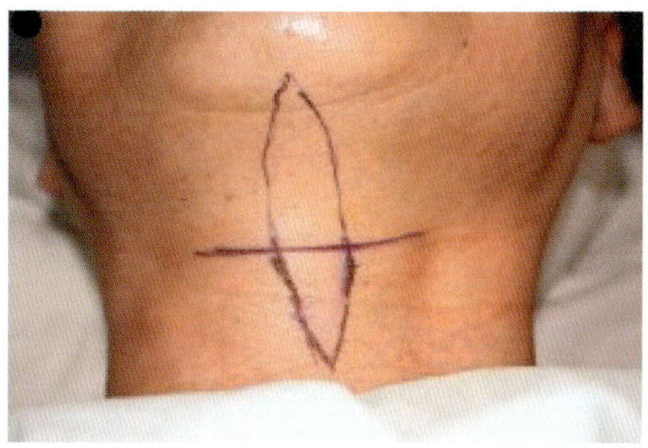

그림 12-25 목 피부와 근육 직접제거술

6. 실 거상술(Thread lift)(그림 12-26)

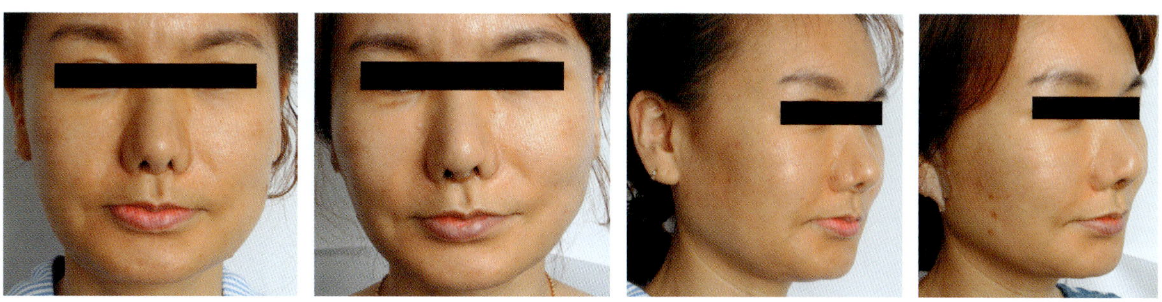

그림 12-26 실 거상술(실리프팅) 증례

실 거상술은 특수하게 제작된 실과 바늘을 이용하여 늘어진 피부와 처진 주름을 개선하는 방법이다. 실에 미세한 돌기가 있으므로 개선하고자 하는 주름 방향대로 실을 삽입하면 연부조직에 실의 돌기가 고정되고, 실을 당기는 방향대로 연부조직이 거상되어 처짐과 주름을 개선하는 것이다(그림 12-27).

실의 종류도 다양하지만, 특히 실 표면의 돌기(cog,barb)의 형태, 두께, 간격, 밀도에 따라 다양한 종류의 실들이 있다(그림 12-28).

일반적으로 피부절개가 필요없으며, 국소마취나 수면마취로 1시간 정도의 시술시간이 소요되고, 시술 직후 결과를 확인할 수 있으며, 일상생활이 바로 가능하다는 장점이 있다. 그러나 안면거상술에 비해서는 수술효과가 적고, 결과가 오래 지속되지 않으며, 실이 만져지거나 피부표면이 불규칙한 변형을 일으키는 등 단점이 있다. 그러므로 피부처짐이나 주름이 심하지 않은 환자 중 수술을 거부하거나 빠른 결과를 보고 싶어하는 환자에게 시술하며, 시술결과에 대해서도 미리 상의해야 한다.

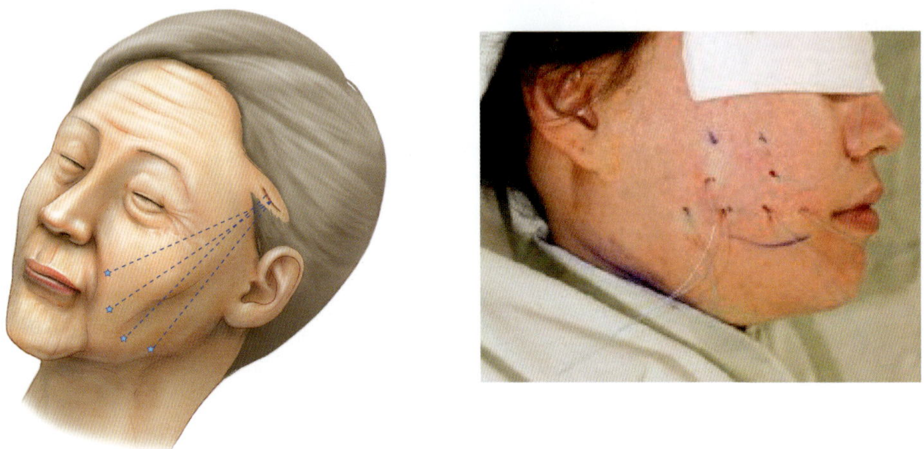

그림 12-27 실 거상술

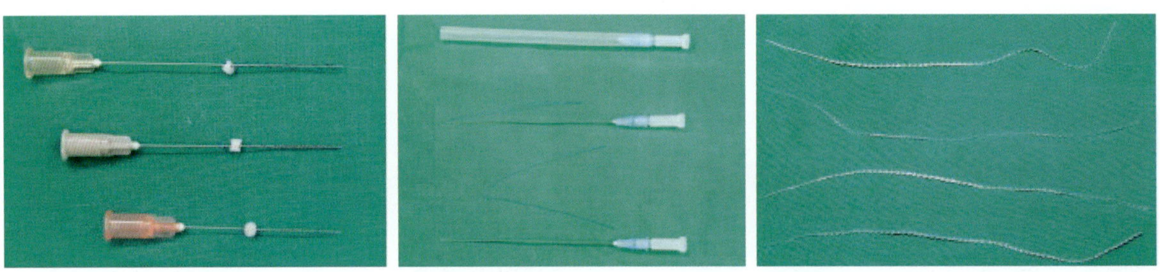

그림 12-28 실의 다양한 종류

7. 수술 전 관리

안면거상술을 시행할 때는 얼굴 전체의 주름과 처짐을 종합하여 수술 전에 충분히 상담하여야 하며, 주름과 처짐의 정도에 따라 수술방법이나 수술범위가 다르기 때문에 수술할 의사와 상의하여야 한다.

상담 후 수술일정이 잡힌 환자에 대해서는 당뇨, 고혈압, 갑상선 질환 등 전신질환을 앓고 있거나 만성질환으로 복용 중인 약이 있으면 상의하여 전신상태를 좋게 유지시켜야 한다. 수술 전에 항응고제, 혈전용해제, 호르몬제, 혈액순환제, 한방성분의 약을 평소 복용하고 있는 경우에는 수술 중 출혈 경향을 높이므로 수술 1-2주 전에 중단하게 하고,

흡연과 음주는 상처회복에 좋지 않으므로 수술 1주일 전부터 금연과 금주하는 것이 좋다(그림 12-29).

수술 당일에는 마취의 종류에 따라 금식시간이 필요한데, 국소마취의 경우에는 평소와 같이 식사를 하면 되지만, 수면마취의 경우에는 6-8시간 정도의 금식시간을 가져야 하며 고혈압, 갑상선 약은 평소대로 복용하도록 한다. 수술 당일에는 얼굴 화장을 해서는 안 되고, 귀걸이와 목걸이 등 악세서리 착용을 금지시키며, 손발톱 매니큐어와 속눈썹 연장술은 제거하고, 수술 후 사용할 수 있는 스카프, 모자, 선글라스, 마스크를 준비하게 한다. 수술 당일 환자가 병원에 도착했을 때는 앞서 안내했던 지시대로 준수했는지 확인하고, 악세서리와 귀중품을 따로 보관한 후 수술복으로 갈아입힌다.

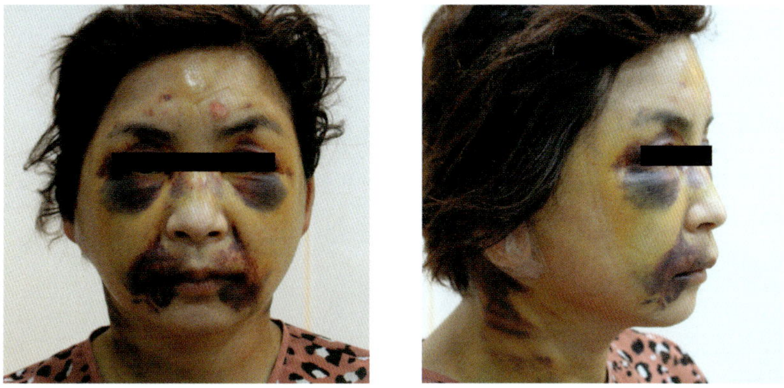

그림 12-29 수술 후 심한 멍

수술방법이나 수술범위에 따라 수면마취 또는 전신마취하에 수술하므로, 전신마취의 경우에는 환자의 혈액검사, 방사선검사, 심전도검사 등 전신상태를 검사해야 하며, 안면거상술에 맞추어 환자의 수술 전 임상사진을 찍은 후 총론에서 설명된 수술과 마취에 대한 일반적 동의서와 함께 안면거상술에 관련된 수술동의서(그림 12-30)도 받는다.

8. 수술 후 관리

수술부위에는 많은 혈관과 신경들이 주행하므로 수술 후 출혈이나 혈종이 발생하지 않고 부기 경감을 위해 수술부위 압박이 되게 붕대 또는 반창고로 고정해주며, 배액관을 잘 관리해야 하고, 수술 후 안면신경 손상여부를 검사한다. 전신마취를 시행한 경우에는 수술 후 1-2일간 입원치료를 하고, 수술 후 5일분의 항생제, 진통소염제, 소화제를 처방한다. 봉합사는 얼굴의 경우 5-7일 후 제거하고, 두피 속은 10일 전후 제거하므로, 수술 후 정기적으로 외래를 방문하여 상처치료와 봉합사를 제거한다. 봉합사를 제거할 때까지 수술 후 첫 이틀간은 냉찜질을 하여 부기를 줄이고, 3일부터는 온찜질을 하면 혈액순환과 부기 회복에 좋다. 취침 때에는 머리를 높일 수 있게 베개를 높게 베고, 수술 부위를 만지는 일이 없도록 하며, 술과 담배는 염증을 유발시키고 혈액순환을 방해하여 상처치유에 좋지 않다.

운동, 사우나 등은 수술 후 1달 후부터 시작하는 것이 좋고, 3-6개월 정도 지나면서 최종 결과가 만들어진다. 수술 후에도 수술 전에 촬영했던 임상사진을 봉합사 제거 후와 외래 경과관찰 때 촬영한다.

등록번호 :
이　　름 :
생년월일 :
병　　실 :

안면거상술 동의서

K성형외과병원
K-plastic surgery hospital

1. 수술 목적 및 필요성, 장점

2. 수술 설명(과정 및 방법)

3. 수술 전/후 주의사항

안내문과 함께 설명을 들었음.

4. 수술로 발생할 수 있는 후유증 및 합병증

 # 수술의 일반적 부작용

① 출혈, 혈종, 멍 → 수혈
② 감염
③ 수술부위 흉터
④ 재발(주름을 없애는 것이 아니다)
⑤ 신경손상(안면신경 마비, 표정 및 감각 마비)
⑥ 피부의 괴사, 치유 후 흉터가 커짐
⑦ 이물질 및 이로 인한 염증 가능성 → 2차 제거수술 가능성
⑧ 예상하지 못했거나 희귀한 경우의 부작용이나 후유증 → 발생 시 설명

1) 이마거상술

① 탈모(머릿속 흉터)
② 신경손상(이마, 눈썹의 운동 및 감각이상)
③ 토안증(눈 안 감김)

2) 하안면 및 목거상술

① 얼굴 피부괴사
② 신경손상(안면부 감각 및 운동 이상)
③ 귀변형
④ 얼굴 중앙으로 갈수록 펴지는 결과 떨어지고 한계 있다.
⑤ 입 주변은 움직임 많은 곳이라 결과에 한계가 있다.
⑥ 레이저, 피부관리, 보톡스, 필러 등으로 계속 관리

3) 전체 안면거상술

① 탈모(머릿속 흉터, 절개선부위)
② 신경손상(이마, 눈썹 및 안면부의 운동 및 감각이상)
③ 토안증(눈 안 감김)
④ 얼굴 피부괴사

4)실 거상술

① 체형과 체질에 따라 결과에 한계가 있다.

 # 마취 부작용

(1) 국소마취
① 마취 시 통증
② 불완전 마취
③ 두통
④ 쇼크(알레르기) → 사망

(2) 수면마취
① 악몽
② 메스꺼움, 구토
③ 무호흡, 기도폐쇄 → 저산소성 뇌손상 → 사망

(3) 전신마취
① 일시적 음성변화, 경부불쾌감
② 폐렴, 무기폐, 기도폐쇄
③ 간독성, 신장독성
④ 심장마비
⑤ 마취 삽관에 의한 기관지, 인후두, 성대 및 치아 손상 -> 수술 또는 약물 치료 → 안되면 기능 손상
⑥ 사망

환　자 : ㊞

보호자(대리인) : ㊞ **(환자와의 관계:　　　　)**

K성형외과병원
K-plastic surgery hospital

안면거상술 동의서

그림 12-30 안면거상술 동의서

13 유방성형술

유방은 여성의 상징기관으로 수유 기능뿐만 아니라 여성성의 중요한 부분인데, 유방에 대한 개념과 미적 기준에서의 관점은 시대와 문화에 따라 다르다. 아름다운 유방은 여러 가지 복합적 요소가 많지만, 탄력이 있어야 하고, 부드러우며, 처지지 않아야 하고, 신체와 가슴 크기가 조화로워야 하며, 양쪽 모양이 대칭적이어야 한다. 한국 여성의 유방에 대한 표준기준치를 살펴보면, 쇄골(clavicle)의 중간지점인 흉골 절흔(sternal notch)에서 유두(nipple)까지 18-20 cm, 가슴중앙선에서 유두까지 9-11 cm, 유두에서 유방하 주름(inframammary fold)까지 5-6 cm, 유륜(areola)의 직경은 3.5-4.5 cm, 피부 표면에서 유두 높이는 5-7 mm이다(그림 13-1).

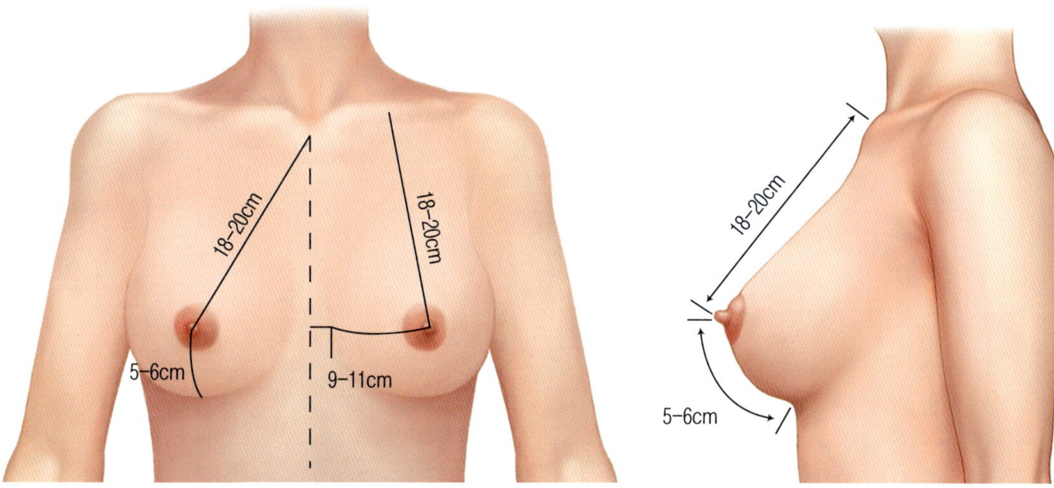

그림 13-1 유방 위치의 표준기준치

미국의 경우, 유방확대술 후 재수술율이 20% 정도 된다고 하는데, 이는 상당히 높은 수치에 해당되며, 이러한 재수술율을 낮추기 위해서는 수술 전 환자의 체형과 요구사항을 잘 파악하여 환자에 대한 철저한 문제파악과 수술계획의 수립으로 이상적인 유방을 만들어주어야 한다.

1. 유방의 해부

유방은 위로는 2-3번째 늑골, 아래로는 6-7번째 늑골, 안쪽으로는 가슴중앙선에서 1-2 cm 떨어진 흉골 외측면(lateral border of sternum), 바깥쪽으로는 앞쪽 액와선(anterior axillary line) 사이에 위치해 있으며, 겨드랑이 쪽으로 액와꼬리(axillary tail)로 연장된다. 유두는 4번째 늑간(intercostal)에 위치하며, 유방하 주름은 주로 5번째 늑간에 위치한다. 유방은 유선조직(glandular tissue), 지방조직, 결합조직, 혈관과 신경으로 구성되는데, 유방의 50-60%가 유선조직이며, 유선조직은 20-25개의 엽(lobe)과 유관(lactiferous duct)을 형성하여 유두로 개구한다. 유방이 놓이는 바닥에는 늑골 위에 대흉근(pectoralis major), 전방거근(serratus anterior), 복직근(rectus abdominis), 외복사근(external obligue)이 있는데, 대흉근은 유방성형술 때 유방 보형물을 덮어줄 수 있기 때문에 매우 중요한 구조물이다(그림 13-2).

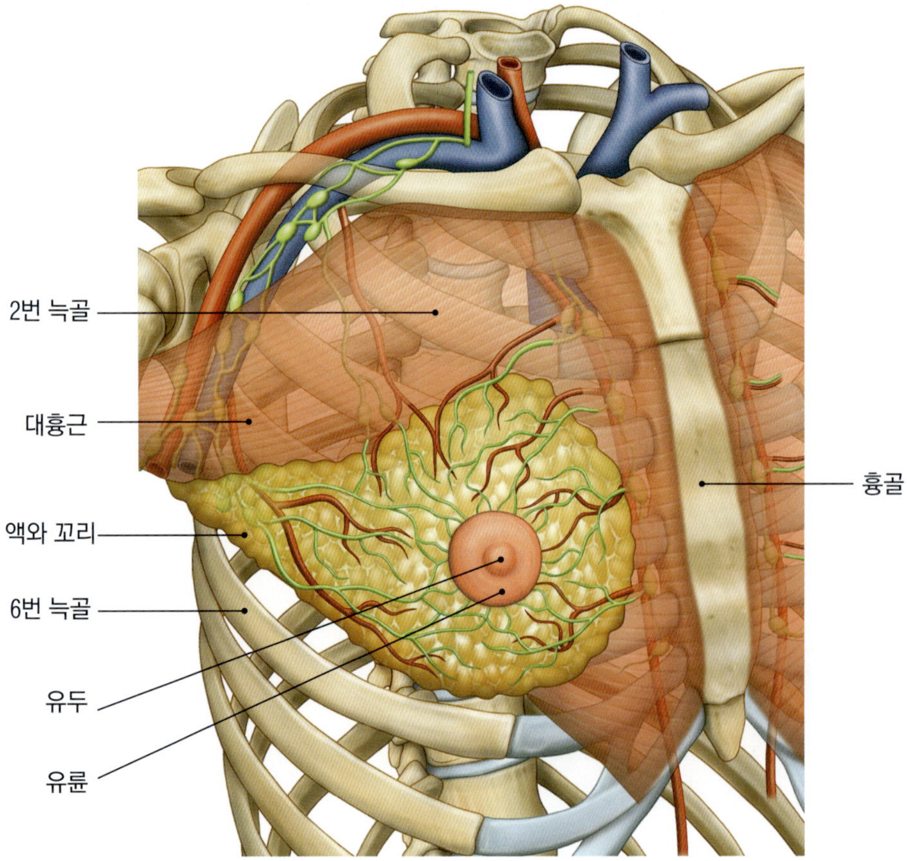

그림 13-2 유방의 위치와 해부

2. 유방확대술(Augmentation mammopalsty)(그림 13-3)

1) 수술 전 계획과 평가

환자의 기대치와 목표에 대해 수술 전에 충분히 상담하는 것이 중요한데, 그러기 위해서는 수술 전 환자의 신체 평가 및 기준치를 측정하여 의사는 환자에게 수술에 대한 올바 올바른 기대치와 정보를 주어야 한다. 수술 전에 유방크기의 비대칭, 유두와 유방하 주름의 위치, 유방 및 겨드랑이 촉진을 통한 검진, 유방하수의 정도 등을 확인해야 하고, 유방암의 위험인자가 있는 경우에는 유방암 검진을 시행한다. 또한, 우리 나라의 경우 22세 이상으로 나이제한을 두고 있다.

촉진을 통하여 유방의 유순도(compliance)를 측정하고. 연부조직 두께를 측정하기 위해 집기검사(pinch test)를 시행하는데, 무지와 시지로 유방의 상부(upper pole)를 집어보아 2 cm 이상일 때는 유선하(subglandular), 2 cm 이하일 때는 근육하(submuscular)에 보형물 삽입공간(pocket)을 고려한다(그림 13-4).

환자 유방의 계측은 앉은 상태에서 유방하 주름선, 가슴중앙선, 흉골 절흔을 표시하고 유방 계측을 하는데, 유방 폭(breastwidth, BW), 흉골 절흔에서 유두 거리(sternal notch to nipple, SSN to N), 유방 높이(breast height, BH), 유두에서 유방하 주름선 거리(nipple to inframammary fold, N: IMF), 유방간 거리(intermammary distance)를 그림과 같이 측정하여, 보형물의 선택과 유방의 대칭성을 파악한다(그림 13-5). 이상의 검사 후 피부 절개 위치와 보형물의 삽입 위치와 공간, 종류, 크기, 부피 등을 결정한다

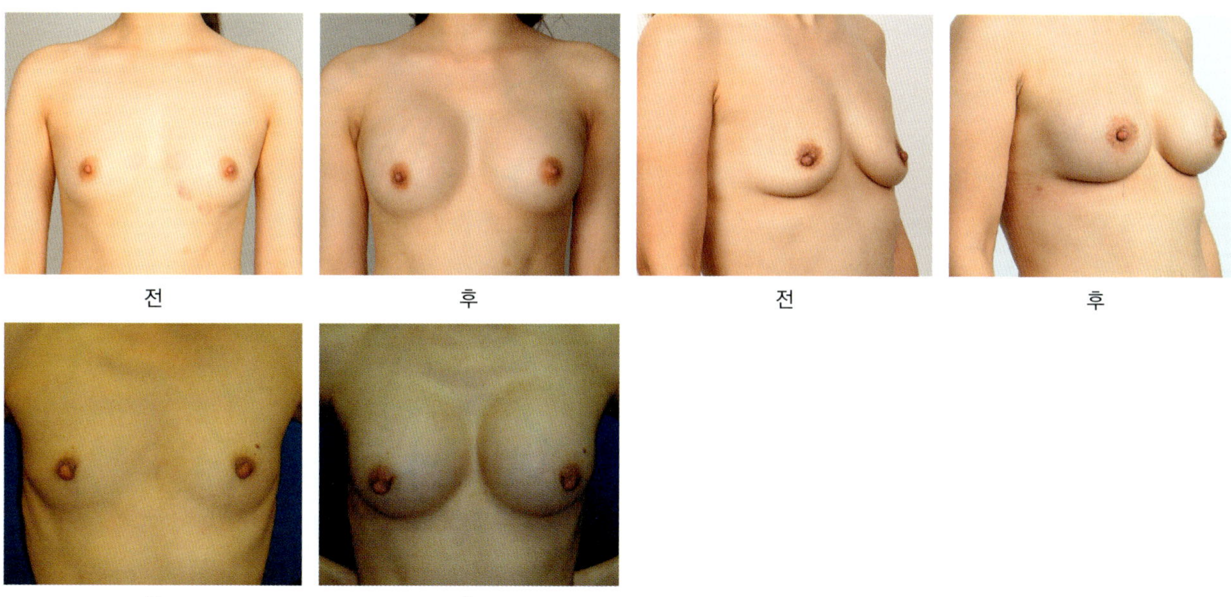

그림 13-3 유방확대술 증례

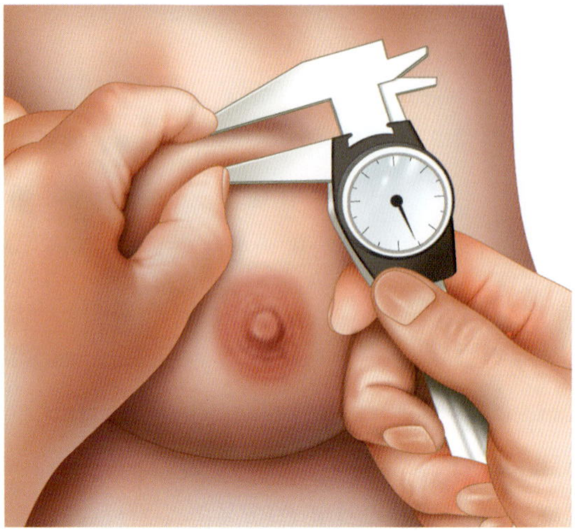

그림 13-4 집기 검사

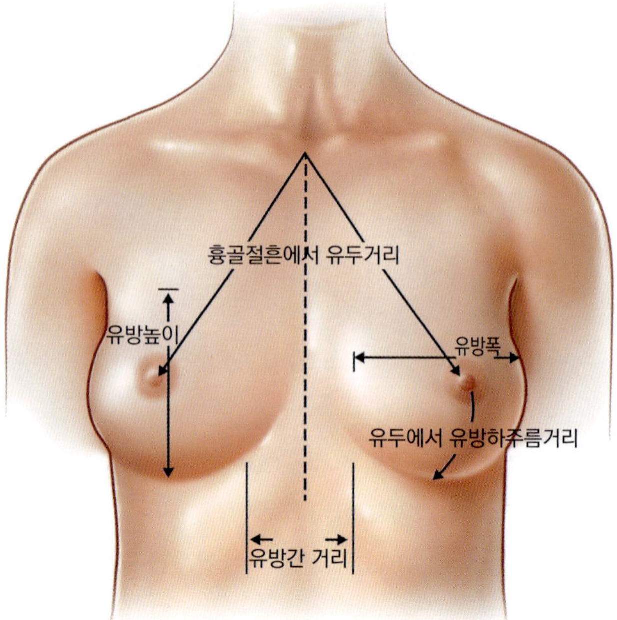

그림 13-5 유방계측

2) 유방 보형물(Breast impalnt)의 종류

(1) 보형물의 분류와 크기

보형물 내에 어떤 물질이 있느냐에 따라 생리식염수 보형물(saline implant)과 실리콘젤 보형물(silicone gel implant)로 나눠진다. 생리식염수 보형물은 작은 절개선으로 삽입하여 식염수를 충전시키므로 수술은 용이하지만, 시간이 지나면서 터질 수 있으며, 촉감이 부드럽지 못하고, 보형물이 만져질 수 있다. 반면 실리콘젤 보형물은 꾸준히 발전해오면서, 근래에 사용되는 5세대 실리콘젤 보형물은 주변 연부조직의 영향도 덜 받고, 다양한 모양과 형태를 갖추고 있다.

보형물의 크기는 수술 전 유방의 크기, 연부조직의 순응도, 환자의 요구에 따라 유방계측 결과를 기준으로 선택하는데, 브래지어 한 컵 사이즈 증가를 위해서는 130-150 cc의 부피(volume) 증가가 필요하다.

(2) 보형물 표면 질감(Surface texture)

보형물의 표면 질감에 따라 거친 표면(textured) 보형물과 매끈한(smooth) 보형물로 나눌 수 있다(그림 13-6). 최근에는 나노 거친 표면 보형물은 표면에 많은 미세기공(pore)이 있어 보형물의 삽입공간(pocket) 내에서 피막구축(capsular contracture)을 예방하고 안정화될 수 있기 위해 선택된다. 하지만 최근 엘러간(Allergan) 회사의 제품 중 거친 표면 보형물이 유방 보형물 관련 역형성 대세포 림프종(breast implant associated anaplastic large cell lymphoma, BIA-ALCL)의 발생 사례들을 보고하면서 사용 중지되었으며, 다른 회사의 거친 표면 보형물에 대해서도 사용 중지 또는 주의 당부가 있었다. 이 종양은 희귀성 면역계 암으로 조기에 수술하지 않으면 생명에 위험한 병인데, 초기 증상은 체액이 고이는 장액종(seroma)이 보형물 주변에 생기면서 가슴이 부어오른다고 한다. 최근에는 거친 표면의 장점을 유지

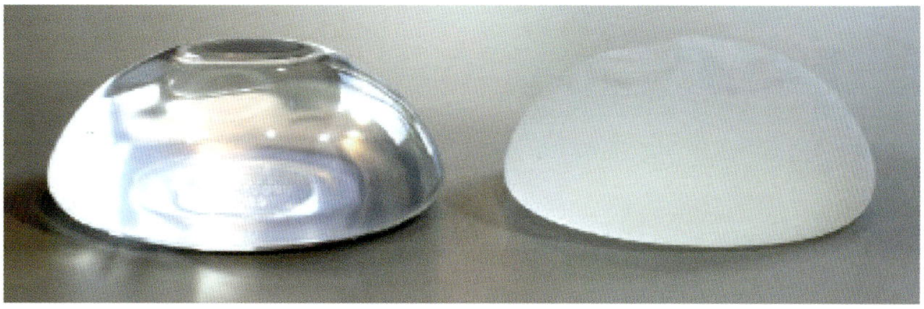

그림 13-6 매끈한 보형물과 거친 표면 보형물

하면서 이러한 문제를 해결하고자 미세한 나노입자의 표면을 가지는 보형물들이 출시되고 있다.

(3) 보형물의 모양(Shape)(그림 13-7)

보형물의 모양은 둥근(round) 보형물과 물방울(anatomic) 보형물이 있는데, 주로 둥근 보형물을 사용한다. 유방의 전체 형태에 맞춘 물방울 보형물은 유선조직이 많지 않아 유방형태가 뚜렷하지 않을 때 좋으나, 수술 절개선이 길어지고, 보형물이 움직여 회전변형(malrotation)을 일으킬 수 있다. 또한, 이러한 회전변형을 예방하려면 거친 표면을 가진 보형물로만 물방울 형태로 사용 가능한데, 최근 역형성 대세포 림프종 발생문제로 현재 그 사용이 어려워진 상태이다.

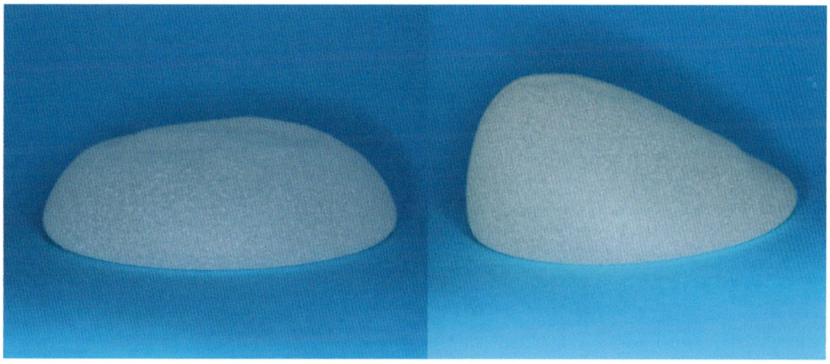

그림 13-7 둥근 보형물과 물방울 보형물

3) 피부절개의 위치

보형물을 삽입하기 위한 피부절개의 위치에 따라 겨드랑이 절개법(transaxillary incision), 유방하 주름 절개법(inframammary incision), 유륜주위 절개법(periareolar incision), 배꼽 절개법(transumbilical incision)으로 나눈다(그림 13-8).

겨드랑이 절개법은 겨드랑이의 피부주름선에 갖추어 4 cm 정도의 절개를 넣고, 유방 쪽으로 박리하므로 흉터가 겨드랑이에 가려 노출되지 않는다는 큰 장점이 있다. 그러나 절개선에서부터 유방까지 거리가 멀어 수술의 숙련도가 필요하고, 출혈이나 신경손상의 가능성이 있다. 이러한 문제점을 해결하기 위해 내시경을 이용하여 지혈과 정확한 삽입 공간을 박리하고 있다.

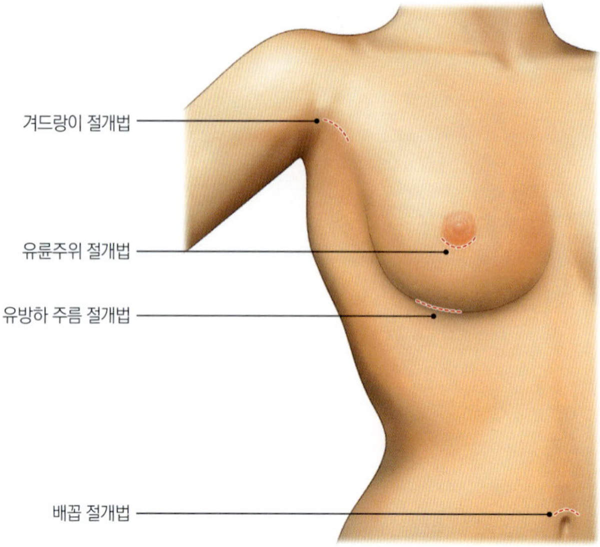

그림 13-8 피부절개의 위치

유방하 주름 절개법은 수술 전 유방하 주름선이 아니라 수술 후 새로 만들어질 유방하 주름선에 피부절개를 가하여 흉터를 눈에 덜 띄게 하는 것인데, 실리콘젤 보형물의 경우는 5 cm가량, 식염수보형물의 경우는 3 cm가량 피부절개를 가한다. 이 절개법은 피부절개 부위에서 보형물 삽입 공간까지 거리가 짧아 접근이 용이하고, 수술 시야도 넓게 확보 가능하여 신경과 혈관을 보존할 수 있다는 장점은 있으나, 가슴 밑에 흉터가 남는다는 단점이 있어 적절한 유방하수가 있어 유방하 주름의 절개부위가 가려질 수 있는 경우 적합하다.

유륜주위 절개법은 4 cm 이상의 유륜 직경이 클수록 이용하기 좋은 수술방법으로, 4 cm 정도의 피부절개를 유륜 밑에 피부와 만나는 곳에서 시행하므로 흉터를 최소화할 수 있다. 유방의 하부(lower pole)와 유방하 주름에 접근이 용이하고, 유방하수 교정술(mastopexy)을 동시에 시행할 수 있다는 장점이 있으나, 유두 감각신경의 손상, 유륜부 함몰, 유관손상으로 인한 세균감염 등의 부작용이 생길 수 있다.

배꼽 절개법은 배꼽 주위에만 흉을 남기며, 복부의 지방흡입술도 같이할 수 있다는 장점이 있으나, 생리식염수 보형물만 사용할 수 있고 실리콘젤 보형물은 사용할 수 없다

4) 보형물의 삽입공간(Pocket)의 위치

피부절개 후 보형물이 삽입될 공간의 위치는 유선하(subglandular), 근막하(subfascial), 근육하(submuscular) 층으로 나눌 수 있다(그림 13-9).

유선하층의 삽입공간에 보형물을 넣을 경우, 유방하수가 있는 경우 유방확대 효과뿐만 아니라 유방하수 교정의 효과도 있다. 하지만 연부조직의 두께가 충분하지 못하면 보형물의 가장자리가 만져지거나 쭈글쭈글해 보이는 리플링(rippling) 현상이 생길 수 있고, 매끈한(smooth) 보형물에서 피막구축(capsular contracture)의 빈도가 높은 단점이 있다.

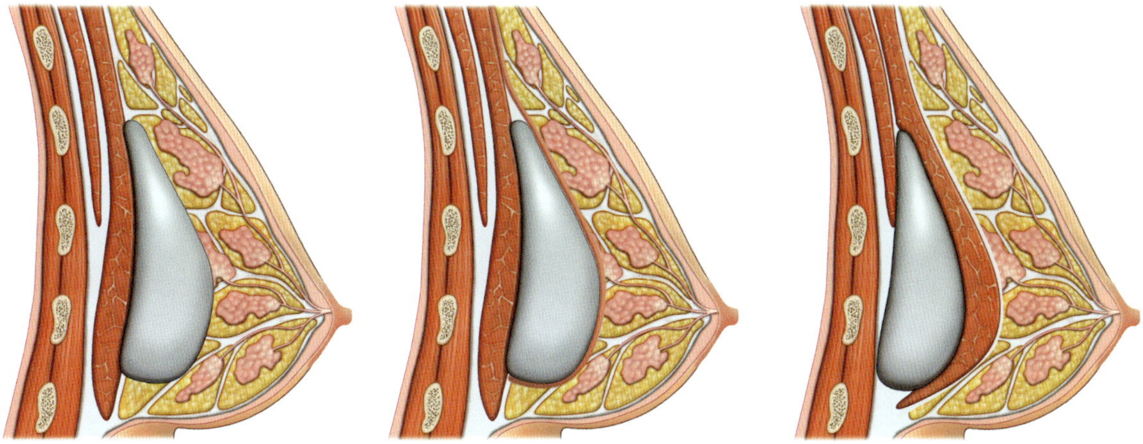

그림 13-9 보형물 삽입공간의 위치

근육하층의 삽입공간은 대흉근(pectoralis major) 밑에 삽입공간을 두므로 리플링 현상도 줄이고, 피막구축을 최소화한다. 또한 유방실질을 건드리지 않기 때문에 감염이 적을 뿐만 아니라 유방조직 자체에 반흔을 남기지 않는 장점이 있어 국내에서는 가장 일반적으로 시행되고 있다. 하지만, 대흉근 수축에 의한 animation deformity가 발생할 수 있다. 유방하수가 있는 경우 유방하방의 확장이 불가능하여 상부는 대흉근, 하부는 근막 혹은 유선하에 위치하는 이중평면 포켓(dual plane)으로 보형물을 삽입하여 하방의 자연스러운 확장을 얻을 수 있다.

근막하층의 삽입공간은 대흉근의 근막 밑에 삽입공간을 두므로 유선하층에 비해 보형물의 윤곽이 덜 뚜렷하고, 근육하층에 비해서는 근육의 움직임에 의한 보형물의 변화가 적고 통증이 덜하다는 장점이 있다. 그러나 근막을 잘 보존하기 위해 내시경을 이용하여 박리하므로 수술시간이 많이 걸린다.

5) 수술 후 합병증

수술 후 초기에는 출혈에 의한 혈종(hematoma), 체액이 차는 장액종(seroma), 늑간신경(intercostal nerve)의 손상에 의한 유두 감각변화, 염증 또는 감염이 있을 수 있다. 드물게 몬도씨병(Mondor's disease)이라는 표재성 혈전정맥염(superficial thrombophlebitis)이 발생할 수 있는데, 유방 또는 유방 주변에 띠가 만져지는 선상변형으로 증상에 따라 치료하면 수주 후 자연소실 되고, 몬도씨병은 피부절개의 위치에 관계없이 발생한다.

후기합병증으로는 유방이 단단해지면서 보형물이 만져지고 유방모양의 변형이 오는 피막구축(capsular contracture)이 있는데, 감염 또는 염증이 생길 수 있는 모든 조건에서 발생 가능하므로 수술 전, 중, 후 염증과 감염의 예방을 위한 모든 조치를 취해야 한다. 하지만, 체질적인 원인 등으로도 발생할 수 있어 완전한 예방은 불가능하다. 삽입한 보형물이 움직여 위치이상을 일으킬 수 있고, 양쪽이 비대칭일 수 있으며, 보형물이 파열(rupture)(그림 13-10) 되는 수도 있고, 보형물의 가장자리가 만져지거나 쭈글쭈글해 보이는 리플링(rippling) 현상이 있을 수 있다. 앞서 설명한 거친 표면 보형물에 의한 유방 보형물 관련 역형성 대세포 림프종(BIA-ALCL)과 같은 매우 드문 희귀병도 있다.

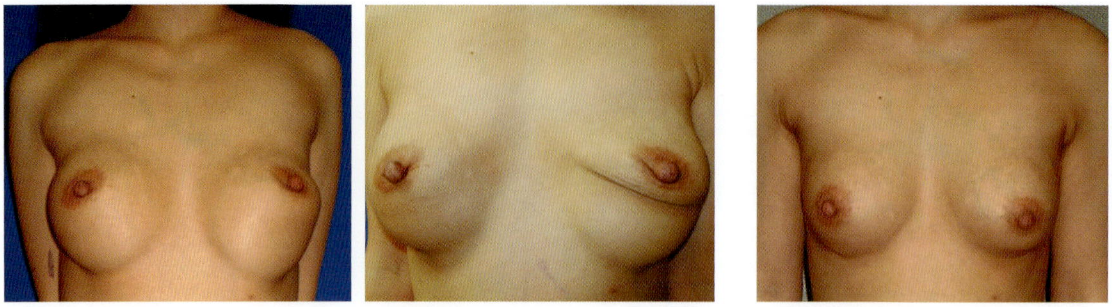

그림 13-10 위치이상과 비대칭, 보형물 파열 증례

모든 보형물은 영구적이지 않으며, 평균적인 수명을 10년에서 20년 사이로 추정하고 있어, 10년에서 20년 사이에 교체 가능성이 있다. 따라서, 수술 후에 정기적인 유방초음파나 MRI로 보형물의 문제점 발생 여부를 추적 관찰하는 것이 권유된다.

3. 유방하수 교정술(Mastopexy)(그림 13-11)

유방하수 교정술은 늘어져 처진 유방하수 상태를 거상(lifting)하여 고정(fix)시키는 유방수술이라 하여 유방고정술(mastopexy, breast lifting)이라고도 한다. 유방의 처진 정도와 조직의 양에 따라 세밀한 계획과 도안이 필요한 수술인데, 유방하수 교정술을 단독으로도 시행하지만, 유방이 작은 동양인의 경우에는 유방확대술과 함께 유방하수 교정술을 시행하기도 한다.

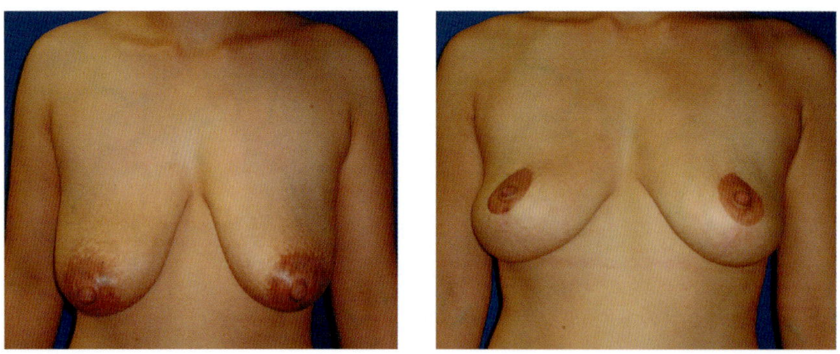

전 후

그림 13-11 유방하수교정술 증례

1) 유방하수의 분류

유방하수는 나이가 들면서 유방실질(parenchyma)이 빈약해지고, 피부가 늘어나며, 유방의 지지조직이 탄력을 잃으면서 생기는 것이다. 유방하수는 유방하 주름(inframammary fold)과 유두(nipple)의 상관관계에 따라 경증(mild), 중등도(moderate), 중증(severe) 유방하수로 분류한다(그림 13-12).

경증 유방하수는 유두가 유방하 주름보다 1 cm 이내에 처진 경우이고, 중등도 유방하수는 유두가 유방하 주름보다 1-3 cm 사이에 처져 있는 경우이며, 중증 유방하수는 유두가 유방하 주름보다 3 cm 이상 처져 있는 경우이다. 대부분의 환자들은 처지고 위축된 유방을 단순히 거상, 고정하기 위해서가 아니라 유방의 크기와 모양도 교정하기를 원하므로, 수술 전에 환자와 충분히 상담하면서 환자의 요구, 유방하수의 정도, 기본적인 유방계측을 통해 수술방법을 선택해야 한다.

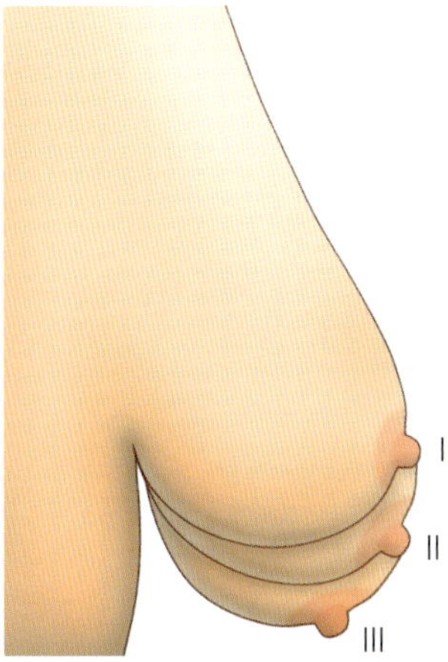

그림 13-12 **유방하수의 분류**
Grade I(경증): 유두가 유방하 주름보다 1 cm 이내에 처진 경우
Grade II(중등도): 유두가 유방하 주름보다 1-3 cm 사이로 쳐진 경우
Grade III(중증): 유두가 유방하 주름보다 3 cm 아래로 쳐진 경우

2) 수술방법

수술방법의 선택은 비교적 정상크기의 유방실질(parenchyma)을 가지고 있으면서 늘어짐이 심하지 않으면 유방하수 교정술(mastopexy)만 시행할 수 있으나, 유방실질이 적고 늘어진 경우에는 보형물 삽입을 추가하여 유방확대 하수교정술(augmentation mastopexy), 유방실질이 많고 심하게 늘어진 경우에는 유방축소 하수교정술(reduction mastopexy)을 시행한다.

유방축소 하수교정술(reduction mastopexy)과 유방축소술(reduction mammoplasty)은 수술도안이 동일하거나 비슷하여 구분이 모호한 경우가 많은데 이 경우 주된 목적이 하수교정인지 유방축소인지로 구분하면 된다.

일반적으로 흉터를 최소화 하기위해 유륜 주위로 절개선을 디자인하며, 교정양이 많을수록 수직방향, 유방하 주름으로 절개선을 확장하게 된다.

(1) 초승달형 유방하수 교정술(Crescent mastopexy)(그림 13-13)

유륜(areola) 상연에 초승달 모양의 도안을 하고, 유방의 크기와 모양에 따라 피부의 상피만 제거하거나 피하지방, 유방실질의 일부를 절제하여 피부를 봉합해 준다. 유두유륜 복합체(nipple areolar complex, NAC)의 위치를 1-2 cm 정도 올릴 수 있는데, 경증 유방하수의 교정에 이용된다

(2) 유륜둘레 유방하수 교정술(Periareolar mastopexy)

경증 또는 중등도 유방하수의 교정에 주로 이용되는 방법으로, 유방하수와 피부처짐의 정도에 맞추어 유륜둘레를 따라 유두가 계획한 위치에 올라올 수 있게 도안한다. 그후 유방의 크기와 모양에 맞추어 피부만 제거하거나 피하지방, 유방실질의 일부를 절제할 수도 있고, 유방확대를 위해 유방보형물을 같이 삽입할 수도 있다. 또한 유륜이 큰 경우에는 같이 축소할 수 있으며, 피부 봉합을 할 때는 흉터의 변형을 최소화하기 위해 주머니끈 봉합(purse-string suture)을 시행한다. 유륜주위 전체를 도넛모양으로 디자인하고 상피만 제거한 뒤 아래 쪽 피부를 "V"로 추가적으로 제거하는 도넛 유방하수 교정술(Doughnut' mastopexy)(그림 13-14)과 여기에 더하여 유방실질까지 축소하거나 재배치하는 Benelli 윤륜둘레 유방하수 교정술(Periareolar Benelli mastopexy)(그림 13-15)이 여기에 속한다.

(3) 수직형 유방하수 교정술(Vertical mastopexy)(그림 13-16)

수직형 유방하수 교정술은 유방하수 교정과 함께 유방축소술이 동시에 필요한 경우, 새로 생길 유두유륜 복합체의 위치를 새로 도안하고, 그 밑으로 피부, 피하지방, 유방실질을 절제할 수 있는 수직 도안을 하여 유방축소술을 같이 시행한다. 유륜둘레 유방하수 교정술에 비해 많은 양의 유방조직을 절제할 수 있어 유방 모양을 조절할 수 있고, 유두유륜 주

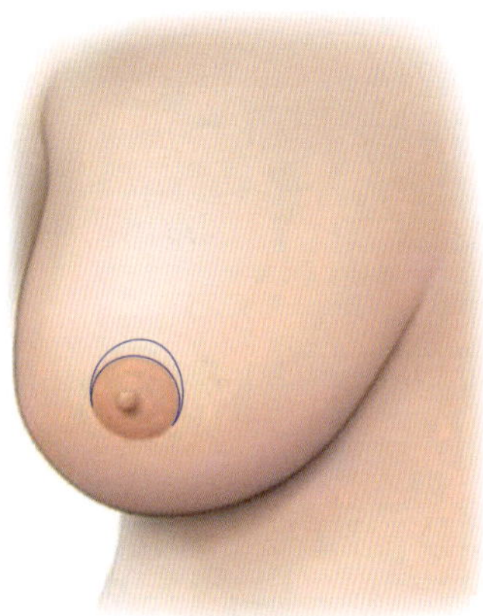

그림 13-13 초승달형 유방하수 교정술

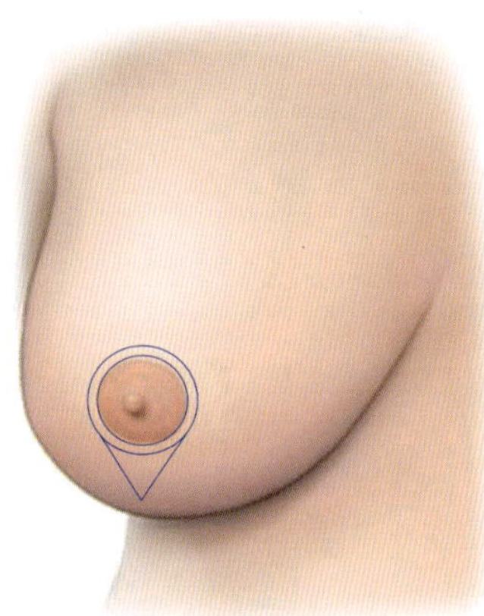

그림 13-14 도넛 유방하수 교정술

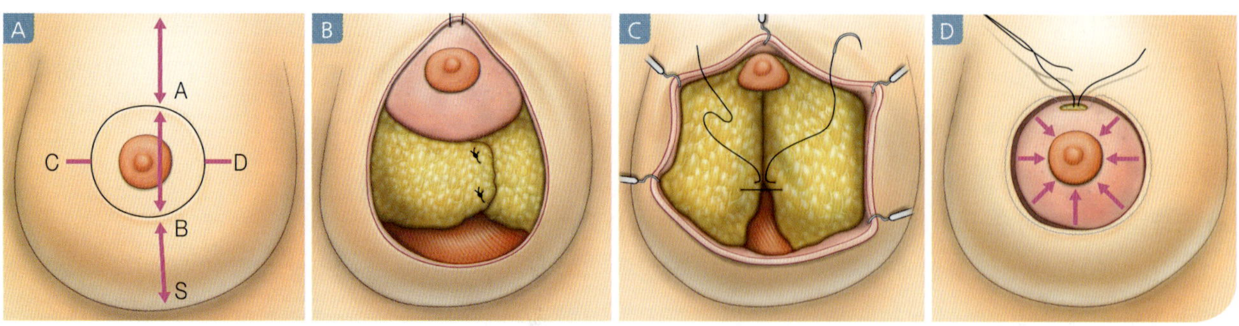

그림 13-15 Benelli 윤륜둘레 유방하수 교정술. B,C와 같이 유방실질 교정술을 포함한다.

위의 흉터와 변형을 최소화할 수 있는데, 단점으로는 유두 밑으로 긴 수직의 흉터가 남으며, 수술시간이 더 걸린다.

(4) 역-T형 유방하수 교정술(Inverted-T mastopexy)(그림 13-17)

역-T형 유방하수 교정술의 도안은 일반적으로 거대유방의 축소에 사용되는 방법으로, 피부, 피하지방, 유방실질을 많이 절제할 때 사용되지만, 유방조직의 절제가 필요 없는 심한 유방하수의 교정에도 사용된다. 그러므로 수직형 유방하수 교정술에 비해 유방조직의 절제는 용이하지만, 유방하 주름 부위에 수평 흉터를 남기게 된다.

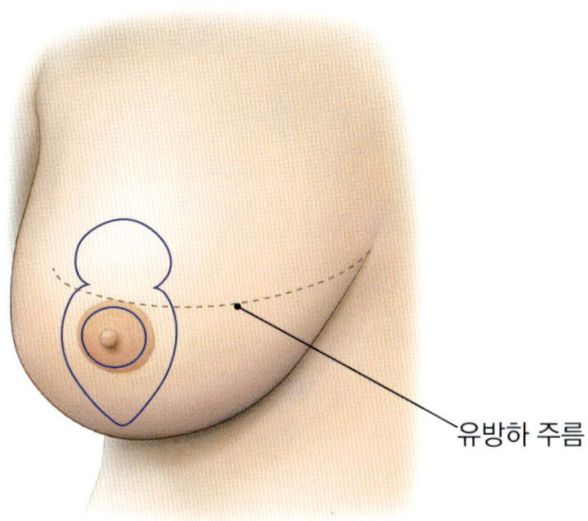

그림 13-16 수직형 유방하수 교정술

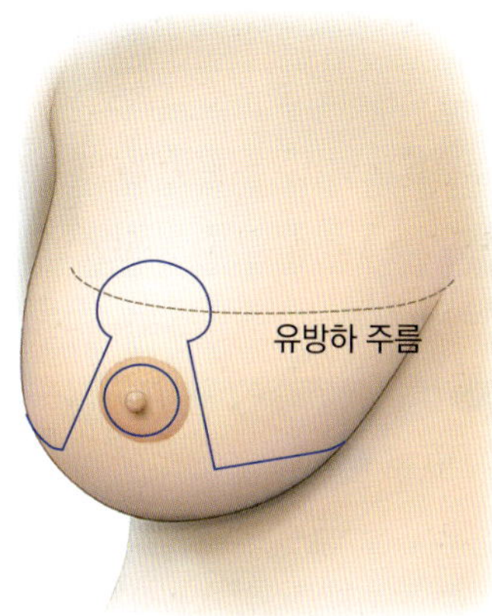

그림 13-17 역-T 유방하수 교정술

3) 수술 후 합병증

수술 후 합병증은 수술방법에 따라 차이는 있지만, 일반적으로 유두의 감각 저하와 출혈, 혈종, 장액종, 염증 또는 감염, 비대칭, 흉터 등의 합병증이 발생할 수 있다. 그 외에 드물게 유두와 유륜의 괴사가 발생할 수 있는데, 이는 유방의 혈관에 의한 혈액순환을 잘 숙지해야 예방할 수 있으며, 수술 중 안전하게 일정한 두께의 조직을 거상하여 혈액공급이 안정되어야 하고, 흡연, 당뇨, 비만, 재수술 환자에서는 주의해야 한다.

4. 유방축소술(Reduction mammoplasty)(그림 13-18)

1) 거대유방(Macromastioa)

유방이 지나치게 크면, 목과 어깨의 통증, 유방하 주름 부위의 습진 등 신체적 불편함뿐만 아니라 외형적인 면에서도 상당한 심리적 문제를 겪게 된다. 이러한 거대유방은 사춘기에 일시적 또는 영구적으로 대부분 나타나며, 비만이나 내분비계통의 에스트로겐(estrogen) 영향으로 생길 수 있다. 그러므로, 수술 전에 유방암의 가족력, 유방 방사선촬영(mammogram), 초음파검사를 시행하며, 진찰에서 유방의 비대칭, 종양, 분비물 등과 함께 유방계측을 시행한다. 수술

방법은 거대유방의 정도, 피부처짐의 정도, 환자의 나이와 전신상태, 환자의 요구사항, 수술의사의 숙련도에 따라 결정해야 한다.

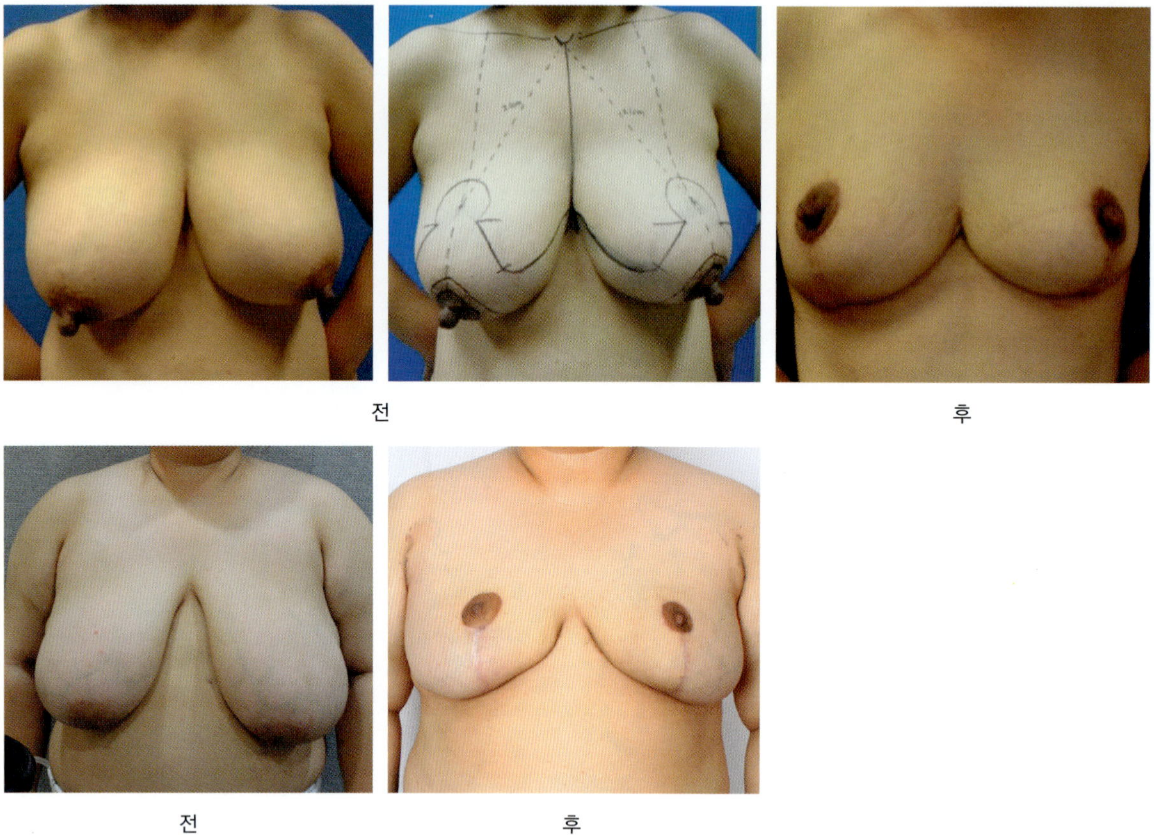

그림 13-18 유방축소술 증례

2) 수술방법

(1) 수직형 유방축소술(Vertical reduction mammoplasty)(그림 13-19)

탄력 있는 피부를 가진 중등도의 거대유방에 많이 사용되는 방법으로, 수술 도안은 앞서 설명된 수직형 유방하수 교정술의 도안과 유사하다. 수술 도안에 맞추어 피부의 표피를 제거한 후 피부절개와 박리를 하고, 필요한 양만큼 유방조직을 절제하게 되는데, 절제량이 적을 때에는 유륜 아래쪽의 유방하수조직만 수직 절제하고, 절제량이 많을 때에는 내외측으로 많이 박리하여 유방조직을 충분히 절제한다. 그후 양쪽의 모양을 비교하면서 모양을 다듬으며, 필요에 따라 지방흡입술을 시행하고, 피부봉합을 한다.

(2) 역-T형 유방축소술(Inverted-T reduction mammoplasty)(그림 13-20)

역-T형 유방축소술은 하부피판 유방축소술(inferior pedicle reduction mammoplasty)과 같은 말로서, 중등도 이상

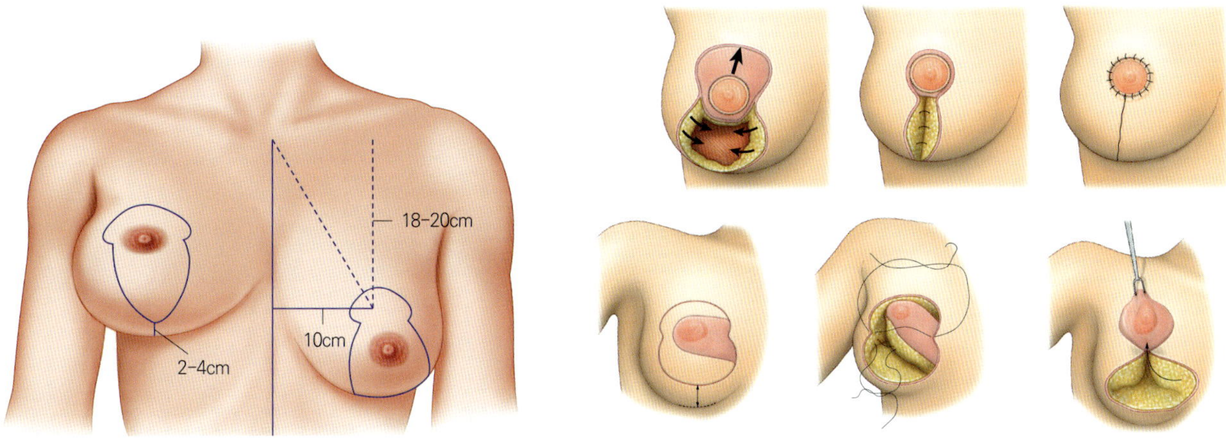

그림 13-19 수직형 유방축소술

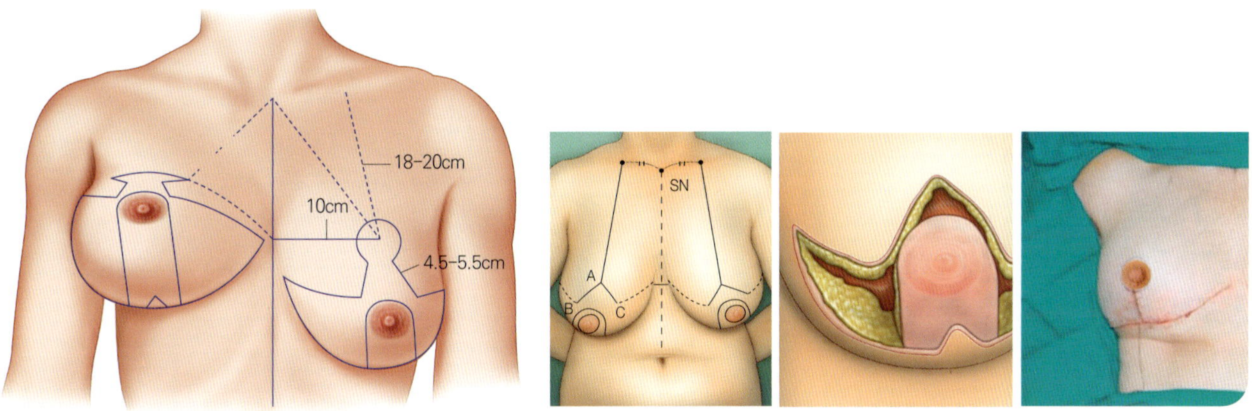

그림 13-20 역-T 유방축소술

의 중증 거대유방 또는 유방조직에 비해 피부처짐이 심한 경우에 많이 이용되는 방법이다. 수술도안은 앞서 설명된 역-T 유방하수 교정술의 도안과 유사하며, 수술도안에 맞추어 피부의 표피를 제거한 후 피부절개와 박리를 하고, 필요한 양만큼 유방조직을 절제한다. 하부 피판의 혈액순환을 위한 혈행에 방해를 주지 않는 범위에서 하부조직을 많이 절제해 주고, 양쪽의 모양을 비교하면서 모양을 다듬어 준 후 피부봉합을 한다.

(3) 유륜둘레 유방축소술(Periareolar reduction mammoplasty)(그림 13-21)

유륜둘레 유방축소술의 수술 도안도 앞서 설명된 유륜둘레 유방하수 교정술과 유사하지만, 유륜둘레 유방하수 교정술은 유방하수의 교정이 주된 목적일 때 그렇게 명명한다. 반면에 유륜둘레 유방축소술은 유방 축소를 주된 목적으로 유륜둘레 피부절개 후 유방중앙부의 혈액순환을 위한 혈행을 유지한 채, 주변의 유방조직을 절제한 후 남은 유방조직을 모아 축소된 유방형태를 만드는 것이다. 유륜이 큰 경우에는 유방축소술과 함께 유륜을 자연스럽게 줄일 수 있으

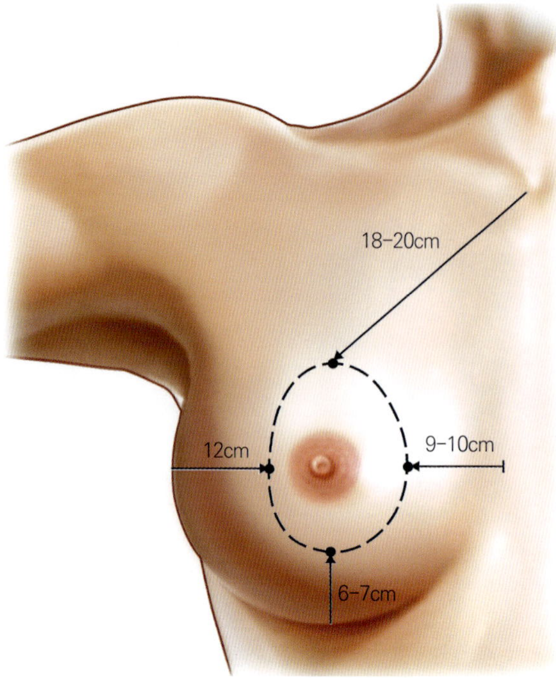

그림 13-21 유륜둘레 유방축소술

며, 유륜둘레에만 피부절개를 가하므로 흉터를 최소화할 수 있다는 장점이 있지만, 절제해 낼 수 있는 유방조직 양에 한계가 있다.

3) 수술 후 합병증

유방축소술은 피부의 박리와 조직절제량이 많아 출혈과 혈종의 발생 가능성이 높으므로 수술 중 지혈을 철저히 하고, 배액관을 두며, 압박 드레싱을 하여 출혈과 혈종을 예방한다. 수술 후 일반적 합병증인 염증 또는 감염, 비대칭, 흉터, 지방괴사 이외에도 유방하수 교정술 때 드물게 나타나는 유두와 유륜괴사가 있을 수 있고, 감각신경 손상에 의한 유두의 감각저하, 유두 밑에 조직이 충분하지 못할 경우 유두의 함몰변형도 발생할 수 있다.

5. 함몰유두 교정술(Inverted nipple correction)(그림 13-22)

유두가 함몰되는 이유는 유관이 짧거나, 섬유화(fibrosis) 조직이 유두를 속으로 당기거나, 유두의 조직이 덜 발달되어 돌출하지 못하면 함몰유두가 될 수 있다. 일반 여성의 약 3-5%에서 발견된다. 심한 함몰유두는 출산 후 수유가 어려울 뿐만 아니라 미용적으로나 위생적으로 좋지 않다.

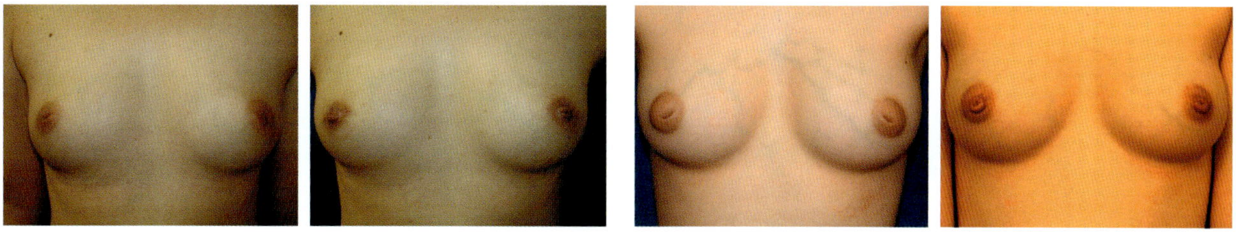

전 후 전 후

그림 13-22 함몰유두교정술 증례

1) 함몰유두의 분류

함몰유두는 증상에 따라 경증(grade I), 중등도(grade II), 중증(grade III)으로 나눌 수 있다. 경증은 유두 주위에 압력을 가했을 때 함몰된 유두가 쉽게 빠져나와 돌출이 유지되는 경우이고, 중등도는 유두주위에 압력을 가했을 때 경증보다는 어렵게 돌출은 되지만 곧 다시 함몰되는 것으로 섬유화 조직이 많으며 이것들을 박리해야 교정이 가능하다. 중증은 유두가 덜 발달되어 있고, 섬유화도 심하여 함몰된 유두를 빼내기 어려운 심한 상태이다. 이 경우 유두 자체의 조직 보강이 필요할 수 있으며, 유관이 짧아져 있는 경우 이를 절단해야 교정이 가능하다.

2) 치료방법

(1) 비수술적 방법

경증의 경우 양손 엄지를 이용하거나 유두 돌출기구(보통 모유 착즙기)를 이용하여 하루 수차례 지속적으로 돌출시키면 교정이 가능할 수도 있으며, 이 방법으로 해결이 안 되면 수술적 방법을 고려한다.

(2) 수술적 방법

함몰유두의 분류에 따라 수술방법은 달라지는데, 진단에서 중등도라고 하더라도 수술 중 증상이 심한 경우도 있으므로 상태에 맞는 수술방법이 선택되어야 한다. 일반적으로 경증의 경우에는 작은 절개를 가한 후 주머니끈 봉합(purse-string suture)으로 교정이 된다. 중등도의 경우에는 작은 절개선을 통해 유두 밑의 섬유화 조직을 유관의 손상 없이 수직방향으로 박리하여 유두의 돌출이 쉽게 되게 박리한 후, 돌출이 충분히 유지되면 주머니끈 봉합을 추가하여 교정이 되지만, 돌출이 충분히 유지되지 못하거나 다시 함몰되는 양상을 보이면 부족한 연부조직의 보충을 위해 유두 옆의 유륜조직을 이용한 삼각피판술을 추가한다(그림 13-23). 중증의 경우에는 섬유화 조직을 수직 박리하고, 짧아져 있는 유관을 부분적 또는 전체 절단하며, 부족한 연부조직은 유두 옆 유륜조직을 이용한 피판술이나 자가조직 이식으로 보충해준다. 유관 절단이 시행된 경우에는 수유 장애가 필연적으로 발생한다. 중등도 이상의 경우 수술 후에도 재발을 줄이기 위해 비흡수성 봉합사를 이용하여 유두를 별도의 돌출 유지장치에 고정하여 2-5일 유지한다.

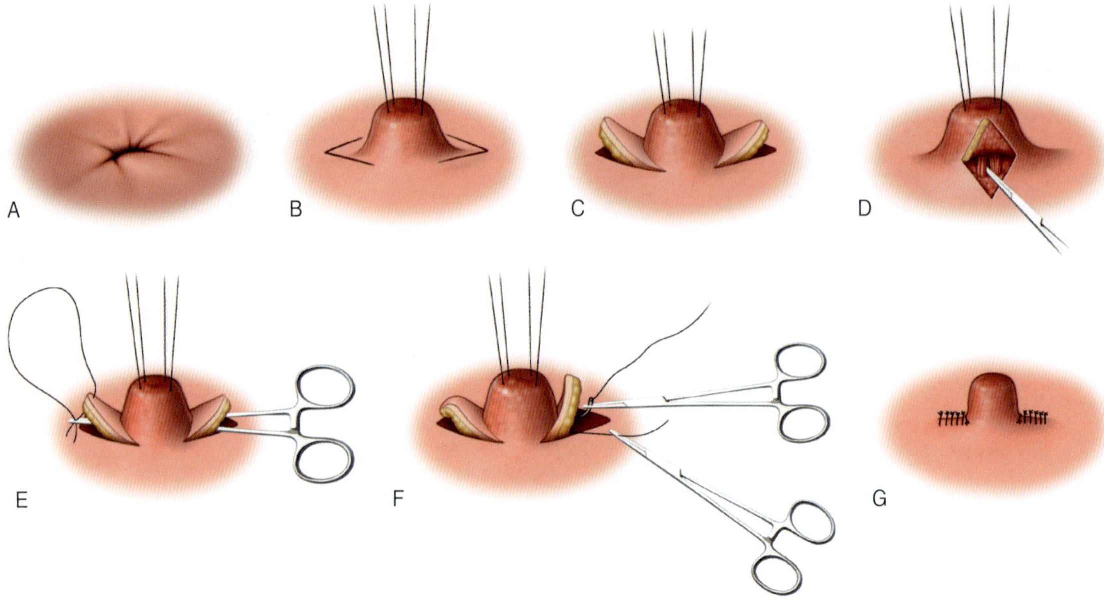

그림 13-23 삼각피판술

3) 합병증

수술 후에는 유두의 혈액순환을 잘 관찰해야 하는데, 수술로 인한 유두 주위의 조직 손상과 주머니끈 봉합에 의한 압력으로 혈행이 감소할 수 있기 때문이다. 또한 재발할 수 있고, 유관의 손상으로 인한 수유장애, 유두의 감각이상, 염증 또는 감염 등이 발생할 수 있다

6. 수술 전 관리

유방성형술을 시행할 때는 유방확대술, 유방축소술, 유방하수 교정술, 함몰유두 교정술을 각각 단독으로 시행하는 경우가 많지만, 환자의 상태에 따라서는 같이 시행하는 경우가 있으므로 수술 전에 충분한 상담과 유방계측을 통해 환자의 상태에 맞는 안전한 수술이 시행될 수 있게 준비한다.

상담 후 수술일정이 잡힌 환자에 대해서는 사전에 유방 검진력을 확인하거나 X-ray 유방촬영술이나 유방초음파를 시행하여 유방질환이 없음을 확인해야 한다. 또한, 당뇨, 고혈압, 갑상선 질환 등 전신질환을 앓고 있거나 만성질환으로 복용 중인 약이 있으면 상의하여 전신상태를 좋게 유지시킨 후 수술받을 수 있게 해야 한다.

수술 전에 항응고제, 혈전용해제, 호르몬제, 혈액순환제, 한방성분의 약을 평소 복용하고 있는 경우에는 수술 중 출혈 경향을 높이므로 수술 1-2주 전에 중단하게 하고, 흡연과 음주는 상처회복에 좋지 않으므로 수술 1주일 전부터 금연과 금주하는 것이 좋다.

수술 당일에는 마취의 종류에 따라 금식시간이 필요한데, 국소마취의 경우에는 평소와 같이 식사를 하면 되지만,

등록번호 :
이 름 :
생년월일:
병 실 :

K 성형외과병원
K-plastic surgery hospital

유방 성형술 동의서

1. 수술 목적 및 필요성, 장점

2. 수술 설명(과정 및 방법)

3. 수술 전/후 주의사항
안내문과 함께 설명을 들었음.

4. 수술로 발생할 수 있는 후유증 및 합병증

수술의 일반적 부작용
① 출혈, 혈종, 멍 -> 수혈
② 감염, 재발
③ 수술부위 흉터
④ 비대칭
⑤ 과교정, 저교정
⑥ 예상하지 못했거나 희귀한 경우의 부작용이나 후유증 -> 발생 시 설명
⑦ 이물질 및 이로 인한 염증 가능성 - 2차 제거수술 가능성

1) 유방 확대술
① 심한 감염 동반 시 보형물의 제거
② 신경손상 (유두부, 겨드랑이, 상지의 감각이상)
③ 보형물의 위치 이상
④ 삽입물의 파열 및 누출
⑤ 삽입물의 노출
⑥ 체질, 조직량 등으로 리플링 현상, 보형물 만져짐
⑦ 피막 구축(흔하다 ->보형물 제거) -> 마사지 필요 발생 시 피막 구축, 절개술 혹은 제거술 필요
⑧ 재수술
⑨ 겨드랑이 당김 현상
⑩ 비대칭
⑪ 체질적(해부학적) 변이로 인한 부작용 -> 함몰, 돌출 등의 변형
⑫ 혈전정맥염
⑬ 유방암 (역형성 대세포 림프종(BIA-ALCL)

2) 유방 축소술
① 피부괴사(유두)
② 수유장애
③ 흉이 심할 수 있다.
④ 신경손상(유두 감각 이상)
⑤ 불규칙적 피부면(함몰, 돌출)
⑥ 비대칭

3) 유방하수 교정술
① 피부괴사(유두)
② 감각이상
③ 불규칙적 피부면
④ 비대칭

4) 함몰 유두 교정
① 피부괴사(유두)
② 수유장애
③ 유두 감각 이상
④ 재발 -> 재수술
⑤ 비대칭

마취 부작용
(1) 국소마취
① 마취 시 통증
② 불완전 마취
③ 두통
④ 쇼크(알레르기) -> 사망

(2) 수면마취
① 악몽
② 메스꺼움, 구토
③ 무호흡, 기도폐쇄 -> 저산소성 뇌손상 -> 사망

(3) 전신마취
① 일시적 음성변화, 경부불쾌감
② 통증, 오심 & 구토, 치아손상
③ 폐렴, 무기폐, 기도폐쇄
④ 간독성, 신장독성
⑤ 심장마비
⑥ 마취 삽관에 의한 기관지, 인후두, 성대 및 치아 손상 -> 수술 또는 약물 치료 -> 안되면 기능 손상
⑦ 사망

환 자 : ㊞

보호자(대리인) : ㊞ (환자와의 관계:

K성형외과병원
K-plastic surgery hospital

유방 성형술

그림 13-24 유방 성형술 동의서

수면마취의 경우에는 6-8시간 정도의 금식시간을 가져야 하며 고혈압, 갑상선 약은 평소대로 복용하도록 한다. 수술 당일 환자가 병원에 도착했을 때는 앞서 안내했던 지시대로 준수했는지 확인하고, 악세서리와 귀중품을 따로 보관한 후 수술복으로 갈아입힌다.

유방성형술은 많은 경우 전신마취하에 수술하므로 전신마취를 위한 환자의 혈액검사, 방사선검사, 심전도검사 등 전신상태를 파악해야 한다. 유방성형술에 맞추어 환자의 수술전 임상사진을 찍은 후, 총론에서 설명된 수술과 마취에 대한 일반적 동의서와 함께 유방성형술에 대한 수술동의서(그림 13-24)를 받는다.

또한 유방성형술은 양쪽 가슴과 양팔을 모두 수술부위에 포함시켜 소독하고 노출하기 때문에 환자의 수액 정맥주사(IV line) 부위를 팔이 아닌 발에 시행한다.

14 / 지방성형술

지방성형술(body contouring surgery)은 얼굴, 복부, 가슴, 엉덩이, 상하지 등 신체 전반의 지방을 제거하거나 이식하여 체형을 개선하는 수술 방법으로, 지방흡입술, 지방이식, 외과적 절제 등 여러 가지 방법이 활용된다. 이들 방법은 환자의 나이, 체형, 피부 처짐의 정도 등을 고려하여 가장 안전하고 효과적인 수술 방법이 선택된다. 이 중 지방흡입술은 비교적 간단하면서 회복이 빠르고, 흉터가 거의 남지 않는다는 장점 때문에 수술방법이나 기구가 급속히 발전하고 있으며, 특히 미국의 통계에 의하면 수년간 미국에서 시행된 미용성형수술 중 가장 많이 시행되는 수술법 중 하나로, 특히 고급화된 기술과 미세한 절개 덕분에 회복 기간이 단축되고 결과의 만족도가 높아 많은 사람들에게 선택받고 있다. 지방흡입술의 발달과 더불어 자가 지방이식도 꾸준히 발전하고 있는데, 주름지고 함몰된 얼굴의 개선을 위해 지방의 채취과정, 순수 지방세포로 분리하기 위한 지방의 정제과정, 주사하는 방법, 부위별 지방 흡수율의 차이 등에 대해 표준화 연구가 이루어지고 있다. 지방흡입술과 지방이식처럼 비교적 간단하면서 최소침습적인 지방성형으로 체형을 교정하는 것이 많이 대중화되었지만, 환자의 비만과 피부처짐이 심한 경우에는 지방흡입술만으로는 체형의 교정이 어렵기 때문에 피부지방절제술(dermolipectomy)을 동반한 복부성형술(abdominoplasty)이 필요할 수 있다. 복부성형술은 단순히 미용적 목적뿐만 아니라 늘어지고 처진 복벽의 구조적 재건을 함께하는 기능적인 부분의 교정이 가능한 체형교정술이라고 할 수 있다. 최근 지방성형술의 발전은 미용적 목적에 국한되기보다는 기능적인 측면을 고려하여 개인 맞춤형 치료로 접근되고 있다.

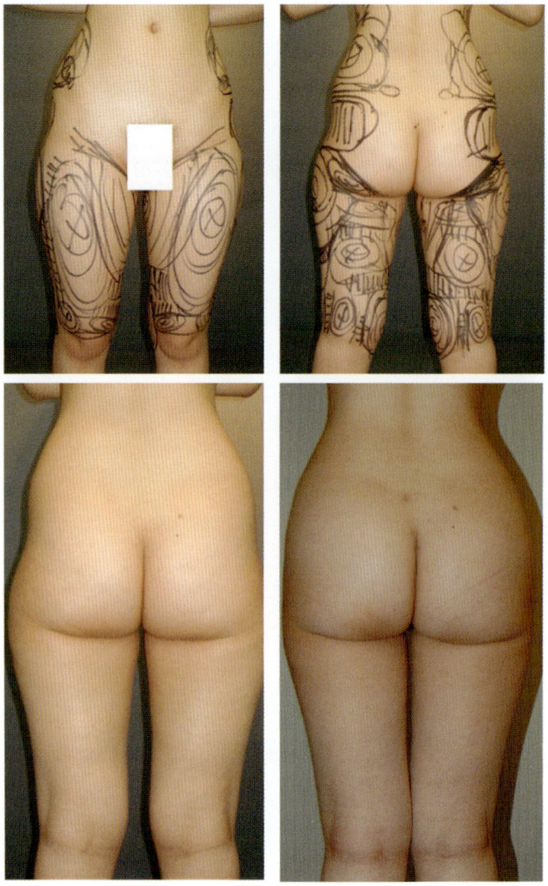

그림 14-1 지방흡입술 증례

1. 지방흡입술(Liposuction)(그림 14-1)

지방흡입술은 지방을 흡입기구를 통해 물리적으로 제거하는 수술이다. 지방흡입술의 원리는 크게 물리적 흡입과 기술적 보조 장치를 통해 지방을 분리하고 제거하는 방식으로 나뉜다. 예를 들어, 레이저나 초음파 등을 활용하여 지방을 녹이고 분해한 뒤, 이를 흡입하여 제거한다.

지방흡입술은 전신의 지방을 흡입하여 전신비만을 치료하는 수술이 아니라 국소적으로 과다한 지방을 흡입하여 물리적으로 제거하는 수술법으로, 비교적 간단하고 회복이 빠르며, 흉터가 거의 남지 않는다는 장점이 있다. 이 수술은 비만의 치료방법 중 한 방법일 뿐 아니라 체형 교정을 목표로, 지방이 축적된 부위에 미세한 절개를 통해 지방을 흡입하는 방식으로 진행된다. 최근에는 다양한 기술적 발전과 기구의 개선을 통해 수술의 정확도와 효율성이 크게 향상되었다.

지방흡입술에서 사용되는 기구 및 기술의 발전으로 기존의 전통적인 흡입 방식에서 벗어나 비침습적인 레이저, 초음파를 활용한 지방흡입술이 보편화되고 있다. 이들 기법은 지방을 더욱 정밀하게 분해하고, 흡입과 동시에 피부의 탄력을 개선하는 효과를 가져온다. 특히, 울트라스파이네이티브 지방흡입술(ultra-high definition liposuction) 같은 고급 기술은 신체 라인을 더욱 매끈하고 자연스럽게 만든다. 지방흡은 음압을 이용한 흡입 지방흡입술(suction assisted liposuction, SAL), 레이저 지방흡입술(laser assisted liposuction, LAL), 진동형 동력을 이용한 파워 지방흡입술(power assisted liposuction, PAL), 초음파 지방흡입술(ultrasound assisted liposuction, UAL)로 분류된다. 각각의 방법은 수술의 효율성, 회복 기간, 피부 탄력 등에 따라 적합하게 선택된다. 지방흡입술은 환자의 체형 개선을 위한 중요한 수술 방법으로, 그 효과는 정확한 적응증 선정과 세심한 수술 기법에 의해 크게 달라질 수 있다.

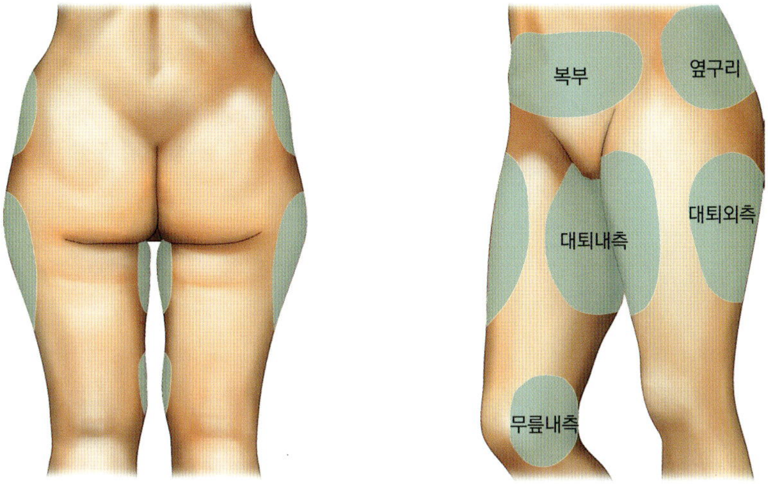

그림 14-2 지방흡입술 부위

1) 지방흡입술의 적응증 및 효과

지방흡입술은 국소적으로 과다하게 축적된 지방을 제거하는 수술로, 전신 비만 치료가 아닌 부분적인 체형 교정을 목표로 한다. 이는 체중 감소를 위한 식이요법, 운동, 약물요법 등과는 달리 특정 부위에 집중적으로 축적된 지방을 제거하는 수술적 치료 방법이다. 국소적인 지방이 과다 축적된 부위에서 가장 효과가 높은데, 얼굴, 복부, 팔, 다리, 허벅지 등 특정 부위에 국소적인 지방이 과도하게 쌓여 체형 불균형을 초래하는 경우 체형을 교정하는 데 좋은 효과를 가지고 있으므로, 환자의 적응증을 잘 선택하면 효과와 만족도가 높은 수술이다(그림 14-2). 또한 미용적인 목적뿐 아니라 기능적인 부분을 개선하기 위한 보조 수술로도 사용된다. 예를 들어, 복부성형술, 유방축소술, 안면거상술 등에서 지방흡입술이 보조적으로 시행되며, 수술의 효과와 만족도를 높이는 데 기여한다.

2) 투메슨트 용액의 사용

지방흡입의 안정성을 위해 중요한 부분 중 하나는 투메슨트 용액의 사용이다. 투메슨트 용액(tumescent solution)은 앞서 넓은 수술부위의 지혈 목적뿐만 아니라 수술의 박리과정을 용이하게 하기 위해 사용된다. 일반적으로 생리식염수 1 L, 2% 리도카인 25 cc, 에피네프린 0.4 cc, 중탄산염 12.5 cc를 혼합하여 사용한다. 이 용액은 혈관을 수축시켜 출혈을 최소화하며, 지방을 분해하고 제거하는 데 유용하다. 용액을 골고루 주입한 후 약 15분 정도 기다리며, 용액이 충분히 흡수된 후에 지방흡입을 시작한다.

3) 지방흡입량과 합병증

지방흡입량은 지방흡입을 시행할 때 흡입되어져 나오는 지방뿐만 아니라 주입된 혼합용액이 흡입되어져 나오는 양의 합산으로 계산된다. 주입된 용액과 흡입된 지방의 흡입량이 많을수록, 수술부위가 넓을수록 합병증의 위험성은 증가할 수 있다. 특히 지방흡입을 위해 주입된 투메슨트 혼합용액은 주입된 양의 50% 이상이 체내에 흡수되므로, 주입 전과 주입 후의 수액조절, 소변량, 출혈양, 지방흡입량 등을 잘 분석하여 전체적인 수액조절의 균형을 잘 맞추어야 한다. 따라서 수술 전과 후의 수액 조절이 중요하며, 이를 위한 기본 혈액검사와 소변량 확인 등이 필요하다.

4) 수술 후 관리

지방흡입술 후에는 부기를 최소화하고 빠른 회복을 도모하기 위해 압박복(garment)이나 탄력스타킹을 수주간 착용하는 것이 중요하다. 일반적으로 수술 후 몇 주간 착용하며, 이로 인해 수술 부위의 부기가 빨리 가라앉고 수술 결과가 더욱 자연스럽게 나타난다. 또한, 지방흡입 후에는 부작용을 방지하기 위해 정기적인 추적 관찰이 필요하다.

5) 지방흡입술의 종류

지방흡입술은 사용되는 기술과 기구에 따라 다양한 방법으로 나눌 수 있다. 대표적인 방법은 다음과 같다.

(1) 음압을 이용한 흡입 지방흡입술(Suction assisted liposuction, SAL)

음압을 이용한 흡입 지방흡입술은 초기 단계에 이용된 고식적 기구로써 투메슨트 혼합용액을 주입한 후 음압을 이용하여 금속관인 배관(cannula)을 통해 지방을 흡입하여 지방을 물리적으로 제거하는 방법이다. 근래에는 진동형 동력, 초음파, 레이저를 이용한 다양한 종류의 지방흡입기가 개발되어 이전보다 많이 사용되지 않지만, 지방흡입술의 기초적인 형태로 널리 사용된다. 지방이식을 위한 소량의 지방채취를 위해 주사기의 음압을 이용한 흡입방식의 지방채취는 현재도 많이 사용되고 있다.

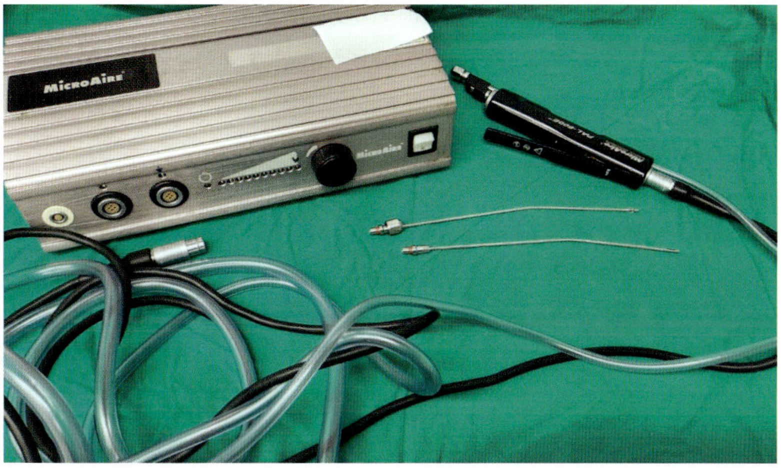

그림 14-3 파워 지방흡입기

(2) 진동형 동력을 이용한 파워 지방흡입술(Power assisted liposuction, PAL)

진동형 동력을 이용한 파워 지방흡입술은 전기모터에 의해 진동형 기구가 구동이 되어 배관(cannula)이 진동과 회전운동의 움직임으로 지방을 더 효율적으로 분리하고 제거하는 방법이다. (그림 14-3). 이 방식은 더 빠르고 정확한 지방흡입을 가능하게 하여, 체력적 부담을 줄이고 수술 시간을 단축할 수 있다.

파워 지방흡입기의 적응증은 국소적 지방 과다축적에 좋은데, 얼굴, 목, 사지, 몸통의 부분적 비만에 좋고, 지방이식을 위한 지방흡입에도 좋으나, 대용량 지방흡입에는 한계가 있다.

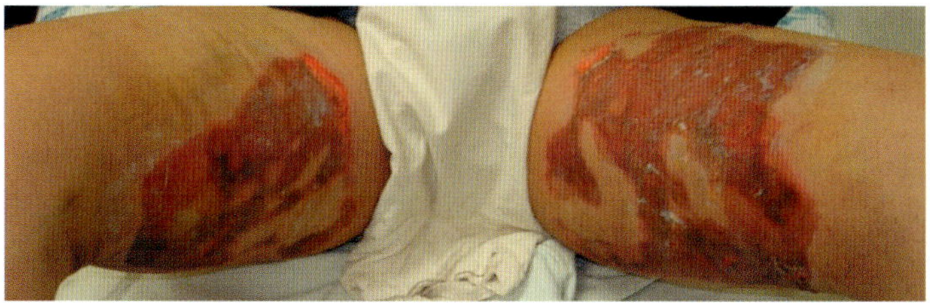

그림 14-4 초음파 지방흡입술 중 화상 부작용

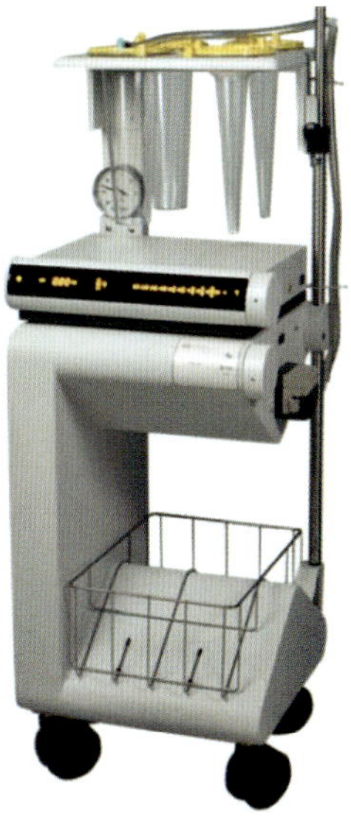

그림 14-5 초음파 지방흡입기

(3) 초음파 지방흡입술(Ultersound assisted liposuction, UAL)

지방흡입술은 기본적으로 지방을 분쇄하거나 녹여 지방을 흡입해내는 것인데, 초음파 지방흡입기는 초음파를 이용하여 더 효율적으로 지방을 녹이고, 그 후 흡입을 통해 제거하는 방법이다. 초음파를 이용해 지방 세포를 파괴하면 지방조직이 액체 상태로 변해 흡입이 용이하고, 정확한 지방 제거가 가능하다. 그동안 1, 2세대의 초음파 지방흡입기는 과도한 열을 발생하여 화상의 위험이 있었으나(그림 14-4), 3세대 초음파 지방흡입기는 열에너지를 감소시켜 안전한 시술뿐만 아니라 지방을 녹이는 효과도 좋아졌다(그림 14-5).

(4) 레이저 지방흡입술(Laser assisted liposuction, LAL)

레이저 지방흡입기는 특수한 파장대의 레이저를 이용하여 직접 지방을 녹이고 흡입함으로써 쉽고 안전하게 지방을 흡입하므로, 출혈을 줄이고 피부의 탄력도 회복시켜 주는 흡입방식이다. 얼굴이나 목처럼 식이요법이 나 운동요법으로 빼기 힘든 국소지방을 줄이는데 효과적이며, 앞서 설명한 일반 지방흡입기로는 시술하기 어려운 부위에 효과적이다. 레이저 지방흡입기는 가늘고 미세한 광섬유를 작은 바늘구멍을 통해 레이저 에너지를 지방세포에 전달하여 지방을 파괴하고 녹인 후 주사기나 지방흡입기를 이용하여 녹아 있는 지방을 흡입해 내는 수술이다. 레이저의 열에 의해 지방이 더 쉽게 분해되어 회복 시간이 단축되고, 동시에 피부 탄력 개선에도 도움이 된다. 피부의 탄력이 떨어진 경우에는 피부의 진피층에 레이저를 직접 조사하여 진피층의 콜라겐 섬유를 수축시키고 재생시켜 피부의 탄력을 회복시키기도 한다. 화상의 위험성이 있기 때문에 사용 중 과도한 에너지가 전달되지 않도록 주의해야 한다. 다양한 레이저 지방흡입기 중 pulsed 1444 nm Nd:YAG 레이저 지방흡입기(accusculpt)는 물과 지방에 대한 선택성이 높아 혼합용액에 침윤된 지방만을 선택적으로 녹이는 장점이 있어 근래 많이 사용되고 있다(그림 14-6). 레이저 지방흡입술 후 부기, 당김, 통증 등의 중상이 2-3개월 지속될 수도 있고, 재시술을 원할 경우에는 3~6개월 후에 시행하는 것이 좋다.

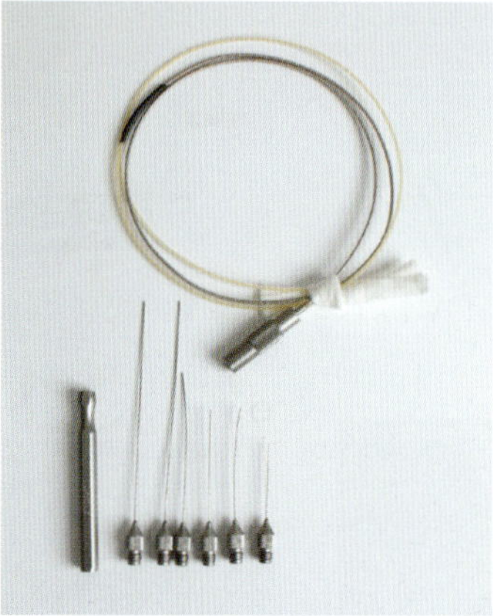

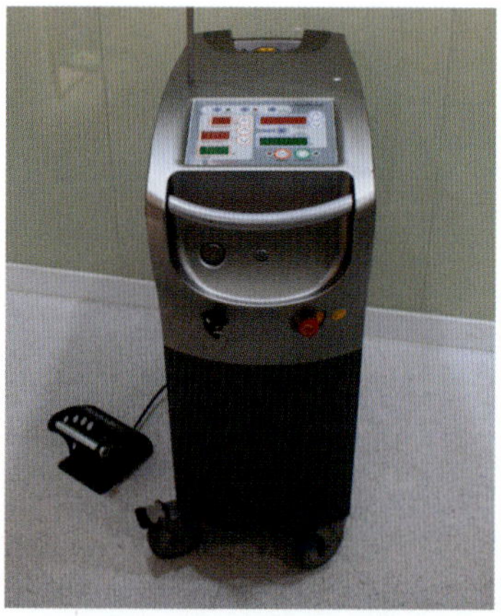

그림 14-6 Nd:YAG 레이저 지방흡입기(Accusculpt)

6) 지방흡입술의 합병증

지방흡입술은 일반적으로 안전한 수술로 평가되지만, 모든 수술이 그렇듯 합병증의 발생 가능성은 항상 존재한다.

경미한 부작용에서 생명을 위협하는 심각한 상태에 이르기까지 그 정도도 다양하며 항상 안전한 수술만은 아니라는 것을 명심해야 한다. 합병증의 종류와 발생 원인, 그에 대한 관리 및 예방 방법을 철저히 이해하는 것은 환자의 안전을 보장하는 데 매우 중요하다. 경미한 합병증으로 출혈 및 혈종, 장액종, 감염 저교정, 과교정, 피부의 불규칙 굴곡변형 등 일반적인 수술합병증이 존재한다. 모든 수술에는 감염의 위험이 따르며, 지방흡입술도 예외는 아니다. 수술 부위에 세균이 침투하면 염증이나 감염을 초래할 수 있으므로, 소독 및 항생제 사용이 중요하다. 특히 수술 중 수술부위를 자주 소독하여 감염의 빈도를 줄여야 한다. 지방흡입술 중 과도한 체액 손실이나 외부 온도에 의해 체온이 급격히 떨어지면 저체온증이 발생할 수 있기 때문에 수술 중 체온을 적절하게 관리하는 것이 중요하다.

피부나 복부장기의 관통 및 파열, 심부 정맥혈전증(deep vein thrombosis, DVT), 폐동맥지방색전증(pulmonary fat embolism) 등 생명에 지장을 초래하는 합병증도 발생 가능하다. 이 중 심부정맥혈전증과 폐동맥지방색전증은 여러 가지 요인에 의하여 발생하는데, 혈관손상에 의한 지방조직의 혈관폐쇄, 정맥 혈류의 저류, 혈액응고 기전의 이상에 의한 것으로, 다리의 갑작스러운 통증과 부종, 흉통, 피 섞인 가래, 빠른 호흡, 빈맥, 의식소실 등 생명을 위협하는 무서운 합병증 중의 하나이다.

리도카인은 안정역이 넓어 비교적 부작용이 적다. 하지만 발진, 두드러기, 기관지경련, 혈관부종 등의 즉시형 과민반응(아나필락시스) 같은 중증의 부작용이 발생할 수 있기 때문에 항상 주의를 해야 한다. 지방흡입술 때 사용된 리도카인 혼합용액에 의한 독성증상도 중요한 합병증 중의 하나인데, 리도카인의 혈중 반감기는 정맥 주사를 했을 때 1.5-2시간 정도이지만 지방조직에 침윤마취를 했을 때 혈관내로 천천히 흡수되어 8시간 이후에 혈중최대치에 도달하여 현기증, 졸음, 이명, 시야 흐림, 구토, 경련, 의식불명, 호흡억제 등이 나타날 수 있다. 부적절하게 사용하면 호흡곤란, 혼수, 사망에 이르는 심각한 부작용을 유발시킬 수 있다. 리도카인은 주로 신장에서 배설되며, 경구 투여와 정맥 주사에서 모두 24시간 이내에 50-70%가 뇨로 배설되기 때문에 고령자나 신부전환자에서는 부작용이 출현하기 쉬우니 사용량을 줄이는 것이 좋다. 부위마취 시 한 번에 사용할 수 있는 리도카인의 최대량은 epinephrine을 첨가하지 않을 때 4-5 mg/kg, 첨가할 때 7 mg/kg 정도다.

7) 생명을 위협하는 합병증

지방흡입술에서는 심부 정맥혈전증(deep vein thrombosis, DVT) 같은 생명에 지장을 초래할 수 있는 심각한 합병증도 발생할 수 있다. 지방흡입술 후 환자가 장기간 움직이지 않거나 정맥의 혈류가 저류되는 경우, 하체의 심부 정맥에 혈전이 형성될 수 있다. 이 혈전이 폐로 이동하면 폐색전증을 초래할 수 있어 매우 위험하다. DVT의 증상으로는 다리의 갑작스러운 통증과 부종이 나타나며, 이를 예방하기 위해서는 수술 중 간헐적인 압박을 하거나 다리를 움직여주어야 하고, 수술 후 적절한 운동과 혈액 순환 촉진이 필요하다. 지방흡입술 중 지방세포가 혈관에 흡수되어 폐로 이동하면서 폐동맥 지방색전증(pulmonary fat embolism)이 발생할 수 있는데, 이는 폐동맥을 막고 호흡 곤란, 흉통, 빈맥, 의식 소실 등의 증상을 초래할 수 있다. 폐동맥지방색전증은 매우 위험하며, 응급 치료가 필요하다. 이 합병증은 특히 과도한 지방흡입을 시행했을 때 발생할 수 있다. 합병증을 예방하기 위하여 지방흡입술을 진행하기 전에 환자의 건강 상태를 철저히 평가하여 합병증 발생 가능성을 줄여야 하는데, 이를 위해서 기본적인 건강 검진과 혈액 검사를 통해 혈액응고 능력, 심장 및 폐 기능 등을 확인해야 한다. 또한 지방흡입술을 진행하는 동안 적절한 체온 관리와 체액 균형을 유지하는 것이 중요하다. 무리한 지방 흡입을 피하고, 수술 중 적절한 부위에만 지방을 제거하는 것이 필요하다. 수술 후에는 압박복 착용이나 수액 관리가 필수적이다. 특히, DVT 예방을 위해 수술 후 조기 운동을 권장하고, 항응고제 사용이 필요한 경우도 있다. 또한, 감염 예방을 위해 항생제를 사용하는 경우도 있다.

2. 지방이식(Fat injection, fat graft)(그림 14-7)

지방이식은 자가 지방을 이용하여 함몰된 부위나 주름 등을 개선하는 수술로, 주로 얼굴, 가슴, 복부, 엉덩이, 팔 등의 부위에 적용된다. 얼굴의 함몰부위, 주름, 처진 피부를 개선하기 위해 사용하거나, 유방 보형물 대신 지방이식으로 가슴확대술을 시행하기도 한다. 그 외에 몸통과 사지의 함몰부위 또는 조직결핍부위도 교정할 수 있다. 이 시술은 자연스러운 결과를 추구하는 미용성형 수술에서 널리 사용되며, 필러 주사와 유사한 방식으로 자가지방을 주입하는 특징이 있다. 그러나 필러가 외부 물질을 사용하는 반면, 지방이식은 환자 본인의 지방을 사용하므로 면역 반응이 적고 자연스러운 결과를 제공한다.

지방이식(fat graft) 방법에는 지방 덩어리 자체를 이식하는 유리지방이식술(free fat graft), 피부의 진피조직과 함께 지방을 이식하는 진피지방이식술(dermofat graft), 체내에서 지방을 흡입하여 원심분리로 지방세포를 농축시킨 후 주사하는 유리지방주입술(free fat injection) 등으로 나눌 수 있다. 최근에는 유리지방주입술이 가장 널리 사용되며, 일반적으로 간단한 시술로 인식되고 있다. 지방이식의 원리는 지방세포를 채취하여 이식할 부위에 정밀하게 주입하는 방식으로, 주입된 지방이 혈류 공급을 통해 생착되고 지속적인 결과를 제공하는 것을 목표로 한다.

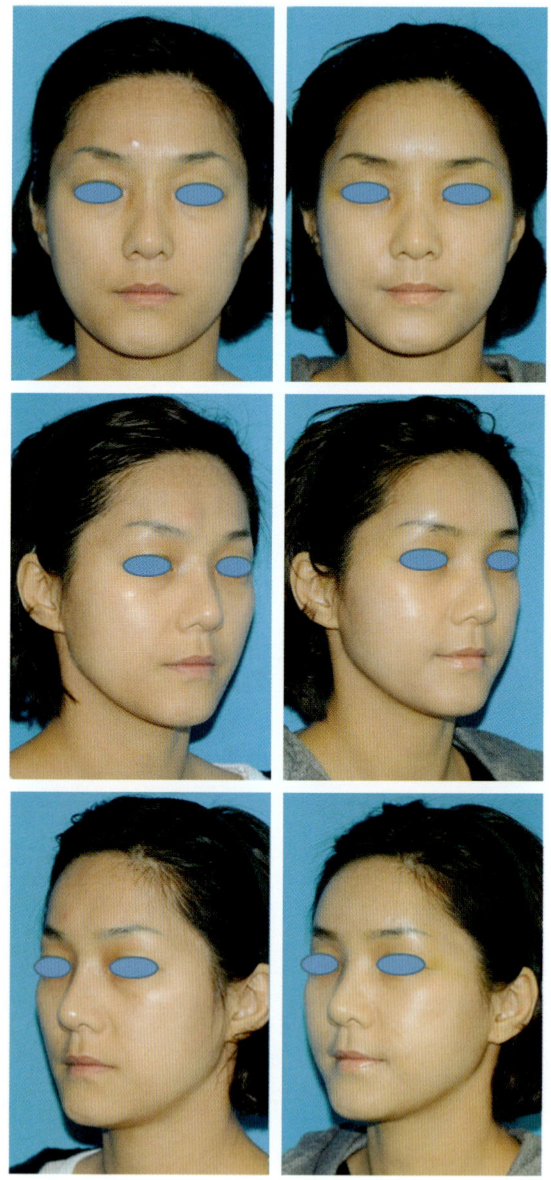

그림 14-7 지방이식 증례

1) 지방이식의 기본 원칙

지방이식의 성공적인 결과를 위해서는 다음의 원칙

들이 중요하다.

지방이식이 효과적이고 안전한 시술이 되기 위한 기본원칙이 있는데, 지방을 부드럽게 채취하여 기본 구조를 잘 유지하는 것이고, 원심분리를 이용하여 가능한 순수 지방세포만을 농축시켜 이식하는 것이며, 지방의 생착을 위한 혈류공급을 위해 작은 지방단위로 이식하는 것이다.

지방이식에서 가장 중요한 단계는 지방의 채취이다. 지방을 채취할 공여부는 복부, 엉덩이 뒤쪽, 허벅지 외측에서 주로 채취하는데, 이식된 지방의 생착률은 공여부에 따라 별 차이가 없는 것으로 보고되고 있다. 다량의 지방을 필요로 할 때는 지방흡입기를 이용하지만, 얼굴의 국소적 소량의 지방을 필요로 할 때는 주사기를 이용한 지방흡입을 시행한다. 이때 지방을 부드럽게 채취하여 지방세포의 구조가 손상되지 않도록 해야 하는데, 지방흡입술에서 사용된 투메슨트 용액을 사용해 출혈을 최소화하고 지방 세포를 부드럽고 안전하게 채취한다. 채취한 지방을 가능한 순수 지방세포로 정제하고 농축시키는 원심분리 과정이 필요한데, 원심분리기를 사용하여 3,000 rpm에서 1-3분 정도 돌려 순수 지방세포만을 농축하여 사용한다. 지방을 채취한 후, 원심분리후 튜브의 위층은 기름, 중간층은 지방세포, 하층은 혼합 용액과 혈액 성분으로 분리된다. 최상층의 기름은 버리고, 중간층에 있는 지방세포만을 사용하여 생착률을 높인다(그림 14-8).

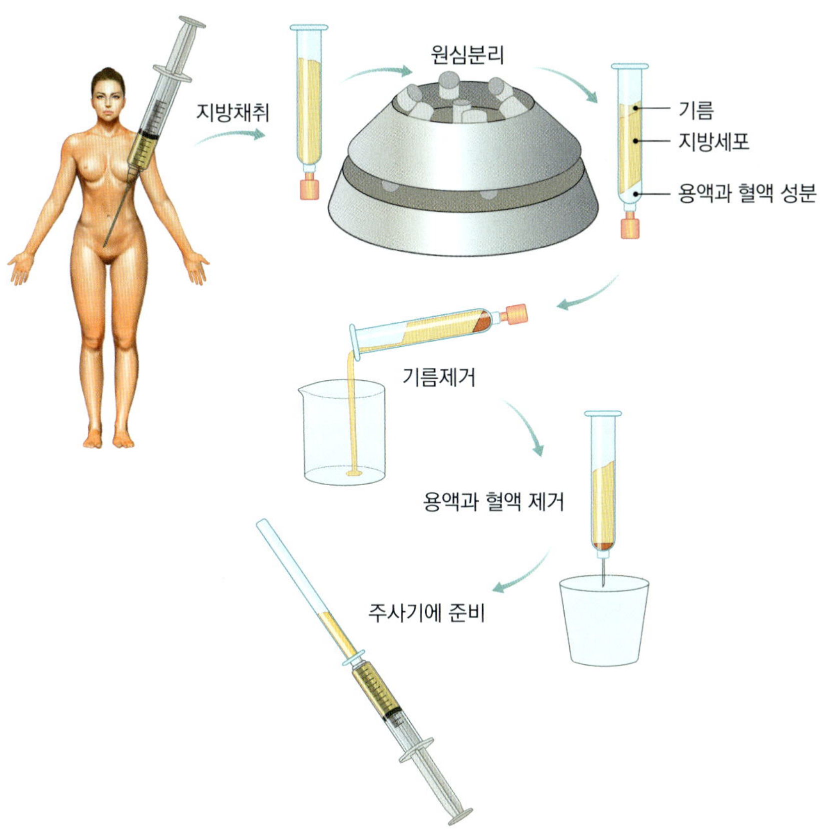

그림 14-8 지방이식 정제과정

얼굴에 주입을 위해서는 원심분리 후 얻어진 지방세포를 1 cc 주사기에 넣고, 이를 주입배관(cannula)을 통해 이식

부위에 주입한다. 주입할 배관은 지방이식의 부위에 따라 길이와 크기를 다양하게 선택할 수 있다(그림 14-9). 지방이식 방법은 주입 배관을 지방이식 시행할 부위에 넣고 배관을 뒤로 빼면서 주입하는데, 이때 지방은 균일하게 분포되도록 여러 층으로 부드럽게 주사한다. 지방을 주입할 때는 과도한 압력을 피하고, 같은 압력으로 천천히 주입하는 것이 중요하다. 또한, 이식된 지방이 뭉치지 않게 분포시키는 것이 생착률을 높이는 데 필수적이다.

지방이식 후 이식한 부위의 표면이 고르지 못한 부위가 있으면 손가락으로 부드럽게 눌러 몰딩(molding) 할 수 있지만, 과도한 몰딩은 오히려 이식된 지방세포를 파괴하여 생착률이 떨어지기 때문에 하지 않는 것이 좋다. 지방이식의 생착률은 평균적으로 25-50% 정도로 보고되고 있는데, 이식된 지방의 예측하기 어려운 생존율이 지방이식의 단점 중 하나이다. 그렇다고 얼굴의 지방이식에서 과교정을 추천되지 않는 이유는, 혹시 과교정 상태 그대로 지방이 생존하면 부자연스러운 결과를 초래할 수 있으며, 이식된 지방을 제거하는 것보다는 추후 새로운 지방이식을 하는 것이 훨씬 쉽기 때문이다. 생착률을 높이기 위해서는 지방을 작은 단위로 이식하여 이식된 각 지방세포에 혈류 공급을 원활하게 해야 한다.

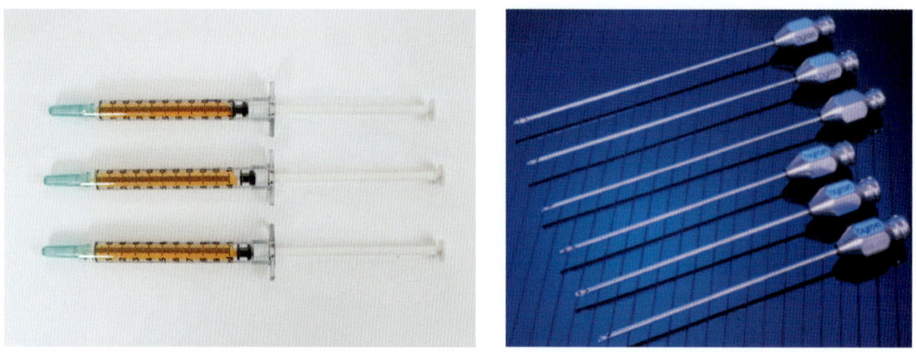

그림 14-9 주사기 지방과 배관의 종류

얼굴에서 지방이식을 흔히 시행하는 부위는 팔자주름, 입가주름, 눈밑 눈물고랑, 상안검 함몰, 턱끝, 이마, 측두부 함몰, 뺨에 많이 시행되는데, 얼굴 부위와 변형의 정도에 따라 지방주입량, 주입 위치가 달라 수술 전 환자와 상의해서 결정해야 한다.

일부 경우에는 1차 지방이식 후 남은 지방에 대해 냉동보관하는 경우가 있는데, 냉동보관된 지방의 추가 시술에 대해서는 논란이 많다. 냉동보관 후 해동하면 보관하는 동안 지방세포가 파괴되어 세포보다 유리기름이 더 많아지기 때문에 다시 원심분리하여 사용하면 생착률은 떨어지지만 냉동보관 후 1-2개월까지는 다시 사용해도 괜찮다는 보고가 있는 반면, 2-3개월이 지나면 생착률이 현저히 떨어지니 사용해도 효과가 적다는 보고도 있다. 냉동보관 후 해동된 지방은 생착률이 떨어질 수 있으며, 장기간 보관하면 염증이나 감염을 일으킬 수 있는 위험이 있다. 최근 해동 과정에 균의 증가로 염증 또는 감염을 일으킬 수 있으며, 특히 비정형결핵균(Nontuberculous Atypical Mycobateria)의 감염이 빈발하기 때문에 사용하지 않는 것이 좋다는 보고가 많아져 냉동보관된 지방을 이용한 재이식은 하지 않는 것을 권장하고 있다.

2) 지방이식 후의 합병증

지방이식 후 발생할 수 있는 합병증은 지방흡입술과 유사하며, 주요 합병증은 다음과 같다.

지방이식 후 합병증은 지방흡입술 때와 유사하게 출혈, 혈종, 장액종, 저교정, 과교정 등이 가장 흔하다. 지방이식 후 출혈이나 혈종이 생길 수 있으며, 이는 수술 후 며칠 이내에 나타날 수 있다. 대부분은 시간이 지나면서 해결되지만, 출혈이 심한 경우에는 추가적인 치료가 필요할 수 있다. 지방이식 받은 부위의 지방의 뭉쳐진 덩어리, 피부의 불규칙 윤곽, 피부괴사, 안동맥을 통한 실명, 감염 등이 있을 수 있다. 흔하게 이식된 지방이 불규칙하게 배열되거나 덩어리 형태로 응집될 수 있는데, 이는 몰딩을 통해 개선할 수 있지만, 과도한 몰딩은 생착률을 저하시키거나 딱딱함과 감염을 증가시킬 수 있어 피하는 것이 좋다. 수술 직후 생긴 이러한 덩어리 합병증은 시간이 지나면서 호전되는 경우가 많기 때문에 그냥 두는 것이 유리하다. 피부괴사, 안동맥을 통한 실명과 같이 심각한 합병증을 초래할 수 있기 때문에 이마와 같이 혈관들이 많고 안구 속 혈관과 연결된 부위에서는 특히 주의가 필요하다. 주삿바늘을 사용하거나 배관을 사용하더라도 과도한 압력과 빠른 주입으로 인한 혈관손상을 피해야 한다. 지방이식 후 발생할 수 있는 감염은 대개 수술기구나 소독이나 배관의 세척 부족으로 인한 불청결과 깊은 관계가 있으므로, 수술기구의 지방흡입 또는 지방이식 때 사용되었던 배관(cannula)을 특별히 유의하여 세척, 소독해야 한다. 특히 지방이식 때 사용한 배관은 그 굵기가 아주 가늘기 때문에 세척이 용이하지 않아 문제가 많이 발생한다. 이러한 문제점을 방지하기 위하여 지방이식때는 일회용배관을 쓰기를 권장한다.

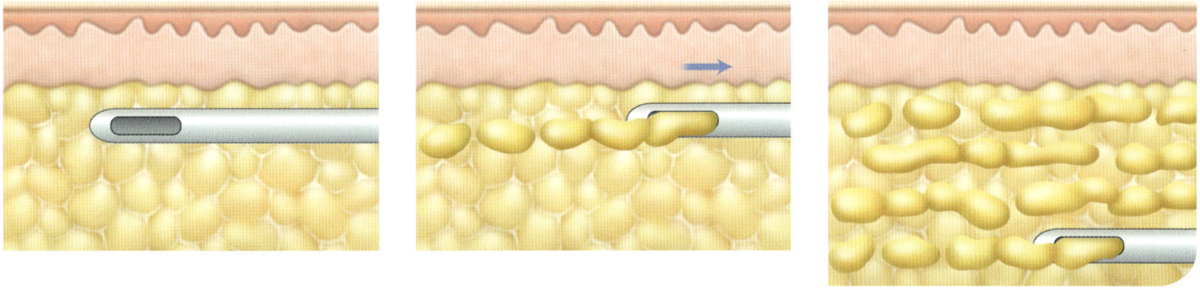

그림 14-10 지방이식 방법

지방이식은 자가 지방을 이용한 자연스러운 체형 개선 방법으로, 안전성과 효과 면에서 우수한 결과를 보인다. 그러나 지방이식의 생착률과 합병증을 고려하여 신중하게 수술을 진행해야 하며, 수술 전후 관리가 중요하다. 최근에는 지방이식의 정밀화와 합병증 예방을 위한 연구가 지속적으로 이루어지고 있어, 향후 지방이식술의 발전 가능성이 매우 크다고 할 수 있다.

3. 지방줄기세포(Adipose stem cell)

1) 지방줄기세포의 개요

줄기세포는 한 개의 세포에서 반복 증식하여 다량의 세포로 복제되거나, 다양한 세포로 분화할 수 있는 자가 재생 능력을 가진 세포로, 인체의 조직을 재생하거나 손상된 부위를 치료하는 데 중요한 역할을 한다. 줄기세포는 크게 배아줄기세포(embryonic stem cell)와 성체줄기세포(adult stem cell)로 나눌 수 있다. 배아줄기세포(embryonic stem cell)는 정자와 난자가 수정되어 발생한 초기 단계의 수정란의 배아에서 추출한 줄기세포를 이야기한다. 배아줄기세포는 신체를 이루는 모든 세포와 조직으로 분화할 능력이 있기 때문에 전능세포라고도 하며, 유전병, 척수손상, 암과 같은 많은 난치성 질병의 치료에 큰 기여를 할 것이라 예상되지만, 수정란의 배아에서 유래된 세포이기 때문에 생명 윤리에 관련되는 문제가 있어 최근에는 이에 대한 연구와 사용이 제한되고 있다. 반면에 성체줄기세포(adult stem cell)는 성숙한 성인의 체내에서 추출할 수 있기 때문에 윤리적 문제가 없고, 환자 본인의 세포를 이용하여 면역 거부 반응을 최소화할 수 있다는 장점이 있다. 성인의 지방, 골수뿐만 아니라 탯줄의 제대혈에서 추출할 수 있는데, 이중 미용성형에서 주로 사용되는 성체줄기세포는 지방유래줄기세포(adipose-derived stem cells, ADSCs)이다. 지방줄기세포는 지방조직에서 유래한 성체줄기세포로, 지방세포, 혈관 및 연골, 근육 등 여러 조직으로 분화할 수 있는 능력을 가지고 있다. 이 줄기세포는 미용성형 분야에서 주로 활용되며, 재생의학이나 체형교정, 피부재생 등 다양한 치료에 적용되고 있다.

지방유래줄기세포는 골수유래줄기세포에 비하여 단위조직양에서 얻을 수 있는 줄기세포의 수가 문헌에 따라 50-100배 정도 많은 것으로 알려져 있으며, 많은 양의 지방의 채취 용이성뿐 아니라 자기분열 및 다분화 능력도 뛰어나고 몇 세대를 배양해도 줄기세포능력을 잃지 않고 세포 노화현상도 늦게 나타나 실질적으로 주로 사용된다.

2) 지방줄기세포의 추출과 분리 과정

지방줄기세포는 일반적으로 지방흡입을 통해 채취된 지방조직에서 얻어진다. 지방흡입으로 채취된 지방을 원심분리 과정으로 지방세포를 분리하고, 이후 콜라겐 분해효소(collagenase)를 사용하여 기질과 세포를 분리시킨 후 세척과 원심분리를 반복하면 하단에 침전된 세포층을 세포분획층(stromal vascular fraction, SVF)이라 부른다. 여기에는 지방줄기세포 외에도 섬유아세포, 면역세포, 미세혈관 내피세포, 지방전구세포(preadipocyte)등 많은 세포들이 포함되어 있다.

이 세포분획층을 일반적으로 지방줄기세포라고 명명하며 시술하고 있지만 명확히 이야기하면 세포분획층을 세포배양용기에서 배양하여 순수 지방줄기세포만을 분리할 수 있으며, 배양 전 분리된 세포는 세포분획층으로 부르는 것이 마땅하다. 최근에는 배양 이전 단계의 세포분획층을 신속하게 분리할 수 있는 기구들이 상용화되어 더욱 효율적인 분리가 가능해졌다.

세포분획층을 세포배양용기에서 수세대 계대배양하면 순수 지방줄기세포만을 분리할 수 있으며 간엽줄기세포로 정의되기 위해서는 다음 세 가지 조건이 충족되어야 한다. 첫째, 배양용기에 부착되어 증식되어야 하고, 둘째 시험관 내에서 골모세포, 연골모세포, 지방세포로 분화할 수 있어야 하며, 셋째 특정세포표면항원을 가지고 있어야 한다.

3) 지방줄기세포의 분화능력과 임상적용

지방줄기세포는 뛰어난 분화능력을 가지고 있어, 다양한 조직으로 분화할 수 있다. 그중에서 피부, 지방, 골, 연골, 근육, 혈관 등 다양한 세포로 분화될 수 있어, 이러한 특성을 활용하여 미용성형 및 재생의학에서 사용될 수 있는 큰 잠재력을 가지고 있다.

다량의 지방이식을 할 때 이식할 지방에 지방줄기세포를 함께 주입하면, 지방줄기세포가 혈류 개선을 촉진하고, 이식된 지방의 생착을 도와 이식된 지방의 생착률을 높일 수 있다. 특히 대용량 지방이식을 이용한 유방확대술이나 엉덩이확대술을 시행할 경우에 지방줄기세포를 같이 이식하는 경우가 많다. 최근 지방줄기세포를 피부 재생을 촉진하는 데 많이 사용한다. 주름진 피부에 주사할 경우에는 피부, 지방, 혈관의 세포분화 능력으로 주름 개선은 물론, 피부의 탄력과 광택을 향상시킬 수 있다(그림 14-11). 또한 지방줄기세포는 허혈 상태에서 빠르게 혈관으로 분화하는 능력을 가지고 있어, 혈류 개선에 중요한 역할을 한다. 예를 들어, 필러 주사 후 발생한 국소 혈류장애나 피부 괴사 등의 문제에 대해, 지방줄기세포를 병변 부위에 주사하면, 2-3일 내에 피부 재생이 촉진되며, 피부과사가 진행되던 상태도 중단시킬 수 있다. 이러한 특성 덕분에 피부 재생을 빠르게 유도하며, 1주일 이내에 효과적인 결과를 기대할 수 있다(그림 14-12). 또한 방사선치료후 손상된 조직재생이나, 재발성크론병의 치료, 당뇨족과 같은만성창상의 치료등에 이용되고 있다.

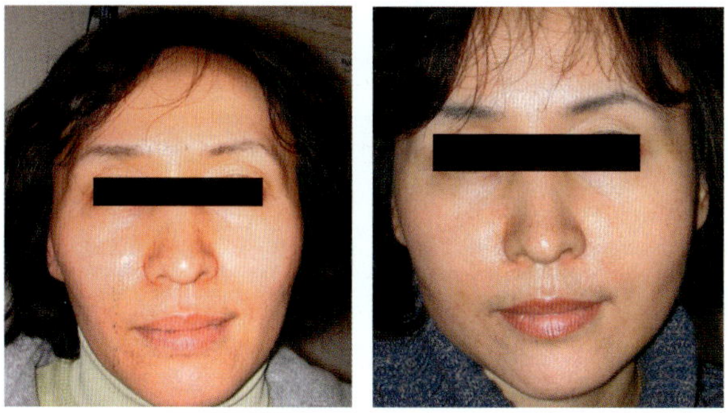

전 후

그림 14-11 지방줄기세포 증례

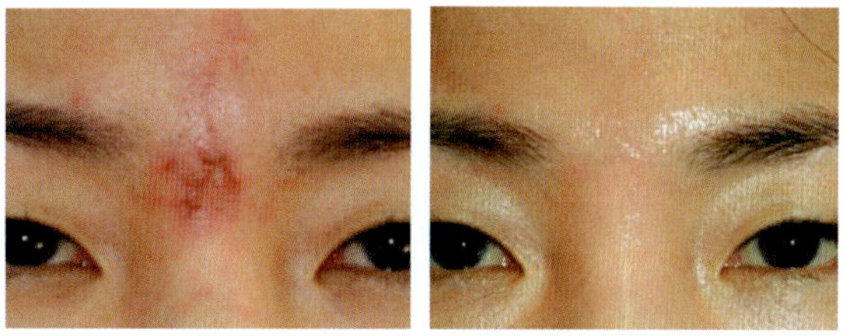

전 후

그림 14-12 지방줄기세포 피부재생 증례

4) 지방줄기세포의 최신 동향과 연구

지방줄기세포는 미용성형에서뿐만 아니라, 재생의학과 기능성 치료 분야에서의 연구가 활발히 진행되고 있다. 특히, 노화 방지, 상처 치유, 피부 재생 등의 분야에서 큰 발전 가능성을 보여주고 있다. 최근 연구에서는 지방줄기세포가 혈관 재생, 조직 재건, 염증 완화 등에서 중요한 역할을 한다는 사실이 밝혀졌다. 피부와 같은 표피 조직의 재생 외에도, 지방줄기세포는 뼈, 근육, 연골 등 다양한 조직으로의 분화가 가능하여, 퇴행성관절의 기능개선을 위한 응용 범위가 넓어지고 있다. 또한, 지방줄기세포의 유전자 조작을 통해 조직 재생 능력을 더욱 향상시키는 방법도 연구되고 있다.

4. 복부성형술(그림 14-13)

피부-지방 절제술(dermolipectomy)을 동반한 복부성형술(abdominoplasty)은 비만이나 피부 처짐이 심한 환자에게 효과적인 수술로, 지방흡입술의 한계를 극복하고 복부의 구조적 재건을 돕는다. 이 수술은 미용적인 목적뿐만 아니라 처진 복벽의 구조적 재건, 복부 벽의 강화, 출산 후 튼살, 제왕절개 후 흉터의 개선에도 유용하다. 복부성형술은 특히 피부와 지방의 과도한 축적 및 처짐이 있는 경우에 적용되며, 지방흡입술과 결합하여 더 나은 결과를 얻을 수 있다.

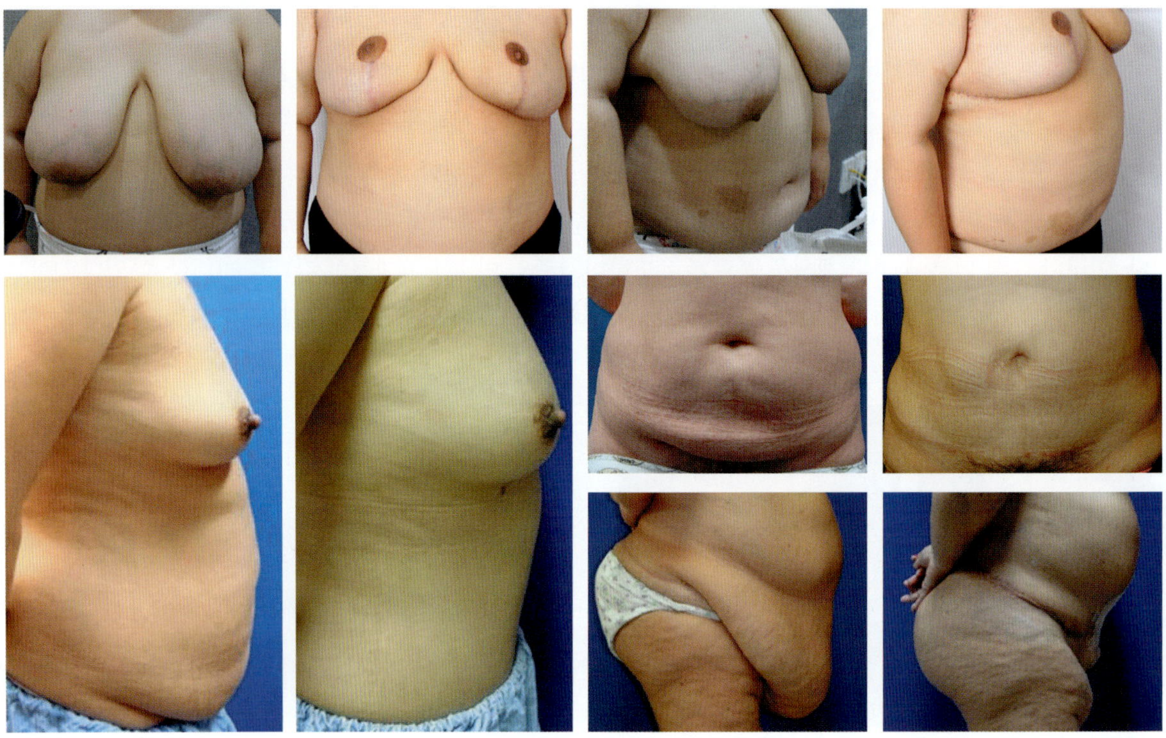

그림 14-13 복부성형술 증례

1) 복부의 해부학적 지식

복부성형술을 계획할 때, 해부학적 지식은 매우 중요하다. 복부의 피하지방 분포 상태를 파악하고, 이를 바탕으로 수술 범위와 지방흡입의 적용 범위를 결정한다. 복부성형술 때 지방흡입술을 병행하는 경우, 복부성형술의 박리 범위를 줄여주고 수술시간과 회복시간을 단축시키며, 합병증의 위험을 줄일 수 있다. 또한, 복부의 혈관, 신경, 임파선의 손상을 최소화하면서 복부성형술 범위를 넘어 옆구리와 상복부까지 체형교정이 가능해진다.

복부 혈류 순환: 복벽과 복부의 피부는 심부 복부 동맥, 천공지, 천부 복부정맥에 의해 혈류가 공급되며, 6-12번째 늑간신경(intercostal nerve)이 감각 기능을 담당한다.

복직근(rectus abdominis)은 수직으로 양쪽에 위치하여 복부의 중심선을 따라 배열된다(그림 14-14).

복부성형술의 적응증으로 복부지방의 과다 축적과 그로 인한 피부의 과도한 늘어짐이 있거나, 출산 후 튼살이나 제왕절개 후 흉터가 있는 경우, 다산이나 노화로 인해 복벽이 늘어진 경우에 적합하다. 하지만 향후 임신을 계획 중인 경우, 고도 비만, 내장 지방이 많은 복부 내장비만이 있는 환자에게는 복부성형술을 시행하지 않는 것이 좋다.

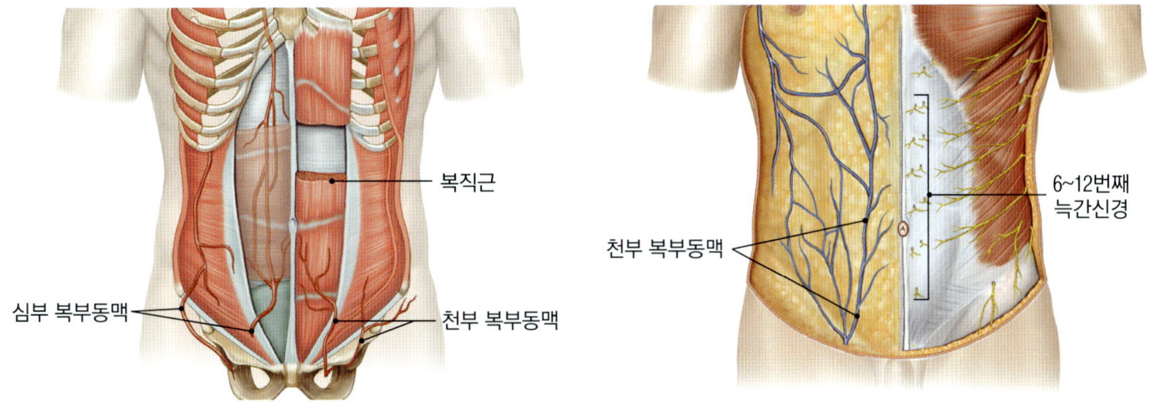

그림 14-14 복부 해부

2) 수술방법

복부성형술에서 좋은 수술 결과를 얻기 위해서는 수술 전 환자의 복부 상태에 맞게 수술 도안을 계획하는 것이 매우 중요하다. 수술 도안은 W형, 갈매기 모양, 피부주름 절개 등 여러 가지 방식이 있을 수 있으며, 주로 치골결합(symphysis pubis)을 기준으로 절개선을 계획한다(그림 14-15). 일반적인 수술 도안은 치골결합(symphysis pubis)에 평행하게 아래쪽 중심선을 긋고, 중심선의 양쪽으로 7~8cm 사선 연장선을 옆구리 방향으로 그어, 장골능선(iliac crest)을 넘지 않도록 도안한다. 피부의 늘어진 정도와 예상 피부 절제량에 맞추어 위쪽 예상 절개선을 도안하지만, 정확한 절제량과 최종 절개선은 피판 박리와 지방흡입술 후 최종적으로 결정한다.

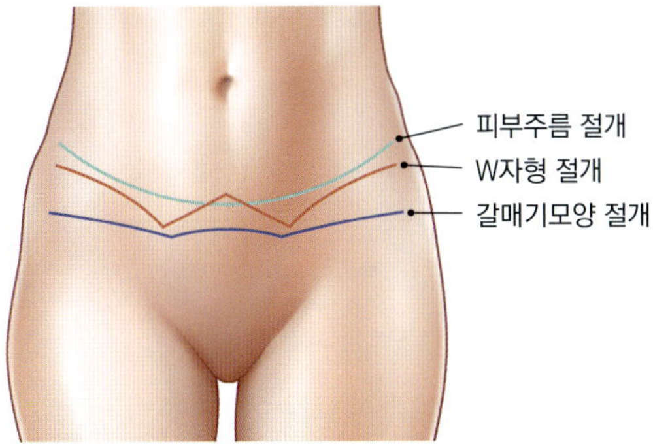

그림 14-15 복부성형술의 수술 도안

지방흡입술 때 사용하는 투메슨트 혼합용액을 수술부위에 주입하고, 복부성형술 시행 전에 상복부와 옆구리까지 지방흡입술을 시행하여 복부성형술의 박리 범위와 수술시간을 줄일 뿐만 아니라 복부성형술의 범위를 넘어 체형 교정을 한다. 지방흡입 후 복부 박리는 배꼽을 지나 상복부의 명치부위(xiphoid process)까지 박리를 하는데, 박리과정에 복직근을 뚫고 올라오는 동맥의 천공지(perforator)가 확인되면 손상되지 않도록 주의보존하고, 손상된 경우에는 출혈이 많으므로 철저히 지혈해야 한다.

수술 중 복직근의 처짐과 벌어짐(diastasis)이 있으면, 양쪽의 복직근을 묶어 가운데로 위치시키는 봉합이 필요하다(그림 14-16). 박리와 복직근 봉합 후 잉여 피부를 절단하고, 봉합하기 전에 분리된 배꼽의 새로운 위치를 결정해야 한다. 일반적으로는 양 장골능선(iliac crest)의 연결선 중앙 또는 치골결합부에서 15 cm 정도의 높이에 배꼽이 새로 위치할 수 있게 절개를 한 후 배꼽을 빼내서 봉합한다. 마지막으로 피부 봉합은 심부근막과 얕은 근막, 피하지방, 피부순으로 2-3층으로 나누어 봉합을 진행하며, 봉합 전에 배액관(drain)을 삽입하여 수술 후 출혈을 방지하고 체액 축적을 막는다.

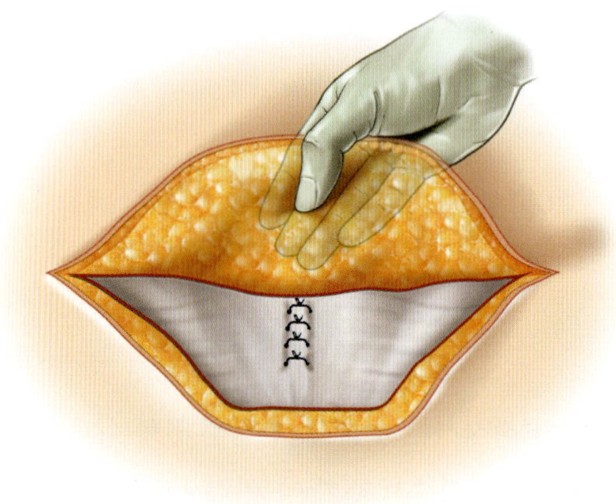

그림 14-16 복직근 강화시키는 봉합

3) 수술 후 관리 및 회복

수술 후에는 회복 기간 동안 압박복(garment) 착용이 필요하며, 수술 부위의 부기와 출혈을 최소화하기 위해 압박과 관리가 중요하다. 또한, 수술 후 통증 관리, 상처 치유를 위해 적절한 치료와 주의가 필요하다.

5. 미니-복부성형술

미니-복부성형술(mini-abdominoplasty)은 복부성형술의 한 형태로, 복부의 국소적 비만이나 피부처짐, 복직근의 벌어짐 정도에 따라 적합한 방법을 선택할 수 있다. 복부성형술의 수술방법은 다음과 같이 4가지 유형으로 나뉜다.

- 제1형: 피부처짐과 복직근의 벌어짐이 거의 없는 경우, 지방흡입술만으로도 충분히 효과를 볼 수 있다.
- 제2형: 피부처짐과 복직근의 변형이 경미한 경우, 미니-복부성형술이 적합하다.
- 제3형: 피부처짐과 복직근의 변형이 중등도인 경우에는 개선된 복부성형술을 권장한다.
- 제4형: 피부처짐과 복직근의 변형이 심한 경우, 고식적인 복부성형술과 지방흡입술을 함께 시행하는 것이 적절하다.

1) 미니-복부성형술의 특징

이 중 미니복부성형술은 하복부에 국한된 피부처짐과 복직근의 변형이 있는 경우에는 배꼽의 위치를 옮기지 않고 최소절개를 통해 피부처짐과 복직근의 변형을 개선할 수 있으며, 나머지 변형은 지방흡입으로 교정할 수 있다. 이 수술은 최소절개를 사용하므로, 수술 후 회복이 빠르고, 흉터가 작게 남는다. 복직근의 벌어짐이 있는 경우에는, 복직근의 근막을 수술적으로 봉합하여 복벽을 강화한다. 미니-복부성형술의 장점은 당뇨, 고혈압 등의 전신적 질환이 있는 환자에게도 안전한 방법이 될 수 있다는 것이다. 복부성형술보다 적은 범위와 수술적 부담으로 전신 합병증의 위험을 줄일 수 있다. 또한 최소절개로 진행되므로, 수술 후 회복 기간이 짧고 흉터도 적게 남는다.

6. 수술 전 관리

수술 당일에는 얼굴 화장을 해서는 안 되고, 귀걸이와 목걸이 등 악세서리 착용을 금지시키며, 수술 후 필요에 따라 복대, 압박복을 준비한다. 수술 당일 환자가 병원에 도착했을 때는 앞서 안내했던 지시대로 준수했는지 확인하고, 악세서리와 귀중품을 따로 보관한 후 수술복으로 갈아입힌다. 지방이식이나 간단한 지방흡입술은 보통 수면마취하에 수술하지만, 복부 성형술은 전신마취하에 수술하므로 전신마취를 시행할 경우에는 환자의 혈액검사, 방사선검사, 심전도 검사 등 전신상태를 파악한다. 수술부위별 지방성형술에 맞추어 환자의 수술 전 임상사진을 찍은 후, 총론에서 설명된 수술과 마취에 대한 일반적 동의서와 함께 지방성형술에 대한 수술동의서(그림 14-17)를 받는다.

등록번호 :
이 름 :
생년월일 :
병 실 :

지방 성형술 동의서

K 성형외과병원
K-plastic surgery hospital

1. 수술 목적 및 필요성, 장점

2. 수술 설명(과정 및 방법)

3. 수술 전/후 주의사항

안내문과 함께 설명을 들었음

4. 수술로 발생할 수 있는 후유증 및 합병증

수술의 일반적 부작용

① 출혈, 혈종, 멍 → 수혈
② 감염
③ 체액부족(저혈성 쇼크)
④ 폐색전, 지방색전 → 호흡부전 → 사망
⑤ 피부 불규칙, 변형
⑥ 비대칭
⑦ 신경손상, 혈관손상
⑧ 예상하지 못했거나 희귀한 경우의 부작용이나 후유증 → 발생 시 설명
⑨ 이물질 및 이로 인한 염증 가능성 → 2차 제거수술 가능성

1)지방 흡입술
① 저교정, 과교정
② 재발
③ 수술 후 피부처짐
④ 복부변형가능
⑤ 지방흡입은 여러번 할 수 있음

2) 지방 이식술
① 폐색전, 지방색전 → 뇌경색(실어증, 반신마비), 시력상실, 피부괴사 → 호흡부전 → 사망
② 이식 지방 용해 및 흡수
③ 과교정, 저교정, 변위
④ 보관용 2차 이식 때 효과는 떨어지고, 감염은 많을 수 있다.
⑤ 멍울이 만져질 수 있다.

3) 복부 성형술
① 복부 흉터 및 변형
② 복부 피부 괴사
③ 지방흡입술로 인한 후유증 및 부작용

마취 부작용
(1) 국소마취
① 마취 시 통증
② 불완전 마취
③ 두통
④ 쇼크(알레르기) → 사망

(2) 수면마취
① 악몽
② 메스꺼움, 구토
③ 무호흡, 기도폐쇄 → 저산소성 뇌손상 → 사망

(3) 전신마취
① 일시적 음성변화, 경부불쾌감
② 폐렴, 무기폐, 기도폐쇄, 기도, 치아 손상
③ 간독성, 신장독성
④ 심장마비
⑤ 사망

환 자 : ㉧

보호자(대리인) : ㉧ **(환자와의 관계:)**

K성형외과병원
K-plastic surgery hospital

지방 성형술 동의서

그림 14-17 지방성형술 동의서

2) 지방성형술 수술 전 관리

지방성형술은 지방흡입술, 복부성형술, 지방이식술, 줄기세포주사 등 여러 시술이 있을 수 있으며, 환자의 상태와 요구에 따라 단독 또는 복합적으로 시행될 수 있다. 각 시술은 수술방법과 준비 과정에서 차이가 있기 때문에, 충분한 상담과 검사를 통해 신중하게 준비해야 한다.

비만 해결을 위해 수술을 고려하는 경우, 생체전기 임피던스 측정법(BIA)(그림 14-18)을 사용하여 체지방량을 측정 평가한다. 일반적으로 체중의 25-35% 이상을 차지하는 체지방이 있을 때 비만으로 분류된다. 당뇨, 고혈압, 갑상선 질환 등 전신질환이 있는 경우, 수술에 영향을 미칠 수 있으므로 전신상태를 안정적으로 유지할 수 있도록 관리한다.

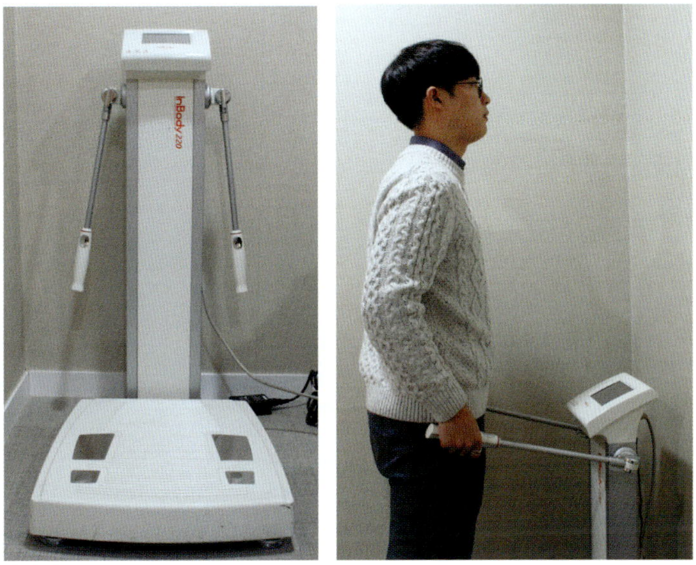

그림 14-18 환자의 상태 평가

(1) 약물 조정

항응고제, 혈전용해제, 호르몬제, 혈액순환제, 한방성분 약물 등을 평소 복용 중이라면 수술 중 출혈 경향을 높기 때문에 수술 중 출혈을 최소화하기 위해 수술 1-2주 전에 약물 복용을 중단한다. 흡연과 음주는 상처 회복에 부정적인 영향을 미치므로, 수술 1주일 전부터 금연과 금주가 권장된다.

(2) 마취 전 금식

수술 당일에는 마취의 종류에 따라 금식시간이 필요한데, 수술 종류에 따라 금식시간이 다르다. 국소마취의 경우에는 평소와 같이 식사를 하면 되지만, 수면마취의 경우에는 6-8시간 정도의 금식시간을 가져야 하며 고혈압, 갑상선 약은 평소대로 복용하도록 한다. 전신마취가 필요한 경우 8시간 정도의 금식은 물론 혈액검사, 방사선검사, 심전도 검사 등 전신 상태를 철저히 평가한다.

(3) 수술 당일 준비

화장, 악세서리 착용을 금지한다. 수술 당일에는 얼굴 화장을 하지 않으며, 귀걸이, 목걸이 등 악세서리도 제거해야 한다. 환자가 병원에 도착하면, 수술 전 지시사항을 준수했는지 확인하고, 귀중품과 악세서리를 따로 보관한 후 수술복으로 갈아입힌다. 수술 후 압박복이나 복대가 필요할 수 있으므로 준비한다. 수술 전에는 수술 부위에 대한 임상사진을 촬영하고, 수술과 마취에 대한 일반적인 동의서와 지방성형술 수술 동의서를 작성한다. 수술 전 관리는 수술의 안전성과 성공적인 결과를 위한 중요한 단계이다. 철저한 사전 준비와 환자 상태 평가를 통해 수술의 위험을 최소화하고, 최적의 결과를 얻을 수 있다.

7. 수술 후 관리

지방성형술의 종류와 부위에 따라 상처치료와 수술부위 관리를 하는데, 외래 통원치료의 경우에는 5일 분의 항생제, 진통소염제, 소화제를 처방한다.

복부성형술의 경우 수술 후 봉합사의 제거는 수술 10일 전후에 제거하므로 정기적으로 상처치료를 시행한다. 봉합사의 제거 때까지 수술 후 첫 이틀간은 냉찜질을 하여 부기를 줄이고, 3일부터는 온찜질을 하면 혈액순환과 부기 회복에 좋다. 취침 때에는 머리를 높일 수 있게 베개를 높게 베고, 수술 부위를 만지는 일이 없도록 하며, 술과 담배는 염증을 유발시키고 혈액순환을 방해하여 상처치유에 좋지 않다. 지방흡입을 시행한 부위에는 압박복이나 복대(그림 14-19)를 수주간 착용하여 부기 관리와 상처회복에 도움이 되게 한다. 운동, 사우나 등은 수술 후 1달 후부터 시작하는 것이 좋고, 3-6개월이 지나면서 최종 모양이 만들어진다. 수술 후에는 수술 전에 촬영했던 임상사진을 봉합사 제거 후 촬영하고, 환자가 외래 경과관찰 때 촬영한다.

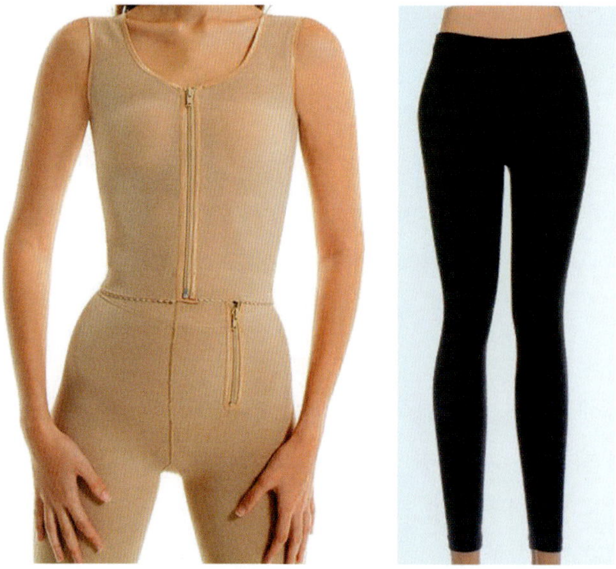

그림 14-19 지방성형술 후 압박복

1) 지방성형술 수술 후 관리

지방성형술 후에는 상처 치료, 부기 관리, 압박복 착용 등 각 수술 종류와 부위에 따라 세심한 관리가 필요하다. 환자의 회복과 최종 결과를 향상시키기 위한 관리 방법은 다음과 같다.

2) 주의사항 및 약물 처방

항생제, 진통소염제, 소화제를 수술 후 5일 동안 처방한다. 이는 감염 예방과 통증 완화, 소화기계 보호를 위해 필요하다. 봉합사 제거 전까지 첫 2일 동안 냉찜질을 하여 부기를 줄인다. 수술 후 3일째부터는 온찜질을 하여 혈액순환을 돕고 부기 회복을 촉진한다. 수술 후 10일 전후에 봉합사를 제거한다. 봉합사 제거 전후로 정기적인 상처 치료가 필요하다. 취침 시 베개를 높게 베고, 수술 부위를 만지지 않도록 한다. 이는 부기와 출혈을 최소화하는 데 도움이 된다. 흡연과 음주 금지: 술과 담배는 염증을 유발하고, 혈액순환을 방해하여 상처 회복을 지연시킬 수 있으므로 수술 후 금연 및 금주가 필요하다. 압박복 또는 복대는 지방흡입을 시행한 부위에 수 주간 착용한다. 압박복은 부기 관리와 상처 회복을 돕고, 수술 부위의 최적 형태를 유지하는 데 중요한 역할을 한다. 운동과 사우나는 수술 후 1개월 이후부터 시작하는 것이 좋다. 이는 상처가 완전히 치유된 후, 과도한 압박이나 자극을 방지하기 위함이다. 수술 후 3-6개월이 지나면서 최종 형태가 형성되므로, 환자는 인내심을 가지고 결과를 기다려야 한다. 수술 전에 촬영했던 임상사진을 봉합사 제거 후 촬영하여 경과를 확인한다. 이후 외래 경과관찰 시에도 주기적으로 촬영하여 회복 상태를 평가한다.

수술 부위가 건조하고 감염되지 않도록 상처 관리가 필요하며, 상처 부위에 자극을 최소화한다. 완전한 수술 결과를 얻기 위해서는 수개월의 기간이 필요하기 때문에 수술 후 회복 초기에는 부종이나 멍으로 인하여 불안해할 수 있다. 환자가 불안하거나 스트레스를 받지 않도록 도와 심리적 안정을 가지게 하는 것이 중요하다. 지방성형술 후 관리는 수술 부위 회복과 합병증 예방에 중요한 역할을 하며, 수술 후 활동 제한 등 적절한 관리는 수술 결과를 더욱 향상시키고 환자가 빠르고 안전하게 회복할 수 있도록 돕는다.

15 / 악안면골 성형술

일반적으로 턱수술이라 하면 얼굴이 사각진 사람은 턱각을 다듬는 사각턱 성형을 생각할 것이고, 아래턱이 윗턱보다 많이 나온 주걱턱을 가진 사람은 치아교정을 같이하는 턱교정수술을 생각할 것이다. 하지만 악안면골 성형술의 종류에는 사각턱성형술과 턱교정수술 이외에도 턱의 앞쪽 끝만 교정하는 턱끝성형술, 돌출된 앞 치아와 잇몸으로 인하여 웃을 때 잇몸이 노출되는 것을 교정하는 돌출입교정술, 얼굴의 좌우가 짝짝이인 안면비대칭을 교정하는 비대칭교정술 등 다양하다. 즉 턱수술은 치아교정을 같이하는 턱교정수술과 치과 교정이 필요 없이 얼굴의 윤곽을 다듬어주는 안면윤곽술로 크게 나눌 수 있다.

동양인은 서양인에 비해 얼굴이 짧고, 넓으며, 편평한 모양을 가지고 있기 때문에 사각져 보이기 쉽다. 수술은 육체적 고통뿐만 아니라 시간적, 경제적 부담과 시술자의 숙련된 기술이 없으면 위험이 따른다는 부담 때문에 보톡스나 고주파 레이저를 이용하여 턱각의 저작근인 교근(masseter)을 위축시키는 간단한 시술도 보편화되었다. 뼈에는 신경이 없기 때문에 통증을 느끼지 못하므로 뼈를 깎는 아픔은 없고, 단지 뼈 주위의 조직들을 절개하고 박리하므로 부기로 인한 통증은 있을 수 있다.

많은 성형수술 중 뼈를 깎거나 절골시켜 얼굴의 모양을 바꾸는 악안면골 성형술은 변화가 뛰어나지만, 그만큼 위험성도 높으므로 수술 전에 충분한 상담이 중요하다. 단순히 예뻐진다는 기대감만 설명해주는 것보다 실제로 악안면골 성형술이 어떤 수술이며, 수술과정과 회복과정, 부작용에 대해서도 충분히 설명하여 수술의사와 환자 간에 신뢰와 협조를 바탕으로 진행되어야 한다.

1. 악안면골 해부(그림 15-1)

악안면골은 아래턱인 하악골(mandible), 윗턱인 상악골(maxilla), 상악골 위로는 관골(zygoma), 비골(nose), 안와골

(orbit)이 있다. 하악골은 얼굴뼈 중에서 가장 크고 단단하며, 아래턱의 치아를 지지하면서 교합과 저작에 관여한다. 하악골은 부위별로 하악몸통(body), 하악각(angle), 치조돌기(alveolar process), 하악지(ramus), 관절돌기(condyle), 구상돌기(coronoid process)로 구분된다(그림 15-2). 신경은 삼차신경(trigeminal nerve)의 하치조신경(inferior alveolar nerve)이 하악지 안쪽에 있는 하악공(mandibular foramen)으로 들어가 하악각과 하악몸통을 거쳐 턱 앞쪽의 이공(mental foramen)을 통해 이신경(mental nerve)으로 분지되어 아랫입술의 감각을 담당한다.

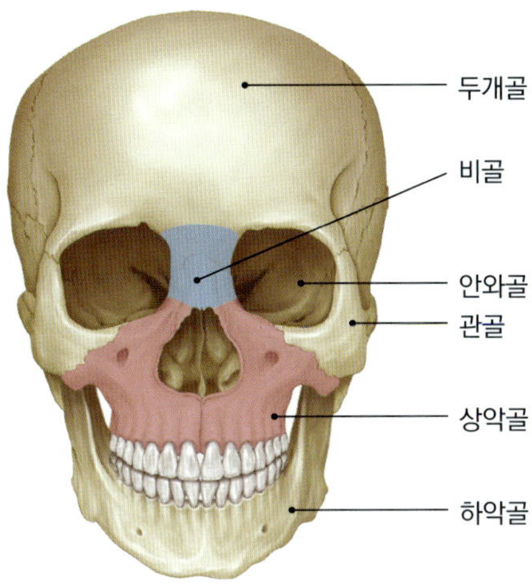

그림 15-1 악안면골 해부

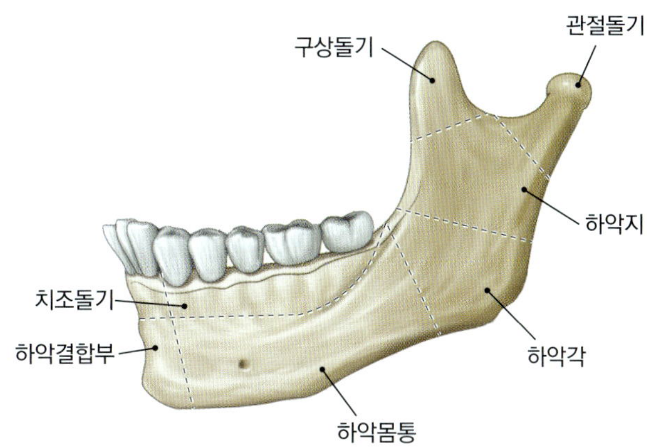

그림 15-2 하악골의 부위별 명칭

2. 수술 전 고려사항

악안면골 성형술은 크게 턱교정수술(orthognathic surgery)과 안면윤곽술(facial contouring surgery)로 나뉘는데, 턱교정수술은 윗턱이든 아래턱이든 절골을 통해 이동시켜 치아의 교합상태를 재배치하는 수술이므로 치아교정을 동반하는 것이고, 안면윤곽술은 말 그대로 교합에는 상관없이 얼굴뼈의 윤곽을 다듬어 주는 수술이다. 동양인에서 안면윤곽술은 관골축소술(reduction malarplasty), 하악각성형술(mandibular angloplasty), 턱끝성형술(genioplasty), 비익기저부 증대술(paranasal augmentation) 등이 있다.

턱교정술에는 양악수술(two jaw surgery)과 돌출입교정술이 있다. 안면윤곽술은 치아교합 상태와 관계없이 얼굴뼈의 상태와 모양에 맞추어 수술하지만, 턱교정술의 경우에는 치아교합 상태에 맞추어 검사를 해야하므로 두 수술 간에도 상호 필요한 검사를 하면서 보완되어야 한다.

그러므로 악안면골 성형술을 원하는 환자에게는 외형에 대한 얼굴평가, 방사선학적 뼈평가, 치아교합평가, 턱관절평가가 체계적으로 필요하다. 외형에 대한 얼굴평가에 있어서는 정면에서 봤을 때 전반적인 얼굴의 형태, 얼굴의 대칭성, 상중하 안면의 관계, 입술, 코 등을 평가하고, 측면에서 봤을 때 얼굴의 형태 이외에 윗입술과 아랫입술의 전후방 입술위치를 평가한다(그림 15-3).

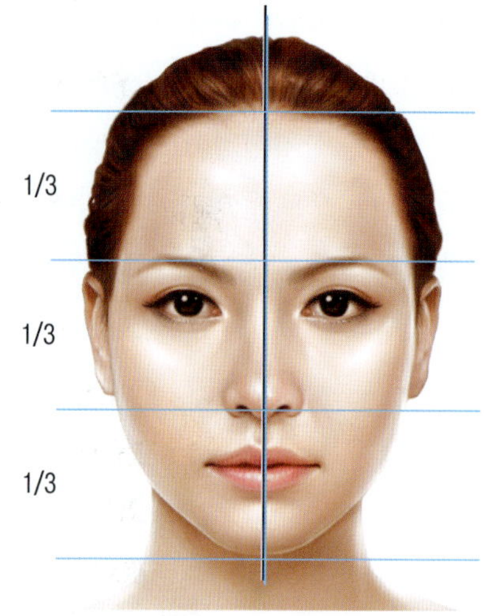

그림 15-3 얼굴의 형태와 대칭성

방사선학적 뼈평가는 두개안면계측(cephalometry)과 파노라마(panorama) 방사선검사에서 평가할 수 있다(그림 15-4). 측면 두개안면계측(lateral cephalometry)에서 연조직(soft tissue) 분석과 경조직(skeletal) 분석을 통해 수술 전 계측치와 수술 후 변화량도 예측할 수 있다. 후전방 두개안면계측(posteroanterior cephalometry)에서는 경조직 분석을 통해 비대칭의 진단과 치료계획을 수립한다. 파노라마 방사선검사는 상악골과 하악골을 2차원 평면으로 펼쳐 놓은 상태를 보여주므로 좌우측 상하악의 골격상태, 치아상태 등을 한눈에 관찰할 수 있다.

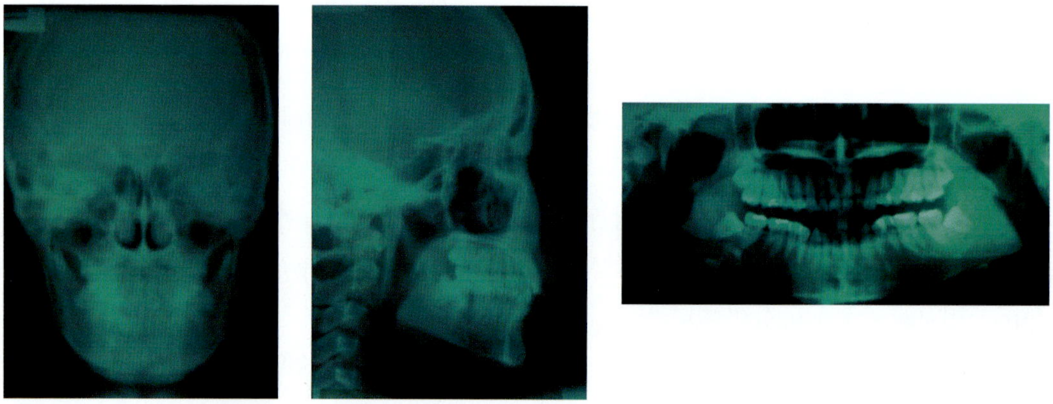

그림 15-4 두개안면계측(cephalometry)과 파노라마(panorama) 방사선검사

치아교합평가에서는 상악골과 하악골 치아가 서로 맞닿는 관계를 보는 것으로, 교합이 정상이 아닌 부정교합(malocclusion)의 경우에는 턱뼈의 성장에도 영향을 미쳐 외관상 보기 싫을 뿐 아니라 기능적 이상을 동반하여 턱관절 장애를 일으키기도 한다. 가장 널리 사용되는 Angle의 부정교합 분류법은 상악 제1대구치(first molar)와 하악 제1대구치 사이의 앞뒤 위치관계에 따라 분류한다. 제1부정교합(class I malocclusion)은 제1대구치 간에 위치관계는 정상이지만 다

른 치아의 배열에 이상이 있는 것이고, 제2부정교합(class II malocclusion)은 하악 제1대구치가 상악보다 뒤쪽에 있어 턱이 들어가므로 무턱의 모습을 보이며, 제3부정교합(class III malocclusion)은 하악 제1대구치가 상악보다 앞쪽에 있어 턱이 앞으로 돌출한 주걱턱의 모습을 나타낸다(그림 15-5). 턱관절평가에 있어서는 턱관절에 기존 질환이 있거나 치료기간 또는 수술 후에도 문제가 발생할 수 있음을 이해시켜야 하며, 특히 턱교정수술에 있어서는 중요한 구성요소이므로 주의 깊게 검사해야 한다.

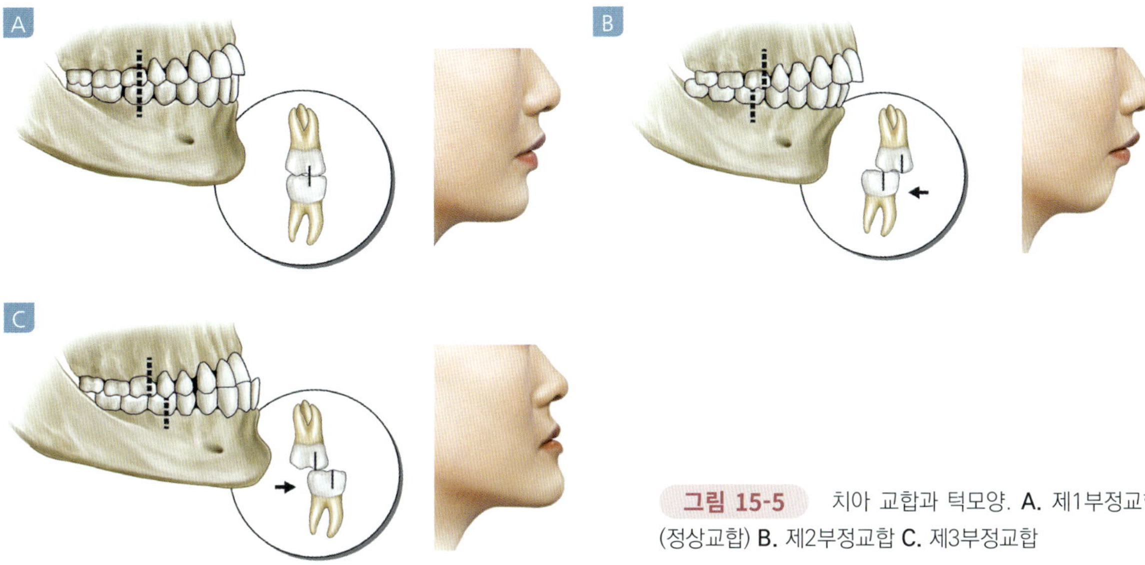

그림 15-5 치아 교합과 턱모양. A. 제1부정교합(정상교합) B. 제2부정교합 C. 제3부정교합

3. 하악각성형술(Mandibular angloplasty)(그림 15-6)

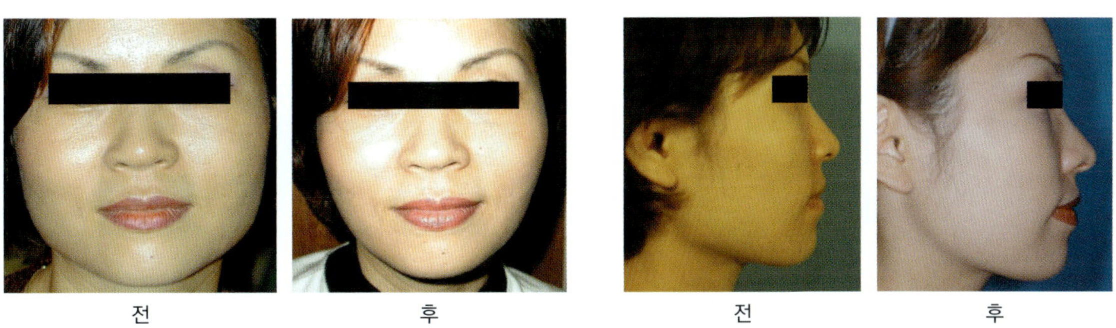

그림 15-6 하악각성형술 증례

하악각성형술은 흔히 사각턱수술이라고 하며, 앞에서 봤을 때 하안면부의 폭을 갸름하게 하고, 옆에서 봤을 때 사각진 턱선을 부드럽게 만들기 위해 하악골의 하악각(angle)을 다듬는 수술이다. 그러므로 아래턱이 넓게 보이거나 길 때, 좌우 비대칭일 때, 옆모습 턱이 각져 보일 때 수술을 고려해볼 수 있다. 수술방법은 뼈의 절제범위에 따라 하악각의 각진 부분을 곡선절제술(curved ostectomy) 하는 방법, 옆으로 넓은 부위를 절제해내는 외판골절제술(lateral cortex ostectomy), 하악각뿐만 아니라 하악몸통(body)의 밑면을 같이 절제해주는 장곡선절제술(long curved ostectomy) 등으로 분류할 수 있으며, 얼굴의 형태에 따라 한 가지를 택하거나 병행해서 수술하게 된다(그림 15-7). 수술은 모두 입안에서 시행되기 때문에 수술부위가 깊고 좁으므로, 헤드라이트(headlight)와 광섬유케이블(illuminator cable)이 달린 견인기(retractor)를 사용하여 시야를 확보한다(그림 15-8).

수술은 전신마취하에 시행되며, 하악각 부위의 입안 점막을 절개하고, 골막하 박리로 연부조직을 박리하다가 교근(masseter)을 박리한다. 박리하는 과정과 골절제 과정에 안면동맥(facial artery), 하악후정맥(retromandibular vein), 안면신경(facial nerve), 이신경(mental nerve) 등 하악골 주변에 있는 혈관이나 신경들이 손상되지 않게 조심해야 한다. 하악각성형술은 입안의 좁은 공간에서 눈으로 직접 확인되지 못하는 부분을 수술의사의 경험과 느낌으로 진행하는 부분이 있으므로 풍부한 수술 경험이 필요하다. 합병증으로 수술 중 혈관손상에 의한 출혈과 혈종(hematoma)이 흔한데, 이 중 안면동맥 또는 하악후정맥의 손상에 의한 출혈은 응급상황이므로 잘 대처해야 한다. 그 이외에 신경손상에 의한 안면마비 또는 이상감각(paresthesia), 절골 과정에 관절돌기(condyle)에서 하악골 골절이 발생 가능하다. 요즘은 보톡스(Botox)의 대중화로 인해 어려운 하악각성형술보다 교근에 보톡스 시술을 하는 경향이 많다.

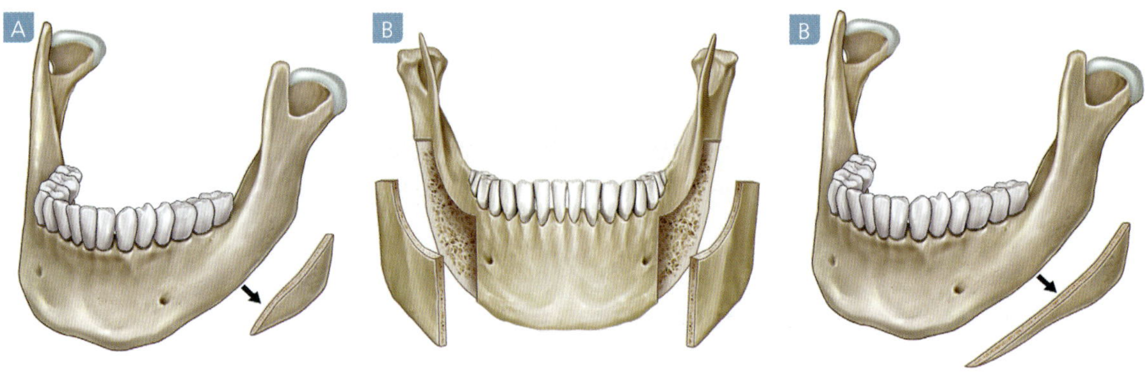

그림 15-7 하악각성형술. A. 곡선절제술 B. 외판골절제술 C. 장곡선절제술

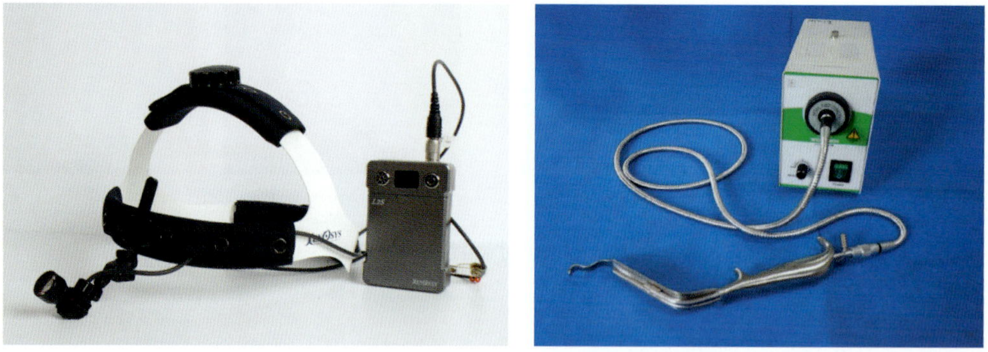

그림 15-8 헤드라이트(headlight)와 광섬유케이블(illuminator cable)이 달린 견인기(retractor)

4. 턱끝성형술(Genioplasty)

턱끝성형술은 치아교합은 정상이지만, 턱끝의 돌출이 부족하거나 턱끝의 돌출이 심할 때 보형물을 이용하거나 뼈를 절골하여 턱끝의 위치를 앞뒤로 이동시키고, 턱끝의 폭과 모양을 변화시켜 주는 것이다. 그러므로 턱끝의 돌출이 부족한 경우에는 턱끝증대술을 시행하고, 돌출이 심한 경우에는 턱끝축소술을 시행한다. 턱끝증대술의 경우에는 필러, 지방이식, 보형물을 이용하는 방법과 절골술을 이용하는 방법으로 나눌 수 있다.

1) 턱끝증대술(Augmentation genioplasty)(그림 15-9)

치아교합은 정상범위이면서 턱끝이 뒤로 들어가 있거나 돌출의 정도가 부족하여 턱끝이 작은 무턱의 경우, 턱끝의 길이를 연장시켜주는 방법으로 뼈 절골술 없이 보형물, 지방이식, 필러주사 등을 이용하는 방법을 턱끝증대술이라고 한다. 주로 사용되는 보형물에는 실리콘이나 인조뼈(medpor)가 주로 사용되는데(그림 15-10), 보형물이 놓이는 위치가 치조골(alveolar bone)에 놓이면 보형물이 골조직을 지속적으로 압박하여 골흡수가 되는 단점이 있으므로 치조골 밑의 단단한 하악체부에 위치시킨다.

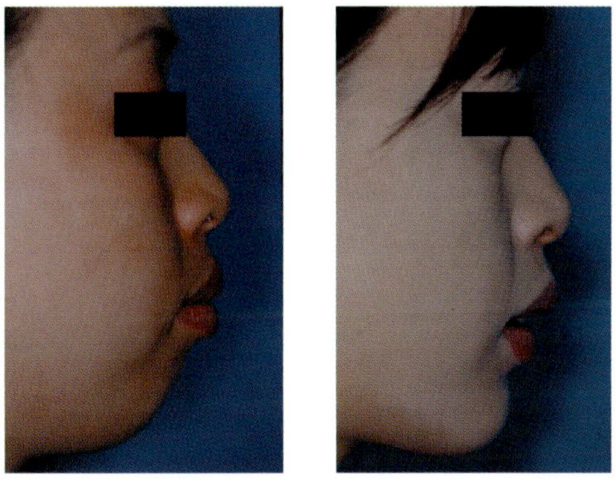

그림 15-9 턱끝증대술 증례

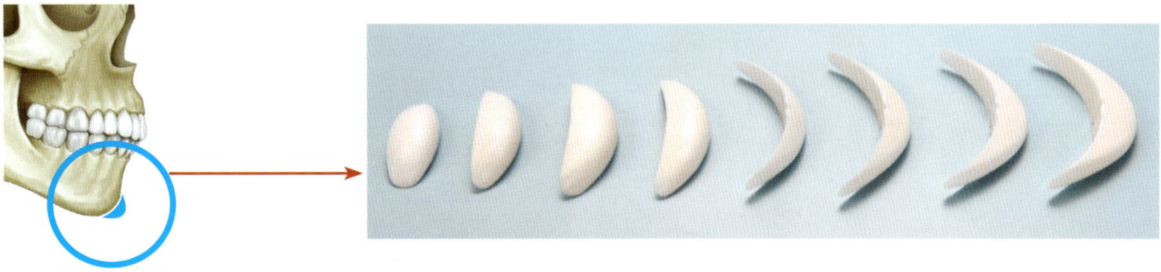

그림 15-10 턱끝증대술과 보형물

2) 턱끝전진술(Advancement genioplasty)

턱끝전진술은 치아교합은 정상범위이면서 턱끝이 뒤로 들어가 있거나 돌출의 정도가 부족하여 턱끝이 작은 무턱의 경우, 뼈 절골술을 통해 턱끝의 깊이를 연장시켜주는 방법이다. 턱끝의 돌출이 부족한 정도에 따라 일반적으로는 횡절골을 한 군데 하지만(그림 15-11), 무턱이 심한 경우에는 횡절골을 두 군데 시행하여 단계적으로 전진시키는 2-계단 턱끝성형술(2-step genioplasty)도 있다. 절골술 후 전진된 턱끝뼈는 금속판과 나사로 고정하는데, 소구치(premolar) 밑에서 나오는 이신경(mental nerve)의 손상이 없도록 조심해야 한다.

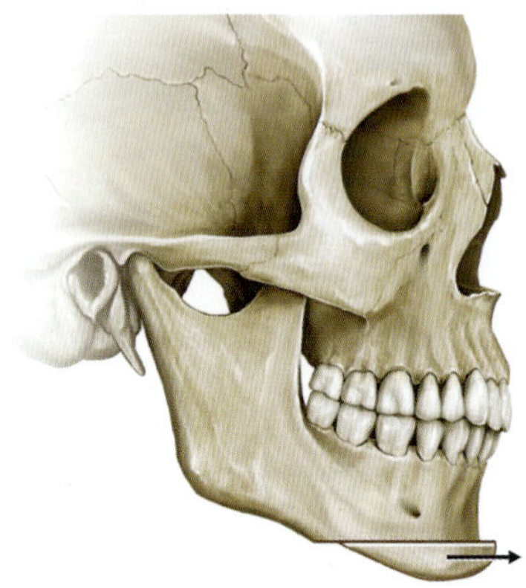

그림 15-11 횡절골 턱끝전진술

3) 턱끝축소술(Reduction genioplasty)(그림 15-12)

턱끝축소술은 치아교합은 정상범위이면서 턱끝이 앞으로 나와 있거나 돌출의 정도가 심하여 턱끝이 큰 경우에, 뼈 절골술을 통해 턱끝의 길이와 폭을 줄여주는 수술방법이다. 수술방법은 2-계단 턱끝성형술처럼 두 군데의 횡절골을 시행한 후 중간의 절골된 뼈를 제거하고 턱끝뼈를 일부 후퇴시킨 후 금속판과 나사로 고정해준다(그림 15-13). 턱끝의 폭이 넓은 경우에는 T-절골술(T-osteotomy)을 시행하여 가운데 골편을 제거하고 양쪽 턱끝 뼈를 모아주므로 폭을 줄일 수 있다(그림 15-14).

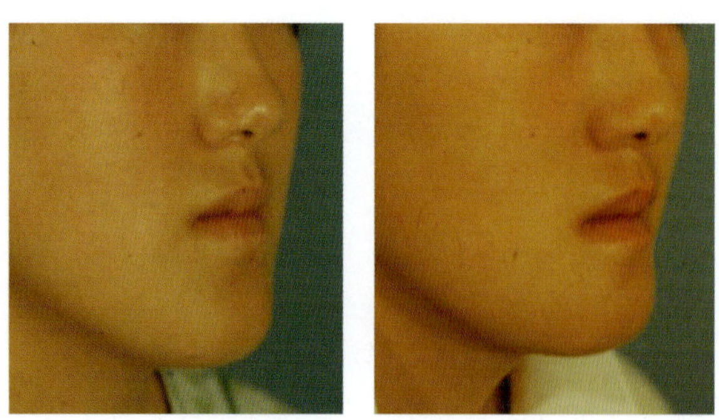

전 후

그림 15-12 턱끝축소술 증례

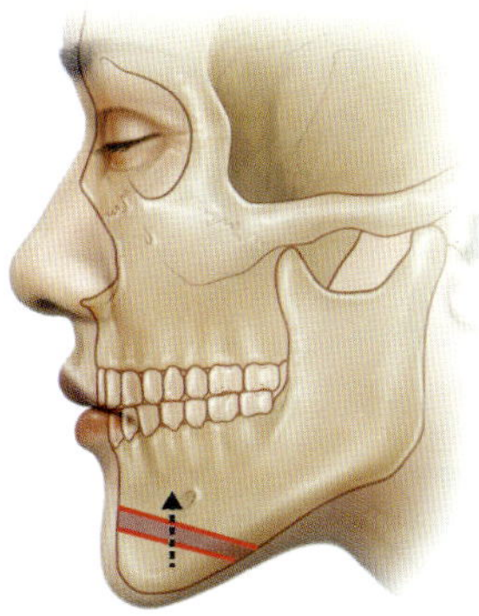

그림 15-13 턱끝축소술

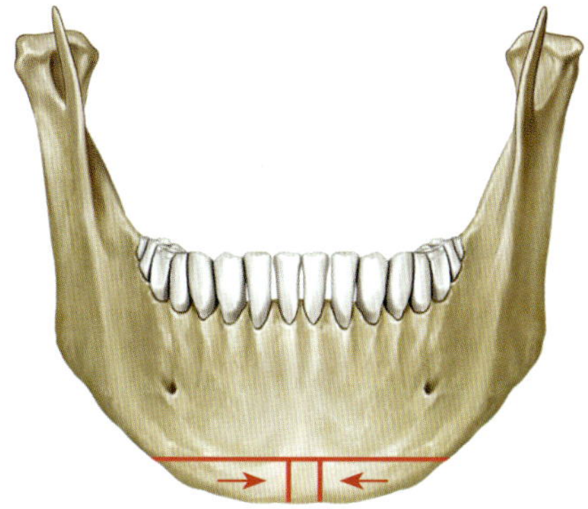

그림 15-14 T- 절골 턱끝축소술

5. 관골축소술(Reduction malarplasty)(그림 15-15)

광대뼈인 관골은 동양인이 서양인에 비해 앞으로 돌출되고, 옆으로 폭이 넓으며, 얼굴의 길이도 짧으므로 중안면부가 더 사각져 보인다. 그러므로 관골축소술은 중안면부의 윤곽을 갸름하고 부드럽게 만들기 위해 동양인에게 주로 시행되는 안면윤곽술이다. 관골은 앞쪽 윤곽을 이루고 있는 관골체(zygomatic body)와 옆쪽 윤곽을 이루고 있는 관골궁(zygomatic arch)으로 구성되어 있다. 관골은 위쪽으로는 전두골(frontal bone), 아래쪽으로는 상악골(maxilla), 앞쪽으로는 안와골(orbit)을 형성하고, 뒤쪽으로는 측두골(temporal bone)과 연결된다.

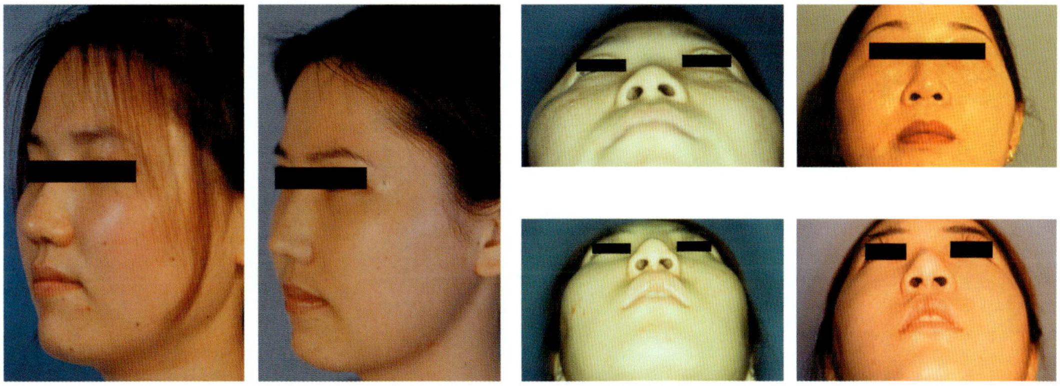

그림 15-15 관골축소술 증례

수술 전에 방사선 검사를 통해 연부조직과 뼈의 상관관계를 파악하는 것이 중요한데, 연부조직이 두껍거나 둥근 얼굴에는 수술 효과가 적다. 관골의 앞쪽 윤곽을 결정하는 관골체와 옆쪽 윤곽을 결정하는 관골궁의 대칭성과 돌출 정도를 정확히 파악해야 한다. 수술방법은 구강내 접근법(intraoral approach), 귀앞 접근법(preauricular approach), 관상 접근법(coronal approach) 등으로 시행할 수 있다(그림 15-16). 어떠한 방식으로 하든 관골을 박리하고, 관골체와 관골궁을 절골한 후 돌출된 관골을 원하는 위치에 재배치(reposition) 한다(그림 15-17). 그후 철사(wire) 또는 금속판(plate & screw)으로 견고하게 고정(ridid fixation)시켜주어야, 뺨처짐(cheek droop), 부정유합(malunion) 또는 불유합(non-union)으로 인한 통증, 비대칭 등의 합병증을 예방할 수 있다(그림 15-18). 두피절개를 통한 관상접근법은 관골의 수술 시야가 넓어 정확한 수술을 할 수 있으나, 긴 수술시간과 두피 흉터 등의 단점이 있다. 요즘은 관골 재수술 또는 관골성형술과 함께 전두부 거상술(forehead lift)이 필요한 환자에게 주로 시행되고 있다.

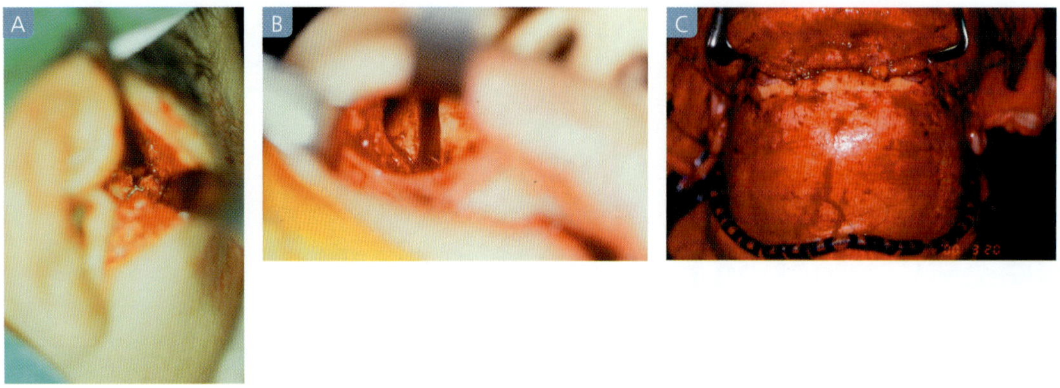

그림 15-16 관골축소술 접근방법. **A.** 귀앞 접근법 **B.** 구강 내 접근법 **C.** 관상절개 접근법

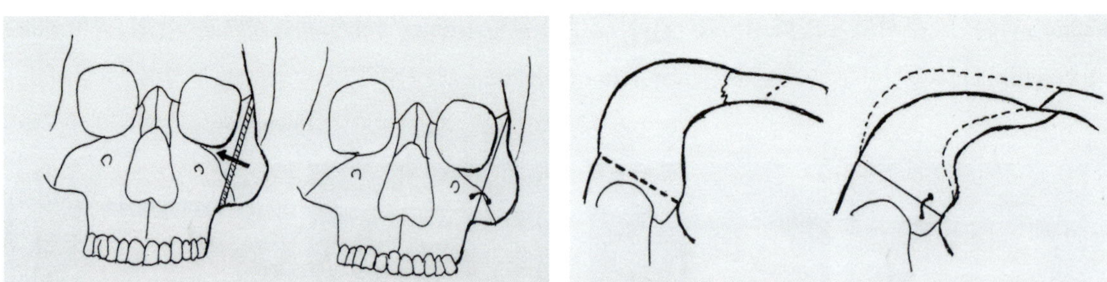

그림 15-17 저자의 관골축소술 재배치와 고정

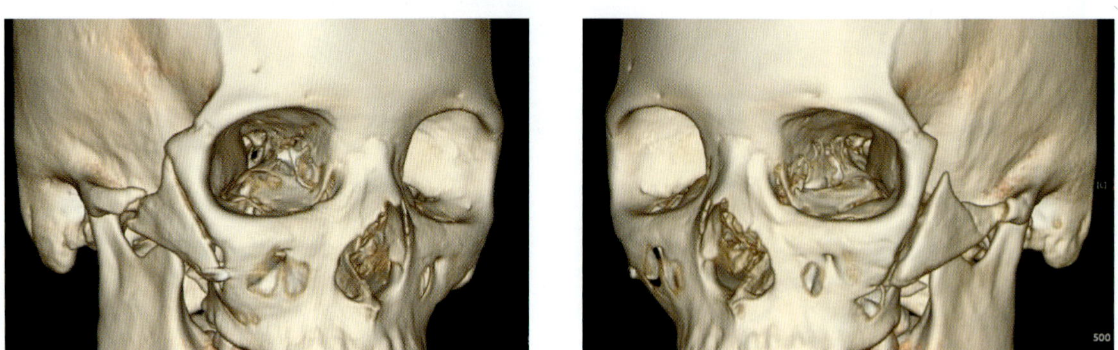

그림 15-18 CT 사진(부정유합, 불유합 사례)

6. 비익기저부 증대술(Paranasal augmentation)(그림 15-19)

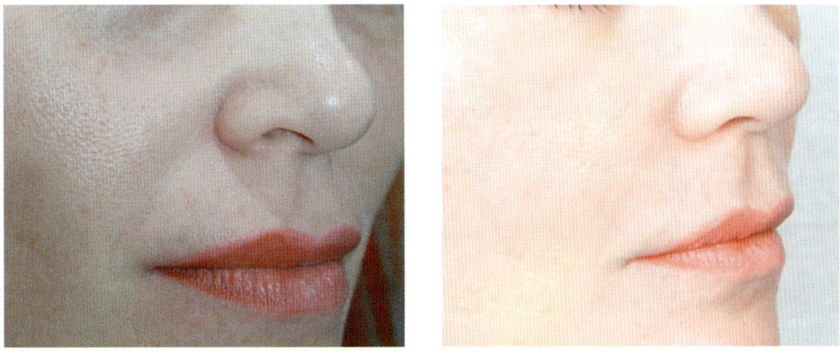

전 후

그림 15-19 비익기저부 증대술 증례

흔히 귀족수술이라고 불리는 비익기저부 증대술은 코 옆이 함몰된 동양인에게 주로 시행되는데, 코 옆이 함몰되면 팔자주름(nasolabial fold)을 더 뚜렷하게 만들어 외관상 나이가 들게 만든다. 중안면부의 함몰이 심한 경우는 턱교정술을 통해 교정하지만, 심하지 않은 경우는 비익기저부 증대술로 교정할 수 있다.

수술방법은 주로 실리콘이나 인조뼈(medpor)를 이용하여 국소마취 또는 수면마취하에 간단하게 수술할 수 있다(그림 15-20). 실리콘의 경우에는 코안 또는 입안 점막절개를 통해 원하는 위치에 보형물을 둘 수 있으나, 인조뼈의 경우에는 입안 점막절개로 가능하다. 합병증으로는 보형물의 위치가 전이될 수 있고, 염증 또는 감염이 발생할 수 있으며, 보형물이 돌출할 수도 있다. 수술을 원치 않는 경우에는 지방이식이나 필러주사로 간단히 시술할 수 있지만, 흡수율이 높아 결과를 예측하기 어렵다.

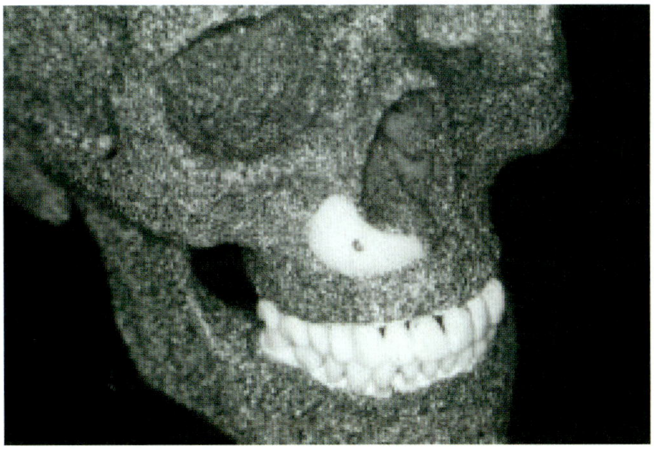

그림 15-20 비익기저부 증대술(귀족수술)

7. 양악수술(Two-jaw surgery)(그림 15-21)

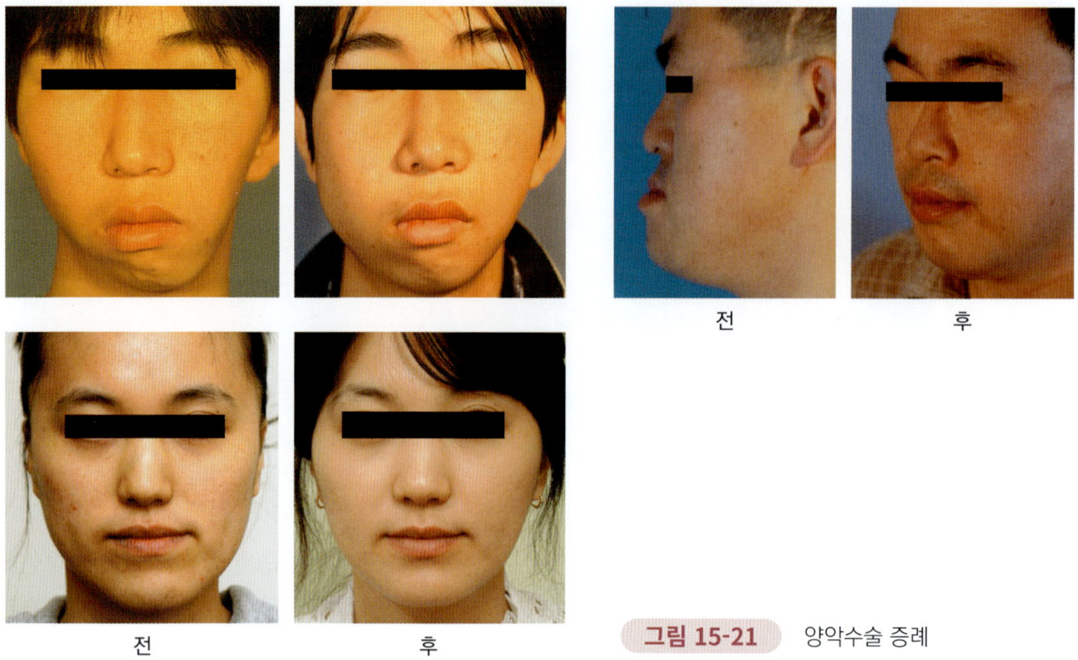

그림 15-21 양악수술 증례

양악수술이란 상악골과 하악골을 동시에 수술하여 부정교합 상태의 변형을 교정해주는 턱교정수술이다. 그러므로 수술 전에 외형에 대한 얼굴평가, 방사선학적 뼈평가, 치아교합평가, 턱관절평가가 체계적으로 필요하며, 부정교합에 대해 수술 전후 치아교정이 필요하다. 양악수술의 적응증으로는 제3부정교합인 주걱턱이 심한 경우에는 상악골을 앞으로 전진시키고 하악골은 뒤로 후퇴시키며, 제2부정교합인 무턱이 심한경우에는 상악골을 뒤로 후퇴시키고 하악골은 앞으로 전진시키는 양악수술을 시행할 수 있다. 부정교합이 심하지 않은 경우에는 하악골만 전진 또는 후퇴시키는 단악수술(one-jaw surgery)도 가능하다.

양악수술의 술기와 치아교정은 다음과 같다.

1) 치아교정(Orthodontics)

치아교정이란 상악골과 하악골의 치아들을 이동하여 정상교합을 이루도록 하는 치료과정을 뜻하는데, 악안면골 성형술 중 턱교정수술은 이러한 치아교정을 통해 치아의 배열을 바로 잡은 후 수술 후에 정상교합이 되도록 하는 것이다. 정상교합(neutral occlusion)이란 앞서 말한 Angle의 부정교합 분류 중 상하악의 제1대구치 위치 관계는 정상인 제1부정교합을 가지면서, 상악의 앞니(incisor)가 하악의 앞니를 3-4 mm 정도 덮어주고, 앞니의 정중선이 일치하며, 상악의 송곳니(canine)가 하악의 송곳니 뒤에 위치할 때 정상교합이라고 한다.

수술 전 교정치료의 목적은 골격성 부조화로 인한 치아변형을 교정하고, 수술로 이동해야 할 턱뼈의 이동량을 확보하는 것이다. 그러므로 환자의 상태에 따라 수술 전에 6개월-1년 반 동안 교정치료하며, 수술 후에도 일정기간 교정

치료를 받는다.

2) 상악골의 LeFort I 절골술(LeFort I osteotomy)

상악골의 LeFort I 절골술을 통해 먼저 상악을 전진 또는 후퇴시킬 수 있게 이동하는 것이다. 상악 구강점막절개 후 상악골을 박리하고, 상악골을 수평절골술 후 상악골이 주변 조직에서부터 완전 자유롭게 이동시킨 후 수술 계획에 맞추어 재배치하고 금속판과 나사로 고정해준다.

3) 하악골의 하악지 시상분리술(Bilateral sagittal split osteotomy of mandibular ramus, SSRO)

하악골의 하악지 시상분리술을 통해 하악을 전진 또는 후퇴시킬 수 있게 이동하는 것이다. 하악 구강점막절개 후 하악골의 몸체, 하악각, 하악지를 모두 박리하고, 양쪽 하악지의 내측에서 절골술을 통해 수직으로 하악지를 분리시킨다. 분리된 하악골을 수술 계획에 맞추어 재배치하고, 미리 만들어둔 수술 웨이퍼(wafer)로 상하악을 맞춘 후 고정해준다. 이때 턱관절의 위치가 정상범위에서 벗어날 수 있으므로 주의해야 한다(그림 15-22).

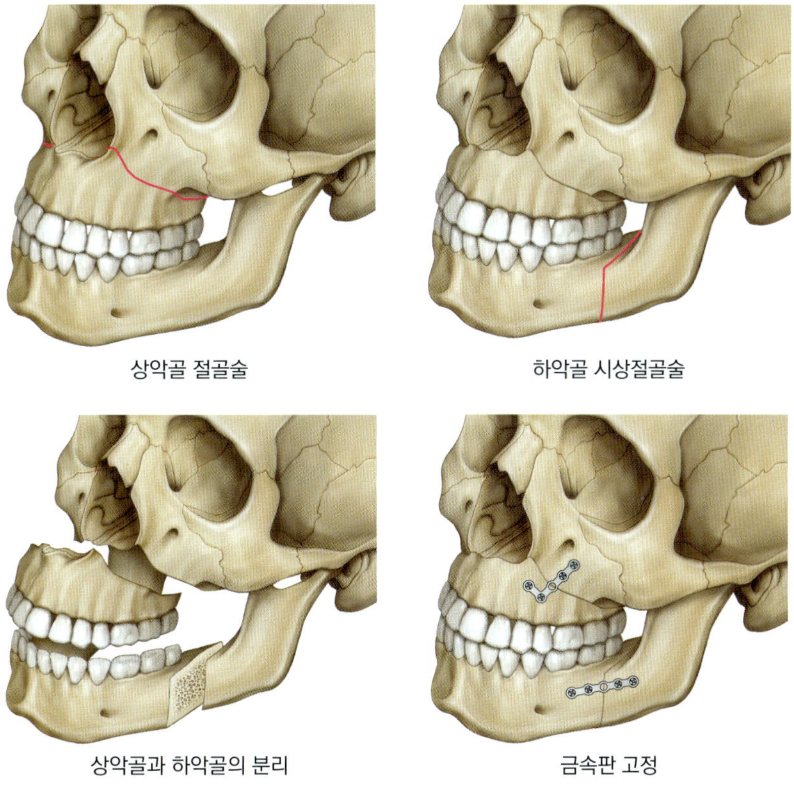

그림 15-22 양악수술

8. 돌출입 교정술(Bimaxillary ASO)(그림 15-23)

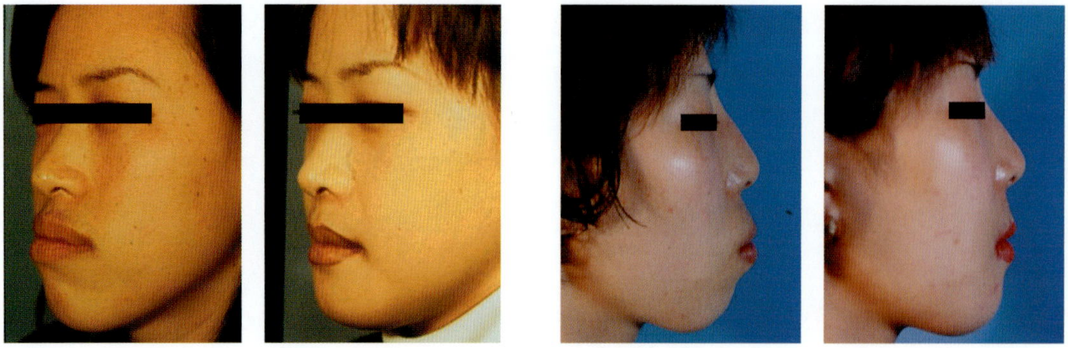

그림 15-23 돌출입 교정술 증례

돌출입교정술은 양악전방분절절골술(bimaxillary anterior segmental osteotomy)을 말하는 것으로, 치아교합은 정상 범위이면서 앞니와 송곳니 부분의 입이 튀어나와 입술이 다물어지지 않는 돌출입을 교정하는 것이다.

돌출입교정술은 위턱과 아래턱의 총 4개의 치아를 발치하면 그만큼의 공간이 생기게 되어, 확보된 공간만큼 위턱과 아래턱 뼈를 절제하고, 돌출된 치아와 잇몸을 통째로 뒤로 넣어주는 수술이며, 보통은 제1소구치(premolar) 4개를 발치한다. 환자의 돌출 정도에 따라 수술 전후 치아교정이 필요할 수 있으나, 양악수술만큼 치아교정의 필요성과 교정 기간은 덜하다.

수술방법은 상악과 하악의 제1소구치 4개를 발치한 후 발치한 주변의 점막을 박리하고, 발치된 공간만큼 위턱과 아래턱 뼈를 절제한다. 상하악 모두 앞니와 송곳니가 포함된 치아와 잇몸뼈를 주변 뼈와 조직으로부터 분리시키고, 분리된 치아와 잇몸뼈를 뒤로 넣어준 후 금속판과 나사로 고정해준다(그림 15-24).

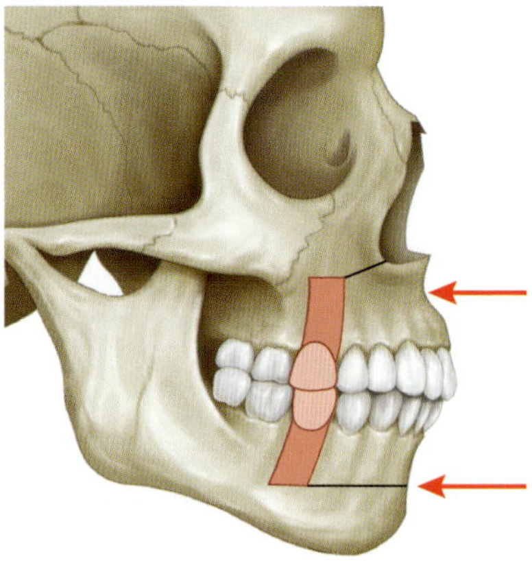

그림 15-24 돌출입 교정술

위턱과 아래턱을 동시에 절골하여 수술한다는 의미에서 양악수술이라고 말할 수 있지만, 양악수술과는 달리 위턱과 아래턱의 전체 교합을 움직이는 것이 아니라 앞니와 송곳니 부분의 치아와 잇몸뼈를 뒤로 넣어주는 수술이라 양악 수술보다는 수술시간이 적게 걸리고, 수술 중 합병증의 위험성도 덜하다. 같은 방법으로 제1소구치 4개를 발치하고, 치아교정만으로도 돌출입은 교정 가능한데, 치아교정 기간이 2-3년 정도 걸리며, 치아교정만으로는 효과에 한계가 있다. 그러므로 돌출입 정도가 심한 경우, 앞니에 보철이 많은 경우, 빠른 시간 내에 돌출입의 교정을 원하는 경우에는 치아교정보다 수술이 선택된다.

9. 수술 전 관리

악안면골 성형술을 시행할 때는 안면윤곽술 또는 턱교정술을 각각 단독으로 시행하는 경우도 있지만, 얼굴뼈의 변형에 따라서는 각각의 수술을 같이 시행하는 경우가 많으며, 특히 환자의 얼굴뼈 형태와 치아교합에 따라 수술방법이나 수술준비가 다르기 때문에 충분한 상담과 검사를 통해 준비되어야 한다.

악안면골 성형술은 앞서 설명되었던 것처럼 수술의 난이도가 높고, 수술 중 합병증의 위험이 높으므로 숙달된 의사와 충분히 상담하여야 하고, 환자도 이러한 어려움을 이해해야 수술 후 회복과정도 잘 견딜 수 있다.

상담 후 수술일정이 잡힌 환자에 대해서는 당뇨, 고혈압, 갑상선 질환 등 전신질환을 앓고 있거나 만성질환으로 복용 중인 약이 있으면 상의하여 전신상태를 좋게 유지해야 한다. 수술 전에 항응고제, 혈전용해제, 호르몬제, 혈액순환제, 한방성분의 약을 평소 복용하고 있는 경우에는 수술 중 출혈 경향을 높이므로 수술 1~2주 전에 중단하게 하고, 흡연과 음주는 상처회복에 좋지 않으므로 수술 1주일 전부터 금연과 금주하는 것이 좋다.

수술 당일에는 마취의 종류에 따라 금식시간이 필요한데, 수면마취와 전신마취의 경우에는 8시간 정도의 금식시간을 가져야 하며 고혈압, 갑상선 약은 평소대로 복용하도록 한다. 대부분의 악안면골 성형술은 전신마취하에 수술하므로 전신마취를 위한 환자의 혈액검사, 방사선검사, 심전도검사 등 전신상태를 파악해야 한다.

악안면골 성형술에 맞추어 환자의 수술전 임상사진을 찍은 후, 총론에서 설명된 수술과 마취에 대한 일반적 동의서와 함께 악안면골 성형술에 대한 수술동의서(그림 15-25)를 받으며, 환자는 수술준비를 위해 수술 전날 입원시킨다.

10. 수술 후 관리

양악수술은 상악골과 하악골을 동시에 절골하여 변형을 교정해주므로 수술 후 안정적으로 수술상태가 유지되기 위해 상하악간 악간고정(intermaxillary fixation, IMF)을 일정기간 철사로 묶어서 고정해 두기 때문에 수술직후에는 기도유지가 가장 중요하다. 특히 수술로 인한 붓기가 심하여 수술 후 3-4일은 앉은 자세를 유지해야 하며, 구강 위생 및 감염관리를 철저히 해야 한다.

또한 수술범위에서 많은 혈관과 신경들이 주행하므로 수술 중 또는 수술 후에 출혈과 혈종이 심할 수 있고, 출혈로 인한 응급상황도 발생할 수 있으므로 특별히 주의해야 한다. 전신마취로 시행된 모든 악안면골 성형술은 수술종류에 따라 수술 후 2-7일간 입원치료를 하며, 상처치료와 압박드레싱을 시행한다.

수술 후 첫 이틀간은 냉찜질을 하여 붓기를 줄이고, 3일부터는 온찜질을 하면 혈액순환과 붓기 회복에 좋다. 취침 때에는 머리를 높일 수 있게 베개를 높게 베고, 수술 부위를 만지는 일이 없도록 하며, 술과 담배는 염증을 유발시키고 혈액순환을 방해하여 상처치유에 좋지 않으므로 피한다. 3-6개월 정도 지나면서 붓기도 빠지고 뼈 치유과정도 안정화된다.

수술 후에도 수술 전에 시행했던 방사선검사로 수술 후 경과를 확인해야 하며, 수술 전에 촬영했던 임상사진도 환자가 외래경과 관찰 때 촬영한다.

등록번호 :
이　　름 :
생년월일 :
병　　실 :

안면골 성형술 동의서

K 성형외과병원
K-plastic surgery hospital

1. 수술 목적 및 필요성, 장점

2. 수술 설명(과정 및 방법)

3. 수술 전/후 주의사항

안내문과 함께 설명을 들었음.

4. 수술로 발생할 수 있는 후유증 및 합병증

#수술의 일반적 부작용

① 출혈(혈종, 멍), 쇼크 -> 수혈 -> 심하면 사망
② 감염, 재발
③ 부종 -> 심하면 호흡곤란 -> 사망
④ 비대칭(짝짝이), 과교정, 저교정
⑤ 안면신경 손상
- 국소적 감각저하 및 이상감각
- 얼굴마비
⑥ 혈전증
⑦ 피부괴사
⑧ 후각이상
⑨ 중이염, 부비동염의 발생이나 악화
⑩ 코, 입술 모양의 변화
⑪ 코골이가 생길 수 있다.
⑫ 턱관절 문제
⑬ 치아 문제
⑭ 수술 중 골절
⑮ 부정유합, 불유합
⑯ 치아 부정교합, 치아교정 필요
⑰ 수술방법에 따라 흉터, 얼굴변형
⑱ 상하악간 악간 고정
⑲ 금속판과 나사가 뼈속에 묻히거나 만져질 수 있다.
-제거하려면 6개월 이내에 해야 한다
⑳ 예상하지 못했거나 희귀한 경우의 부작용이나 후유증 -> 발생 시 설명
㉑ 재수술 필요할 수도 있음.
㉒ 이물질 및 이로 인한 염증 가능성
-2차 제거 수술 가능성

 # 마취 부작용 – 전신마취

① 일시적 음성변화, 경부불쾌감
② 폐렴, 무기폐, 기도폐쇄 ③ 간독성, 신장독성
④ 심장마비
⑤ 마취 삽관에 의한 기관지, 인후두, 성대 및 치아 손상 -> 수술 또는 약물 치료 -> 안되면 기능 손상
⑥ 사망

환　　자 :　　　　　　　　㊞

보호자(대리인) :　　　　　　㊞ (환자와의 관계:　　　　　　)

K성형외과병원
K-plastic surgery hospital

안면골 성형술 동의서

그림 15-25 안면골 성형술 동의서

16 반흔 성형술

반흔은 치유된 상처 부위에 남은 흉터로 치유과정을 통해 콜라겐 섬유조직이 상처에 축적되어 발생한다. 외상이나 수술로 인해 신체에 상처가 발생하면 염증기, 증식기, 성숙기의 과정을 거친다. 증식기는 3-5일 정도이며 상처 주변의 혈관이 수축 후 확장되면서 염증세포에 의해 상처가 청소되는 단계이다. 증식기는 3-4주 정도로 상처 부위가 콜라겐으로 구성된 육아조직(granulation tissue)이라는 새로운 결합조직으로 채워지면서 단단하게 되는 단계이다. 성숙기는 콜라겐으로 가득 찬 흉터조직이 모든 방향으로 수축과 교차결합을 하면서 콜라겐이 재구성되고 반흔이 안정되는 단계이다. 흔히 외상 후 6개월이 경과하면 반흔이 성숙된다고 알려져 있으나 실제로 소요되는 평균 기간은 이보다 길다. 상처가 치유되더라도 심한 반흔이 남을 수 있으므로 치료 과정에서 염증 등 반흔을 유발하는 원인 발생을 최소화하여 반흔을 줄이려는 노력이 필요하다.

1. 반흔의 종류

반흔은 상처치유과정에서 상처의 깊이, 정도, 부위, 방향 이외에도 피부장력, 면역상태, 감염 등의 외부 조건에 따라 다른 양상을 보이는데 선상 반흔, 비후성 반흔, 켈로이드 등으로 분류할 수 있다.

1) 선상 반흔(Linear scar)(그림 16-1)

외상 또는 수술에 의해 절개된 상처는 선상 반흔을 남기는데, 피부의 긴장도인 피부장력(skin tension)에 의해 반흔이 넓어지거나 돌출되기도 한다. 봉합사의 제거가 늦어지면 봉합사에 의한 흔적(stitch mark)이 반흔이 되어 남기 때문에 신체 부위에 따라 적절한 시기에 봉합사가 제거되어야 한다.

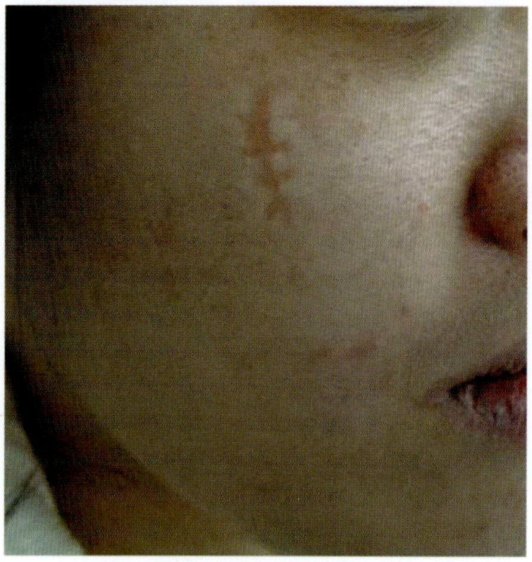

그림 16-1 선상 반흔

2) 면상 반흔(Wide scar)(그림 16-2)

찰과상(abrasion)이나 화상(burn)이 피부의 진피층까지 침범하면 다양한 모양의 넓은 면상 반흔이 발생할 수 있으며, 더 심한 경우에는 붉게 돌출하는 비후성 반흔이 되기도 한다.

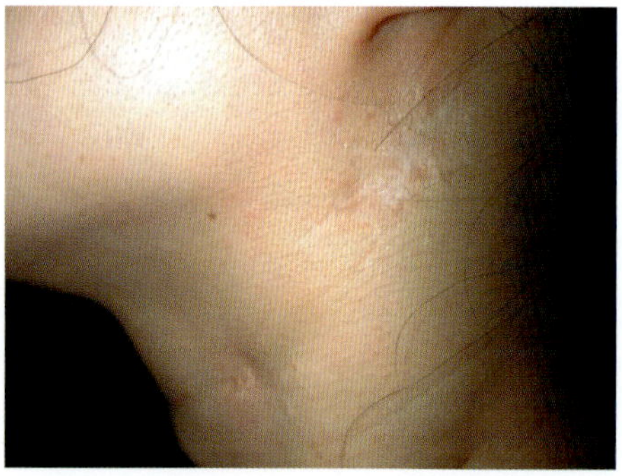

그림 16-2 면상 반흔

3) 구축 반흔(Contracture scar)(그림 16-3)

구축은 신체의 특정 부위가 비정상적으로 수축하여 운동 범위가 제한되는 것을 의미한다. 구축 반흔은 화상 등의 심한 외상으로 피부 장력이 강하게 작용하는 피부 주름선 수직방향 또는 관절 주위에 반흔이 형성된 경우에 흔히 발생한다.

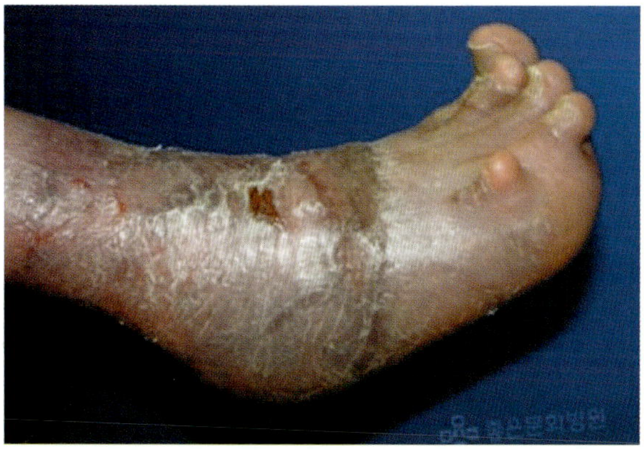

그림 16-3 구축 반흔

4) 함몰 반흔(Depressed scar)(그림 16-4)

날카로운 물체에 긁힌 경우, 점 제거 레이저시술 후, 여드름 염증 발생 후, 봉합이 벌어진 경우, 타박상(contusion)에 의한 피하 혈종(hematoma) 발생 후 등 여러 원인에 의해 다양한 형태의 함몰 반흔이 발생할 수 있다.

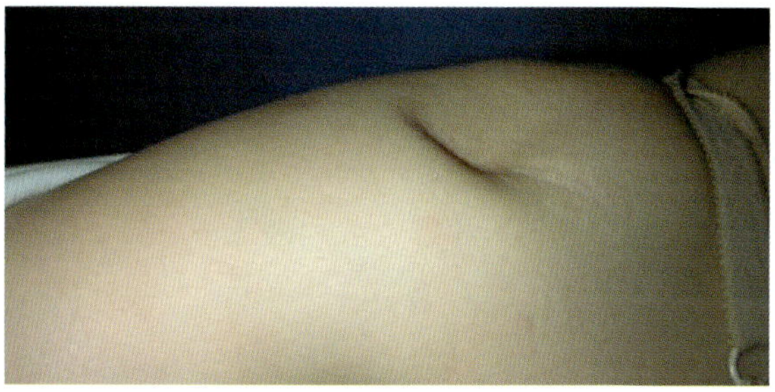

그림 16-4 함몰 반흔

5) 탈모 반흔(Alopecia cicatrisata)(그림 16-5)

두피, 눈썹, 수염 부위와 같이 모발이 있는 부위는 모낭(hair follicle)이 손상되거나 흉터가 벌어지면 탈모 반흔이 발생할 수 있다.

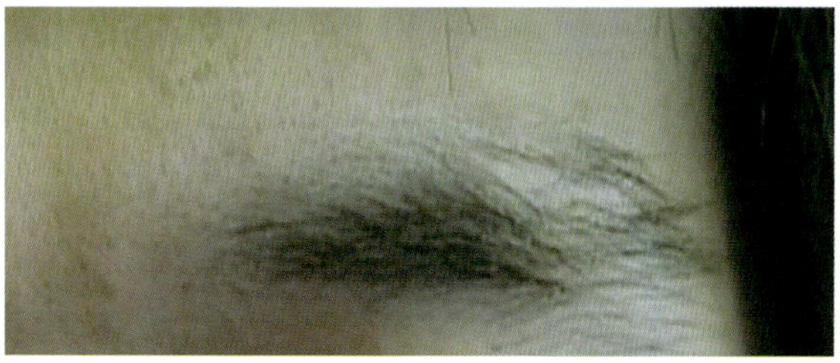

그림 16-5 탈모 반흔

6) 비후성 반흔(Hypertrophic scar)(그림 16-6)

일명 '떡살'이라고 불리는 비후성 반흔은 상처 부위가 감염되거나 상처가 넓어 피부화가 지연되는 경우에 상처치유과정 중 염증기와 증식기가 지속되고 콜라겐이 주성분인 육아조직이 과도하게 형성되면서 흉터가 돌출되어 발생한다. 비후성 반흔은 피부상처범위를 넘어 정상 피부까지 침범하지는 않으며, 대개 6-18개월 정도 지나면서 크기가 약간 줄어든다. 피부장력이 강한 어깨와 가슴 부위, 피부주름선과 반대방향의 흉터에서 흔하고, 피부장력이 세고 콜라겐 생성속도가 빠른 소아 또는 젊은 연령층에서 발생빈도가 높다.

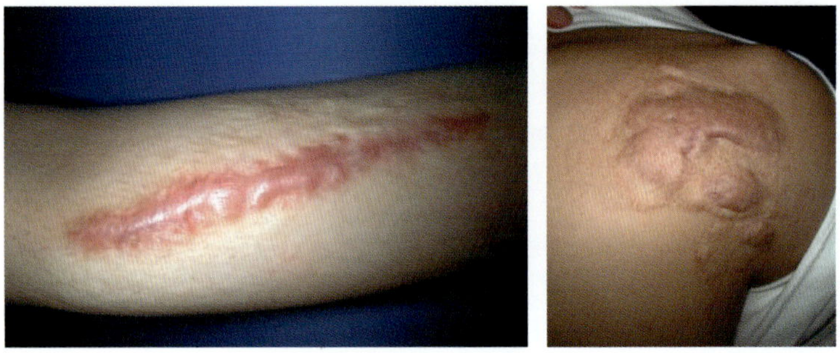

그림 16-6 비후성 반흔

7) 켈로이드(Keloid)(그림 16-7)

켈로이드는 비후성 반흔과 유사한 형태를 보이지만 명백히 다른 형태의 반흔이므로 구분해야 한다. 켈로이드는 원래의 상처범위를 넘어 정상 피부까지 침범하면서 붉게 돌출된 반흔인데, 비후성 반흔이 6-18개월이 지나면서 크기가 줄어드는 것과 다르게 켈로이드는 이 기간 후에도 크기가 줄어들지 않으며 더 커지는 경향을 보인다.

켈로이드 발생의 원인은 정확히 밝혀지지 않았지만, 유전적인 요인, 인종의 차이, 염증 또는 감염에 의한 것으로 알려지고 있다. 귓바퀴, 턱밑, 어깨, 가슴과 같이 피지샘이 많이 분포하거나 피부장력이 강한 곳에 흔히 발생한다. 귓불에 구멍을 뚫고 귀걸이를 착용하여 발생하는 경우 비의료기관에서 시술한 후 상처관리를 잘못한 사례가 많다.

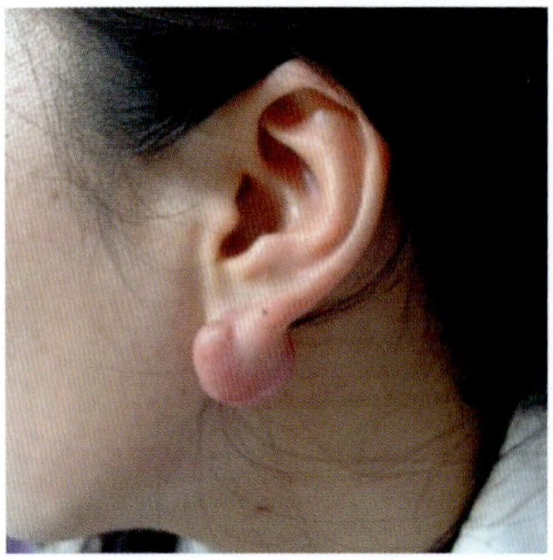

그림 16-7 켈로이드

2. 반흔관리-예방과 치료(그림 16-8)

반흔이 만족스러울 만큼 좋아지려면 6-12개월까지 반흔관리를 해주는 것이 좋으며, 첫 1-2개월 이내 초기단계의 반흔관리가 중요하다. 외상 또는 수술을 위한 절개 부위는 섬세하게 봉합하고, 염증이 발생하지 않도록 소독치료를 하며, 봉합사 제거 후에는 상처의 콜라겐 결합력이 증가되는 1-2개월까지 피부장력을 줄이기 위해 피부봉합 반창고인 스테리스트립(steri-strip)으로 고정해주고, 압박요법(compression therapy)이나 레이저 치료를 시행하기도 한다.

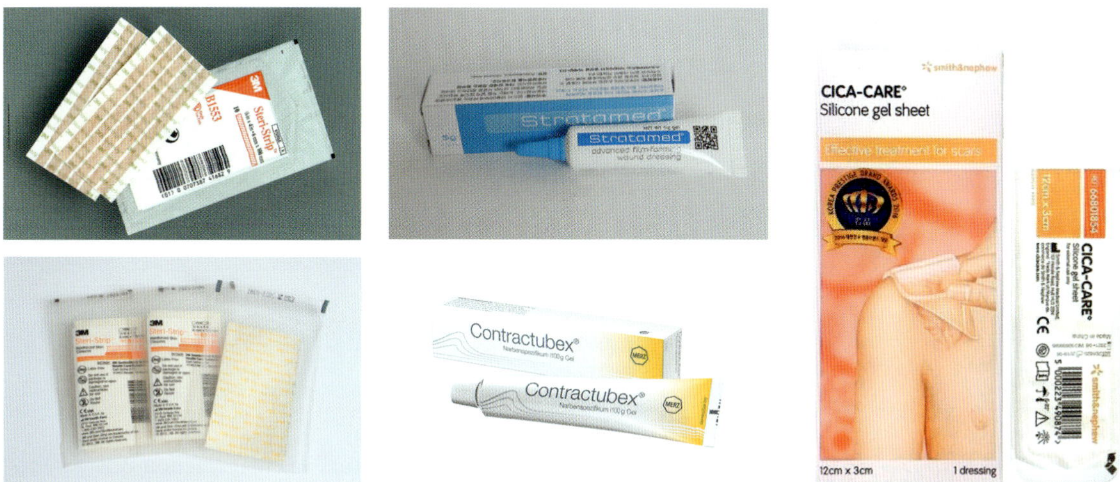

피부봉합 반창고 흉터연고 실리콘 젤시트

그림 16-8 피부봉합 반창고, 흉터연고, 실리콘 젤시트

1) 피부봉합 반창고 부착(Skin taping)

피부봉합 반창고로 널리 사용되는 스테리스트립(steri-strip)으로 상처의 수직방향이나 피부장력 방향으로 피부를 모아서 고정해주는 방법이다. 장력완화, 압박, 보습의 기능이 있어서 흉터의 벌어짐과 비후성 반흔을 예방하는 데 효과적이다.

2) 흉터연고 도포

여러 종류의 흉터연고가 있는데 성분에 따라 추출물 연고와 실리콘 연고로 나눌 수 있다. 추출물 연고는 양파, 병풀 추출물(centella asiatica extract), 알란토인 등의 성분을 함유하여 콜라겐의 생성을 막고 안정화시키는 효과가 있고, 실리콘 연고는 실리콘 막이 피부와 반흔을 밀폐하므로 보습효과가 있다.

3) 압박요법(Compression therapy)

압박요법은 반흔에서 콜라겐 다발의 수축과 단단한 배열을 물리적으로 펴주고 피부장력을 분산시키며, 돌출된 반흔을 압박하여 비후성 반흔 예방과 치료에 효과가 있다. 실리콘 젤 시트(silicone gel sheet)는 반흔을 완전 밀폐하여 눌러주므로 반흔에 수분을 공급해주는 역할도 추가되어 반흔개선을 유도한다. 흉복부나 상하지에는 압박옷(garment) 또는 압박스타킹(compression stocking)을 착용하도록 한다.

4) 스테로이드 병변내 주사(Steroid intralesional injection)

스테로이드 중 장기간 작용하는 트리암시노론(triamcinolone)은 항염증작용과 함께 콜라겐 합성을 억제하여 반흔의 퇴화를 유도하는데, 비후성 반흔이나 켈로이드에 사용된다. 흉터상태에 따라 생리식염수 또는 국소마취제 리도카인을 섞어 3-4주 간격으로 반흔 내에 주사하는데, 정상 피부의 위축과 함몰, 모세혈관확장증의 부작용이 있으므로 주의해야 한다.

5) 세포치료

자가 지방조직에서 추출한 지방유래기질혈관분획세포(adipose-derived stromal vascular fraction cell, SVF)는 면역력을 조절하고, 세포를 활성화하며, 혈관재생을 촉진하고, 자가혈 주사요법에 사용되는 혈소판풍부혈장(platelet rich plasma)(그림 16-9)은 손상된 세포와 상처조직의 재생에 유용한 다양한 성장인자(growth factor)가 포함되어 있어 반흔치료에 효과적이다.

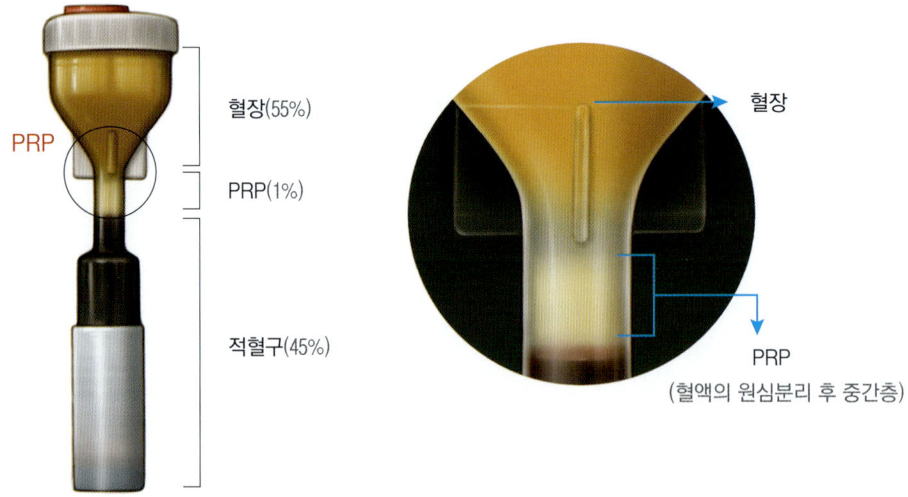

그림 16-9 혈소판풍부혈장(PRP)

6) 레이저 치료

프랙셔널 레이저(fractional laser)는 일정 간격과 모양으로 잘게 나눠 분획된 수많은 미세수직구멍을 내어, 콜라겐 섬유를 끊어 줄여주는데, 구멍들이 수축하면서 반흔이 편평해지고, 반흔의 경계선이 잘 보이지 않게 되며, 섬유모세포와 모세혈관의 증식을 억제하여 반흔이 커지는 것을 예방하는 효과가 있다. 프랙셔널 레이저 치료는 이견이 있으나 상처 봉합 또는 수술 후 1달이 경과하면 시행 가능하며, 1달 간격으로 수회 반복하여 시행한다.

3. 반흔 성형술(Scar revision)

반흔의 예방과 치료를 통한 반흔 관리에도 불구하고 비수술적 방법으로는 효과가 없거나 반흔 자체가 심할 때는 수술적 방법을 고려해야 한다. 반흔 성형술 또한 수술로써 반흔을 교정해주는 것이므로 수술 후 반흔을 남길 수 있기 때문에 반흔 성형술 전후로 비수술적 반흔관리를 어떻게 시행할 것인지 수술 전에 계획해야 한다. 반흔 성형술의 수술 시기는 일반적으로 반흔이 성숙하여 색깔이 연해지고 부드러워지는 6-12개월 후에 시행하는 것이 좋은데, 심한 반흔이나 기능적 문제가 있는 경우에는 조기에 수술할 수 있다.

피부장력은 이완된 피부긴장선(relaxed skin tension line, RSTL)의 방향으로 작용하며 이 선은 항상 일치하지는 않지만 대체적으로 주름과 평행하다(그림 16-10). 따라서 반흔 성형술 시 피부 절개를 이완된 피부긴장선에 평행하게 하면 반흔을 줄일 수 있다.

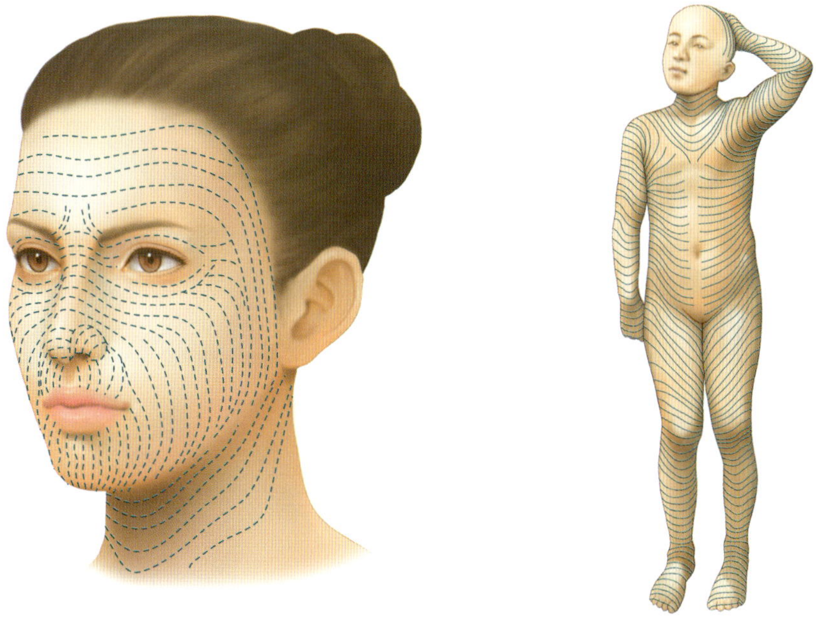

그림 16-10 피부긴장선과 주름의 방향

1) 방추형 절제술(Fusiform excision)(그림 16-11)

방추형 절제술은 반흔절제 방법 중 가장 흔한 방법으로, 반흔을 방추형으로 절제하고 주변의 정상피부를 당겨 봉합해주는 방법이다. 피부긴장선과 평행하거나 비슷한 방향의 크지 않은 반흔의 절제에 유용하다.

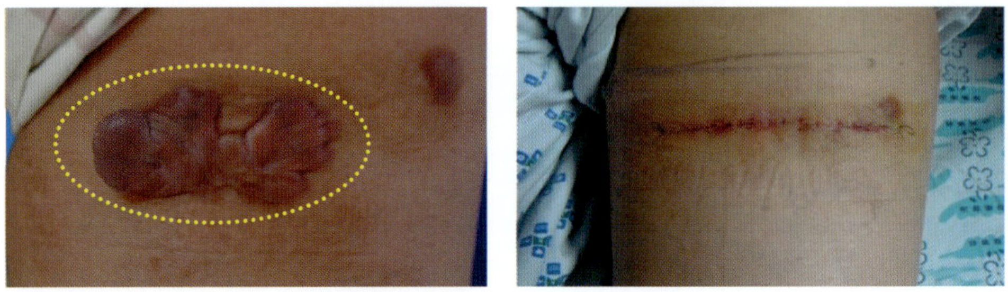

그림 16-11 방추형 절제술 증례

2) W-성형술(W-plasty)(그림 16-12)

W-성형술은 반흔을 중심으로 양쪽에 연속된 W자 모양의 절개를 시행하여 반흔을 제거한 후, 양쪽의 작은 삼각형 피부조직을 교차하도록 끼워서 넣고 봉합하는 수술방법이다. 이완된 피부긴장선에 맞추어 수술 반흔이 지그재그(zig-zag) 형태로 나눠지도록 하며, 반흔의 방향을 바꿀 수 있고, 긴 반흔의 연속성을 끊어주는 장점이 있으나, 정확한 수술기법과 긴 수술시간이 요구된다.

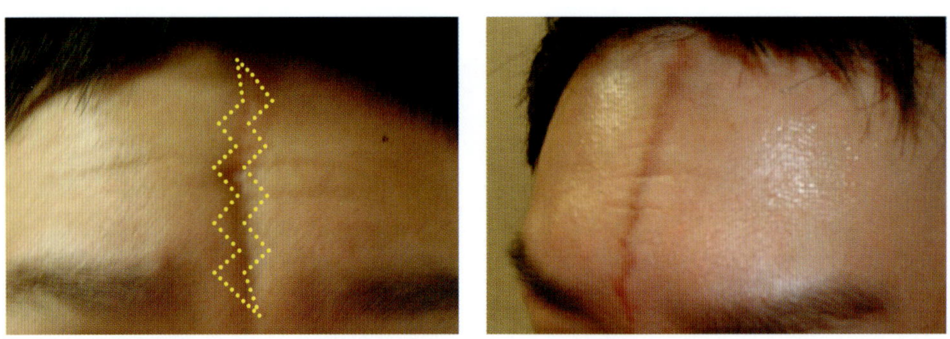

그림 16-12 W-성형술 증례

3) Z-성형술(Z-plasty)

Z-성형술은 수술도안을 Z자 모양으로 만들어 2개의 삼각형 피부가 서로 위치를 바꿀 수 있도록 전위(transposition)시켜주는 수술방법이다. 반흔이 이완된 피부긴장선에 수직이거나 반흔이 띠를 형성하는 구축 반흔의 교정에 주로 이용된다. 수술방법은 반흔 방향에 Z의 중심변을 두고 중심변의 양쪽으로 다리변을 1개씩 도안하여, 2개의 삼각형 피부가 자리를 바꾸어 전위될 수 있게 하는데, 중심변과 다리변의 각도는 45-60도가 되도록 한다(그림 16-13).

Z-성형술의 장점은 반흔방향을 이완된 피부긴장선의 방향으로 바꿀 수 있고, 직선 반흔을 분산시키며, 중심변의 방향으로 길이를 연장시켜 형성된 띠의 구축을 이완시킬 수 있다. 양쪽 삼각형 피부의 각도가 60도일 때 길이가 75% 정도 연장된다.

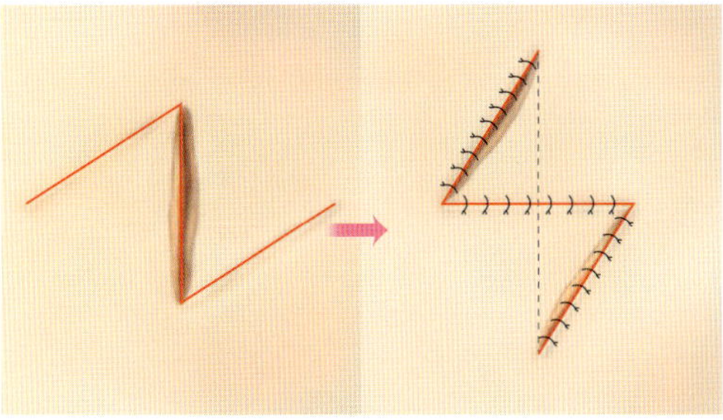
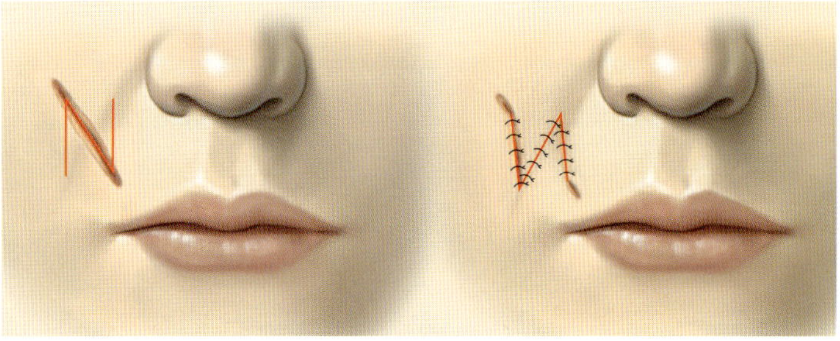

그림 16-13 Z-성형술

4) 피부이식술(Skin graft)

피부이식술은 피부의 표피와 진피의 표층인 유두진피(papillary dermis)만이 포함된 얇은 피부를 이식하는 부분층 피부이식술(split thickness skin graft, STSG)과 피부의 표피와 진피가 모두 포함된 피부를 이식하는 전층 피부이식술(full thickness skin graft, FTSG)로 나눌 수 있다. 전층 피부는 수작업에 의해 채취할 수 있지만, 부분층 피부를 채취하기 위해서는 피부를 얇게 벗겨낼 수 있는 피부채취기(dermatome)가 필요하다.

(1) 얇은 부분층 피부이식술(Thin STSG)(그림 16-14)

방추형절제술, W-plasty, Z-plasty 등의 반흔 성형술로는 해결되지 않는, 구축이 없는 상태의 넓은 반흔에서 반흔 부위를 깎아내고 얇은 부분층 피부를 채취하여 이식하는 방법이다. 중간 또는 두꺼운 부분층 피부이식술을 시행할 경우에 피부이식을 받은 부위 반흔의 질감과 색감이 미용적으로 만족스럽지 않으면서도 피부를 채취한 공여부에 반흔을 남길 수 있다. 그러나 얇은 부분층 피부이식술을 시행할 경우에는 수혜부와 공여부 모두에서 미용적으로 만족스러운 결과를 얻을 수도 있다.

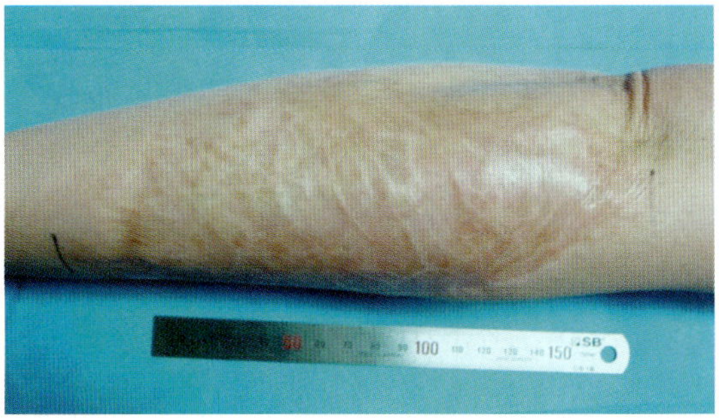
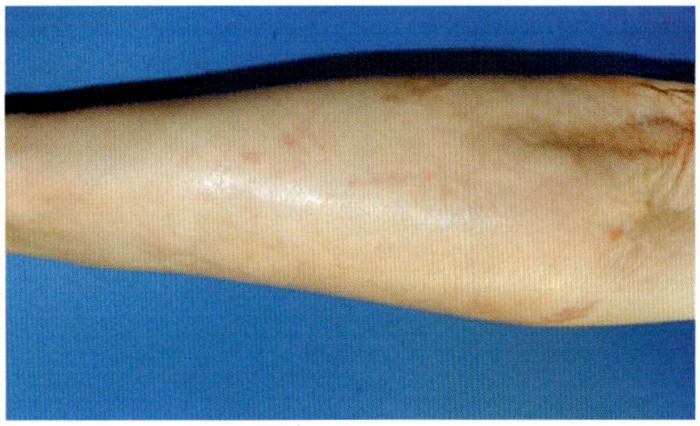

그림 16-14 얇은 부분층 피부이식술 증례

(2) 전층 피부이식술(FTSG)(그림 16-15)

구축 반흔 또는 비후성 돌출 반흔을 절제한 후 주변의 피부장력에 의해 절제된 부위가 벌어져서 봉합하기 어려운 상황이라면 전층 피부이식술을 시행할 수 있다. 이런 부위에 부분층 피부이식술이 시행되면 수혜부 반흔의 질감과 두께가 만족스럽지 않고 수술 후 구축현상이 다시 발생할 가능성이 높다.

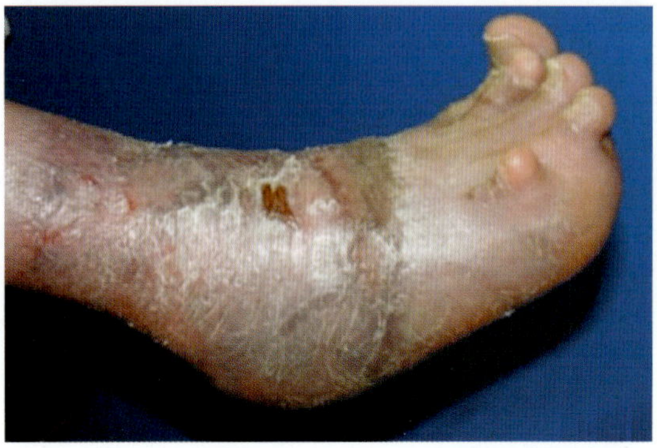

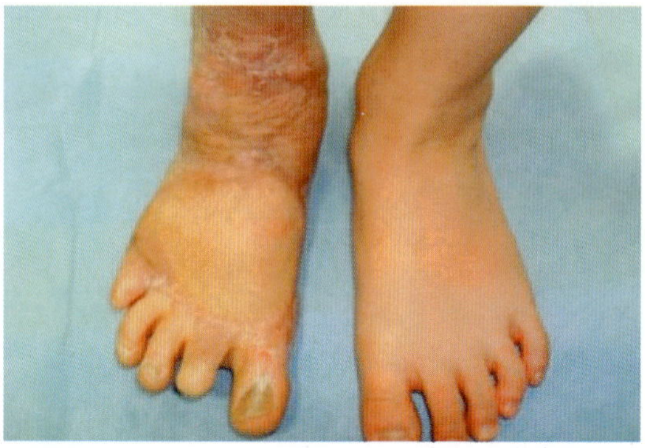

그림 16-15 전층 피부이식술 증례

5) 모발이식술(Hair graft)(그림 16-16)

두피, 눈썹, 수염부위와 같이 모발이 있는 부위에 발생한 탈모 반흔이 넓은 경우에는 반흔 성형술로 반흔을 교정하지만, 크지 않은 경우에는 두피에서 모낭을 채취하여 탈모부위에 이식함으로써 탈모와 반흔을 동시에 해결할 수 있다.

4. 수술 전 관리

반흔 성형술도 수술 후 반흔을 남길 수 있기 때문에 반흔 성형술 전후에 비수술적인 반흔관리가 필요하다. 반흔 성형술의 이상적 목표는 반흔을 없애는 것이지만 실제적 목표는 반흔이 눈에 덜 띄게 개선하는 것이다. 반흔은 체질, 부위, 상태, 방향에 따라 결과가 다르므로 환자가 수술 전에 의사와 충분히 상담하여 반흔에 대한 수술적 방법과 비수술적 관리에 대해 이해할 수 있도록 해야 한다.

상담 후 수술일정이 정해진 환자에 대해서는 당뇨, 고혈압, 갑상선 질환 등의 질환이 있는지 확인하고, 필요하다면 검사를 통해 진단하며, 수술과 관련된 위험성을 평가하고, 수술이 가능한 상태라면 수술 전에 전신상태가 적절하도록 유지시켜야 한다. 환자가 항응고제, 혈전용해제, 호르몬제, 혈액순환제, 한방성분의 약 등을 평소 복용하고 있는 경우에는 수술 중 출혈 경향이 있어서 지혈이 어려우므로 해당 주치의와 상의하여 적절한 기간 동안 중단하게 하고, 흡연과 음주는 상처회복에 좋지 않으므로 수술 1주일 전부터 금하는 것이 좋다.

수술 당일에, 식사는 국소마취의 경우 평소와 같이 하면 되고 수면마취의 경우 성인은 6-8시간 정도의 금식시간을 가져야 하며, 고혈압, 갑상선 약은 평소대로 복용하도록 한다. 수술 부위는 화장을 하지 않아야 하고, 귀걸이와 목걸이

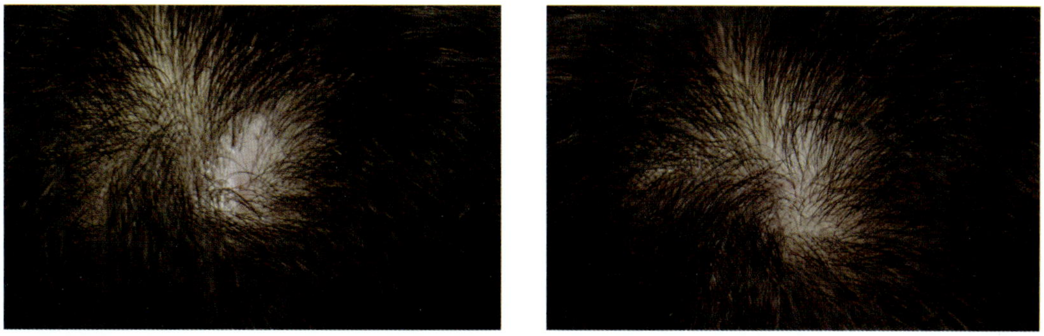

그림 16-16 탈모 반흔의 모발이식술 증례

등 악세서리 착용은 금지한다. 환자가 병원에 도착했을 때는 앞서 안내했던 지시대로 준수했는지 확인하고, 악세서리와 귀중품은 따로 보관한 후 수술복으로 갈아입도록 한다.

수술실에 들어가기 전에 전신상태를 파악하며 활력징후를 측정하고, 반흔 부위와 반흔 성형술 유형에 맞추어 환자의 임상사진을 찍는다. 그후 앞서 설명된 수술과 마취에 대한 일반적 동의서와 함께 반흔 성형술에 대한 수술동의서(그림 16-17)를 받는다.

5. 수술 후 관리

일반적인 반흔 성형술 후에는 수술 후 5일분의 항생제, 진통소염제, 소화제를 처방하고, 봉합사 제거는 두경부의 경우 수술부위에 따라 5-7일 후에 시행하므로, 수술 다음날인 첫째 날, 셋째 날, 다섯째 날 등의 순서로 방문하여 상처치료와 봉합사의 제거를 시행한다. 술과 담배는 염증을 유발하고 혈액순환을 방해하여 상처치유에 좋지 않으므로 금하도록 한다.

봉합사 제거 후에는 앞서 설명된 비수술적 반흔관리가 시작되는데, 피부봉합반창고, 흉터연고를 사용하고, 외래 경과관찰 중 필요에 따라 압박요법, 스테로이드 주사, 세포치료, 레이저치료 등을 고려할 수 있다.

임상 사진은 수술 전에 하였던 것처럼 수술 직후, 봉합사 제거 후, 환자가 외래 경과 관찰 시에 찍는다.

등록번호 :
이 름 :
생년월일 :
병 실 :

반흔 성형술 동의서

K 성형외과병원
K-plastic surgery hospital

1. 수술 목적 및 필요성, 장점

2. 수술 설명(과정 및 방법)

3. 수술 전/후 주의사항

안내문과 함께 설명을 들었음.

4. 수술로 발생할 수 있는 후유증 및 합병증

 # 수술의 일반적 부작용

① 출혈, 혈종, 멍, 재발
② 감염(봉와직염, 고름)
③ 수술부위 흉터 - >비후성 반흔, 켈로이드
④ 부종
⑤ 예상하지 못했거나 희귀한 경우의 부작용이나 후유증 -> 발생 시 설명
⑥ 인상이 변할 수 있다.
⑦ 이물질 및 이로 인한 염증 가능성 -> 2차 제거수술 가능성

1) 흉터 교정술

① 비후성 반흔 및 켈로이드(수술 후 더 심해지는 흉터) - 체질
② 한번 수술로 완벽 제거 안 됨
③ 국소적 피부괴사
④ 주름 방향에 맞추어 지그재그
⑤ 흉 없어지는 것 아니다.
⑥ 수술 후 흉터연고, 레이저 시술, 2차 수술 등 다양한 시술 필요

2) 비후성 반흔 교정술

① 높은 재발(더 심해질 수 있다)
② 병합요법 필요
③ 켈로이드와 혼동될 수 있다.
④ 흉 남는다.

3) 켈로이드

① 높은 재발(더 심해질 수 있다)
② 변연부는 제거 안함
③ 병합요법 필요
④ 규칙적 경과관찰
⑤ 스테로이드 주사가 필요할 수 있다.

4) 부분층 피부 이식술

① 재발
② 절제면 불규칙 할 수 있다.
③ 이식 실패
④ 표피낭종

< 마취 부작용 >

(1) 국소마취
① 마취 시 통증
② 불완전 마취
③ 두통
④ 쇼크(알레르기) -> 사망

(2) 수면마취
① 악몽
② 메스꺼움, 구토
③ 무호흡, 기도폐쇄 -> 저산소성 뇌손상 ->사망

(3) 전신마취
① 일시적 음성변화, 경부불쾌감
② 폐렴, 무기폐, 기도폐쇄
③ 간독성, 신장독성
④ 심장마비
⑤ 마취 삽관에 의한 기관지, 인후두, 성대 손상 -> 수술 또는 약물 치료->안되면 기능 손상
⑥ 사망

환 자 : ㊞

보호자(대리인) : ㊞ (환자와의 관계:)

K 성형외과병원
K-plastic surgery hospital

흉터 제거술 동의서

그림 16-17 반흔 성형술 동의서

17 성형부작용과 재수술

원칙에 맞는 안전한 수술을 선택한다면, 자신의 외형뿐만 아니라 내적 고민도 해결하는 데 도움이 될 수 있다고 생각하지만, 무분별한 성형수술 또는 시술에서 발생할 수 있는 성형부작용이나 후유증은 주의하여야 한다. 모든 수술이나 시술에는 부작용과 후유증이 발생할 수 있는데, 무엇보다 중요한 것은 수술 전후 주의사항, 수술계획과 부작용 등에 대해 충분히 상담하는 것이다. 부작용이나 후유증을 크게 분류해 보면, 작게는 수술 전에 충분한 상담이 이루어지지 않아 수술 결과가 불만족스러운 경우, 불만족, 수술 중에 발생할 수 있는 신경 또는 혈관 손상 등의 여러 문제, 수술 후 염증이나 감염으로 인한 변형 등 다양하게 있을 수 있다(그림 17-1).

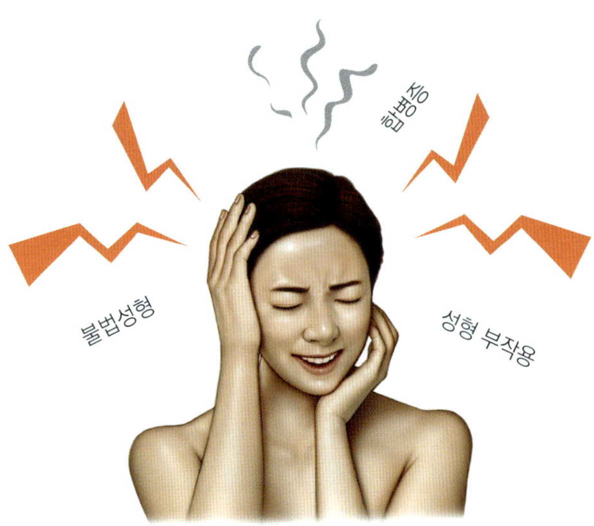

그림 17-1 성형부작용의 고민

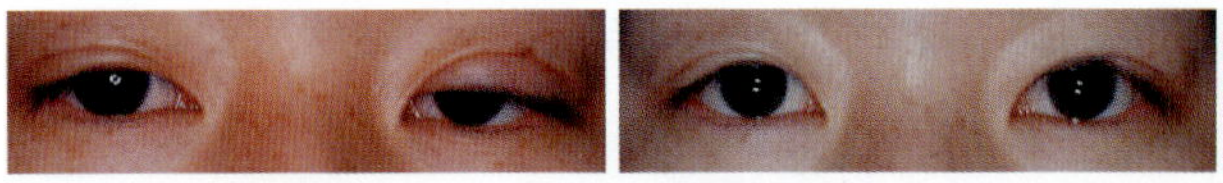
쌍꺼풀 수술 후 안검하수 발생하여 재수술 교정

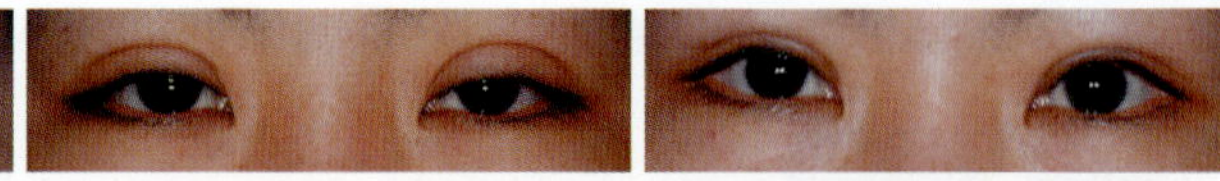
쌍꺼풀 수술 후 안검하수 발생하여 재수술 교정

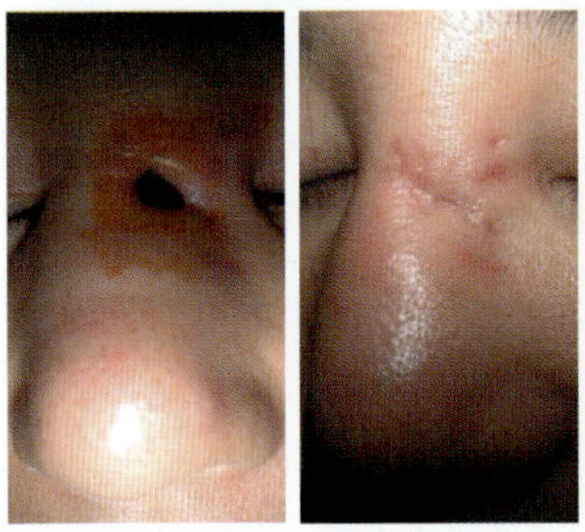
이물질 주사 후 피부괴사 치료

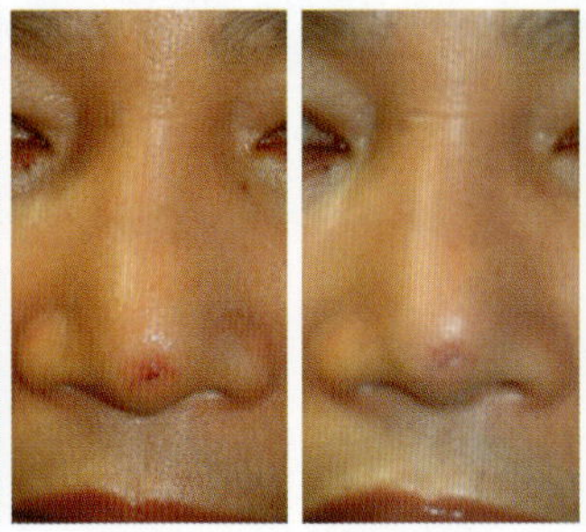
융비술 후 코끝 피부괴사

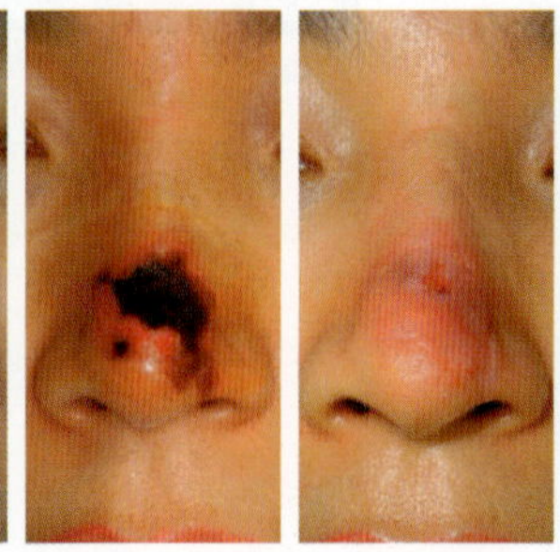
필러주사 후 피부괴사 피부이식

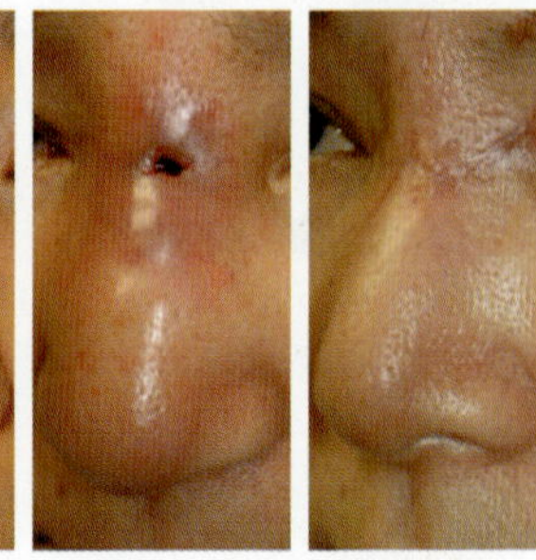
필러주사 후 피부괴사 치료

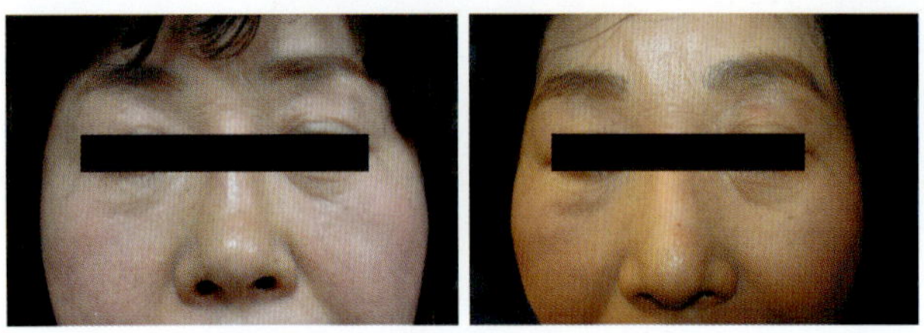
융비술 후 피부괴사에 대한 진피지방이식

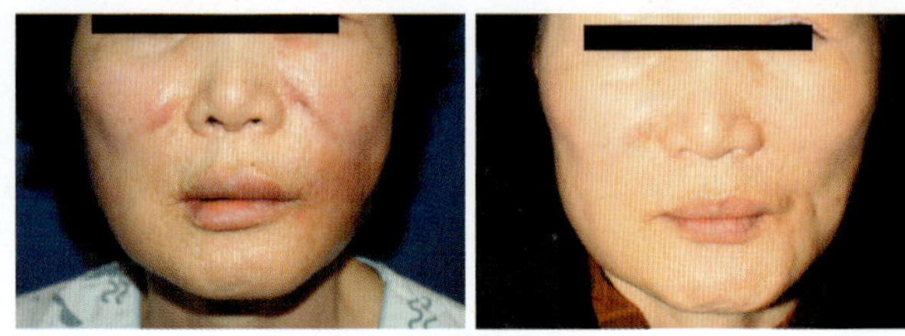
지방이식 후 감염에 대한 치료

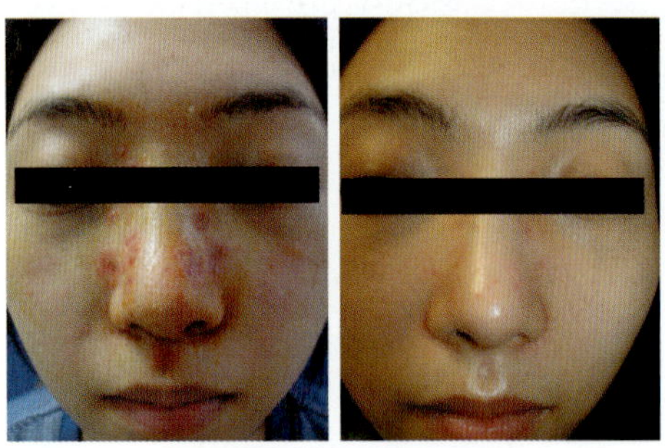
코성형 후 바이러스 감염 치료

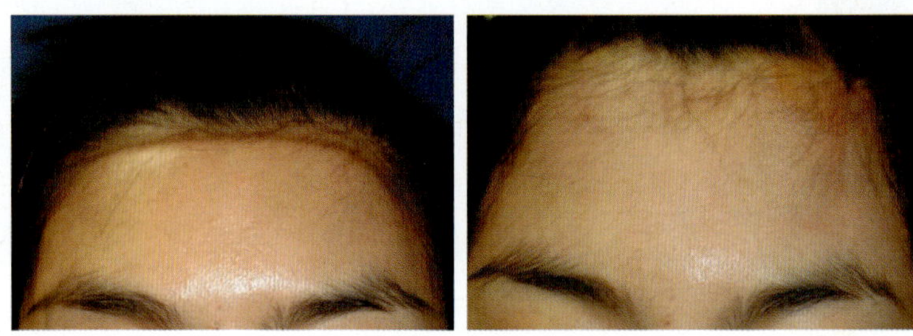
이마성형 후 부작용 재수술

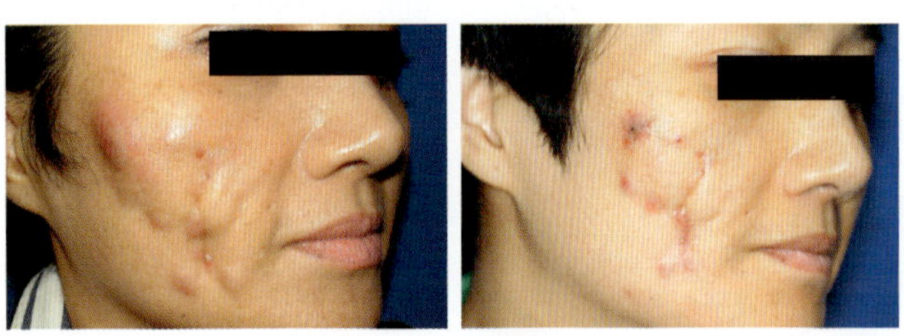
지방이식 후 감염에 대한 치료

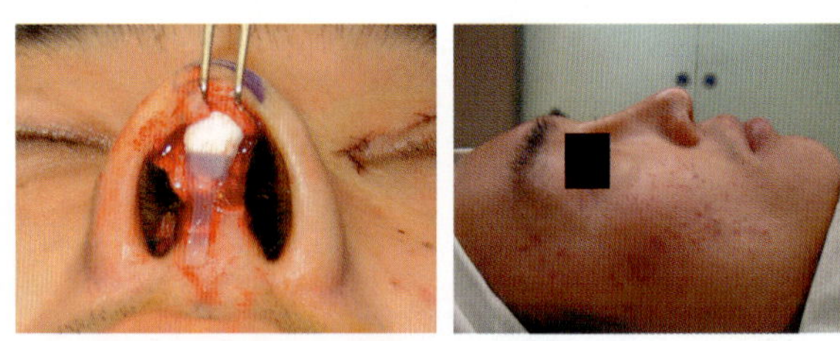
코수술 후 과도한 보형물 교정

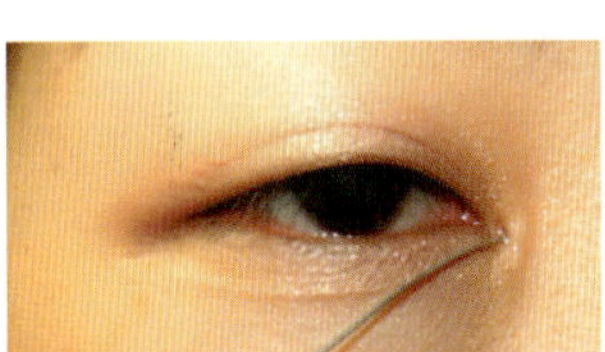
앞트임 수술 후 누공

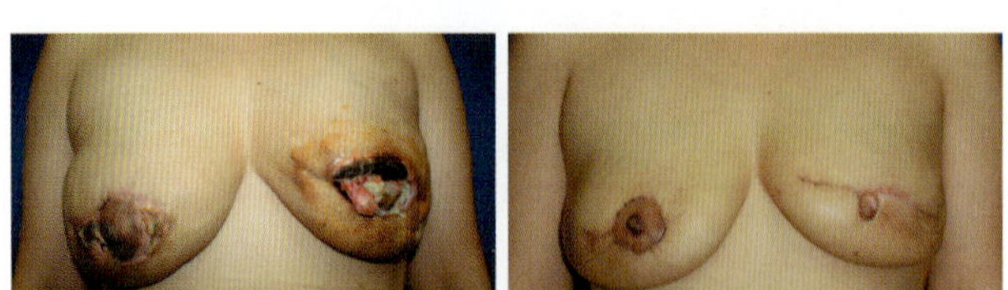
유방축소술 후 피부괴사에 대한 치료

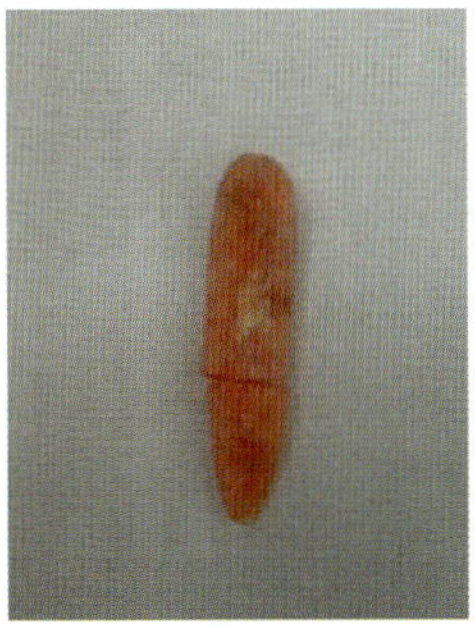
코 이물제거

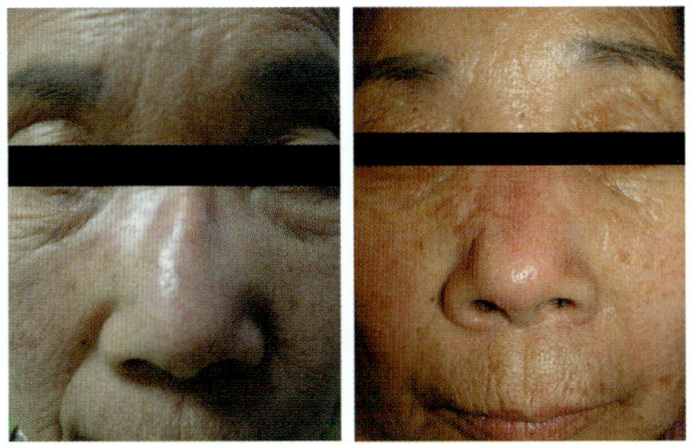
코 이물질 제거 후 자가진피지방 이식

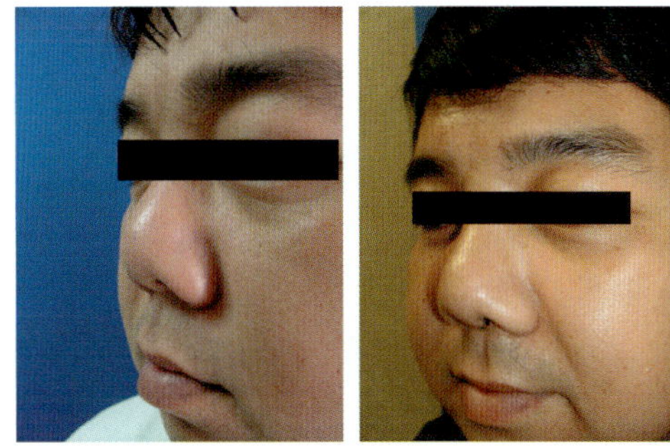
코 재수술

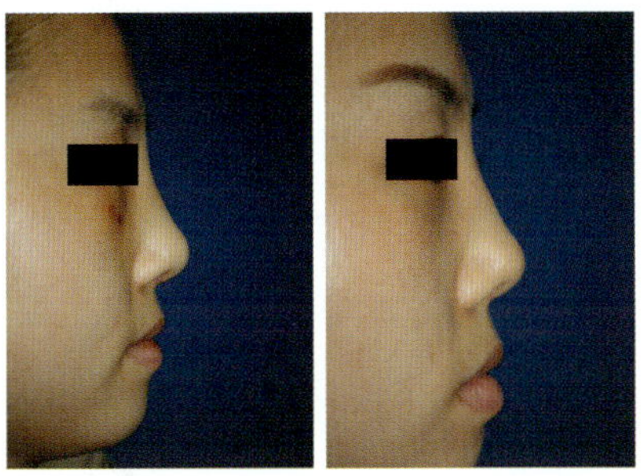
코 재수술 2

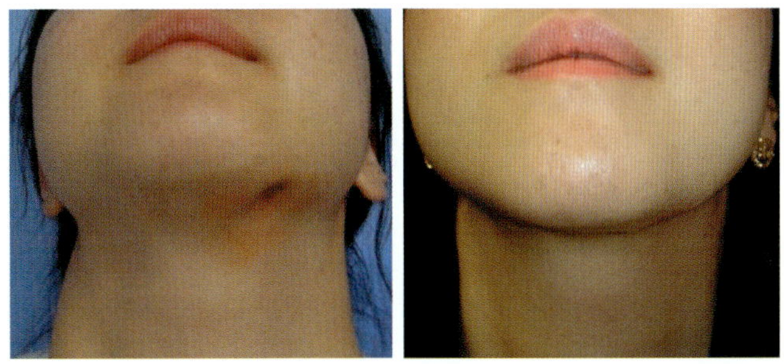
턱끝성형 후 감염치료

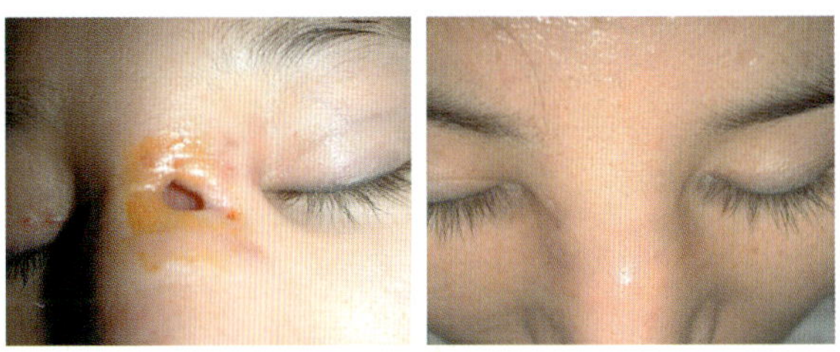
필러 부작용 치료

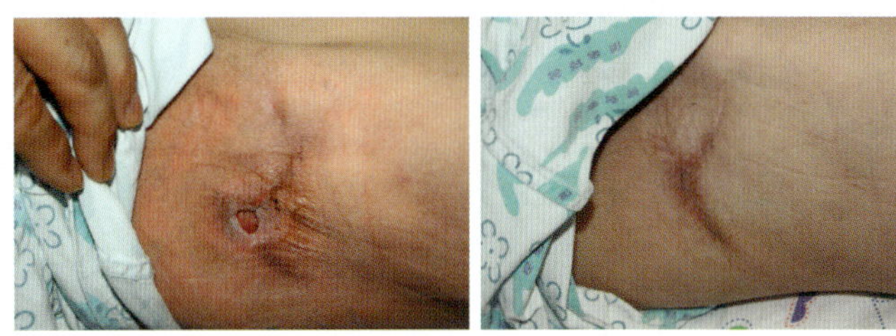
지방이식 후 피부괴사 치료

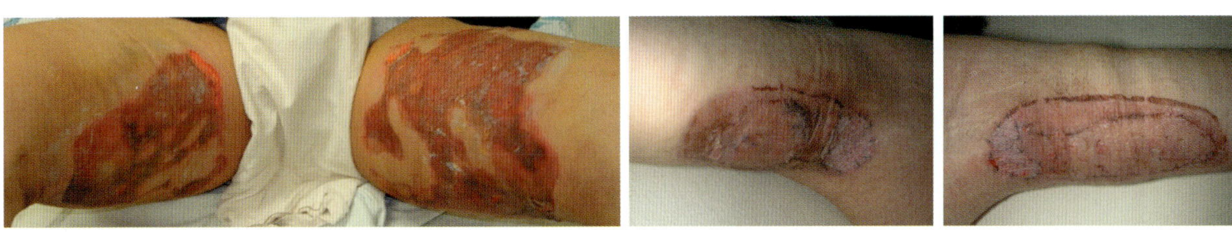
초음파 지방흡입술 중 피부화상 치료

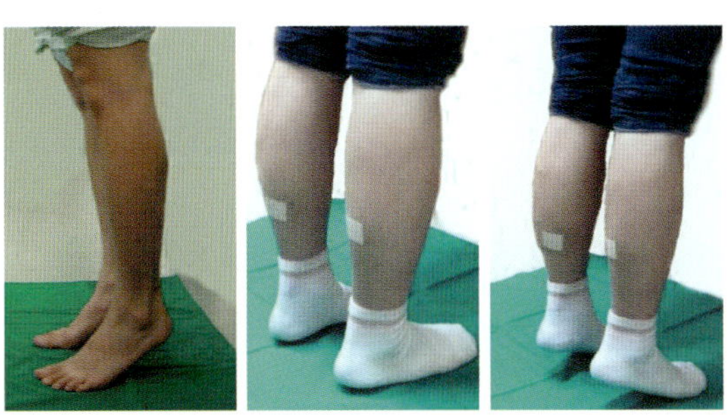
종아리성형술 후 발뒤꿈치가 땅에 닿지 않는 구축변형 교정

1. 얼굴형, 체형, 현실에 맞는 성형

같은 쌍꺼풀 수술이라도 젊은 사람과 나이 든 사람, 여자와 남자, 동양인과 서양인에 대해 각각의 수술방법이 다르고, 개개인마다 눈의 형태나 변형에 따라 수술계획과 방법은 달라질 수밖에 없으므로 수술 전 충분한 상담이 필요한 것이다. 젊은 사람에 비해 나이가 들어감에 따라 피부는 얇아지고 탄력을 잃어 주름지며, 지방과 근육이 함께 늘어지므로 수술은 젊은 사람보다 더 까다로워진다. 남자는 여자보다 피부가 두껍고 단단하며, 피부와 근육 간의 섬유성 연결이 많아 박리가 어려우므로 여자보다 출혈이 더 많아 부기가 오래갈 수 있으므로 결과가 떨어질 수 있다. 요즘은 성형수술에 있어서도 서양적 형태를 원하는 경우가 있다. 그러나 동양인은 서양인에 비해 얼굴이 넓고 짧으므로 사각져 보이고, 얼굴이 편평하므로 서양인의 눈과 코처럼 두드러지게 하는 것은 오히려 부자연스러울 수 있다.

이렇듯 전반적인 차이 이외에도 개개인마다의 형태차이를 충분히 인식하고 상담해야 한다. 성형수술을 받고자 하는 사람들은 나름대로의 충분한 이유가 있겠지만, 다른 부위의 기형이나 질환을 치료하고자 하는 환자들보다 정신과적 문제점을 가진 비율이 높으므로, 본인 자신뿐만 아니라 환자의 가족과 친구 등 주위 사람들의 조언이 매우 중요할 수 있다. 예를 들어 신체의 한 부분 못생긴 것이 실패, 조롱, 불행의 원인이라 생각하거나 수술만 받고 나면 자신의 생활이 신통하게 좋아질 것으로 기대하는 경우, 잘 지내다가 최근에 슬픔, 실패, 좌절 등을 맛보고 수술로써 이러한 정신적 수렁에서 벗어나려는 경우, 지나친 기대 또는 비현실적인 성형결과를 집요하게 요구하는 경우, 기형이 없는데도 있다고 우기며 수술을 조르는 경우, 오랫동안 여러 가지 수술을 탐닉하면서 계속 수술을 요구하는 성형수술중독 등 현실감에서 떨어진 생각과 목적으로 성형수술을 받으려 하는 사람이 있다면 가족과 친구 등 주위 사람들의 관심과 조언이 매우 중요하며, 필요하다면 수술 전 상담 때 그러한 수술 동기를 의사와 솔직히 상담하여야 한다.

근래에는 컴퓨터를 이용한 모의수술을 시행하는 병원이 늘고 있는데, 실제상황이 아닌 가상적인 상황에서 수술 후의 결과를 예측해보는 것이다. 영상 모의수술로 환자의 원하는 바가 무엇인지 이해하는 데 도움이 되고, 수술 후 모양을 예견할 수 있어 만족도와 기대감을 조절할 수 있는 장점이 있으나, 실제 수술결과와 일치할 것이라고 생각하는 것은 지나친 기대감에 수술 후 크게 실망할 수 있다. 성형수술이 최근에는 많이 일반화 되다보니, 어린 나이에도 불구하고 성형수술을 받기 원하거나 실제로 많이 행해지는 것을 볼 수 있다. 하지만 우리 몸은 부위별로 성장시기가 다르고, 어린 나이의 성형수술은 아직 대중화되지 못해 주위의 편견으로 어린 나이에 정신적 갈등을 느낄 수 있기 때문에 적절한 수술시기를 선택해야 한다. 모든 성형수술은 본인의 자아관이 어느 정도 형성된 시기가 좋지만, 성장 시기별로 나누어보면 쌍꺼풀 수술은 15세 전후가 되면 쌍꺼풀이 자연적으로 생길 수 있는 시기가 지나므로 최소한 15세 이후, 코수술이나 안면윤곽술은 얼굴뼈의 성장이 끝나는 18세 이후가 좋다. 성형수술 후 수술 부위가 자리 잡는 기간이 필요하며, 가능한 수술은 졸업을 하거나 반이 바뀌어 본인의 성형변화가 주위 사람에게 자연스럽게 받아들여지는 시기가 좋다.

2. 성형 전 유의사항

당뇨나 고혈압 등 전신질환을 앓고 있거나 어떤 만성 질환으로 복용 중인 약이 있으면 수술 전에 상의하여 전신 상태를 좋게 유지시킨 후 수술을 받아야 한다. 일반 수술들과 마찬가지로 성형수술도 마취를 하고, 상처를 내고, 그 상처가 잘 나아야 좋은 결과를 나타내는데, 당뇨나 고혈압 등 전신성 질환은 마취에서부터 문제가 될 수 있으며, 수술 중 출혈이 많아 부기나 멍이 오래갈 수 있다. 특히 당뇨의 경우 상처가 잘 낫지 않을 수 있을 뿐만 아니라 감염 등의 문제를 일으켜 나쁜 결과를 초래할 수 있다.

수술 전 아스피린, 비타민 E, 호르몬제, 한방성분 등을 평소 복용하고 있는 경우는 수술 중 출혈 경향을 높이므로 수술 1-2주 전부터 끊어야 하고, 생리 중인 경우에는 수술에 큰 지장은 없으나, 수술 중이나 수술 후에 피가 더 나 부기가 더할 수 있으므로 이 시기는 피하는 것이 좋다. 흡연은 니코틴으로 인해 피부 혈관수축과 저산소증이 일어나면 상처회복에 좋지 않을 뿐만 아니라 전신마취를 할 경우에는 수술 후 폐합병증 가능성을 높일 수 있으므로 수술 2주 전부터 수술 후 1주 동안은 금연하는 것이 좋다. 음주는 상처회복에 좋지 않으므로 수술 1주일 전부터 수술상처가 회복될 때까지 금주하는 것이 좋다. 성형수술 후 부작용이나 후유증이 생겼을 때, 발전된 성형기술로 재수술이 가능하거나 개선이 용이하다면 다행이지만, 그렇지 못한 경우 많은 고생을 하게 되는데, 어떠한 상황이든 재수술은 일차수술 때보다 복잡하다는 것이다.

그러므로 성형부작용이나 후유증에 대해 치료보다 예방이 중요한데, 그 방법으로는 첫째, 수술 전에 수술할 의사와 수술에 대해 충분히 상담하고, 부작용이나 후유증에 대해서도 설명을 들어야 하고, 둘째, 환자의 상태에 맞춘 정확한 시술방법이 되어야 하지, 매스컴에 오르내리는 시술이나 의료기기에 의존해서는 안 될 것이며 셋째, 피해를 최소화하기 위해서는 분야별 전문의 또는 전문의료기관을 선택해야 한다.

3. 과학적 검증된 시술과 수술-광고와 언론의 유혹

프티성형(쁘띠성형)이란 불어의 'petit'에서 유래된 말로, 작다는 뜻을 가진 단어였으나, 이제는 사전에 등재된 성형용어가 되어 우리 일상에 깊게 자리 잡고 대중화되었다. 프티성형이란 필러, 보톡스, 지방주사, 레이저시술, 실리프팅과 같이 수술의 절개 없이 주사제나 시술을 통해 성형의 효과를 얻는 성형시술이다.

프티성형은 비교적 시술이 간단하여 소요시간도 짧으며, 시술비용도 상대적으로 저렴하고, 시술 후 즉각적으로 효과를 확인할 수 있다. 간단한 시술이라 수술에 대한 두려움도 적어 많은 시간을 할애하기 부담스러운 직장인이나 자연스러운 변화를 원하는 환자들에게 급속도로 알려져 성형시장에 대중화되었다. 하지만 이러한 프티성형은 효과의 지속이 짧아 기대했던 만큼의 기대치를 만족시키지 못하는 경우가 많고, 무엇보다도 프티성형이 많이 늘어나다 보니 그만큼 부작용도 급증하고 있다.

한 정부기관의 필러시술의 부작용 사례를 살펴보면 염증, 지속적인 부기, 불규칙한 피부면, 비대칭, 결절, 함몰, 통증 등 일반적인 부작용 이외에 피부괴사와 실명과 같은 심각한 부작용들이 발표되었다. 앞서 설명된 필러, 보툴리눔 독소, 레이저, 지방주사, 실리프팅 분야에서 각각에 대해 세부적으로 설명했으므로, 프티성형의 적응증, 결과의 한계, 부작용에 대해 숙지해야 한다. 프티성형의 영향으로, 지방을 녹여 살이 빠지고 반영구적으로 유지된다고 하여 한때 선풍적인 인기를 얻었던 지방분해주사가 있었으며 요즘도 다양한 이름의 지방분해주사가 시술 중이다. 실제로 지방분해주사만으로 하여 살이 빠지고 반영구적으로 유지된다면, 지방흡입술이란 수술은 필요가 없을 것이며 우리사회에 비만환자는 없어야 할 것이다. 지방분해주사를 맞고 부작용에 시달리던 사람들이 언론에 밝혀지면서, 주사의 성분이

지방분해 능력이 없거나 과학적으로 검증되지 않은 경우가 많았으며, 체내에서 지방세포가 분해되면 지방기름(oil)으로 바뀌는데, 어떻게 체내에서 대사되는지도 밝혀지지 않았다. 한때 심부피부재생술이라고 하여 수술 없이 특수 제작된 용액을 피부 아래 주사하여 주름을 제거하는 획기적인 시술법이라며 언론매체에 대대적으로 광고하였다. 그러나 이 성분 또한 과학적으로 검증되지 않았고, 얼굴에 화상을 입은 경우들이 속출하였으며, 시술 후 많은 고생 뒤에도 만족스런 효과를 얻지 못한 경우가 많으니, 안정성과 효과가 검증된 시술을 받아야 한다.

요즘은 불법시술이 많이 줄었지만, 아직도 불법시술을 받고 후유증으로 상담받는 사례가 많은데, 특히 불법 이물질주사는 매우 위험하다. 파라핀(paraffin) 또는 실리콘(silicone)의 액상 상태이던 주사액이 피하지방층에서 고체상태로 굳게 되면, 그 성분이 피부와 근육으로 퍼지면서 이물반응을 일으켜 염증과 감염, 피부괴사 등을 일으키므로 절대 이물질주사는 해서는 안 된다. 한때 언론에 신생아 성형마사지라고 하여 아기의 눈과 코 얼굴부위를 집중적으로 마사지하면 오뚝한 코와 큰 눈을 만들어주고, 얼굴의 축소효과가 있어 마치 성형하는 것과 같은 효과가 있다면서 어릴 때 관리가 안전하다고 하였다. 신생아의 뼈와 살은 말 그대로 연약하고 외부자극에 매우 민감한데, 얼굴의 골격을 바꿀 정도의 마사지는 위험할 뿐만 아니라 얼굴의 성장을 저해하거나 비대칭을 만들 수 있다. 이러한 과학적으로 검증되지 않은 유사 의료행위는 외모지상주의가 만든 병폐 중 하나이며, 공신력을 가져야 하는 언론의 개념 없는 행동이다.

모든 수술은 과학이고, 성형 또한 과학에 기초한 미학이므로 과학적으로 검증된 수술과 시술만 이루어져야 한다. 환자들은 의학적 지식이 없다 보니 성형정보에 대해서는 광고와 언론매체의 영향을 많이 받는데, 환자의 알권리를 정확히 전달해주기 위해서는 의료인과 의료기관이 우선 자발적으로 윤리의식을 가지고 정화되어야 하며, 홍수처럼 범람하는 성형정보에 대해서도 정부는 엄격하게 단속해야 한다. 진료실 상담 때 보면 아직도 많은 환자들이 필러와 보톡스를 구분하지 못하는 경우도 많다. 미용성형 업무와 관련된 사람들에게는 웃기는 얘기지만 일반 환자들은 그만큼 성형지식에 어둡기 때문에 수술 또는 시술 전 충분한 상담이 중요하다.

4. 성형 재수술

성형수술 후 부작용이나 후유증이 생겼을 때, 치료 또는 재수술이 가능하여 개선이 된다면 다행이지만, 그렇지 못한 경우에는 오랜 기간 동안 고생하면서 재수술 시기를 기다려야 한다. 어떠한 상황이든 재수술은 일차수술보다 복잡하고 힘들며, 수술 결과도 한계가 있다. 한 정부기관이 발표한 최근 몇 년 동안의 성형부작용으로 접수된 현황을 살펴보면, 쌍꺼풀 수술이 가장 많았고, 그 다음으로 코 성형술, 유방성형, 지방흡입, 지방이식, 마취사고 등 다양하였다.

앞서 미용성형의 총론과 각론에서 성형수술의 전반적 내용을 다루었듯이, 성형수술의 부작용이나 후유증은 어느 한 가지만의 문제로 발생하는 것이 아니라 복합적인 요인으로 발생하는 것이다. 성형부작용과 후유증을 예방하기 위해서는 의사뿐만 아니라 간호사, 상담사, 행정직원 모두 각자의 분야별 지식과 함께 미용성형의 전반적 내용을 이해하고 숙지해야 한다.